몸이 아니라고 말할 때

몸이 아니라고 말할 때

1판 1쇄 발행 2015. 9. 7.
1판 8쇄 발행 2024. 6. 1.

지은이 가보 마테
옮긴이 류경희
감수자 정현채

발행인 박강휘
발행처 김영사
등록 1979년 5월 17일 (제406-2003-036호)
주소 경기도 파주시 문발로 197(문발동) 우편번호 10881
전화 마케팅부 031)955-3100, 편집부 031)955-3200 | 팩스 031)955-3111

값은 뒤표지에 있습니다.
ISBN 978-89-349-7202-0 03510

홈페이지 www.gimmyoung.com   블로그 blog.naver.com/gybook
인스타그램 instagram.com/gimmyoung   이메일 bestbook@gimmyoung.com

좋은 독자가 좋은 책을 만듭니다.
김영사는 독자 여러분의 의견에 항상 귀 기울이고 있습니다.

몸이 아니라고 말할 때

당신의 감정은 어떻게 병이 되는가

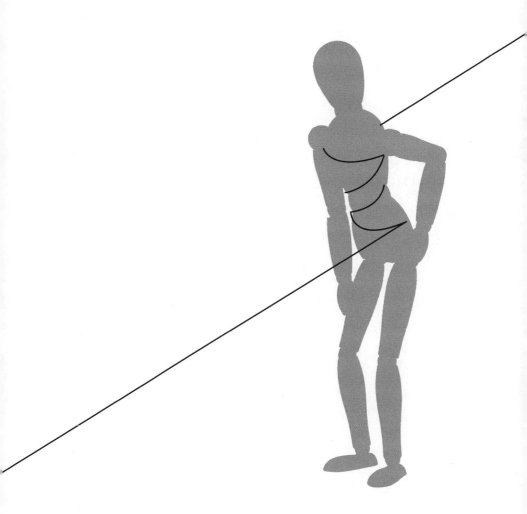

가보 마테 지음 · 류경희 옮김 · 정현채 감수

김영사

이 책을 제 어머니이신 주디스 뢰비Judith Lövi(1919~2001) 님께 바칩니다.

또한 과학적 통찰력과 인문학적 지혜가 여전히 빛을 발하고 있는

20세기의 르네상스인 한스 셸리에Hans Selye 박사님께 바칩니다.

과학적 발견의 본질은

대상을 먼저 보는 일이 아니라, 이미 알려진 사실과

아직 알려지지 않은 사실의 관계를 굳건히 정립하는 일에 달려 있다.

진실한 이해와 진정한 발전을 가장 촉진시키는 것은

바로 이러한 결속 과정이다.

_한스 셀리에, 의학 박사,《인생의 스트레스 *The Stress of Life*》저자

사람들은 정신과 몸이 분리되어 있지 않다는 사실을 늘 직관적으로 이해해왔습니다. 불행하게도 현대로 들어서면서 양자의 분리 현상이 초래되었습니다. 온전한 존재로서 우리가 알고 있는 지식과, 사고 기능을 지닌 우리의 정신이 진리로 받아들이고 있는 지식 사이에 분열이 일어난 것입니다. 두 가지 중 좀 더 좁은 의미인 후자의 지식이 빈번히 승리를 거두며 우리에게 피해를 입힙니다.

독자들에게 오랜 지혜가 담긴 통찰을 재확인시키는 현대 과학의 업적을 소개하는 것은 기쁘고 명예로운 일입니다. 이것이 이 책을 집필하는 가장 중요한 목적이었습니다. 또 다른 목적은 스트레스에 내몰리고 있는 우리 사회에 거울을 들이밀어, 우리가 어떻게 무수히 많은 무의식적 방식으로 우리를 괴롭히는 질병의 발생을 돕고 있는지 똑똑히 인식하자는 것이었습니다.

이 책은 '처방'을 다루는 책이 아닙니다. 그러나 나는 이 책이 독자들에게 변화의 촉매가 되기를 간절히 희망합니다. 처방은 외부에서 주어지지만 '변화transformation'는 내면에서 일어납니다. 신체적 · 정서적 · 영적인 처방을 다룬 책들은 매년 수없이 쏟아져 나옵니다. 그런 종류의 책을 또 한 권 쓰지는 않으리라 다짐했습니다. '처방'이란 뭔가를 고쳐야 한다고 가정합니다. 반면에 '변화'란 치유를 불러일으키며, 이미 거기에 있던 온전함, 본래의 모습으로 돌아가는 것입니다. 처방과 조언이 유용할 순 있겠지만, 우리에게 더욱 가치 있는 것은 마음과 신체의 작용, 그리고 우리 자신에 대한 '통찰'입니다. 진실을 추구함으로써 얻게 되는 '통찰'은 이러한 '변화'를 촉진할 수 있습니다. 이 책을 통해서 치유의 메시지를 찾고자 하는 사람들에게는 그 메시지가 첫 번째 사례를 다룬 1페이지부터 곧바로 시작될 것입니다. 위대한 생리학자 월터 캐넌Walter Bradford Cannon이 말했듯이, 우리 몸에는 이미 지혜가 있습니다. 이 책《몸이 아니라고 말할 때When the Body Says No》가 우리 모두 이미 갖춘 '지혜'와의 만남을 돕게 되길 희망합니다.

이 책의 일부 사례들은 유명 인사들의 전기나 자서전이 그 출처입니다. 그러나 대다수 사례들은 내 임상 경험과, 개인 사연과 병력에 대한 인터뷰와 인용을 허락하신 분들과의 녹화 상담이 그 출처입니다. 사생활 침해에 대한 우려 때문에 실명은 가명으로 바꾸었음을(어떤 경우에는 일부 내용도 바꾸었음을) 말씀드립니다.

주석은 책 내용이 일반 독자들에게 과중한 학술적 내용으로 비치는 것을 피하기 위해, 꼭 필요한 경우에만 드문드문 붙였습니다.

책에 관한 의견은 이메일 gmate@telus.net 또는 홈페이지 drgabormate.com에서 기다리고 있겠습니다.

WHEN THE

BODY SAYS NO

1

의학의 버뮤다삼각지대

아니라고 말할 수 없는 사람들

메리는 작은 체구에 상냥하고 공손한 태도를 지닌 인디언 여성이었다. 그녀는 남편과 세 아이와 함께 8년간 내 환자였다. 그녀는 수줍은 미소를 지었고 살짝 자기비하적인 태도도 보였다. 그녀는 잘 웃었다. 언제 봐도 어려 보이는 그녀의 얼굴이 환히 밝아지면 똑같은 표정으로 화답하지 않을 수 없었다. 메리 생각만 하면 내 가슴은 지금도 따스해지고, 슬픔으로 죄어온다.

메리와 나는 그녀의 생명을 앗아간 병이 첫 번째 신호를 보낼 때까지 결코 많은 대화를 나눈 적이 없었다. 병의 시작은 대수롭지 않은 듯했다. 그저 바느질용 바늘에 찔려 생긴 손가락 끝 상처가 여러 달이 지나도 낫지 않는 것뿐이었다. 문제의 원인은 손가락에 혈액을 공급하는 미세 동맥 혈관이 좁아져 조직의 산소를 빼앗는 '레이노 현상'이었다. 이때 괴저가 일어날 수 있는데 불운하게도 이 현상이 메리에게 일어났다. 여러 차례 입원을 하고 수술을 했지만, 결국 1년 만에 그녀는 쿡쿡 쑤시는 손가락 통증이 없어지도록 제발 자기 손가락을 절단해달라고 조르기 시작했다. 그녀의 뜻이 이루어질 때쯤 병은 더 기승을 부렸고, 계속되는 통증 앞에서는 강력한 마취제도 무력하기만 했다.

레이노 현상은 독립적으로 발생할 수도 있고 다른 질병의 결과물로 발생할 수도 있다. 흡연자가 발병 위험이 더 큰데, 메리는 10대 시절부터 골초였다. 나는 만약 그녀가 담배를 끊는다면 정상적인 혈액 흐름이 되돌아올 거라고 희망하고 있었다. 여러 차례 재발을 거듭한 끝에 그녀는 마침내 치료에 성공을 거두었다. 그런데 불행하게도 메리의 레이노 현상은 훨씬 더 안 좋은 악성 질병의 전조였다. 메리는 피부 경화증 진단을 받았다. 이 병은 류머티즘 관절염, 궤양성 대장염, 전신 홍반성 루프스, 그리고 당뇨병이나 다발성 경화증, 심지어 알츠하이머병처럼, 발병 원인이 늘 자가면역 때문이라고 할 수만은 없는 기타 자가면역질환의 일종이다. 모든 자가면역질환들의 공통점은 환자 자신의 면역계가 신체를 공격하여 관절과 신체 결합 조직을 손상시키고, 더 나아가 눈, 신경, 피부, 내장, 간, 뇌 등 거의 모든 신체 기관들을 손상시킨다는 것이다. 피부 경화증 scleroderma(딱딱해진 피부라는 의미의 그리스 단어가 어원이다)의 경우, 면역계의 자살 공격으로 식도, 심장, 그리고 폐와 기타 조직들이 경화되는 결과가 나타난다.

대체 무엇이 신체 안에서 이런 내전을 발발시키는 것일까?

의학 교과서는 오로지 생물학적 견해만 채택하고 있을 뿐이다. 몇몇 경우에서 이런 질병들의 발병 요인으로 독소가 언급되기도 하지만, 대부분의 경우는 유전적 형질에 가장 큰 책임이 있다고 여겨진다. 의료 행위들도 이런 좁은 의미의 물리적 사고방식을 반영한다. 담당 전문의들도 그렇고, 그녀의 가정의였던 나도 그렇고, 메리의 개인적 경험 중에서 특정한 경험이 그녀의 발병에 기여했을지 모른다는 생각은 전혀 하지 못했다. 누구도 발병 이전에 그녀의 심리 상태가 어땠는지, 혹은 그것이 병의 진행 과정이나 최종 결과에 어떤 식으로 영향을 미쳤는지 궁금해하지 않았다. 우리는 그저 그녀의 개별 신체 증상이 나타날 때마다 염증이나 통증에는 약물을 썼고, 괴저 조직을 제거하거나 혈액 공급을 원활하게 만들 때는 수술을 했고, 운동 능력을 회복시킬 때는 물리치료를 했을 뿐이었다.

어느 날 나는, 거의 충동적으로, 메리의 말을 한번 들어볼 필요가 있지 않겠느냐는 직관의 속삭임에 답하여 그녀를 불렀다. 한 시간짜리 면담 약속을 잡아서 자신과 인생에 대해 이야기할 기회를 주려는 목적에서였다. 그런데 그녀가 이야기를 시작하자 뜻밖의 진실이 계시처럼 드러나기 시작했다. 온순하고 수줍어하는 그녀의 태도 밑바닥에는, 억압된 감정들이 마치 광대한 저장고처럼 자리 잡고 있었다. 메리는 어린 시절 양부모 집에서 파양되어 다른 양부모 집에 버려진 학대받는 아이였다. 그녀는 일곱 살 무렵 아래층에서 술 취한 양부모가 싸우며 고래고래 소리를 지르던 동안, 다락방에서 어린 동생들을 품에 안고 몸을 움츠리던 일을 상기했다. "내내 너무 겁이 났어요." 그녀가 말했다. "하지만 겨우 일곱 살인데도 제가 어린 여동생들을 보호해야 했어요. 저는 누구도 보호해주지 않았고요." 그녀는 이런 트라우마(정신적 외상)에 대해 예전에 단 한 번도, 심지어 20년간 옆에서 살아온 남편에게조차도 밝힌 적이 없었다. 그녀는 자신을 포함하여 그 누구에게도 어떤 일에 관한 감정 표현 방법을 배운 적이 없었다. 어린 시절 자기 감정을 표현한다거나, 나약한 모습을 보인다거나, 질문을 한다는 것은 그녀를 위험에 빠뜨릴 수 있는 일이었다. 그녀의 안전은 오직 다른 사람들의 감정을 배려하는 데만 달려 있었을 뿐, 자신의 감정을 배려하는 데는 달려 있지 않았다. 그녀는 덫에 걸린 듯 어린 시절에 강요당한 역할에 갇혀, 자신이 스스로의 보살핌을 받고, 경청의 대상의 되고, 관심의 대상이 될 자격이 있는 사람으로 여겨질 권리가 있다는 것을 자각하지 못했다.

메리는 자신을 아니라고 말할 능력이 없는 사람으로, 그저 강박적으로 다른 사람들의 욕구만 책임져야 하는 사람으로 묘사했다. 그녀의 주된 관심사는 처음부터 끝까지 남편과 성인이 거의 다 된 자녀들뿐이었고, 그것은 병이 심각해진 다음에도 마찬가지였다. 그녀의 피부 경화증은 이 같은 모든 것을 다 포괄하는 그녀의 의무감에 대해, 그녀의 몸이 마침내 거부를 한 방식은 아니었을까?

아마 그녀의 정신이 할 수 없었던 일, 즉 어린 시절에는 남들에 의해 그녀에게 강요되었었고, 성인이 된 지금은 그녀 스스로 강요한 가혹한 기대감—자기보다 다른 사람들을 더 우선시해야 한다는 기대감—을 내던져 버리는 일을, 그녀의 몸이 대신 나서서 하고 있었던 것인지도 모른다. 1993년 〈글로브 앤 메일The Globe and Mail〉지의 의학 칼럼니스트로서 처음 기고한 글 속에서, 나는 메리에 관해 쓰면서 "'아니오'라고 말하는 법을 배우는 것을 방해받으면, 우리의 신체가 그 말을 대신할 수 있다"고 주장했다. 나는 그 기고문에서 스트레스가 면역계에 미치는 부정적인 영향을 다룬 의학적 자료 몇 가지를 인용했다.

사람들의 감정 대처 방식이 피부 경화증이나 다른 만성질환의 발병 요인이 될 수 있다는 생각에 대해 일부 의사들은 몹시 못마땅해한다. 캐나다의 대형 병원에 근무하는 류머티즘 질환 전문의는 내 기고문과 그것을 실은 신문을 비판하는 혹평을 담은 편지를 편집자에게 보냈다. 그녀는 내가 경험도 없고 연구도 부족한 사람이라고 공격했다.

이 전문의가 신체와 정신의 연관 관계를 거부하려고 했던 것은 놀라운 일이 아니다. 이원론二元論—하나인 대상을 둘로 쪼개는—이 건강과 질병에 관한 우리의 믿음 속에 침투해 있는 것이다. 우리는 신체를 정신으로부터 분리시켜 이해하려고 한다. 우리는—건강하든 그렇지 않든 간에—인간이라는 존재에 대해, 그들이 그 속에서 발전하고, 살고, 일하고, 놀고, 사랑하고, 죽는 환경과 분리된 존재처럼 설명하고 싶어 한다. 이런 믿음은, 수련의 과정에서 대부분의 의사들이 흡수하여 실제 의료 행위까지 가져가는 정통 의학의 숨겨진 뿌리 깊은 편견이다.

다른 많은 학문 분야들과 달리, 의학은 아직도 "관찰자의 위치가 관찰 대상 현상에 영향을 미치고, 관찰 결과에도 작용한다"는 아인슈타인의 상대성원리에 담긴 중요한 교훈을 자기 것으로 소화하지 못하고 있다. 선구적인 스트레스 연구자였던 체코계 캐나다인 한스 셀리에Hans Selye 박사가 지적했듯이, 검증되지 않은 과학자의 생각들이 그(녀)가 발견하게 될 내용을 결정짓기도 하고 제약하기도 한다. 셀리에 박사는《인생의 스트레스The Stress of Life》에서 "많은 사람들이 과학 연구 정신과 그것에서 얻어지는 교훈들이, 발견자의 개인적인 관점에 어느 정도까지 의존하는지 충분히 깨닫지 못하고 있다"고 썼다. "과학과 과학자에게 이토록 광범위하게 의존하는 시대에 이런 기본적인 사실은 특히 주목할 가치가 있다."[1] 자신이 의사이기도 했던 셸리에 박사는 이런 자기 폭로적인 솔직한 평가를 통해, 사반세기가 지난 지금까지도 소수의 사람들만 이해하는 진리를 표명했다.

의사들이 더 전문화되고 신체 부위나 기관들에 대해 더 많은 것을 알게 될수록, 그 부위와 기관들이 존재하는 바탕인 인간에 대해 덜 이해하는 경향이 있다. 이 책의 집필을 위해 내가 인터뷰했던 사람들은 이구동성으로 자신을 담당했던 전문의나 가정의가 삶의 개인적, 주관적 내용을 자세히 들여다보라고 권유한 적이 결코 없었다고 진술했다. 오히려 그들은 대부분의 면담 과정에서 의사들이 그런 일을 만류한다는 느낌을 받았다고 말했다. 나는 해당 환자들을 담당했던 동료 전문의들과 대화를 나눠보았다. 나는 그들이 여러 해 동안 각각의 환자를 치료해왔음에도 불구하고, 질병이라는 좁은 한계를 벗어나면 그 환자의 인생이나 경험에 대해 완전히 무지한 상태일 수 있다는 사실을 발견했다.

이 책의 출발점은 스트레스가 건강에 미치는 영향, 특히 우리 모두가 처음 프로그램되기 시작하는 아동기 시절부터 숨겨진 스트레스가 우리의 건강에 미치는 영향, 너무나 심오하고 미묘해서 마치 우리의 진정한 자아 중 일부처럼 느껴지는 어떤 패턴에 대해 써보자는 의도였다. 이 책 속에는 일반인을 위한 책에 어울리는 한도 내에서, 이용할 수 있는 최대한 많은 과학적 증거들이 제시되고 있다. 그러나 책의 핵심 내용은—적어도 내가 보기에는—독자들과 함께할 수 있는 개인적인 사연들로 구성되어 있다. 아마도 이런 개인적 사연을 그저 '일회용 이야기'로만 생각하는 사람들은 이 사연들의 설득력이 지극히 떨어진다고 생각할지도 모르겠다.

지적 러다이트주의자(영국 산업혁명 당시 실직을 우려하여 기계 파괴 운동을 일으킨 직공단-옮긴이)만이 과학적 방법을 세심하게 적용하며 인류가 축적해온 엄청난 이익을 부정할 것이다. 그러나 실험실 안에서나 통계학적인 분석만을 통해 필요한 모든 정보가 확증될 수 있는 것은 아니다. 질병의 모든 양상이 이중 맹검법이나 엄격한 과학 기법에 의해 입증되는 사실로 환언되는 것은 아니다. 이반 일리치Ivan Illich는 《의학의 한계Limits to Medicine》에서 "의학은 의미 있는 치유 성과나 고통, 죽음에 대해서, 화학적 분석이 도자기의 심미적 가치에 대해 말해주는 것만큼만 말해준다"고 쓴 바 있다. 만일 우리가 공인된 지식으로부터 인간의 경험과 통찰이 기여한 몫을 배제한다면, 정말이지 우리 자신을 편협한 영역 안에 가두게 될 것이다.

우리는 중요한 것을 잃어버렸다. 역사상 가장 위대한 내과 의사 중 한 명인 캐나다 의사 윌리엄 오슬러William Osler는 류머티즘 관절염―피부 경화증 관련 질환이다―이 스트레스 관련 질환이라고 의심했다. 그런데 오슬러가 의학 교과서를 처음 발표한 이래, 그의 주장을 뒷받침하는 과학적 증거들이 무려 110년에 걸쳐 축적되어왔음에도 불구하고, 오늘날의 류머티즘학은 그의 혜안을 거의 무시하고 있다. 우리는 그 정도로 편협한 과학적 접근 방식으로 의료 행위를 해왔다. 우리는 현대 과학을 우리의 고통의 최종 결정자로 격상시키는 일에 너무 열정을 보이느라 과거 시대의 통찰을 버리고 말았다.

미국 심리학자 로스 벅Ross Buck의 지적처럼, 현대적인 의학 기술과 과학적 약리학이 등장하기 이전에 의사들은 전통적으로 '플라시보(위약)' 효과에 의존해야 했다. 그들은 내적인 치유 능력에 대한 자신감을 개별 환자에게 불어넣어야 했다. 의사는 치료 효과를 얻기 위해 환자의 말을 경청해야 했고, 그와의 관계를 발전시켜야 했고, 또 자신의 직감을 믿어야 했다. 그런데 바로 이런 자질들이, 우리가 거의 배타적일 정도로 '객관적인' 치료법, 기술에 근거한 진단법, '과학적인' 치료법에 의존하게 되면서, 의사들이 잃어버린 것처럼 보이는 것들이다.

따라서 앞서 나온 류머티즘 전문의의 비난은 놀랄 일이 아니다. 더 놀라웠던 것은 그로부터 며칠이 지난 후 캘거리대학교 임상의학 교수 노엘 B. 허쉬필드Noel B. Hershfield 교수가 신문 편집자에게 보낸 또 다른 편지—이번에는 지지 편지—였다. "정신신경면역학psychoneuroimmunology이라는 새로운 학문 분야는, 다양한 분야의 과학자들이 뇌와 면역계 사이의 밀접한 연관 관계에 대한 흥미로운 증거들이 존재한다고 주장하는 단계까지 성숙했습니다…… 개인의 감정 구조와 지속적인 스트레스 반응이, 의학적으로 치료가 되지만 원인이 아직 밝혀지지 않은 수많은 질병들—예를 들어 피부경화증, 류머티즘 질환, 염증성 장 질환, 당뇨병, 다발성 경화증, 그 밖에 개별 전문 과목에 소개된 많은 질병들—의 실질적 발병 요인이 될 수 있습니다……."

이 편지 속에서 놀랍게도 새로운 의학의 학문 분야 하나가 그 존재를 드러냈다. 정신신경면역학이란 어떤 학문인가? 내가 배운 바로는 그것은 다름 아니라, 신체와 정신의 상호작용에 대해 연구하고, 발달 과정 동안 혹은 건강하거나 병에 걸려 사는 평생 동안 발생하는 감정과 생리적 활동의 불가분한 연관 관계에 대해 연구하는 학문 분야다. 이 단어는 위압적으로 느껴질 만큼 복잡해 보이지만, 사실 단순히 말하자면 인간의 심리, 즉 정신과 그 속의 감정이라는 내용물과, 신체의 신경계 사이의 밀접한 상호작용 방식을 연구하며, 나아가 양자(인간의 심리와 신경계)와 우리의 면역계가 본질적으로 어떤 관련을 맺고 있는가를 연구한다는 것이다. 어떤 학자들은 내분비 기관이나 호르몬 기관 역시 우리의 온전한 신체 반응 체계의 일부라는 것을 지적하기 위해, 이 학문 분야를 정신신경면역내분비학pyschoneuroimmunoendocrinology이라고 부르기도 했다. 많은 혁신적인 연구들을 통해 이 연관 관계가 어떤 식으로 세포 차원에 이르기까지 작용하는지 밝혀지고 있다. 우리가 예전부터 알고 있었지만, 그동안 큰 손실을 입으며 잊어왔던 사실에 관한 과학적 근거를 발견하고 있는 것이다.

질병의 발생과 건강의 회복에 감정이 깊이 관여한다는 사실은 이미 수세기 동안 많은 의사들이 알고 있었다. 그들은 실제 연구를 진행했고, 책을 저술했고, 주류 의학 이데올로기에 도전했다. 그런데 그들의 그런 생각과 연구와 통찰들이, 일종의 의학적 '버뮤다삼각지대'에 빠진 듯 하나둘씩 실종되고 말았다. 수세대에 걸쳐 과거 세대의 의사들과 과학자들이 성취했던 신체와 정신의 연관 관계에 대한 이해가 빛을 못 보고 흔적도 없이 사라진 것이다.

1985년 8월 〈뉴잉글랜드 저널 오브 메디슨The New England Journal of Medicine〉지 사설은 고압적인 자기 확신에 빠져 "질병이 정신 상태의 직접적인 반영물이라는 우리의 믿음은, 대체로 민속신앙 같은 믿음이라는 사실을 인정할 때가 되었다"[2]는 선언까지 했다.

이제 그런 식의 부인은 더 이상 지속할 수 없게 되었다. 허쉬필드 박사가 〈글로브 앤 메일〉지에 보낸 편지에서 언급한 새로운 학문 분야인 정신

신경면역학은 아직 실제 의료 행위의 세계에 침투하지는 못했지만, 이미 자립적인 학문 분야로 인정받는 상황이기 때문이다.

의학 도서관이나 온라인 사이트를 잠시 방문하는 일만으로도, 이 신지식 분야를 논하는 연구 논문과 학술지 논문, 저서들이 파도처럼 쏟아져 나오고 있는 것을 목격할 수 있다. 유명 잡지나 책 속의 많은 일반인들에게까지 그에 관한 정보가 퍼져 있을 정도다. 여러 측면에서 볼 때 오히려 전문가들보다 더 앞서 나가고 해묵은 정설에 덜 속박받는 일반인들은, 우리 인간이 그렇게 쉽게 분리된 존재일 리가 없다는 사실, 경이롭고 완전한 인간의 생체는 그것을 구성하는 부분들의 단순한 총합 이상이라는 사실을 받아들이는 데 위협을 덜 느낀다.

우리의 면역계는 일상 경험과 분리된 채 존재하지 않는다. 예를 들어 기말시험의 압박에 시달리는 의과대학 학생들의 경우는, 건강한 젊은이들에게서 정상 기능을 발휘하는 면역 방어 체계가 억압된다고 밝혀졌다.

의대생들의 미래의 건강과 행복에 더 많은 의미를 지니는 사실이 있다. 고독을 많이 느끼는 학생들일수록 면역계에 미치는 부정적인 영향도 많이 받는다는 것이다. 고독은 정신과 입원 환자들의 저하된 면역 활동과도 비슷한 연관 관계를 보였다. 그동안 연구 증거들이 많이 존재하지 않았지만—물론 지금은 많다—장기간의 만성 스트레스의 영향도 반드시 고려 대상이 되어야 한다. 시험이 주는 압박감은 명백하고 단기적이다. 그러나 수많은 사람들이, 자신도 모르는 사이에, 무슨 수를 써서라도 만족시켜야 하는 강력한 재판관의 무시무시한 눈초리를 받듯이 압박을 받으며 인생 전체를 소비한다. 이 때문에 우리들 중 다수가, 가장 깊은 내면의 욕구를 인지하거나 존중하지 않고, 정서적으로 부적절한 관계를 맺으며 살아간다. 고독과 스트레스가 삶이 제법 만족스럽다고 믿고 있을지 모르는 수많은 사람들에게 영향을 주고 있다.

스트레스는 어떤 식으로 질병으로 바뀔 수 있을까? 스트레스는 강력한 감정 자극에 대한 일련의 복잡한 물리적, 생화학적 반응이다. 생리학적으로 볼 때 감정 자체는 인간의 신경계에서 나오는 전기적, 화학적, 호르몬적 방출이다. 감정은 주요 장기들의 기능과, 온전한 면역 방어 체계와, 신체의 물리적 상태를 통제하는 데 도움을 주는 많은 순환성 생물학적 물질들의 작용에 영향을 미치고, 또한 영향을 받는다. 그런데 어린 시절의 메리가 안전을 확보하기 위해 그래야 했던 것처럼 감정이 억압되면, 이 억압이 질병에 맞서 싸우는 신체의 방어 체계를 무력화시킨다. 억압—감정을 의식에서 분리시켜 무의식 영역으로 내쫓는 일이다—은 생리적 방어 체계를 교란시키고 혼란에 빠뜨리며, 그 결과 어떤 사람들의 경우는 몸의 방어 체계가 길을 잃으면서 건강의 수호자가 아니라 건강의 파괴자가 된다.

나는 밴쿠버 병원의 '완화 의료실' 의료 코디네이터로 근무하던 7년 동안 메리와 비슷한 감정 이력을 지닌 만성질환 환자들을 많이 목격했다. 근위축성 측색 경화증(ALS, amyotrophic lateral sclerosis. 북미 지역에서는 이 병으로 사망한 미국의 유명 야구선수 이름을 따서 루게릭Lou Gehrig병이라고 불리기도 하고 영국에서는 운동 뉴런 질환이라고 불리기도 한다) 같은 진행성 혹은 퇴행성 신경 질환 통증의 완화 의료를 받으러 병원을 찾은 환자들에게는, 메리와 비슷한 발병 역학 과정과 치료 방식이 존재했다. 나는 가정의로 활동하면서도 다발성 경화증, 궤양성 대장염이나 크론병 같은 염증성 장 질환, 만성

피로 증후군, 각종 자가면역질환, 섬유 근육통, 편두통, 피부 질환, 자궁 내막증, 다른 수많은 질환들을 치료받은 환자들에게서 비슷한 패턴을 관찰했다. 중증 질환을 앓던 내 환자들 중에서, 삶의 중대 국면에서 "아니오"라고 말하는 법을 알았던 환자들은 거의 없었다. 겉으로 보기에 몇몇 환자들의 성격과 상황은 메리의 경우와 판이하게 달라 보이기도 했지만, 이면에 깔린 감정 억압 요인은 그들에게 상존하고 있었다.

내게 치료를 받았던 말기 질환 환자들 중 상어 연골 조직을 항암 치료제로 판매하는 회사의 최고 경영자인 중년 남성이 있었다. 우리 치료실에 입원했을 무렵 그는 이미 최근에 진단받은 암이 전신으로 퍼진 상태였다. 그는 거의 죽는 날까지 상어 연골 조직을 계속 먹었다. 그러나 그것은 그가 상어 연골 조직의 효과를 믿었기 때문이 아니었다. 상어 연골 조직에서는 고약한 냄새가 났고, 그 역겨운 냄새가 어느 정도 떨어진 거리에서도 감지될 정도였다. 나로서는 그 맛이 어떠했을지 그저 상상만 할 수 있었을 뿐이다. "정말 지긋지긋합니다." 그가 말했다. "하지만 이걸 먹는 일을 그만두면 제 동업자가 너무 실망할 겁니다." 나는 다른 사람의 실망을 책임지지 않고 마지막 날들을 살 권리가 전적으로 그에게 있다며 그를 설득했다.

사람들이 삶을 살면서 길든 방식이 질병 유발의 원인일 수 있다는 가능성을 제기하는 것은, 민감한 문제다. 행동과 그로 인해 생긴 질병의 연관 관계는, 예를 들어 흡연과 폐암의 관계 같은 경우라면—아마 담배업계의 임원들을 제외한다면—분명하다. 그러나 사람들의 감정과 다발성 경화증, 유방암, 관절염의 연관 관계에 대한 논의라면 입증이 훨씬 더 어렵다. 안 그래도 병으로 고통받는 환자에게 그런 이유로 환자가 되었다는 이야기까지 한다면, 그는 고통에 더하여 자책감까지 느낄 것이다. "대체 그런 책은 왜 쓰세요?" 유방암 치료 중이던 52세의 여자 대학교수가 내게 날선 어조로 따진 적이 있다. "저는 제 유전자 때문에 암에 걸린 거지 제가 한 행동 때문에 암이 걸린 것이 아닙니다."

〈뉴잉글랜드 저널 오브 메디슨〉은 1985년 사설에서 "질병과 죽음을 개인 탓으로 여기는 시각은, 특별히 더 환자를 비난하는 불행한 행태"라며 "이미 환자들이 질병이라는 짐을 짊어지고 있는 마당에, 그런 결과에 대한 책임까지 짊어지게 해서는 안 된다"고 주장했다.

이 까다로운 비난 문제는 나중에 다시 살펴볼 것이다. 지금은 잘못과 비난이 문제의 핵심이 아니라는 말만 하겠다. 잘못이니 비난이니 하는 말들은 문제의 초점을 흐릴 뿐이다. 앞으로 살펴보게 되겠지만, 고통에 빠진 사람을 비난하는 일은—도덕적으로 둔감한 일이라는 사실은 차치하고라도—과학적 관점으로 볼 때도 그럴 이유가 전혀 없는 일이다.

앞서 나온 〈뉴잉글랜드 저널 오브 메디슨〉지 사설은 비난과 책임을 혼동했다. 우리는 모두 비난받는 일은 두려워하는 반면 책임은 더 많이 지고 싶어 한다—즉, 우리의 삶의 상황에 단순히 반응하기보다는 그 상황을 제대로 인식해 반응하는 능력을 갖고 싶어 한다. 우리는 자신의 삶에 권한을 행사하는 사람이 되고 싶어 한다. 우리는 책임을 지고, 자신에게 영향을 미치는 진정한 결정을 내리고 싶어 한다. 그런데 제대로 된 인식 없는 책임이란 없다. 서양 의학의 접근 방식이 갖고 있는 취약점 중 하나는, 그것이 의사만 유일한 권위자로 만들고 환자는 너무나 자주 치료나 치유의 단순 수혜자로 만든다는 것이다. 그런 접근 방식은 사람들에게서 진정한 책임을 질 기회를 박탈한다. 우리들 중 누구라도 질병이나 죽음에 굴복했다고 비난을 받아서는 안 된다. 우리들 중 누구라도 언제든 그런 굴복을 할 수 있다. 그러나 우리는 자기 자신에 대해 더 많이 알게 될수록 수동적인 피해자가 될 가능성이 더 적어진다.

신체와 정신의 연관 관계는 질병에 대한 이해를 돕기 위해서뿐만 아니라 건강에 대한 이해를 돕기 위해서도 고찰되어야 한다. 토론토대학교 정신건강의학과 교수진 로버트 몬더Robert Maunder 박사는 질병에 있어 정신-신체의 접점 문제에 관한 글을 쓴 적이 있다. 그는 나와 한 인터뷰에서 이렇게 말했다. "스트레스의 정체를 밝히고 스트레스 문제에 답을 구하려고 노력하는 태도가, 그 문제를 무시하는 태도보다 결과적으로 건강을 가져다줄 가능성이 훨씬 더 큽니다."[3] 치유를 위해서는 모든 정보 하나하나, 모든 사실 하나하나가 지극히 중요할 수 있다. 만일 감정과 생리 기능의 연관 관계가 존재한다면, 사람들에게 그 관계를 알리지 않는 것은 그들에게서 강력한 도구를 빼앗는 일일 것이다.

그런데 여기서 우리는 언어의 부적절성에 직면한다. 정신과 신체의 연관 관계를 언급하는 것만으로도 분리된 이 두 실체가 어떤 식으로든 서로 연결되어 있다는 것이 암시된다. 그런데 실제 삶에서는 그런 분리는 존재하지 않는다. 정신이 없는 신체가 없고 신체가 없는 정신이 없다. 이런 실상을 전달하기 위해 '정신신체mindbody'라는 합성어가 제시되고 있다.

정신-신체에 관한 사고는 서양에서도 전적으로 새로운 것이 아니다. 플라톤의 대화록에 나오는 한 대화에서 소크라테스는 트라키아의 어느 의사가 그리스 출신의 동료들에게 했다는 비난을 인용한다. "바로 이것이 수많은 질병의 치료법을 헬라스(그리스) 의사들이 모르는 까닭입니다. 그들은 우리의 신체가 완벽한 통일체라는 사실을 모릅니다. 신체를 치료할 때 의사들이 정신을 신체에서 분리하는 행태야말로 우리 시대의 크나큰 잘못입니다."⁴ 정신신경면역내분비학이 출현하기 거의 2,500년 전에 이미 소크라테스가 정신을 신체로부터 분리할 수 없다고 주장했다.

《몸이 아니라고 말할 때》을 집필하는 것은 메리의 피부 경화증에 관한 논문을 쓰면서 처음 가다듬었던 몇 가지 통찰을 확인시켜주는 일 이상의 일을 내게 해주었다. 나는 정말 많은 것을 배웠으며, 정신과 신체라는, 아직 지도에 표기되지 않은 미지의 영역을 지도에 표기하려고 노력해온 수백 명의 의사들, 과학자들, 심리학자들, 연구진들의 연구 결과의 진가를 알 수 있었다. 이 책의 내용은 내가 감정을 억압해온 방식에 관한 내면 탐구의 결과물이기도 했다. 이런 개인적인 내면 탐구 여행을 할 수 있었던 자극의 계기는, '감정 억압의 역할'이라는 주제를 연구할 목적으로 찾았던 브리티시컬럼비아 암 병원에서 한 카운슬러가 했던 질문이었다. 악성종양에 걸린 많은 사람들이 심리적, 신체적 고통이나 분노, 슬픔, 거부감 같은 불편한 감정에 대해 무의식적으로 부정하는 태도가 있는 듯했다. 그 카운슬러는 내게 "혹시 선생님께서 이런 주제와 무슨 개인적인 관련이 있으세요? 무슨 까닭으로 이런 특정한 주제에 관심을 갖게 되셨나요?"라고 물었다.

이 질문이 17년 전에 있었던 한 사건을 떠오르게 했다. 그해 어느 날 저녁 나는 요양원에 계신 76세의 어머니를 찾아뵈러 갔다. 어머니는 우리 가족에게 전해 내려오는 유전성 근육 소모 질환인 진행성 근위축증을 앓고 계셨다. 어머니는 누군가의 도움이 없으면 앉으실 수도 없는 형편이라 집에 계실 수 없었다. 우리 세 아들과 가족들은 어머니가 돌아가실 때까지(이 책의 집필을 막 시작할 때 돌아가셨다) 정기적으로 요양원을 방문했다. 그날 나는 요양원 복도를 걸으며 다리를 살짝 절뚝거렸다. 마침 그날 아침 무릎 연골 파열로 수술을 받은 참이었다. 내 몸이 '시멘트 길 위를 조깅할 때마다 발생하는 통증'이라는 언어로, 내게 했던 경고를 무시한 결과였다. 나는 어머니가 계신 방의 방문을 연 후, 어머니에게 인사를 하려고 언제 그랬느냐는 듯 멀쩡한 걸음걸이로 태연히 침대 쪽으로 걸어갔다. 절뚝거리는 걸음걸이를 숨겨야겠다는 충동은 의식적으로 생겨난 것은 아니었다. 그런 행동이 미처 의식도 하기 전에 자연스럽게 나왔다. 나는 나중에서야 무의식이 내게서 그런 불필요한 조치—무릎 수술을 받은 지 겨우 12시간밖에 안 된 51세의 아들이 절뚝거리는 모습을 당연히 차분히 받아들였을 거라는 점에서 불필요하다는 뜻이다—를 불러낸 이유가 무엇이었는지 궁금해졌다.

대체 내게 무슨 일이 일어났던 것일까? 아무런 해도 없는 그런 상황에서, 어머니께 내 고통을 보여드리지 말아야겠다고 마음먹은 내 무의식적 충동은, 당시의 우리 모자의 욕구와 아무런 상관없는, 내 마음속 깊은 곳에 입력되어 있는 어떤 감정에서 나온 반사작용이었다. 그 억압은 하나의 기억이었으며, 내가 미처 의식을 할 수 있기도 전에, 발달 과정 중이었던 뇌에 각인된 어떤 역학 작용이 되살아난 것이었다.

나는 나치 대학살에서 살아남은 생존자였으며, 나치의 통치를 받던 부다페스트에서 내 생애 첫해의 대부분을 보낸 아이였다. 내 외조부모는 내가 5개월 되었을 때 아우슈비츠에서 살해되었다. 내 이모 또한 추방당한 후 소식이 끊겼다. 그리고 내 아버지는 독일군과 헝가리군 노역 부대에서 강제 복무를 하셨다. 어머니와 나는 부다페스트의 '게토(유태인 강제 거주 지구)'에서 몇 개월을 보내며 가까스로 살아남았다. 내가 병에 걸려 틀림없이 죽게 생기자, 어머니는 나를 구하는 유일한 방법으로 나와 몇 주 동안 헤어져 있어야 했다. 매일같이 마주해야 하는 비인간적인 스트레스를 받는 당시의 심리 상태에서, 어머니는 아직 발달 과정 중인 아기의 마음속에 안도감과 무조건적인 사랑을 각인시키는 데 필요한 따뜻한 미소와 관심을 보여줄 수 없었을 것이다. 이런 사실을 이해하는 데는 강력한 상상력의 힘이 전혀 필요하지 않다. 실제로 어머니는 당시 많은 날들을 보내며 절망이 극에 달했지만 오직 나를 돌봐야 한다는 절박한 욕구 때문에 침대에서 일어날 동기를 부여받았노라고 내게 고백했다. 나는 어린 시절부터 관심을 받으려면 최선의 노력을 다해야 하고, 가능하면 어머니에게 부담을 주지 말아야 하고, 나 자신의 걱정이나 고통은 되도록 억누르는 것이 최선이라고 생각했다.

건강한 모자 관계에서 어머니는, 아이가 자신이 받게 되는 것을 얻으려고 애쓸 필요가 없는 상태로 아이를 양육할 수 있다. 그러나 내 어머니는 그런 무조건적인 양육을 내게 제공할 수 없었다―게다가 내 어머니는 성자도 완벽한 인간도 아니었으니, 분명 우리 가족을 괴롭히는 공포가 없었다 해도 그런 양육을 완벽히 성공시키지는 못했을 것이다.

그 같은 상황에서 나는 어머니의 보호자가 되기 시작했다―그래서 나 자신의 고통이 느껴지는데도 우선 어머니부터 보호해야겠다는 생각이 들기 시작했다. 유아기부터 생겨난 내 자동적인 방어 대처 방식은 이내 고정된 성격으로 굳어졌으며, 그 성격이 51년이 지난 뒤까지도 여전히 어머니 앞에서 작은 신체적 불편까지 감추게 한 것이었다.

사실 《몸이 아니라고 말할 때》의 집필 계획을 세울 때 나는 이런 관점을 생각하지 않았었다. 이 책은 원래 인간의 건강과 질병을 설명하는 데 도움이 되는, 흥미로운 이론들을 탐색하는 지적 탐색 과정이 될 예정이었다. 그리고 그런 과정은 나보다 앞서 다른 사람들이 밟아간 길이기도 했다. 그런데 그런 과정에서 늘 더 많은 사실들이 발견되었고, 암 병원 카운슬러가 내게 했던 도발적인 질문이 내 인생에 있었던 감정 억압 문제를 직시하게 만들었다. 나는 숨기고자 했던 절뚝거리는 걸음걸이가 그저 작은 예에 불과하다는 사실을 깨달았다.

결국 이 책을 집필하면서 나는 다른 사람들이나 전문 학술지들을 통해 알게 된 내용뿐만 아니라, 나 자신을 통해 관찰한 내용까지 기술하게 되었다. 억압 방식은 우리 모두에게서 작동한다. 이런저런 정도의 차이는 있겠지만 우리는 모두, 내가 절뚝거리는 걸음걸이를 숨기겠다고 '결정하면서' 의식하지 못했던 것 같은 무의식적인 방식으로, 종종 자기 부정자들이고 자기 배반자들이다. 건강이나 질병을 논하는 문제 면에서 단지 정도가 문제일 뿐이다. 또한 병에 걸리기 쉽게 만드는 다른 요인들―예를 들어 유전적 요인이나 환경적 요인 같은 것들―이 존재하느냐 존재하지 않느냐가 문제일 뿐이다.

따라서 나는 감정의 억압이 스트레스의 주요 원인이며 중요한 발병 요인이라는 사실을 증명하면서, "스스로 병이 나게 만들었다"는 말로 사람들을 비난하는 일은 하지 않겠다. 내가 이 책을 집필한 목적은 배우고 치유하는 일을 권장하자는 것이지, 비난과 수치심의 양을 늘리는 것이 아니다. 비난과 수치심은 이미 우리 문화에 넘치게 존재하고 있다. 아마 비난이라는 문제에 내가 지나치게 민감한 것인지도 모르겠다. 그러나 대다수의 사람들도 그렇다. 수치심은 '부정적인 감정' 중에서 가장 깊이 뿌리박힌 감정이며, 그것을 피할 수 있다면 우리가 무슨 일이라도 할 것 같은 감정이다. 불행하게 수치심에 대한 우리의 지속적인 두려움이 현실 직시 능력을 손상시키고 있다.

많은 의사들이 최선의 노력을 기울였음에도 불구하고 메리는 진단을 받은 지 8년 만에 피부 경화증 합병증에 무릎을 꿇고 밴쿠버 병원에서 숨졌다. 비록 심장이 약해지고 호흡도 곤란했지만 그녀는 마지막 순간까지 온화한 미소를 잃지 않았다. 그녀는 마지막 날들을 병원에서 보내야 하는 처지였지만, 그래도 이따금 장시간 개별 방문 계획을 좀 세워달라고 내게 부탁하곤 했다. 그녀는 심각한 이야기이든 사소한 이야기이든, 그저 나와 사소한 면담을 나누고 싶어 했다. 그녀는 한번은 "선생님이 제 말에 귀를 기울여주신 유일한 분"이라고 말했다.

종종 나는 메리가 학대받고, 공포감에 시달리고, 어린 여동생들에 대해 책임감을 느끼던 아이였을 때, 누군가가 그녀 곁에 있으면서 그녀의 이야기를 들어주고, 지켜봐주고, 이해해주었더라면 과연 삶이 어떻게 바뀌었을지 궁금했다. 아마 곁에 누군가가 믿음직스럽게, 꾸준히 있었더라면, 그녀는 자신의 가치를 소중히 여기고, 자기 감정을 표현하고, 신체적으로든 감정적으로든 다른 사람들이 자신의 '바운더리(참을 수 있는 심리적 마지노선. 뒤에서 자세히 설명된다-옮긴이)'를 침범해올 때, 강력히 화를 내는 법을 배울 수 있었을 것이다. 만약 그녀의 운명이 그랬더라면 그녀는 아직 살아 있을 수 있었을까?

2

나를 위한 첼로 레퀴엠

너무 착해서 감정에 솔직할 수 없었던 소녀

나탈리의 인생에서 1996년 봄과 여름은 스트레스로 가득 찬 시기였다. 그해 3월 그녀의 16세 아들이 마약 재활 시설에 6개월간 입소해 있다가 퇴소했다. 그전 두 해 동안 그 아들은 마약과 술을 복용한 잘못으로 정학을 밥 먹듯이 당한 바 있었다. "아이를 입소 치료 프로그램에 넣어 다행이다 싶었습니다." 현재 53세이며 전직 간호사였던 그녀의 말이다. "아이는 남편이 처음 진단을 받았을 때와 그 다음에 제가 또 진단을 받았을 때만 잠깐씩 집에 들렀습니다." 6월에는 남편 빌이 악성 대장 종양 수술을 받았다. 수술 후 그들은 암이 간까지 전이되었다는 말을 들었다.

나탈리는 피로를 느꼈고 어지럼증과 이따금 발생하는 이명을 겪었다. 그러나 그녀의 증상은 지속 기간이 짧았고 치료 없이 해결되곤 했다. 진단받기 전 해 그녀는 평소보다 더 큰 피로감을 느꼈다. 그녀는 6월에 발생한

어지럼증 발작으로 CT 촬영을 받았는데 부정적인 결과가 나왔다. 두 달후 나탈리의 뇌 MRI 사진에서 다발성 경화증과 관련이 있는 특이 소견이 보였다. 신경세포를 가득 채우고 있는 지방 조직 미엘린(myelin, 신경 수초)이 손상되었거나 상처를 입은 염증성 병소들이 발견된 것이다.

다발성 경화증(MS, multiple sclerosis. '딱딱하게 굳는다'는 뜻의 그리스어 'sclerosis'가 어원이다)은 중추신경계 세포들의 기능을 손상시키는 소위 '디미엘리네이팅(demyelinating, 신경 수초 파괴)' 질환들 중에서 가장 흔한 질환이다. 증상은 염증과 상처가 어느 곳에 발생하는가에 달려 있다. 공격받는 주요 부위는 대개 척수와 뇌간, 시각 정보를 뇌로 전달하는 신경 섬유 다발 시신경이다. 만약 손상 부위가 척수 어딘가에 위치하면 증상은 마비, 통증, 혹은 팔다리나 몸통의 불쾌감이 될 것이다. 비자발적인 근육 경직이나 몸이 무기력해지는 현상이 나타날 수도 있다. 뇌 하부의 미엘린이 손상을 입으면 복시復視 현상이 발생하거나 언어 감각이나 균형 감각에 문제가 생길 수 있다. 시각 신경염―시신경에 생기는 염증―환자들은 일시적인 시력 상실을 겪는다. 피로는 공통적인 증상이며, 정상적인 피로를 훨씬 넘어서는 극심한 탈진감이 발생한다.

나탈리의 어지럼증은, 남편 빌이 장 수술을 받은 후 12주간의 항암 화학 요법을 받으며 회복하던 동안 그를 간병하며 보낸 가을과 초겨울 내내 지속되었다. 그 후 빌은 얼마 동안 부동산 임대업에 복귀해 다시 일할 수 있었다. 그러다 그는 1997년 5월 간에 생긴 종양들을 절제하는 두 번째 수술을 받았다.

"간의 75퍼센트를 제거하는 간 절제술 이후 빌은 문맥門脈에 혈전이 생겼습니다. 그는 그것 때문에 죽을 수도 있었습니다." 나탈리가 말했다. "그는 무척 혼란스러워했고 호전적인 사람으로 변했습니다." 빌은 1999년 숨졌다. 그러나 아내가 예상할 수 있었던 것보다 훨씬 더 심각한 정신적 고통을 안기고 난 후였다.

콜로라도 연구진은 재발과 무증상 기간이 번갈아 발생하는, '회귀성-재발성 MS'라고 부르는 유형의 다발성 경화증 환자 100명을 살펴보았다. 나탈리가 걸렸던 유형이다. 연구 결과 중요한 대인 관계 장애나 경제적 불안정처럼 질적으로 극심한 스트레스에 시달리는 환자들이 증상의 악화를 겪을 가능성이 거의 4배나 높았다.

"1996년 크리스마스 시즌을 보내면서도 저는 여전히 심한 어지럼증을 겪었습니다. 그런데 그 기간이 지나자 거의 100퍼센트 말짱해졌습니다." 나탈리가 말했다. "그저 발걸음만 조금 불편했습니다. 그리고 빌의 간 절제술 이후 벌어진 모든 일들에도 불구하고—그를 7월과 8월 사이에만 네 차례나 응급실로 데려가야 했습니다—저는 괜찮았습니다. 빌은 고비를 넘긴 것 같았습니다. 우리는 더 이상 합병증이 없기를 희망했습니다. 그런데 그런 와중에 제 증상이 다시 악화되었습니다." 재발은 나탈리가 남편 간병이 더 이상 필요하지 않으며 이제 좀 쉴 수 있겠다고 생각하던 시점에 찾아왔다.

"남편은 자신이 원치 않는 일은 할 필요가 없다는 생각을 가진 사람이었습니다. 그는 늘 그런 식이었습니다. 병이 나자 그는 앞으로 결단코 아무 일도 하지 않겠다는 생각만 했습니다. 그는 소파에 누워 딱딱 소리를 내며 손가락 마디만 꺾곤 했습니다. 그가 그렇게 손가락을 꺾으면 사람들이 놀랐습니다. 아이들조차 아빠에게 짜증을 내기 시작했습니다. 결국 가을에 그의 병세가 호전되었을 때, 저는 친구들과 함께 며칠 시내를 좀 떠나 있으라고 그를 보냈습니다. 저는 그에게 '집을 좀 떠나 있을 필요가 있어요' 라고 말했습니다."

"그러면 당신에게는 뭐가 필요했나요?" 내가 물었다.

"저는 진저리가 나 있었습니다. 저는 '아이고, 누가 저 사람 좀 며칠 데려가서 골프나 좀 치다 왔으면 좋겠네'라고 생각했습니다. 그리고 친구가 와서 그를 데려갔지요. 그런데 그러고 나서 두 시간 만에 저는 제 증상이 악화되었다는 사실을 깨달았습니다."

그 경험을 통해 그녀는 무엇을 배울 수 있었을까? "글쎄요." 나탈리는 망설이다가 말했다. "남편을 돕기만 하는 제 행동 방식에서 벗어나야 할 때를 알 필요가 있다는 것을 배웠을까요. 그러나 저는 그럴 수 없었습니다. 저는 누군가가 도움을 필요로 하면 도움을 줘야만 하는 사람입니다."

"자신에게 무슨 일이 일어나든 상관없이요?"

"네. 저는 5년 동안 줄곧 이런 내리막길만 탔습니다. 그리고 지금까지도 속도를 조절하는 법을 배우지 못했습니다. 제 몸은 저에게 자주 아니라고 말했습니다. 그런데도 저는 계속 이 길을 가고 있습니다. 멈추는 법을 모르는 겁니다."

결혼 생활 내내, 나탈리의 몸이 아니라고 말할 이유는 많았다. 술고래였던 빌은 그녀를 종종 곤혹스럽게 만들곤 했다. "술을 더 마시고 싶으면 그는 추한 모습을 보였습니다. 우리는 가끔 파티에 참석하곤 했는데, 뭔가 화가 나는 일이 생기면 그는 아무 이유 없이 다른 사람들을 공개적으로 호되게 비난하곤 했습니다. 제가 그 장면을 외면하고 빠져나오면 그는 이번에는 저한테 자기편을 들어주지 않았다고 화를 내곤 했습니다. 저는 MS 진단을 받고 48시간도 채 지나지 않아, 그가 제 곁을 지켜주지 않을 것이라는 걸 깨달았습니다."

골프 여행을 갔다 온 후 빌은 몇 달 동안은 신체적으로 활력을 느꼈다. 그는 그들 가족과 친한 다른 여자와 관계까지 맺었다. "이런 생각이 들었습니다. '당신을 위해 내가 무슨 일을 했는지 좀 보라고. 나는 내 건강까지 위험에 빠뜨렸어. 지난여름 내내 나는 당신 곁을 지켰어. 당신은 죽음의 문턱에 있었고, 나는 그런 당신이 죽을지 나을지 지켜보며 72시간이나 그대로 앉아 있었어. 당신이 퇴원하고 집에 돌아오자 나는 당신을 보살폈어. 그런데 그 대가가 고작 이거야. 정말이지 얼굴을 걷어차인 것 같다고.'"

심리적 스트레스가 다발성 경화증의 위험을 증가시킨다는 견해는 새로운 것이 아니다. 다발성 경화증에 대해 처음으로 임상적인 설명을 한 사람은 프랑스 신경학자 장-마르탱 샤르코Jean-Martin Charcot였다. 그는 1868년에 했던 한 강의에서 환자들이 '장기간 지속된 슬픔이나 화'를 증상 발현과 관련지어 생각한다고 보고했다. 그로부터 5년 후 영국의 한 의사 역시 스트레스와 관련 있는 어느 환자의 사례에 대해 설명했다. "병인학적으로 볼 때, 가엾은 환자가 간호사에게 사적인 이야기를 나누면서 했던 말—자신에게 병이 생긴 원인이 다른 여자와 한 침대에 누워 있는 남편을 덮친 일이라는 말—을 짚어내는 것이 중요하다."[5]

이 책을 위해 나는 MS 환자 9명(여성 환자만 8명이었는데, 이 병에 걸린 환자들 중 60퍼센트 가량이 여성이다)을 인터뷰했다. 나탈리의 사례처럼 극단적이지는 않지만, 분명히 그녀의 사례에서 보여진 감정 패턴이 환자들에게서 나타났다.

내가 했던 인터뷰들을 통해 수집한 증거는 기존에 발표된 연구 결과들과 일치했다. 1970년의 한 연구 논문은 "이 병을 연구하는 많은 학자들이 MS 발병과 정서적 스트레스가 관련이 있을 수 있다는 임상적인 인상을 받았다고 한목소리로 말하고 있다"고 주장했다.[6] 부모와의 과도한 감정 대립, 심리적인 독립성 결핍, 사랑과 애정에 대한 극단적인 욕구, 화를 감지하거나 표출하는 능력 결핍 등은 오래 전부터 의학적 관찰자들에 의해 이 질병의 발병 요인으로 확인된 바 있다. 1958년의 한 연구는 "증상 발현 이전에…… 환자들은 자신의 '안전 체계'를 위협하는 트라우마성 '생활 사건(사고, 질병, 취학, 취직, 결혼, 출산, 정년퇴직 등 사람들이 일상생활을 통해 체험하는, 스트레스 요인이 되는 사건들. 여러 가지 심신질환과 정신 질환을 초래할 수 있다-옮긴이)'을 겪었다"는 사실을 발견했다.[7]

1969년에 이루어진 한 연구에서는 이스라엘과 미국 출신의 MS 환자 32명을 대상으로 심리적 과정의 역할을 관찰했다. 이 환자들의 85퍼센트가 근래에 극심한 스트레스를 주는 사건을 겪은 후 MS로 진단된 증상의 발현을 경험했다. 스트레스 요인은 사랑하는 사람의 병이나 죽음에서 시작해서 갑작스러운 생계수단 상실의 위험, 혹은 인생에서 지속적인 변화를 초래하고, 해결 능력을 넘어서는 유연성과 적응력을 요하는 가족 내 사건에 이르기까지 매우 다양했다. 질질 끄는 결혼 생활의 갈등도 스트레스의 한 요인이었으며 커져가는 직장 내의 책임도 한 요인이었다. "공통적인 특징은…… 무능감이나 패배감을 불러일으키는…… 힘든 상황을 극복하는 면에서 자신이 정말 무능하다는 걸 서서히 깨닫는 일"이라고 연구진은 밝혔다.[8] 이런 스트레스 요인들은 문화적 차이에 관계없이 영향을 미쳤다.

또 다른 연구는 MS 환자군과 건강한 '대조군'을 비교했다. 비교 결과 MS 환자군에서 심각할 정도로 위협적인 사건이 10배 더 빈번히 발생했으며, 결혼 생활의 갈등은 5배 더 빈번했다.[9]

나와 인터뷰를 했던 여성 다발성 경화증 환자 8명 중에서 단 한 명만이 최초의 배우자와 계속 장기간의 부부 관계를 유지하고 있었을 뿐, 나머지는 이별이나 이혼 상태였다. 환자들 중 4명은 발병하기 얼마 전에 배우자로부터 신체적으로나 정신적으로 학대당한 적이 있었다. 나머지 환자들도 배우자와 정서적으로 소원한 관계이거나 배우자가 곁에 없는 처지였다.

언론인이었던 로이스는 1974년 MS를 진단을 받았을 때 24세였다. 일시적인 복시 현상이 발생했고, 몇 달 후 다리에 핀이나 바늘로 찌르는 듯한 증상이 뒤따랐다. 그녀는 두 해 동안 북극 지방의 작은 원주민 정착촌에서 자신보다 아홉 살이나 연상인 남자와 함께 살았었다. 그녀는 예술가였던 그 남자가 정서적으로 불안했던 사람이라고 말한다. 그는 결국 조울증으로 입원까지 했다. 그녀는 "그 남자를 맹목적으로 숭배했다"고 회상한다. "재능이 많은 남자였어요. 그래서 제가 무지하다는 느낌까지 들었지요. 어쩌면 그 사람을 조금 무서워하고 있었던 것인지도 모릅니다."

로이스는 북극 지방의 생활이 지독히 힘들다는 것을 깨달았다. "아늑한 은신처 같은 서부 해안 출신 아가씨에게는, 그곳의 생활이 마치 아프리카 서부 도시 팀북투로 이주하여 생활하는 것과 같았습니다. 몇 해 뒤 어느 심리학자를 만났더니 '그런 곳에서 살아오다니 정말 운이 좋았습니다'라고 말하더군요. 그곳은 온통 음주, 죽음, 살인, 고독뿐인 곳이었습니다. 길조차 없었습니다. 저는 그 남자, 그리고 그의 판단과 분노에 대한 두려움이 몸으로 느껴졌습니다. 그와의 관계는 사실 몇 달간만 지속되어야 했던 한여름 날의 풋사랑이었습니다. 그런데 2년이나 계속된 거죠. 저는 최선을 다해 그에게 매달리려고 노력했습니다. 그러나 결국 그는 저를 차버렸습니다."

주거 환경도 열악했다. "옥외 변소가 있었습니다. 영하 40~50도의 혹한 속에서 그곳은 정말 끔찍했습니다. 그러자 그가 양보해서 밤에 소변을 볼 수 있는, 그들이 '똥통'이라고 부르는 통을 준비했습니다. 여자들이 남자들보다 소변을 더 자주 보니까요."

"그런 것이 양보입니까?" 내가 물었다.

"네, 맞아요. 우리는 그 통을 비우려면 수레에 실어 날라야 했습니다. 그런데 그는 그 일을 하고 싶어 하지 않았습니다. 어느 날 밤 그가 통을 눈밭에 내던지면서 제게 옥외 변소를 이용하라고 말했습니다. 저는 물도 길어야 했습니다. 수돗물도 없었습니다. 대안이 없었습니다. 그의 곁에 계속 머무르길 원한다면 그런 일을 견뎌야 했습니다. 그에게 제가 '중요하게 원하는 것은 당신의 존중'이라고 말했던 것이 기억납니다. 이유는 모르겠습니다. 하지만 제게는 그게 중요했습니다. 저는 많은 걸 기꺼이 참아내면서까지 그로부터 존중을 너무나 원했습니다."

로이스는 인정받기를 원하는 절실한 욕구가 아동기의 삶, 특히 엄마와의 관계를 특징지었다고 말한다. "제게 늘 특정한 옷을 입으라고 간섭하고, 제 방을 당신 마음대로 장식하고, 처음부터 제가 해야 할 일들을 제시하며 제 삶을 통제하던 엄마를, 그 남자에게 이입한 꼴이었습니다. 저는 너무 착해서 제 솔직한 감정을 말하지 못하는 소녀였습니다. 그런 태도는 인정받기 위해서 원하는 것과 필요로 하는 것들을 포기한다는 걸 의미합니다. 저는 늘 부모가 원하는 사람이 되려고 노력했습니다."

심리 치료사—명성으로 볼 때 매우 유능한 심리 치료사다—바브라는 많은 만성질환 환자들을 치료한다. 그런데 사실 그녀는 자신도 다발성 경화증을 앓고 있다. 그녀는 아동기의 경험에서 비롯된 억압이 MS 증상의 근저에 있는 염증이나 상처들과 관계있다는 주장에 대해 일관되게 반대했다.

바브라의 다발성 경화증은 18년 전에 나타났다. 첫 증상은 그녀가 교정 시설에서 돌보던 '소시오패스' 남자를 2주 동안 자기 집에 머무르게 하려고 데려온 직후 발생했다. "이미 심리 치료를 많이 받은 사람이었습니다." 그녀가 말했다. "그에게 한번 새로운 기회를 주어보자는 생각이었어요." 그런데 그 환자는 기회는커녕 그녀의 가정과 결혼 생활을 혼란에 빠뜨리며 파괴하고 말았다. 나는 바브라에게 그토록 심각한 정신이상자를 집에 데려온 일이 그녀의 입장에서 중요한 '바운더리(개인의 심리적 바운더리. 허용하거나 참을 수 있는 심리적 한계나 심리적 마지노선을 말하며, 종종 스트레스의 주요 원인이 된다. 이 책 속에 빈번히 등장하기에 한 번 더 역주를 붙인다-옮긴이)' 문제를 불러일으키지 않았느냐고 물었다.

"글쎄요. 그렇기도 하고 아니기도 합니다. 2주짜리 계획이었으니 별일 없을 거라고 생각했었죠. 하지만 결코 다시는 그런 일을 하지 않을 겁니다. 저는 본래 바운더리 문제를 잘 처리하는 편입니다. 저를 바운더리의 여왕이라고 부르는 환자까지 있을 정도입니다—그 환자도 저처럼 심리 치료 사라서 그 이야기를 농담처럼 합니다. 불행하게도, 저는 비싼 대가를 치르며 교훈을 배워야 했습니다. 저는 가끔 제게 나타난 MS가 제 바보짓에 대한 벌이라고 생각합니다."

병을 벌이라고 말하는 태도는 매우 중요한 문제를 제기한다. 종종 만성 질환 환자들이 그들의 불행이 어느 정도 받아 마땅한 벌이라는 비난을 듣기도 하고, 자책하기도 하기 때문이다. 만약 아동기의 감정 억압이 스트레스와 관련이 있다는 관점에 질병이 벌이라는 것이 포함된다면, 나는 그 벌을 거부하는 바브라의 태도에 동의했을 것이다. 그러나 과학적인 이해의 추구는 옳고 그름을 따지는 도덕적인 설명이나 판단과 공존할 수 없다. 잠재적으로 해로운 사람을 무분별하게 집안에 들이기로 한 결정이 스트레스의 원인이 되었고 그것이 병의 발생에 일익을 담당했다고 말하는 것은, 단순히 스트레스와 질병의 관계를 지적한 것일 뿐이다. 그것은—벌이 아니라 생리적인 현실로서—있을 수 있는 결과를 논한 것이다.

바브라는 부모와 서로 사랑하는, 건강한 관계만 유지했다고 주장한다. "엄마와 함께 있으면 참 좋았습니다. 우리는 항상 아주 친했습니다."

"바운더리는 대개 발달기 시절에 학습합니다." 내가 말했다. "그런데 당신은 왜 그토록 뒤늦게 바운더리를 배워야 했지요?"

"저는 바운더리를 알고 있었습니다. 그러나 엄마는 몰랐습니다. 엄마와 저의 모든 싸움이 바로 그 이유 때문에 생겼습니다. 엄마는 어느 지점에서 싸움을 멈춰야 하는지, 제가 어느 지점에서 싸움을 시작하는지 전혀 이해하지 못했습니다."

바브라가 불안하고 위험한 남자를 집안에 들인 일은 연구를 해본다면 주요 스트레스 요인으로 밝혀질 수도 있을 것이다. 그러나 그 이전부터 그녀에게 있었던 취약한 바운더리로 인해 생긴 만성 스트레스는 그리 쉽게 실체가 확인되지 않는다. 아동기 시절 바운더리를 모호하게 얼버무리면, 미래의 성인기에 심리적 스트레스의 주요 원인이 된다. 이 경우 신체의 호르몬계와 면역계에 지속적으로 부정적인 영향이 존재하게 된다. 불분명한 개인적 바운더리를 가진 사람들은 스트레스를 받으며 살기 때문이다. 그들의 일상생활에는 다른 사람들에게 침해를 받는 일이 지속적으로 일어나게 된다. 그러나 그런 삶은, 그들이 직접적인 의식에서 배제하라고 배워온 현실일 뿐이다.

저명한 내과학 교과서에는 "다발성 경화증의 원인들은 알려져 있지 않다"고 쓰여 있다. 바이러스가 원인으로 지목되기도 하지만 대부분의 연구들은 전염에 의한 발병설을 반박한다. 몇몇 인종 집단, 예를 들어 북미 지역의 이뉴잇 족이나 남아프리카의 반투 족 같은 인종이 이 병에 걸리지 않는 것으로 봐서는, 아마도 유전적 영향이 있을지도 모른다. 그러나 유전자 또한 누가 이 병에 걸리며, 왜 걸리는지 설명하지 못한다. "MS에 대한 유전적 취약성은 유전이 가능할지 모르지만 병 자체의 유전은 불가능하다"고 전前 UCLA 신경과 의사 루이스 J. 로스너Louis J. Rosner는 말한다. "게다가 필요한 모든 유전자를 가진 사람이더라도 반드시 MS에 걸리는 것이 아니다. 전문가들은 이 병이 환경적인 요인으로 발생하는 것이 틀림없다고 믿고 있다."[10]

이 병의 명백한 증상이나 징후를 보인 적 없는 사람들의 중추신경계에 특별한 신경 수초 파괴 신호들이 있다는 것을 판별해낸 MRI 검사 혹은 부검 결과는, 복잡한 문제를 제기한다. 이 같은 신경병리학적 결과를 보인 사람들 중에서 왜 어떤 사람은 임상적으로 명백한 병의 발생에서 벗어나고 다른 사람은 그렇지 못하는 것인가?

로스너 박사가 언급한 '환경적인 요인'은 어떤 것이 있을 수 있을까? 로스너 박사의 저서는, 다음과 같은 설명만 아니었다면, 다발성 경화증에 대한 훌륭한 입문서가 되었을 것이다. 그는 저서에서 정신적 스트레스를 이 병의 발병 요인으로 연구하자는 주장을 간단히 묵살해버렸다. 대신 그는 이 병이 아마도 자가면역에 의해 가장 잘 설명될 수 있을 것이라고 결론지었다. 그는 "어떤 사람이 자기 조직에 알레르기 반응을 보이기 시작하면, 건강한 세포를 공격하는 항체를 만들어낸다"고 설명한다. 그는 자가면역 과정을 스트레스나 성격과 연관 짓는 풍부한 의학 연구 문헌들은 무시하고 있다. 이 핵심적인 연관 관계가 이 책의 뒷장들에서 자세히 살펴볼 내용이다.

1994년 시카고대학 병원 신경과에서 실시한 연구에서는 신경계와 면역계의 상호작용과, 그 작용이 다발성 경화증에 미치는 영향에 대해 고찰했다.[11] 도주-응전 반응flight or fight response(스트레스나 스트레스를 주는 상황에 직면했을 때 회피를 하거나 직접 대면하며 응전하는 반응. 뒤에서 자세한 내용이 설명된다-옮긴이)을 방해받게 되면 인공적으로 유발된 자가면역질환이 더 악화된다는 사실을 입증하기 위해, 쥐들이 이용되었다. 도주-응전 반응을 방해받지 않았다면 쥐들의 정상적인 스트레스 반응 능력이 그들을 보호해주었을 것이다.

스트레스를 다룬 연구 문헌에 설명되어 있는 MS 환자들과, 내가 인터뷰했던 모든 환자들은, 시카고대학교 연구의 실험실 쥐들과 비슷한 조건에 놓여 있었다. 그들은 아동기부터 길들여진 극심한 만성 스트레스에 노출되어 있었고, 필수적인 도주-응전 반응 능력이 손상되어 있었다. 근본적인 문제는 여러 연구에 인용된 '생활 사건'들 같은 외부적인 스트레스가 아니라, 정상적인 도주 반응이나 응전 반응을 허용하지 않는, 환경적으로 길들여진 무력감이었다. 그 결과 초래되는 내면의 스트레스는 억압이 되고, 이후 눈에 보이지 않게 된다. 그렇게 되면 결국 충족되지 못한 욕구를 지니게 되고, 오직 다른 사람들의 욕구만 충족시키는 일이 더 이상 스트레스로 경험되지 못한다. 그런 일이 정상적인 일로 느껴진다는 것이다. 사실상 무장해제가 되는 셈이다.

33세의 베로니크는 3년 전에 MS 진단을 받았다. "그때 주요 증상이 발현했습니다." 그녀의 설명이다. "저는 그게 증상의 발현이라는 것도 몰랐습니다…… 사흘가량 발에 통증이 있었고, 마비 증세가 있었고, 욱신거리는 쑤심이 가슴 위까지 올라왔다가 다시 내려갔습니다. 저는 날씨가 추워서 그러려니 했습니다―몸을 꼬집어도 아무런 감각도 느낄 수 없을 정도였지요." 마침내 그녀의 친구가 얼른 의사에게 가서 진찰을 받아보라고 그녀를 설득했다.

"발에서 가슴 위쪽까지 마비 증세와 통증이 있었는데 아무한테도 이야기를 안 했다고요? 왜 그러셨나요?"

"다른 사람에게 이야기할 만한 일이 아니라고 생각했어요. 그리고 부모님 같은 분들께 이야기하면 당황스러워하실 수도 있을테니까요."

"하지만 만약 다른 사람이 발에서 가슴 중간까지 마비 증세와 통증이 있다고 해도 그냥 무시하겠습니까?"

"아니죠. 서둘러 의사에게 데려갔을 겁니다."

"그런데 왜 다른 사람의 경우보다 더 자신을 대접하지 못한 겁니까? 다른 생각이 있어서 그러셨나요?"

"아닙니다."

다발성 경화증 발병 전에 혹시 스트레스를 유발할 만한 일이 있었느냐는 내 질문에 베로니카가 한 대답은 의미하는 바가 너무 많았다. "꼭 나쁜 일들만 있었던 건 아니었습니다." 그녀가 대답했다.

"저는 입양아였습니다. 그런데 저는 15년에 걸친 양어머니의 압력에 못 이겨 제 친부모 가족을 찾았습니다. 사실 제가 원하는 일이 아니었습니다. 하지만 양어머니의 요구에 대해서는 따지는 일보다 그냥 따르는 것이 늘 마음이 편했습니다―늘 그랬어요.

저는 그들을 찾았고 만났습니다. 그런데 제 첫인상이, 세상에! 그들과 제가 도저히 정상적인 가족 관계가 될 수 없다는 것이었습니다. 제 출생의 내력을 알아낸 일이 제게 스트레스였습니다. 제가 근친상간으로 태어난 아이일 수 있다는 것, 그건 알 필요도 없는 일이었습니다. 겉으로 드러난 사실로 봐서 그런 것 같았습니다. 사실 아무도 제게 모든 진실을 말해주지 않았습니다. 제 친어머니도 아무 말도 하지 않았습니다.

게다가 마침 그 무렵 저는 실직 상태여서 생활 보호를 받으며 고용보험을 기다리던 처지였습니다. 그리고 그 일이 있기 몇 달 전에는 남자 친구를 차버린 일까지 있었습니다. 그는 알코올중독자였습니다. 저는 그것을 해결할 수 없었습니다. 제 정신 건강을 해칠 만한 가치도 없는 일이었고요."

이런 내용이 이 젊은 여성이 "꼭 나쁜 일들만은 아니었다"고 말한 스트레스들이었다. 양어머니는 베로니크의 의사를 무시하고 문제 가정이었던 친부모 가족을 찾아서 재회하라고 강요했고, 그 바람에 그녀는 자신의 잉태가 근친상간적인 강간(사촌에 의해 저질러진 일로 그녀의 어머니는 그때 겨우 열여섯 살이었다)의 결과물일지 모른다는 사실을 알아차리게 되었다. 게다가 그녀는 알코올중독에 빠진 남자 친구와 헤어지는 일까지 겪었다.

베로니크는 양아버지와는 공감을 나누는 사이였다. "양아버지는 제 우상입니다." 그녀가 말했다. "늘 제 편을 들어주셨지요."

"그런데 어머니에게 압박을 받으면서도 왜 아버지에게 도움을 청하지 않았습니까?"

"좀처럼 아버지와 따로 있는 시간을 마련할 수 없었습니다. 아버지와 함께하려면 늘 어머니를 통해야 했습니다."

"그러면 아버지는 그 모든 일을 지켜보면서 대체 무슨 일을 하셨습니까?"

"그냥 수수방관하셨습니다. 하지만 아버지가 제 일을 마음에 들어 하시지 않았다는 말은 할 수 있습니다."

"아버지에게 친밀감을 느끼고 있다니 그나마 다행이군요. 하지만 당신은 자신에게 새로운 우상을 찾아주고 싶었던 것인지도 모릅니다. 얼마쯤이라도 그 앞에서 자기주장을 하겠다고 마음먹을 수 있는 우상이요. 치유를 원한다면 당신은 자신이 그런 우상이 되겠다고 바라야 할 것입니다."

천부적인 재능의 소유자였던 영국인 첼리스트 재클린 뒤 프레Jacqueline Mary du Pré는 1987년 43세의 나이에 다발성 경화증 합병증으로 숨졌다. 훗날 언니 힐러리Hilary du Pré가 혹시 동생 재키의 병이 스트레스 때문에 생긴 것이 아니냐고 의문을 제기하자 신경과 의사들은 단호하게 스트레스와는 무관하다고 주장했다.

그때 이후 정통적인 의료계의 견해는 거의 변함이 없었다. 토론토대학교 MS 클리닉이 최근 발간한 팸플릿은 "MS 환자들이 스트레스를 피하는 것은 현명한 일이지만, 스트레스가 MS를 유발하는 건 아니다"라고 조언하는 내용을 담고 있다. 이 팸플릿의 조언은 오해를 불러일으킬 수 있다. 물론 스트레스가 MS의 유발 원인은 아니다—어떠한 단일 요인도 그런 일을 하지는 않는다. MS 발병은, 의심의 여지없이, 상호작용을 하는 많은 영향들에 의존한다. 그러나 스트레스가 이 질환의 발병에 중요한 기여를 하지 않는다는 것이 과연 사실일까? 여러 연구 결과들과 우리가 살펴본 환자들의 인생 사연들은 스트레스가 중요한 기여를 한다고 강력히 암시한다. 재키의 삶의 증거 역시 그렇다. 그녀의 질병과 죽음은 감정의 억압이 초래한 스트레스의 파괴적 영향에 대한, 생생한 교과서적 사례일 것이다.

사람들은 종종 재키의 연주회에서 울었다. 청중과 그녀의 교감은, 누군가의 말에 의하면 "정말 숨 막힐 정도였으며, 모든 청중을 마법에 홀린 것 같은 상태에 빠져들게 만드는" 것이었다. 그녀의 연주는 열정적이었고 어떤 때는 참을 수 없을 만큼 강렬했다. 그녀는 사람들의 감정에 곧바로 다가서는 길을 냈다. 평소의 개인적인 모습과 달리 무대 위에서의 그녀는 존재감에 전혀 제약이 없었다. 머리를 휘날리며 몸을 뒤흔드는 그녀의 모습은 클래식 음악의 절제미보다 오히려 로큰롤의 현란함에 가까웠다. 한 청중은 그녀가 "겉모습은 수줍음을 타는 귀여운 목장 아가씨 같지만, 첼로만 손에 들면 신들린 모습이었다"고 말했다.[12]

지금도 재키의 몇몇 녹음 연주, 특히 엘가Edward Elgar의 첼로 협주곡 연주는 타의 추종을 불허하며 앞으로도 그럴 것처럼 보인다. 이 협주곡은 이 유명한 작곡가가 제1차 세계대전 직후의 침울한 분위기 속에서 마지막으로 창작했던 대표적 작품이었다. 에드워드 엘가는 1917년에 쓴 글에서 "좋았고, 멋있었고, 깨끗했고, 신선했던 모든 것들이 이제는 다시 돌아오지 못할 머나먼 곳으로 사라졌다"고 썼다. 그때 그는 인생이 저물어가던 70대였다. 재키의 언니 힐러리는 자신이 쓴《가족 속의 천재Genius in the Family》에 "황혼기에 접어든 노인의 정서를 표현해내는 재키의 능력 또한 설명할 수 없었던 그 애의 비범한 재능 중 하나였다"고 썼다.[13]

비범하다는 표현은 맞다. 그러나 설명할 수 없다는 표현은 어떨까? 아마 맞지 않을 것이다. 본인은 의식하지 못했겠지만 사실 재키도 21살 무렵 인생의 황혼기였다. 얼마 안 있어 음악가로서의 생애에 종지부를 찍게 되는 병이 불과 몇 년 앞으로 다가와 있었다. 말로 표현하지는 않았지만, 후회와 상실과 체념이 넘쳐흐를 정도로 그녀의 정서적 체험으로 자리 잡고 있었다. 그녀는 엘가의 초상화만 보면 마음이 어지러웠다. "언니, 저분의 생애는 정말 비참했어." 그녀가 언니에게 한 말이다. "그리고 몸도 아팠고. 하지만 그 모든 불행에도 불구하고 저분은 찬란하게 빛나는 영혼을 소유했어. 저분의 음악에서 그게 느껴져."

재키는 아기 시절 이래의 자신에 대해 설명하고 있었다. 재키의 엄마 아이리스Iris du Pré는 임신한 몸으로 산부인과 병원에 입원해 있던 중 남편의 죽음을 맞았다. 그때부터 쭉 재키과 엄마 아이리스는 둘 중 어느 쪽도 자유롭게 빠져나오지 못하는 공생적 의존 관계였다. 아이 시절 재키는 아이로 살도록 허락받지 못했고 어른으로 성장하도록 허용되지도 않았다.

재키는 조용하고, 수줍음 많고, 가끔은 장난기도 있는 예민한 아이였다. 그녀는 첼로 연주를 할 때를 제외하고는 늘 차분해야 한다는 이야기를 들었다. 한 음악 선생은 여섯 살 무렵의 재키에 대해 "아주 예의바르고 잘 자란 아이였다"고 기억한다. 재키는 세상 사람들에게 쾌활하고 유순한 얼굴만 내보였다. 재키가 다닌 여자 중학교 직원은 그녀를 행복하고 밝은 학생으로 기억하고 있고, 고등학교 동창 한 명은 "적응 잘하는 다정하고 쾌활한 소녀"로 기억하고 있다.

그런데 재키의 내면적 실체는 이와는 달랐다. 힐러리는 어느 날 갑자기 동생이 눈물을 왈칵 쏟으며 "언니, 학교에서 아무도 날 좋아하지 않아서 너무 힘들어. 모두 나를 괴롭히기만 해"라고 고백했다고 말한다. 재키는 한 인터뷰에서 자신을 "다른 아이들이 못 견뎌 하던 아이 중 하나였다"고 묘사하면서 "아이들이 패거리를 지어 내게 끔찍한 말을 외쳐대곤 했다"고 말했다. 그녀는 학업에 흥미가 없고 말수도 별로 없는, 사교적으로 미숙한 붙임성 없는 아이였다. 힐러리에 따르면 재키는 자신의 의사를 말로 표현하는 데 늘 어려움을 겪었다. 재키의 전기 작가 엘리자베스 윌슨Elizabeth Wilson은 "주의 깊은 친구들은 재키의 밝은 외면 밑에 숨겨진 우울증 초기의 징후를 눈치챘다"고 쓰고 있다.[14]

병이 발생하기 전까지의 전 생애 동안 재키는 자기 감정을 어머니에게 감추곤 했다. 힐러리는 재키가 감정이 잔뜩 담긴 목소리로 은밀하게 "언니, 엄마한테는 말하지 마…… 하지만 난 어른이 되면 걷지도 움직이지도 못하게 될 거야"라고 속삭였던 어린 시절의 오싹한 기억을 이야기한다. 이런 소름끼치는 자기 예언을 우리는 어떻게 이해해야 할까? 뭔가 초인적인 발언으로 이해할 수도 있을 것이고, 아이였던 재키가 이미 무의식의 심연에서, 앞으로 자신이 혼자 힘으로 움직일 수 없게 될 것이고, 무기력해질 것이고, 생명력을 지닌 자아가 마비될 것이라고 느꼈던 것을 정확히 투영한 발언으로 이해할 수도 있을 것이다. 그렇다면 "엄마한테는 말하지 마"라는 말은 어떻게 이해해야 할까? 그 말은 고통, 두려움, 불안감—자신의 어두운 그늘—을, 그것을 받아들일 능력이 없는 엄마에게 전달해봤자 아무 소용이 없다는 것을 이미 알고 있는 체념에서 나온 말이었을 것이다. 오랜 세월이 흐른 후 다발성 경화증이 발병했을 때, 재키가 평생 동안 엄마에게 느껴왔던 분노는 통제 불능 상태의 불손한 격노로 폭발되었다. 말 잘 듣는 온순한 아이가 극심한 적개심에 불타는 어른이 된 것이다.

재키가 첼로를 사랑하고 갈망했던 것만큼, 내면의 무엇인가가 첼로 거장으로서의 역할을 거부하고 있었다. 첼로 거장으로서의 외적인 인격이 그녀의 진정한 자아의 자리를 선점하고 있었다. 이 외적인 인격은 그녀가 엄마와 정서적으로 소통하는 유일한 방식이자 엄마의 관심을 끄는 유일한 방식이기도 했다. 다발성 경화증은 그녀가 이런 역할을 벗어던진 수단—즉, 그녀의 몸이 아니라고 말하는 방식—이었을 것이다.

재키 스스로는 세상의 기대를 직접적으로 거부할 능력이 없었다. 세인의 이목을 끌고 있었던 열여덟 나이에 그녀는 당시 위기를 겪고 있던 다른 어린 첼리스트를 동경에 찬 시선으로 부러워했다. "저 애는 참 행운아야." 그녀가 한 친구에게 했던 말이다. "원한다면 음악을 그만둘 수 있으니 말이야. 하지만 나는 결코 음악을 그만둘 수 없어. 나 때문에 너무 많은 사람들이 너무 많은 돈을 썼어." 첼로는 상상할 수 없는 높은 곳으로 그녀를 날아오르게 해주었지만, 동시에 그녀를 족쇄 채우듯 속박했다. 그녀는 음악가로서의 생애가 앞으로 자신에게 요구할 대가를 두려워하면서도 자신의 재능, 그리고 가족의 욕구라는 강요에 굴복하고 말았다.

힐러리는 재키의 '첼로 소리'에 대해서도 말한다. 재키는 어린 시절부터 직접적인 감정 표현 수단이 억압되어왔기 때문에 첼로가 그녀의 목소리가 되었다. 그녀는 음악 속에 모든 열정과, 고통과, 체념과, 모든 분노를 쏟아부었다. 재키의 청소년기에 그녀의 첼로 선생님 중 한 명이 날카롭게 지적했듯이, 재키는 연주를 통해 첼로로 내면의 공격성을 표현하도록 강요당했다. 음악에 몰입할 때면 그녀는 다른 모든 곳들에서는 희석되거나 부재했던 감정들이 되살아나서 생기가 넘쳤다. 그녀의 연주를 지켜보는 일이 그토록 매혹적이었고, 그것을 듣는 일이 그토록 고통스러웠던 이유가—러시아 첼리스트 미샤 마이스키Misha Maisky의 말을 빌리자면 "거의 두렵기까지 했던" 이유가—바로 그것이었다.

어린 시절의 데뷔 이후 20년이 지나 MS에 걸린 재키는 처음 무대에 섰을 때의 감정을 친구에게 다음과 같이 말했다고 한다. "그때까지 재키는 자기 앞에 외부 세계와의 소통을 가로막는 벽돌담이 있는 것 같았답니다. 그런데 청중을 위해 연주를 시작한 순간, 벽돌담이 사라지고 마침내 말을 할 수 있다는 느낌을 가졌답니다. 그리고 그 느낌은 첼로 연주를 할 때 결코 사라진 적이 없었답니다." 어른이 된 그녀는 음악을 통해 말로는 결코 표현할 수 없었던 일기를 쓰게 된 셈이었다.

남편 다니엘 바렌보임Daniel Barenboim과의 관계는 다발성 경화증 발병으로 첼로 연주를 그만두기 전까지 재키의 마지막 인생을 지배했다. 이스라엘에서 성장했으며 매력과 교양이 넘치는 세계인이었던 아르헨티나 출신 유태인 바렌보임은, 20대 초반에 세계 음악계의 은하수에 등장한 초신성이었다. 그는 인기 절정의 콘서트 피아니스트이자 실내악 연주자였으며 지휘자로서도 명성을 쌓아가고 있었다. 뒤 프레와 바렌보임이 만났을 때, 두 사람의 음악적 교감은 자연 발생적이었고, 전격적이었고, 열정적이었고, 심지어 신비스럽기까지 했다. 연애와 결혼은 필연적이었다. 그들의 사랑은 동화 속 로맨스처럼 보였다. 그들은 클래식 음악계의 매혹적인 커플이었다.

불행하게도 재키는 가족들과 살 때와 마찬가지로, 결혼 생활을 하면서도 진정한 자아를 내보일 수 없었다. 그녀를 잘 알았던 사람들은 그녀가 결혼 직후부터 "형용할 수 없는" 묘한 '미드-애틀랜틱mid-Atlantic' 영어(영어와 미어의 중간적 성격을 지닌 영어-옮긴이) 악센트를 구사하며 말한다는 것을 알아차렸다. 이렇게 무의식적으로 남편의 발음 방식을 따라한 것은, 정체성을 자신보다 훨씬 더 지배적인 성격을 지닌 다른 이의 정체성과 통합시킨다는 징후였다. 힐러리는 재키가 다른 사람의 욕구와 기대에 다시 한 번 자신을 맞췄던 것이라고 쓰고 있다. "재키의 인격 속 넓은 공간은 첼로 연주를 통하는 것 말고는 표현할 기회를 거의 잡지 못했다. 재키는 상황이 요구하는 재키일 수밖에 없었다."

병의 진단이 아직 내려지지 않은 상태에서 진행성 신경 질환이 무기력 증과 넘어지는 일을 유발하기 시작했을 때, 재키는 자신을 평생 따라다닌 침묵 패턴을 따르고 있었다. 그녀는 남편을 놀라게 하기보다, 다른 이유로 활기를 빼앗긴 척하면서 문제를 숨겼다.

"글쎄, 스트레스처럼 느껴지지 않았다는 말은 할 수 있어." 재키의 결혼 생활 초기에 힐러리가 남편과의 인간적인 관계와 직업적인 관계를 어떻게 극복하느냐고 물었을 때 재키가 한 말이다. "난 아주 행복한 것 같아. 난 내 음악을 사랑하고 남편도 사랑해. 그리고 두 가지 일 모두를 하기에 시간도 충분한 것 같고." 그로부터 얼마 후 그녀는 남편과 음악가로서의 생활 모두를 버렸다. 그녀는 남편이 자신과 진정한 자아 사이를 가로막고 있다고 믿었다. 그녀는 결혼 생활에서 잠시 도망쳐 시숙과 불륜―그녀의 불안정한 바운더리 상황을 보여준 사례다―을 저지르며 자신이 불행하다는 것을 행동으로 연출했다. 한동안 심각한 우울증에 시달리던 그녀는 첼로와 관련을 맺고 싶어 하지 않았다. 결혼 생활과 음악으로 다시 돌아온 지 얼마 안 되었을 때 그녀는 MS 진단을 받았다.

재키의 첼로 소리는 그녀의 유일한 목소리로 남았다. 힐러리는 그것을 그녀의 구원 수단이라고 불렀다. 그러나 사실은 그렇지 않았다. 첼로 소리는 청중들에게는 도움이 되었지만 그녀에게는 아무런 도움도 되지 않았다. 사람들은 그녀의 정열적인 연주를 사랑했지만, 그녀에게 의미 있는 사람들은 누구도 진정한 의미에서 경청하지 않았다. 청중은 울었고 비평가들은 칭찬을 아끼지 않았지만 어느 누구도 그녀의 말을 듣지 않았다. 비극적이게도 그녀 또한 진정한 자아에 귀를 막았다. 예술 표현이란 본질적으로 감정을 연출해내는 형식에 불과한 것이지 그것을 극복하는 방식은 아니다.

동생이 세상을 떠난 후, 힐러리는 1973년 BBC 방송에서 주빈 메타Zubin Mehta의 지휘로 동생이 녹음한 엘가의 협주곡을 주의 깊게 들어보았다. 그 곡은 재키가 영국 청중 앞에서 마지막으로 했던 연주였다. "잠시 조율하더니 잠깐 정적이 흐르더군요. 그리고 동생이 연주를 시작했어요. 갑자기 전율이 느껴졌습니다. 그 애는 천천히 템포를 늦췄어요. 몇 소절 더 지나자 연주가 생생하고 선명해졌어요. 저는 그때 무슨 일이 일어나고 있었는지 정확히 알았습니다. 늘 그랬듯이 재키는 첼로로 말을 하고 있었던 것입니다. 저는 그 애가 말하는 내용을 들을 수 있었습니다…… 거의 얼굴을 타고 내리는 눈물까지 생생히 보일 정도였습니다. 그 애는 자신을 위한 레퀴엠을 연주하며 자기에게 작별 인사를 하고 있었던 것입니다."

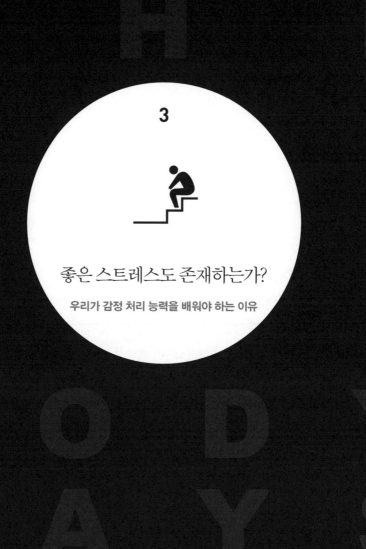

3

좋은 스트레스도 존재하는가?

우리가 감정 처리 능력을 배워야 하는 이유

한스 셀리에 박사는 《인생의 스트레스》에서 "역사 이전의 바다에서 생명이 시작된 이래로, 살아 있는 생명체와 생명 없는 주변 환경 사이, 그리고 하나의 생명체와 다른 생명체 사이에서는 '끊임없는 기브 앤드 테이크give and take 관계'가 존재해왔다"고 썼다.[15] 다른 사람들과의 상호 관계—특히 정서적 상호 관계—가 우리 인생의 거의 모든 순간마다 무수히 많은 미묘한 방식으로 우리의 생물학적 기능에 영향을 미친다. 이 책을 통해 앞으로 계속 보게 되겠지만 그런 관계는 중요한 건강 결정 요인이다. 우리의 심리 작동 방식과, 정서적 환경과, 생리적 기능 등이 맺고 있는 관계의 복잡한 균형을 이해하는 일은 건강한 삶에 지극히 중요하다. 셀리에는 이렇게 썼다. "이상한 말처럼 들릴지 모르지만, 여러분은 우리의 세포 활동, 예를 들어 염증 반응 같은 활동과 우리의 일상적인 활동 사이에 감지할 만한 어떤 관계도 존재하지 않는다고 느낄지 모른다. 하지만 나는 그런 느낌에 동의하지 않는다."[16]

셀리에의 선구적인 연구 이후 60여년 동안 과학 연구 활동이 이루어졌음에도 불구하고, 감정이 미치는 생리학적인 영향이 충분한 평가를 받는 일은 아직도 요원한 상황이다. 건강과 질병에 대한 의학적 접근 방식은 여전히 몸과 정신이 서로 분리되어 있으며, 그것들이 존재하는 환경과도 분리되어 있다고 가정한다. 그리고 그런 잘못을 악화시키고 있는 요인이 극도로 단순화되고 편협한 스트레스에 대한 정의다.

의학적인 사고방식에서는 대개 스트레스를, 정신을 극심하게 교란시키지만 각각 별개의 사항인 사건들, 예를 들어 갑작스러운 실직, 결혼 생활의 파경, 사랑하는 사람의 죽음 같은 사건들로 본다. 이런 중요한 사건들은 많은 사람들에게 강력한 스트레스 요인이다. 그러나 장기적인 생물학적 영향 면에서 볼 때 인간의 삶 속에는 이보다 훨씬 더 잠재적으로 위험하고, 훨씬 더 해로운 일상의 만성적인 스트레스들이 존재한다. 정신적으로 유발되는 이런 스트레스들은 결코 비정상처럼 보이지 않으면서 값비싼 대가를 요구한다.

아동기부터 높은 수치의 정신적 스트레스를 습관적으로 접하면서 살아온 사람들에게는, 스트레스의 부재가 오히려 권태감이나 자신이 무의미하다는 생각을 불러일으키면서 불안감을 조성한다. 한스 셀리에는 사람들이 아드레날린이나 코르티솔 같은 자신의 스트레스 호르몬에 중독될 수 있다는 사실을 주시했다. 그런 사람들에게는 스트레스가 바람직하게 느껴지며 거꾸로 스트레스의 부재가 피해야 할 일처럼 느껴진다.

사람들이 스트레스를 받는다고 말할 때, 보통 그들이 말하는 스트레스는 대개 과도한 요구―직장, 가정, 대인 관계, 금전 문제, 건강 같은 영역들에서 흔히 가해지는 요구들―가 가해지는 상황에서 경험하는 신경의 동요를 의미한다. 그러나 신경에 가해지는 긴장만으로는 스트레스의 의미를 정확하게 밝히지 못한다. 엄밀히 말하면 그런 느낌은 사람들이 스트레스를 받을 때 늘 감지하는 느낌도 아니다. 앞으로 정의를 내리게 되겠지만 스트레스는 주관적으로 느끼는 대상이 아니다. 그것은 뇌, 호르몬 기관, 면역계, 다른 많은 기관들이 관련되는, 신체 내에서 일어나는 측정할 수 있는 종류의 객관적인 생리 현상이다. 동물과 사람 모두 스트레스의 존재를 인지하지 않고서도 스트레스를 경험할 수 있다.

　셀리에는 "스트레스는 단순한 신경의 긴장이 아니다"고 지적했다. "스트레스 반응은 신경계가 없는 하등동물, 심지어 식물에게서도 발생한다…… 스트레스는 깊은 마취에 빠져 무의식 상태에 있는 환자에게서도 발생할 수 있으며, 심지어 신체 외부에서 배양된 세포 배양체에서도 발생할 수 있다."[17] 마찬가지로 스트레스의 영향은 완전히 깨어 있는 상태에 있는 사람들에게서 고도로 활성화될 수 있지만, 무의식적인 감정에 사로잡혀 있거나 신체 반응이 단절된 사람들에게서도 활성화될 수 있다. 스트레스 생리 작용은 동물실험이나 인간을 대상으로 한 연구에서 밝혀졌듯이, 행동에 가해지는 관찰할 수 있는 영향이나 주관적인 인지 과정 없이도 발생할 수 있다.

　그렇다면 과연 스트레스란 무엇일까? 셀리에는 스트레스를―이 용어를 지금과 같은 용례로 만든 당사자인 셀리에는, '스트레스'라는 용어가 각각

독일어, 프랑스어, 이탈리아어에서도 쓰이고 있다는 사실을 자랑스럽게 설명했다―원인이나 주관적인 인식 여부와 상관없는 생물학적 과정, 즉 신체 내에서 일어나는 광범위한 종류의 사건이라고 이해했다. 스트레스는 생체가 존재나 건강에 대한 위협을 감지할 때 발생하는 내부의 변화들―가시적인 변화든 그렇지 않은 변화든 간에―로 구성된다. 신경의 긴장은 스트레스의 한 구성 요소일 수 있지만 우리는 긴장을 느끼지 않고서도 스트레스를 받을 수 있다. 반면 스트레스의 생리적 메커니즘을 활성화시키지 않고서 긴장을 느끼는 일도 가능하다.

실험들을 통해 관찰한 신체 변화의 의미를 포착해낼 단어를 찾던 셀리에는 "우연찮게도 일상 영어에서, 그리고 특히 주어진 저항력에 대한 반발력의 영향을 표현하기 위해 공학 분야에서 오래 전부터 사용되고 있던 '스트레스'라는 단어를 발견했다." 그는 잡아 늘인 고무줄이나 압력을 가한 용수철에서 발생하는 변화를 예로 들었다. 이런 변화는 육안으로 관찰할 수도 있고 현미경 검사를 통해서만 보일 수도 있다.

셀리에의 비유는 핵심 요점을 설명한다. 어떤 생체에 가해지는 요구가, 실행할 수 있는 생체의 합당한 능력을 벗어나면 과도한 스트레스가 발생한다는 것이다. 고무줄이 끊어지고 용수철에 변형이 일어나는 것이다. 스트레스 반응은 감염이나 부상으로 인한 신체 부위의 손상 때문에 발생할 수도 있다. 또한 스트레스는 정서적 트라우마나 그런 트라우마에 대한 위협(순전히 상상 속에서의 위협일 수도 있다)에 의해서도 발생할 수 있다. 생리적 스트레스 반응은 그런 위협이 의식의 인식을 벗어나 존재할 때나, 혹은 심지어 당사자가 자신이 '좋은' 방식으로 스트레스를 받고 있다고 믿고 있을지 모를 때도 발생할 수 있다.

47세의 엔지니어 앨런은 몇 년 전 식도에 암이 생겼다는 진단을 받았다. 그는 이 악성종양 진단을 받기 전 해에 스스로를 혹독하게 몰아붙이며 살았다는 이야기를 하며 '좋은 스트레스'에 대해 말했다. 그 '좋은 스트레스'가 자신도 모르는 사이에 건강을 해치기도 했지만, 지속적으로 일어나던 신체의 생리적 교란의 원인이었던 고통스러운 삶의 문제들로부터 관심을 다른 데로 돌리는 데 도움이 되기도 했다는 것이었다.

앨런의 하부 식도는 종양이 침투한 위의 상부와 함께 절제되었다. 암이 장 외부의 몇몇 림프절까지 퍼져 있었기 때문에 그는 다섯 차례에 걸친 항암 화학요법 치료를 받았다. 백혈구 숫자가 격감했던 상황이라 아마 한 차례만 더 화학요법 치료를 했다면 그는 목숨을 잃었을 것이다.

담배도 안 피우고 술도 안 마시던 그는 평소에 건강한 삶을 살고 있다고 자부해왔던 터라 암 진단을 받고 충격을 받았다. 그러나 그는 오래 전부터 '위가 약하다'는 생각은 하고 있었다. 그는 종종 소화불량과, 위산이 식도로 역류하는 속 쓰림 증상으로 고생했다. 식도 내벽은 위에서 분비되는, 부식성 높은 염산성 위액을 견디지 못하게 만들어져 있다. 따라서 두 기관 사이에 있는 근육 밸브와 복잡한 신경 메커니즘이 위산이 위쪽으로 역류하는 일을 막아주고, 음식이 목에서 아래쪽 위를 향해 안전히 움직이게 해준다. 만성적인 역류는 식도 하부의 표면을 손상시켜 악성 변화의 소인素因을 제공할 수 있다.

자신의 증상이 그다지 불평할 만한 것이 아니었기에 앨런은 이 문제를 의사들에게 한 차례만 말했다. 그는 생각이 급하고, 말이 급하고, 모든 일을 급하게 처리하는 편이다. 그는 제법 그럴듯하게, 허겁지겁 음식을 먹는 자신의 습관이 속 쓰림의 원인이라고 믿었다. 그러나 과도한 위산 생산—스트레스와 자율신경계에서 나온 교란된 신경 물질로 인한—이 역류에 일익을 담당했다. 신경계의 자율 부위는 의식의 통제를 받지 않는 부위다. 그리고 자율신경계는—명칭이 암시하듯이—신체의 수많은 자율 기능, 예를 들어 심장 박동, 호흡, 내장 기관의 근육 수축 등을 책임진다.

나는 앨런에게 혹시 진단받기 이전의 삶에서 스트레스를 받은 적이 있느냐고 물었다. "네. 스트레스를 받았습니다. 하지만 스트레스는 두 종류가 있지요. 나쁜 스트레스와 좋은 스트레스요." 앨런의 견해에 따르면 '나쁜 스트레스'는 10년에 걸친 아내 셸리와의 결혼 생활에서 부부 관계가 완전히 부재했다는 것이었다. 그는 그들에게 아이가 없는 이유가 그 때문이라고 생각하고 있다. "아내에게는 심각한 문제가 있습니다. 아내는 낭만적인 사랑이나 친밀감을 표시할 능력이 없고, 제가 필요로 하는 모든 일을 해줄 능력이 없는 사람입니다. 암에 걸렸을 때가, 사실은 결혼 생활에 대한 좌절감이 최고조에 달한 시점이었습니다. 저는 늘 이 문제가 정말 중요한 문제라고 생각했습니다." 앨런이 생각하는 '좋은 스트레스'는 직업에서 오는 스트레스였다. 진단받기 전 해 그는 하루에 11시간씩 일주일의 7일을 꼬박 일했다. 나는 그에게 무슨 일이든 간에 혹시 아니라고 거절해본 적이 있느냐고 물었다.

"한 번도 없습니다. 사실 저는 부탁받기를 좋아합니다. '그래' 하고 말하면서 깊이 후회한 적이 거의 없습니다. 저는 일하기를 좋아하고 책임 맡기를 좋아합니다. 사람들은 제게 부탁만 하면 됩니다. 그러면 그들은 저를 자기 손 안에 넣은 겁니다."

"암 발병 이후는 어땠습니까?"

"아니라고 거절하는 법을 배웠습니다―매번 거절합니다. 살고 싶으니까요! 저는 아니라고 말하는 일이 제 건강 회복에 큰 역할을 한다고 생각합니다. 4년 전 제 생존 확률이 15퍼센트라는 소리를 들었습니다. 저는 살고 싶다는 의지를 의식적으로 굳게 다졌습니다. 그리고 5년에서 7년 사이라는 시간표를 정했습니다."

"그게 무슨 소립니까?"

"5년은 마법 같은 시간이라고 생각들을 합니다. 하지만 저는 그게 다소 자의적인 시간표라고 생각합니다. 저는 그 시간표를 한번 피해보자, 그래서 2년은 더 살아보자고 생각했습니다. 그리고 그 7년이 지나면⋯⋯."

"7년이 지나면 미친 듯 일만 하던 생활로 다시 돌아가겠다는 소립니까?"

"네, 아마 그럴지 모르죠. 잘 모르겠습니다."

"정말 잘못된 생각입니다!"

"아마 그럴지 모르죠―그 문제는 다시 이야기합시다. 어쨌든 지금 저는 제 말을 잘 듣는 착한 아이입니다. 정말 그래요. 그리고 모든 사람들에게 아니라고 거절합니다."

스트레스 경험은 세 가지 요소로 구성된다. 첫 번째 요소는 신체적이든 정서적이든, 생체가 위협이라고 해석하는 사건이다. 이것이 바로 스트레스 자극이며 스트레스 요인이라고 불리기도 한다. 두 번째 요소는 스트레스 요인을 경험하고 그 의미를 해석하는 처리 시스템이다. 인간의 경우 이 처리 시스템은 신경계, 특히 뇌다. 마지막 구성 요소는 스트레스 반응이다. 이 반응은 감지된 위협에 대한 반응으로 나타나는 다양한 생리적, 행동적 적응 양상들로 구성된다.

스트레스 요인의 정의는, 그 요인에 의미를 부여하는 처리 시스템에 달려 있다. 지진의 충격은 박테리아에게는 위협이 아니지만 수많은 생명체들에게는 직접적인 위협이다. 실직은 고액의 퇴직금을 받는 임원보다 한 달 벌어 가족이 한 달 먹고사는 월급쟁이에게 훨씬 더 큰 스트레스다.

스트레스 요인이 작용하는 개인의 성격과 심리 상태도 중요하다. 해고를 당해도 경제적 안정이 보장되는 임원이더라도, 그의 자존심과 목표 의식이 회사 내의 지위에 전적으로 연결되어 있는 사람이라면, 가족이나 사회적 관심사, 혹은 종교 생활에서 더 큰 가치를 찾는 사람에 비해 더 심각한 스트레스를 경험할 수 있다. 실직은 어떤 사람에게는 중요한 위협으로 감지될 수 있지만, 어떤 사람에게는 기회로 여겨질 수 있다. 스트레스 요인과 스트레스 반응 사이에는 획일적이고 보편적인 관계가 존재하지 않는다. 개별 스트레스 사건은 단독적으로 현재 시점에서 경험되는 사건이지만, 과거를 반향하기도 한다. 스트레스 경험의 강도와 장기적인 영향은, 개개인에게 고유한 수많은 요소들에 달려 있다. 우리들 각자에게 스트레스가 무엇이냐 하는 문제는, 개인의 기질 문제이고 더 나아가 개인의 내력 문제다.

셀리에는 스트레스라는 생물학적 현상이 신체 내에서 주로 세 가지 종류의 조직과 기관에 영향을 미친다는 사실을 발견했다. 호르몬계 내에서는 부신에서 가시적인 변화들이 발생한다. 면역계에서는 스트레스가 비장, 흉선, 림프선에 영향을 미친다. 그리고 소화기 계통에서는 장기의 내벽에 영향을 미친다. 스트레스를 받은 생쥐를 검시해보면 부신이 부풀어 있고, 림프 기관이 위축되어 있고, 장에 궤양이 생겨나 있다.

이런 모든 영향은 중추신경계의 경로와 호르몬에 의해 발생한다. 신체 내에는 여러 종류의 기관과 조직, 세포 기능에 영향을 미치는 가용성 화학 물질과 호르몬들이 존재한다. 어떤 기관에서 화학물질이 분비되어 순환하면서 다른 기관의 기능에 영향을 미칠 때, 그 물질을 내분비 호르몬이라고 부른다. 위협이 감지되면 뇌의 시상하부는 부신 피질 자극 호르몬 방출 호르몬(CRH)을 방출한다. 그 호르몬은 짧은 거리를 이동하여 두개골 하부에 깊숙이 박혀 있는 작은 내분비샘인 뇌하수체까지 도달한다. CRH에 의해 자극받은 뇌하수체는 부신 피질 자극 호르몬(ACTH)을 방출한다.

ACTH는 혈류를 타고 양쪽 신장 위 지방 조직 안에 숨어 있는 부신까지 운반된다. 여기서 ACTH는, 그 자체로 내분비샘으로서의 기능 작용을 하는 얇은 외피 모양의 조직, 즉 부신 피질에 작용한다. ACTH에 자극을 받은 이 샘은, 이번에는 피질성(피질에서 나왔다는 이유로 이렇게 불린다) 호르몬들을 분비한다. 이 호르몬들 중에서 대표적인 호르몬이 바로 코르티솔이다. 코르티솔은 뇌에서 면역계에 이르기까지, 뼈에서 내장 기관들에 이르기까지, 이런저런 여러 방식으로 신체 내의 거의 모든 조직들에 작용한다. 이런 과정이 신체가 위협을 극복하는, 지극히 복잡한 생리적 감시 및 균형 시스템의 중요한 내용이다. 코르티솔의 직접적인 영향은 면역 활동이 안전한 범주 내에서 유지되도록 그것을 감소시키면서 스트레스 반응을 완화시키는 것이다.

시상하부, 뇌하수체, 부신으로 구성되는 이 기능적 연합체는 HPA 축(시상하부-뇌하수체-부신hypothalamus-pituitary-adrenal glands 축)이라고 불린다. 이 HPA 축이 스트레스 메커니즘의 중추다. 이 축은 뒤의 장들에서 살펴보게 될 많은 만성질환들과 관련된다. 시상하부는 감정을 처리하는 뇌의 감정 중심부와 쌍방향 소통을 한다. 이로 인해 우리의 감정은 HPA 축을 통해 면역계나 다른 기관들에 지극히 직접적인 영향을 미치게 된다.

셀리에가 지적했던 스트레스의 세 가지 영향, 즉 부신의 팽창, 림프 조직의 위축, 내장 기관의 궤양은, ACTH가 부신에 미치는 기능 강화 효과, 코르티솔이 면역계에 미치는 억제 효과, 그리고 코르티솔이 내장 기관에 미치는 궤양 발생 효과에서 비롯된다. 예를 들어 천식, 대장염, 관절염, 암 치료를 위해 코르티솔 타입의 약제를 처방받은 많은 사람들은 장출혈 위험성이 높으며, 장 내벽을 보호하기 위해 다른 약을 먹어야 할 필요가 있을 수 있다. 코르티솔 효과는 만성 스트레스가 장의 궤양을 쉽게 발생시키는 이유도 설명해준다. 코르티솔은 뼈를 약화시키는 일에도 강력한 작용을 한다. 우울증에 빠진 사람들은 고농도의 코르티솔을 분비하는데, 이런 이유로 스트레스를 받거나 우울증에 빠진 갱년기 여성들에게서는 골다공증이나 엉덩이 골절이 쉽게 발생한다.

스트레스 반응에 대한 앞과 같은 대략적인 설명은 불완전할 수밖에 없다. 스트레스는 사실상 체내의 거의 모든 조직에 영향을 미치고 관여하기 때문이다. 셀리에의 지적처럼 "스트레스 반응의 전반적인 설명 속에는 뇌, 신경, 뇌하수체, 부신, 신장, 혈관, 결합 조직, 갑상선, 간, 백혈구가 포함되어야 하며, 뿐만 아니라 이 모든 것들의 다면적인 상호 관계도 포함되어야 한다."[18] 셀리에가 선구적인 연구를 시행하고 있을 당시 그 대부분의 존재가 알려져 있지 않았던 면역계 내의 많은 세포와 조직들에도 스트레스는 작용한다. 또한 심장, 폐, 골 근육, 뇌의 감정 중심부도 위협에 대한 즉각적인 경고 반응과 관련이 있다.

체내의 안정을 유지하기 위해서는 스트레스 반응을 극복할 필요가 있다. 스트레스 반응은 비특이성을 지닌다. 스트레스 반응은 실제 공격—신체적, 생물학적, 화학적, 심리적 공격—에 대한 반응으로 유발될 수도 있고, 의식적이든 무의식적이든 공격이나 위협에 대한 단순한 감지 반응으로 유발될 수도 있다. 위협의 본질은 신체의 항상성, 즉 생체가 생존하며 기능을 수행할 수 있는 비교적 좁은 범위의 생리적 조건을 불안정하게 하는 것이다. 위협이 가해지면 그 위협에 대한 응전 반응과 도주 반응을 용이하게 하기 위해 혈액이 내장 기관으로부터 근육으로 옮겨질 필요가 있으며, 심장이 더 빠르게 펌프질을 할 필요가 있다. 위협에 집중해야 할 필요성 때문에 뇌는 허기나 성 충동 같은 것을 잊어버린다. 체내에 저장되어 있던 에너지 공급량도 당 분자 형태로 바꾸어 동원해야 한다. 면역 세포역시 활동을 개시해야 한다. 아드레날린, 코르티솔, 기타 스트레스 관련 화학물질들이 이런 임무를 수행한다.

이 모든 기능들은 안전한 한계 내에서 수행되어야 한다. 예를 들어 혈액 내에 너무 많은 당이 있으면 혼수상태를 유발하고, 과잉 면역 활동은 이내 독성 화학물질들을 생산해낸다. 따라서 스트레스 반응은 위협에 대한 신체의 반응으로 이해될 수도 있지만, 위협에 직면했을 때 항상성을 유지하는 일로도 이해될 수 있다. 미국국립보건원에서 열린 스트레스에 관한 학회 세미나에서 한 연구진은 안정된 정신적 환경이라는 개념을 사용하여 스트레스를 "조화가 깨지거나 항상성이 위협받는 상태"라고 정의했다.[19] 이 같은 정의에 의하면 스트레스 요인은 "항상성을 교란하기 쉬운 실질적인 위협, 혹은 감지된 위협"[20]이다.

모든 스트레스 요인들이 지닌 공통점은 무엇인가? 궁극적으로 스트레스 요인들은 생체가 생존에 필수적이라고 인식하는 무엇인가가 부재하거나 결핍되어 있다는—혹은 상실의 위협에 처해 있다는—의미를 내포한다. 음식 공급이 끊길지 모른다는 위협은 중요한 스트레스 요인이다. 사랑이 사라질지 모른다는 위협—인간에게 해당된다—도 마찬가지다. 한스 셀리에는 "인간의 경우는 정서적 요인이 가장 중요한 스트레스 요인이라고 주저 없이 말할 수 있다"고 쓰고 있다.[21]

여러 연구 문헌들을 통해 세 가지 보편적인 스트레스 유발 요소들이 밝혀졌다. 불확실성, 정보 부재, 조절력 상실 등이다.[22] 만성질환자의 삶 속에는 이 세 요소가 모두 존재한다. 많은 사람들이 스트레스를 조절하며 살고 있다는 착각에 빠져 있다가, 나중에서야 자신도 모르는 어떤 힘들이 오랜 세월 동안 자신의 결정과 행동을 몰아붙이고 있었다는 사실을 깨닫는다. 나도 내 생애를 통해 그런 사실을 깨달은 바 있다. 어떤 사람들의 경우는 질병이 발생하고 나서야 비로소 조절에 대한 착각이 산산이 깨진다.

가브리엘은 피부 경화증 협회 지부에서 활발히 활동하는 58세 여성이다. 그녀의 타고난 큰 눈은 팽팽히 늘어난 얼굴 피부 때문에 확대되어 있고, 미소를 지으면 새하얀 치아 위의 입술의 움직임이 거의 느껴지지 않는다. 그녀의 작은 손가락은 피부 경화증의 특징인 밀랍처럼 창백한 반투명 빛을 발하지만, 류머티즘 관절염으로 인해 다소 기형적인 모습이기도 하다. 몇몇 손가락은 뿌리로부터 분리되어서 흔들거리고, 관절 부위는 부풀어 올라 있다. 가브리엘은 1985년에 피부 경화증 진단을 받았다. 이 질환의 발병은 보통 은밀하고 더디게 진행된다. 그러나 그녀의 최초 증상은 유행성 독감처럼 갑작스럽게 찾아왔다—아마도 그녀의 피부 경화증이 좀 더 일반화된 질환인 류머티즘 관절염과 결합되어 있었기 때문일 것이다. "1년 가까이 너무 너무 아팠다"고 그녀는 회상한다.

"처음 5~6개월 동안은 침대에서 거의 일어나지도 못했습니다. 관절이 있는 모든 곳에 생긴 통증 때문에 일어나서 무슨 일을 하려면 무진 애를 써야 했어요. 3~4주 정도는 항염증약이나 타이레놀이 듣지 않았나 싶어요. 그다음부터는 효과가 없었습니다. 그래서 다른 약으로 바꿔 써보곤 했지요. 음식을 먹을 수도 없었어요. 5주 만에 체중이 30파운드(약 14킬로그램)나 빠졌어요. 체중이 91파운드(약 41킬로그램)로 내려간 거지요…… 여러 글에서 피부 경화증에 걸리는 사람들은 항상 자기 조절을 할 필요가 있는 사람들이라는 내용을 읽은 적이 있습니다. 저는 평생 책임지는 입장에 있던 사람이었고, 모든 일을 관리하는 사람이었습니다. 그런데 갑자기 병이 나면서 조절력을 완전히 상실했습니다."

생명 유지에 절대적으로 필요한 생리적 메커니즘인 스트레스가 질병의 원인이라는 주장은 역설처럼 들릴 수 있다. 이런 명백한 모순을 해결하기 위해 우리는 '급성 스트레스'와 '만성 스트레스'를 구분해야 한다. 급성 스트레스는 위협에 대한 즉각적이고 단기적인 신체 반응이다. 만성 스트레스는 어떤 사람이 장기간에 걸쳐 스트레스 요인들—인지하거나 조절하지 못하기 때문에 피할 수 없는 요인들이다—에 노출될 때 스트레스 메커니즘이 활성화되는 것을 말한다.

즉각적인 위험이 발생하면 신경계의 방출 물질과 호르몬의 생산, 면역력의 변화가 도주-응전 반응을 만들어내며, 위험을 극복하는 데 도움을 준다. 이런 생물학적인 반응들은 비상 상황에서는 적응력이 있다. 자연스럽게 그렇게 되어 있다. 그러나 같은 스트레스 반응이라고 해도 만성적으로 해결 수단 없이 유발되는 경우에는 피해를 초래하며, 심지어 영구적인 손상까지 일으킨다. 코르티솔은 수치가 만성적으로 높아지면 신체 조직을 파괴한다. 아드레날린도 수치가 만성적으로 높아지면 혈압을 상승시키고 심장을 손상시킨다.

면역계의 활동을 방해하는 만성 스트레스의 영향에 관해서는 광범위한 증거 자료가 존재한다. 한 연구에서 자연 살해(NK) 세포라고 불리는 면역 세포의 활동을 두 그룹을 통해 비교해보았다. 한 그룹은 알츠하이머병에 걸린 배우자를 간병하는 간병인들이었고, 다른 한 그룹은 앞 그룹과 연령과 건강은 비슷하지만 스트레스를 잘 조절하는 사람들이었다. 몸 안에 침투한 미생물을 공격하고 악성 돌연변이 세포를 파괴하는 능력을 지닌 NK 세포들은, 감염이나 암과 맞서 싸우는 최전선 병력이다. 간병인들의 NK 세포 기능은 현저히 억압되어 있었으며, 심지어 배우자가 3년 전에 사망한 사람들도 그랬다. 별다른 사회적 지원을 받지 못했다고 말한 간병인들 역시 면역 활동이 극심히 저하되어 있었음이 밝혀졌다—시험의 압박을 받는 고독한 의대생들의 면역 활동이 극심히 손상되었던 것과 같다.

간병인들을 연구한 또 다른 연구는 인플루엔자 예방주사의 효과를 평가했다. 이 연구에서 스트레스를 받지 않는 대조군의 80퍼센트가 바이러스에 대항하는 면역력을 발생시켰음에 비해, 알츠하이머병 간병인들 중에서는 20퍼센트만 그런 일을 할 수 있었다. 끝도 없이 이어지는 간병 활동이 그들의 면역계를 방해하고 인플루엔자에 쉽게 걸리게 만든 것이었다. 연구는 또한 신체 조직의 복원에서도 스트레스와 연관된 지연 현상이 있음을 밝혔다.[23] 알츠하이머병 간병인들은 대조군에 비해 상처가 아무는 데 평균 9일이 더 걸렸다.

스트레스 수치가 높아지면 HPA 축을 통한 코르티솔 생산이 더 증가한다. 코르티솔은 상처 치유와 관련 있는 염증 세포의 활동을 방해한다. 한 치과대학 학생들이 각각 면역학 시험을 앞둔 시점과 방학 기간 동안, 두 차례에 걸쳐 일부러 자신들의 경구개에 상처를 내보았다. 그들 모두에게서 여름방학 기간 동안에 상처가 훨씬 더 빨리 치유되었다. 스트레스를 받는 상태에서는 그들의 백혈구가 상처 치유에 필요한 물질을 덜 생산했다.

빈번히 관찰되고 있는, 스트레스 및 손상된 면역 활동과 질병의 연관 관계가 한스 셀리에가 명명한 '적응성 질병'이라는 개념을 만들어냈다. 도주-응전 반응은 옛날 사람들이 포식 동물이나 다른 위협으로 가득 찬 자연계와 직면해야 했던 시절에는 불가피한 일이었다고 주장된다. 그러나 옛날처럼 생존에 치명적인 위협을 더 이상 직면하지 않아도 되는 현대의 문명사회에서는 그런 도주-응전 반응은 불가피한 일이 아니며, 도움이 되지 않는 상황에서 발생하기도 한다. 신체의 생리적 스트레스 메커니즘이 빈번히 부적절하게 작동하여 질병을 불러일으키는 것이다.

이 문제를 바라보는 다른 시각도 있다. 오늘날에도 도주-응전 반응이 진화 과정이 원래 부여했던 것과 같은 목적, 즉 생존을 가능하게 해주는 목적으로 쓰이고 있지만, 우리가 경고 시스템으로 주어진 본능적인 직감을 상실해버렸을 뿐이라는 것이다. 우리의 신체는 스트레스 반응을 시작할 준비를 하고 있는데, 우리의 정신이 위협을 인지하지 못하고 있다는 것이다. 우리는 생리적 스트레스로 가득 찬 상황 속에서 지속적으로 살아가고 있으면서도, 그저 번민거리를 희미하게 인식하고 있거나 아예 인식조차 못하고 있다. 셀리에의 지적처럼, 오늘날의 대부분의 사람들의 삶 속에서 가장 두드러진 스트레스 요인은—적어도 산업화된 세계에서는—정서적 요인이다. 도주가 불가능한 실험실 속의 동물들처럼 사람들은 자신의 건강에 적대적인 생활 방식과 감정 패턴에 갇혀 살아가고 있다고 느끼고 있다. 경제적인 발전의 수준이 높아질수록 우리는 감정의 실체에 더 무감각해지고 있는 듯하다. 우리는 신체 내부에서 무슨 일이 일어나고 있는지 더 이상 감지하지 못하고 있고, 그 결과 자기 보호적인 방식으로 행동하지 못하고 있다. 스트레스 생리 작용이 우리의 신체를 조금씩 좀먹고 있다. 그것이 유용성의 한도를 넘어섰기 때문이 아니라, 우리가 그 신호를 인지하는 능력을 더 이상 못 갖추고 있기 때문이다.

감정의 개념 또한 스트레스의 개념과 마찬가지로 종종 정확한 의미가 고려되지 않고 사용되는 개념이다. 감정도 스트레스처럼 여러 요소들로 구성된다. 심리학자 로스 벅은 우리가 의식하는 정도에 따라 감정 반응을 세 가지 수준으로 구분하여 분류한 뒤, 각각 제1형 감정, 제2형 감정, 제3

형 감정이라고 명명했다.

제3형 감정은 내면으로부터 일어나는 주관적인 경험이다. 그것은 우리가 실제로 어떻게 느끼고 있느냐를 말한다. 제3형 감정을 경험하면 분노, 기쁨, 공포 같은 감정 상태를 의식적으로 자각하게 되고, 신체의 감각을 동반하게 된다.

제2형 감정은 감정 주체가 인지하고 있든 인지하지 않고 있든 간에, 그 사람의 감정이 다른 사람들에게 목격되는 모습을 의미한다. 제2형 감정은 보디랭귀지를 통해 신호가 전달된다—"비언어적인 신호들, 무의식적인 말투와 동작, 어조, 몸짓, 얼굴 표정, 간단한 신체 접촉, 심지어 말할 때 딴전을 부리거나 머뭇거리는 타이밍 등의 신호들—이런 신호들이 생리학적인 영향을 미칠 수 있는데, 이들은 종종 감정 주체의 자각 범위를 벗어난다."[24] 주변 사람들에게 자신이 전하고 있는 감정이 명확히 읽히고 있는데도, 당사자만 그 사실을 전혀 감지하지 못하는 일이 흔히 일어난다. 당사자의 원래 의도와 관계없이 이 제2형 감정 표현이 다른 사람들에게 가장 큰 영향을 미친다.

제2형 감정을 아이가 보이는 경우, 그렇게 드러난 아이의 감정이 부모의 걱정을 불러일으키면 부모가 가장 참지 못하는 감정이 되기도 한다. 벽 박사의 지적처럼 아이가 이런 감정을 보일 때 부모가 벌을 주거나 금지시키면, 아이는 비슷한 감정을 느낄 때마다 그것을 억누르는 식으로 반응하는 일에 길들여진다. 이런 자기 감정 차단은 망신을 당하거나 거부를 당하는 것을 막는 데 도움이 된다. 벽 박사는 이런 상황이 벌어지면 "감정 주체의 감정 처리 능력이 손상되고…… 장차 이런 일과 관련된 감정이나 욕망을 효과적으로 처리하는 법을 모르게 된다. 그 결과 일종의 무기력 상태가 발생하게 된다"[25]고 쓰고 있다.

실질적인 것이든 감지된 것이든, 바로 이런 무기력 상태가 강력한 생물학적 스트레스 반응 유발 잠재 요인이라는 사실이 무수히 많은 스트레스 관련 문헌에 기록되어 있다. 학습된 무기력 상태는 감정 주체가 스스로의 힘으로 스트레스 상황을 빠져나오지 못하는(심지어 그런 일을 할 수 있는 물리적인 기회가 주어질 때조차도) 심리 상태다. 사람들은 종종 자신이 학습된 무기력 상태에 있는 것을 발견하곤 한다―예를 들어 제 기능을 못하거나 학대적이기까지 한 대인 관계, 스트레스를 주는 일자리, 그(녀)에게서 진정한 자유를 빼앗는 생활 방식 등에 빠져 옴짝달싹 못하는 사람들이 그런 사람들이다.

제1형 감정은 정서적인 자극들에 의해 유발되는 생리적인 변화들, 예를 들어 신경계 방출 물질과 호르몬의 생산, 위협에 반응하여 도주-응전 반응을 만들어내는 면역력의 변화 같은 변화들을 포함한다. 이런 반응들은 의식의 통제를 받지 않으며, 외부에서 직접 관찰할 수 없다. 단지 발생만 할 뿐이다. 이런 반응들은 주관적인 인식이나 감정 표현이 부재한 상태에서 발생할 수 있다. 급성 위협에 적용되는 이 스트레스 반응은, 감지된 위협을 물리치거나 회피하는 행동을 개인이 어떤 식으로도 할 수 없게 만성적으로 유발되면 피해를 주게 된다.

자기 조절이란 "'적절하고 만족스러운 방식으로 자신의 감정과 욕망을 처리하는 능력'이라고 정의되는 소위 감정 처리 능력을 얻는 일을 부분적으로 포함한다"[26]고 로스 벅은 쓰고 있다. 감정 처리 능력은 '냉정함'―감정의 부재—이 지배적인 윤리이며, "그렇게 감정적으로 굴지 말거라"라든 가 "그렇게 예민하게 굴지 말거라"라는 말이 아이들이 빈번히 듣는 말이고, 합리적 태도가 대체로 감정적인 태도의 반대 명제로 선호되는 우리 사회에서 자주 결여되는 능력이다. 합리적인 태도를 가장 이상화하고 있는 문화적 상징이 '스타 트렉'에 나오는 정서적 불구자 불카누스(대장장이 신) 캐릭터 스포크 박사다.

감정 처리 능력은 다음과 같은 능력들을 필요로 한다.

- 감정을 느껴서 우리가 스트레스를 겪고 있다는 것을 아는 능력.
- 감정을 효과적으로 표출해서 우리의 욕구를 주장하고, 건강한 정서적 바운더리를 유지하는 능력.
- 현재의 상황에 알맞은 심리적 반응과 과거의 잔재를 나타내는 심리적 반응을 구분하는 능력. 세상으로부터 우리가 원하거나 요구하는 것이, 어린 시절부터 지녀온 충족되지 못한 무의식적 욕구가 아니라 지금 당장의 욕구와 일치할 필요가 있다. 만약 과거와 현재의 구분이 모호해지면, 아무것도 존재하지 않는 결핍 혹은 결핍의 위협을 감지하게 된다.
- 다른 사람들에게 받아들여지거나 인정받을 목적으로 억압하는 것이 아니라, 반드시 충족시켜야 할 필요가 있는 자신의 진정한 욕구를 인식하는 능력.

스트레스는 이런 기준들이 부재할 때 발생한다. 그리고 스트레스는 항상성에 교란을 일으키며, 항상성의 만성적인 교란은 건강 악화라는 결과를 초래한다. 이 책에 나오는 개개인의 병력을 살펴보면, 대개 이 감정 처리 능력들 중 한 가지 혹은 그 이상의 측면들이 당사자도 모르는 사이에 현저히 손상되어 있었다.

건강의 위험을 초래하는 숨겨진 스트레스로부터 자신을 보호하려면, 바로 이 감정 처리 능력이야말로 우리가 개발할 필요가 있는 능력이다. 그리고 이 능력은 병에 걸려 치료를 하려고 할 때에도 우리가 다시 회복해야 할 필요가 있는 능력이다. 우리는 아이들에게 최선의 예방약으로서 이 감정 처리 능력을 길러줄 필요가 있다.

4

감정을 매장시킨 값비싼 대가

루 게릭에서 스티븐 호킹까지, ALS

알렉사와 남편 피터는 다른 의사의 견해를 들어보고자 했다. 알렉사에게 죽음이 얼마 안 남았다는 선언이 내려졌는데, 그들은 나를 찾아와 내가 그것을 철회해주기를 바라고 있었다.

알렉사는 40대 초반의 초등학교 교사였다. 나와 만나기 전해부터 그녀의 양손 잔 근육들이 위축되기 시작했고, 그녀는 점점 더 물건을 집는 데어려움을 겪었다. 그녀는 설명할 수 없는 이유로 넘어지기도 했다. 그녀는학교 자문 시스템을 통해 알게 된 브리티시컬럼비아 주의 저명한 발달심리학자 고든 노이펠드Gordon Neufeld 박사에게 조언을 구했다. 그녀는 자신의 증상이 그저 '단순한 스트레스' 때문일 것이라고 믿으면서 의사의 설명을 심각하게 여기려 하지 않고 있었다.

알렉사는 직업적인 의무를 계속 수행해야 한다고 스스로를 몰아붙였다.

그녀는 대부분의 사람들이 자신을 돌보면서 긋는 한계선을 한참 벗어나 합리적인 지점을 넘어서서까지 일상생활을 유지하려고 발버둥을 쳤다. "그녀는 믿을 수 없을 만큼 많은 시간을 일하며 과도한 연장 근무를 했습니다"고 노이펠드 박사는 회고한다. "그녀처럼 자신을 격렬하게 몰아붙이는 사람은 본 적이 없었습니다." 그녀는 펜이나 연필을 간신히 잡는 처지면서도 종종 학생들의 과제물 채점을 마치느라고 자정이 훨씬 넘은 시간까지 깨어 있곤 했다. 또한 그녀는 꽉 쥔 주먹에 분필을 쥐고 그날 수업할 내용을 칠판에 갈겨 쓸 시간을 충분히 확보하기 위해 5시 반에 일어났다. 상태가 더 악화되고 나서야 비로소 그녀는 근위축성 측색 경화증(ALS, amyotrophic lateral sclerosis)의 국제적인 권위자인 앤드루 아이젠Andrew Eisen 박사를 찾아가보라는 조언을 받아들였다. 전기생리학 검사와 임상 검진을 마친 아이젠 박사의 마음속에는 그녀가 다발성 경화증 환자라는 확신이 생겼다. 바로 이 시점에서 피터와 알렉사 부부가 나를 찾아와 그 검사 자료를 검토해달라고 부탁했다. 아마 내가 전문의의 견해에 반박할 수 있는 증거를 찾아내줄지 모른다는 희망으로—혹은 좀 더 정확히 말한다면 그녀의 증상이 단순히 스트레스와 관련된 증상일 거라는 자신들의 믿음을 내가 지지해줄 거라는 희망으로—그런 부탁을 한 것 같았다. 진단에는 반박의 여지가 없었다. 아이젠 박사의 말처럼 "전형적인 케이스"였다.

ALS에 걸리면 근육의 움직임을 발생시키고 조절하는 신경세포인 운동 뉴런들이 서서히 죽어간다. 근육은 신경에서 전기 방출물이 나오지 않으면 위축된다. ALS 협회 웹 사이트에 설명되어 있듯이, '근위축성(A-myotrophic)'이라는 단어는 그리스어가 그 어원이다. 'a'는 '아니다'라는 부정을 의미하고, 'myo'는 근육을 가리키고, 'trophic'은 자양분을 의미한다—따라서 이 단어는 '근육에 자양분이 없다'는 의미가 된다. 근육에 자양분이 없으면 '위축'되거나 쇠약해진다. 'lateral'이라는 단어는 근육에 자양분을 공급하는 신경세포들이 위치한 척수 부위의 위치를 알려주는 단어다. 이 부위에 퇴행이 발생하면 흉터가 남거나 딱딱해지는 경화sclerosis 현상이 나타난다.

초기 증상은 병이 처음 시작되는 척수나 뇌간 부위가 어디냐에 달려 있다. 환자들은 근육 경련이나 쥐, 정상 발음의 손실, 삼킴 장애를 겪을 수 있다. 말하는 일, 음식을 삼키는 일, 폐로 공기를 들이마시고 내뱉는 일을 포함하여, 결국은 몸을 움직이고 팔다리를 쓰는 일이 불가능해진다. 회복 사례가 소수 있긴 하지만 통상 조기 사망이 불가피하다. 대략 50퍼센트의 환자들이 5년 안에 사망한다. 물론 일부는 그보다 더 오래 살 수도 있다.《시간의 역사A Brief History of Time》의 저자인 영국 우주물리학자 스티븐 호킹 Stephen William Hawking은 이 병을 진단받고도 수십 년을 살고 있다. 여타 신경계 퇴행성 질환들과 달리 ALS 환자들은 지능 손상을 겪지 않으며, 근육을 조절하는 힘만 상실한다. 캘거리의 심리학자 수재너 호건Suzannah Horgan의 연구 논문에 설명되어 있듯이 "환자들 대부분의 사연에, 정신은 멀쩡한데 몸만 손상된 상태로 애써 조화를 이루어야 했던 구구절절한 내용이 담겨 있다."[27]

ALS에 걸리면 왜 신경 손상이 일어나는지 그 이유는 알려져 있지 않다. 면역 역할을 수행하는 신경계 세포들의 기능 장애를 포함하여, 면역계가 연관되어 있을 수 있다는 증거는 다소 존재한다. '마이크로글리아microglia'라고 부르는 일군의 세포들은 뇌 속에서 보호 역할을 수행한다. 그런데 이 세포들이 과도하게 자극되면 파괴적인 역할을 하기 시작한다. 1995년 〈사이언티픽 아메리칸Scientific American〉지에 실린 한 논문은, 마이크로글리아가 다발성 경화증, 파킨슨병, ALS 등의 잠재적 발병 요인일 수 있다는 소수의 시험적인 자료를 인용했다.[28]

알렉사와 피터는 비극적인 상황을 벗어나려고 자신들 나름대로 숙고하며 무진 애를 쓰는 모습을 보였다. 은퇴한 엔지니어였던 피터는 납득이 안 될 정도로 근육전기생리학 세부 지식의 수렁에 빠져, 출처가 의심스러운 연구들을 인용하며 전문가의 머리털이 곤두설 만큼 많은 이론들을 주장했다. 그런데 그는 내가 자기 아내에게 질문만 하면 매번 끼어들었다. 그때마다 알렉사는 대답을 하면서 남편에게 허락이라도 받으려는 듯이 곁눈질로 그를 보곤 했다. 알렉사에게 다가온 죽음을 남편인 피터가 못 견딜 정도로 두려워하고 있다는 사실, 그녀가 사실은 자신 때문이 아니라 남편 때문에 진단을 부정하고 있다는 것이 분명해 보였다. 나는 별개의 두 인간이 아니라 두 개의 몸을 함께 지닌 한 인간과 대화를 하고 있다는 느낌을 받았다. 노이펠드 박사는 "알렉사는 독립적으로 생각할 수 없는 사람이었습니다"고 말한다. "그녀는 남편 피터에 관해서는 아무것도 말할 수 없는 사람이었습니다. 그녀는 자신이 남편과 분리된 별개의 인간이라는 걸 가리키는 말은 할 줄 모르는 사람이었습니다."

알렉사가 감정이 담긴 언어를 구사하지 못한다는 사실 또한 불편하지만 명백한 사실이었다. 그녀는 감정을 직접 표현하는 어휘를 전혀 몰랐다. 그녀는 감정과 관련된 질문을 하면, 과도할 정도로 명료하긴 하지만, 혼란스럽기만 한 방식으로 전달되는 개념들로 대답하곤 했다. 그녀는 세상을 감정적으로 느끼는 경험이 아니라 추상적인 개념들로 인지하고 있는 것 같았다. 노이펠드 박사도 그녀의 "모든 감정이 완전히 얼어붙어 있는 것 같았다"고 동의한다.

알렉사를 그렇게 얼어붙게 만든 것은 자신이 버려질지 모른다는 극심한 공포감이었다. 이미 친부모에게 버림받았던 그녀는, 양어머니와도 결코 정상적인 관계를 맺지 못했다. "그런 관계에서는 아무것도 존재하지 않지요. 대인 관계가 결코 정상적으로 작동하지 않습니다." 알렉사의 생애 마지막 3년 동안 그녀를 자세히 알게 된 노이펠드 박사의 말이다. "그녀의 양어머니에게는 편애하는 다른 자식이 있었습니다. 그러니 알렉사가 아무리 노력해도 할 수 있는 일이 아무것도 없었습니다. 결국 그녀는 청소년기에 소외되고 말았습니다. 포기해버렸기 때문입니다. 그녀는 양어머니와 연결되려고 필사적으로 노력했지만 실패했습니다. 두 사람의 관계는 완전한 공백이었습니다. 알렉사는 자신의 자아의식이 있어야 할 곳이 텅 빈 거대한 동굴 같다고 느꼈습니다." 그녀의 첫 번째 결혼은 곧바로 파탄이 났다. 그녀는 모든 사람들을 배려해야 한다는 믿음을 지니고 성장한 사람이었다. "그녀에게는 단 한 번도 휴식이 없었다"고 노이펠드는 말한다. "그녀의 마음속엔 휴식할 공간이 없었습니다."

예일대학교 의과대학 정신건강의학과 의사 월터 브라운Walter Brown과 피터 뮬러Peter Mueller는 1970년 발표한 논문에 ALS 환자들을 대상으로 관찰했던, 극적일 정도로 비슷한 인상에 대해 기록했다. "그들은 접촉하는 모든 의료진의 경탄과 존경을 불러일으켰다"고 브라운 박사와 퓰러 박사는 썼다. "도움을 구하는 일을 애써 회피하려고 했던 그들의 태도가 매우 특징적이었다."[29] 10명의 환자들을 대상으로 했던 예일대학교 연구에는 인터뷰, 임상 평가, 자체 작성 심리 검사가 포함되었다. 논문의 저자들은 ALS 환자들이 평생에 걸쳐 융통성이 없고 엄정한 두 가지 행동 패턴을 지니는 것처럼 보인다는 결론을 내렸다. 도움을 요청하거나 도움을 받는 일을 못하는 패턴과, 부정적인 감정을 상습적으로 배척해버리는 패턴을 지니는 것처럼 보인다는 것이다. "다른 사람들의 도움에 의존하지 않고 꾸준히 열심히 일하는 태도가 그들 사이에 고루 퍼져 있었다"고 연구는 밝힌다. 그들에게는 "공포, 불안, 슬픔 같은 감정을 습관적으로 부인하거나, 억누르거나, 배척하는 태도가…… 있는 것처럼" 보였으며 "대부분은 명랑한 태도를 보일 필요가 있다고 말했다…… 몇몇은 자신의 악화된 증상을 대수롭지 않게 이야기했고, 심지어 매력적인 미소를 지으며 이야기를 하는 사람까지 있었다." 그런데 1970년 예일대학교의 논문은 7년 뒤 샌프란시스코 프레스비티리언 병원에서 발표한 연구에 의해 반박되었다. 이 주제에 관한 결론은 아직 나지 않았다고 말할 수 있다. 다만 예일대학교의 연구가, ALS 환자들에게서 읽어낼 수 있고, 관찰할 수 있고, 그들을 치료했던 임상 의사들이 말했던 모든 사실들과 일치한다고 말할 수는 있을 것이다. 한편 심리학—순수 학문으로 인정받고자 필사적으로 애쓰고 있는 인문과학 분야다—연구들은 종종 특정 연구자들이 발견한 사실들만 발견하고 있을 뿐이다.

몇 년 전 뮌헨에서 열린 국제 심포지엄에서는 클리블랜드 클리닉 신경학자들이 "ALS 환자들은 왜 그렇게 친절한가?"라는 흥미로운 제목의 논문을 발표했다.[30] 이 논문에서는 다른 병에 걸린 사람들에 비해 루게릭병에 걸린 사람들은, 성격 분포 스펙트럼에서 거의 모두 가장 가장자리의 "'가장 좋은 성격'에 모여 있는 것처럼 보인다"는 임상 의사들의 증언에 대해 보고했다.

ALS 환자 주요 이송 센터인 클리블랜드 클리닉의 ALS 의심 환자 판별 프로토콜은 전기 진단 검사(EDX)부터 시작된다. EDX는 전기 전도율 측정을 통해, 근섬유에 작용하는 신경세포들인 운동 뉴런들의 생존 가능성과 괴사 여부를 탐지한다. 앞의 논문의 책임 저자 에이서 J. 윌본Asa J. Wilbourn 박사는 전기 진단 검사원들이 공통적으로 인정한 ALS 환자들의 특징이 바로 '사람 좋은 성격'이었다고 말한다. 그의 논문은 이렇게 지적했다. "그런 결과는 너무나 일관된 현상이어서 검사 후 결과를 보고할 때마다 EDX 검사원들이 몇 마디 코멘트—예를 들어 '이 환자는 ALS 환자일 리가 없음. 그는…… 할 만큼 충분히 좋은 성격을 지니고 있지 않음'이라는 식으로—를 붙이곤 할 정도였다. 환자들과 검사원들이 접촉한 시간이 잠깐 동안에 불과했고, 검사원들의 그런 견해가 분명히 비과학적인 인상을 통해 얻어진 것임에도 불구하고, 그런 판단은 늘 사실로 판명되었다."

"뮌헨 심포지엄에서 흥미로웠던 일은 논문을 발표하자마자 모든 사람들이 우리 주변으로 몰려든 일"이었다고 윌본 박사는 말한다. "사람들은 '오, 맞아요. 저도 그런 사실을 벌써부터 주목하고 있었습니다—다만 그 생각을 한 번도 깊이 안 해봤을 뿐이죠'라고 말했습니다." 그런 생각은 매우 보편적이었으며, 많은 ALS 환자들을 판별하는 검사실—엄청나게 많은 사례들을 판별한다—내에서는 이미 공공연한 사실이었다. 나는 ALS 연구자라면 누구든 환자들의 그 같은 행동 패턴이 확실한 현상이라는 것을 알 것이라고 생각한다.

완화 의료실에서 근무할 때와 개업의로 활동할 때 내가 만났던 ALS 환자들에게서도 비슷한 패턴이 나타났다. 감정의 억압—대개 '좋은 성격'으로 나타난다—은 ALS에 걸린 유명 인사들의 삶에서도 찾을 수 있다. 예를 들면 물리학자 스티븐 호킹, 위대한 야구선수 루 게릭, 말년에 테드 코펠 TV쇼에 출연하여 존경받는 인사가 되었고 그의 이야기와 지혜가 베스트셀러 《모리와 함께한 화요일*Tuesdays with Morrie*》의 소재가 되었던 모리 슈워츠Morrie Schwartz 교수 같은 인사들이 그런 사람들이다. 캐나다에서는 ALS 환자였던 수 로드리게스Sue Rodriguez가 안락사 권리를 위한 결연한 법적 투쟁을 벌여 전국적인 유명세를 탔다. 결국 대법원도 그녀의 권리를 부인할 수 없었다. 그녀의 사연 역시 다른 환자들의 삶이 말하는 내용과 일치한다.

ALS에 걸린 사람들의 삶은 한결같이 아동기에 정서적 박탈이나 결핍이 존재했다는 사실을 말해준다. AlS 환자들의 특징적인 성격은, 자신을 혹독히 몰아붙이고, 도움이 필요하다는 것을 인정하기를 거부하고, 신체적이든 정신적이든 고통을 부인하는 것이다. 이들의 이 모든 행동과 감정 조절 메커니즘은, 질병 발생 훨씬 전에 존재한다. 전부 다는 아니지만 대부분의 ALS 환자들이 보여주는 눈에 띌 만큼의 친절한 태도는, 자신(그리고 세상 사람들)의 기대에 반드시 부응할 필요가 있다고 스스로 강요하고 있는 이미지의 표현이다. 인간적인 특색이 자연스럽게 드러나는 일반인들과 달리, ALS 환자들은 특정한 역할에 갇혀 있다. 그 역할이 자신에게 점점 더 많은 해를 입힐 때조차도 그렇다. 그런 역할은 강렬한 자아의식—정서적 불모 상태의 아동기에는 발달할 수 없는 강렬한 자아의식—이 있어야 할 곳에 대신 자리를 차지하고 있다. 자아의식이 취약한 사람들은 종종 다른 사람들과의 건강한 융합을 이루지 못한다.

뉴욕 양키스 1루수였던 루 게릭의 사례는 많은 것을 암시하는 좋은 예다. 게릭은 질병과 부상에도 불구하고 무서울 정도로 단호하게 자신을 선발 선수 명단에서 빼지 말라고 주장했던 이유로, '기관차'라는 별명을 얻었다. 정교한 물리치료법과 스포츠의학이 존재하기 훨씬 전인 1930년대에 그는 향후 60년간 깨지지 않은 2,130게임 연속 출전 기록을 세웠다. 그는 건강했던 시절에도 자신의 비범한 능력과 헌신적 플레이가 충분치 못하다고 느꼈던 것 같다. 그는 팬들과 구단 사람들에 대한 과도한 의무감으로 좀처럼 짬을 내지 못했다. 그의 전기 작가에 의하면, 게릭은 "충직한 아들, 충직한 선수, 충직한 시민, 충직한 피고용인이 되어야 한다고 스스로 강요한 역할들"에 사로잡혀 있었다.[31]

한 팀 동료는 게릭이 가운뎃손가락이 부러졌는데도 게임에 출전했던 일을 떠올렸다. "그는 공을 칠 때마다 아파했습니다. 그리고 공을 잡으면 거의 배까지 아플 지경이었습니다. 그가 움찔하는 모습까지 볼 수 있었으니까요. 그런데도 그는 늘 끝까지 게임을 마쳤습니다." 그의 양손을 엑스레이로 촬영해보니 모든 손가락이—어떤 손가락은 한 차례 이상—이런 저런 시점에 골절되었다는 사실이 밝혀졌다. ALS 때문에 어쩔 수 없이 은퇴해야 했던 시즌이 다가오기 훨씬 전에, 이미 게릭은 17차례나 손 골절을 당했다. 그는 "마라톤 경기를 완주하고 녹초가 되어서 정신없이 제자리를

맴도는 사람처럼, 미친 듯 실실 웃으며 경기를 마치곤 했다"고 누군가 쓴
적이 있다. 자신에 대한 게릭의 혹독한 태도와 타인에 대한 배려의 극단적
인 대비는, 양키스의 한 신인 선수가 독감에 걸렸을 때 극명하게 드러났다.
짜증내는 감독을 진정시킨 게릭은 어린 선수를 집으로 데려가 어머니의
보살핌을 받게 했다. 게릭의 어머니는 '환자'에게 따뜻한 와인을 먹이고 아
들 방 침대에 눕혔다. 게릭은 대신 소파에서 잤다.

　게릭은 전형적인 '마마보이'였다고 묘사된다. 그는 30대 초반에 결혼할
때까지―어머니가 마음에 안 들지만 억지로 인정한 결혼이었다―어머니
와 함께 살았다.

　스티븐 호킹은 스물한 살에 진단을 받았다. 호킹의 전기 작가는 이렇게
쓰고 있다. "케임브리지대학교에 입학한 후 처음 두 해 동안 그의 ALS 증
상이 급속도로 악화되었다. 그는 보행에 어려움을 겪기 시작했고, 겨우 몇
피트 움직이는 데도 지팡이를 사용해야만 했다. 친구들이 최선을 다해 도
우려 했지만, 그럴 때마다 그는 대개 도움을 거절했다. 그는 지팡이뿐만 아
니라 벽이나 다른 물체들을 이용하여 고통스러울 만큼 천천히, 강의실과
바깥 장소들을 다녔다. 그런데 이런 물체들의 도움이 충분치 않은 경우들
이 많았다…… 호킹은 어떤 날은 심하게 낙상하거나 어딘가에 심하게 부
딪쳐, 머리에 붕대를 칭칭 감고 학과 사무실에 나타나기도 했다." [32]

　ALS로 숨진 캐나다인 데니스 케이Dennis Kaye는 1993년《웃어라, 내가 죽
을 것 같으니Laugh, I Thought I'd Die》를 출판했다. 그의 책은 독자들이 저자의
운명을 알면서도 배꼽을 잡고 웃게―바로 케이가 의도한 바다―만들었
다. ALS에 걸린 다른 작가들과 마찬가지로, 그는 손을 사용하지 않고 글을

써야 하는 상황에서 요구되는 과중한 육체적 고통에 전혀 굴하지 않았다. "자, 먼저 ALS가 심약한 겁쟁이에게 어울리지 않는 병이란 말부터 하고 시작하자." 그는 "나약한 자와 병약한 자의 생활 방식"이란 제목의 첫 장을 시작하면서 "사실, 나는 진정으로 도전을 즐기는 사람들에게만 이 병을 권한다"고 말한다. 케이는 이마에 부착한 막대기로 자판을 두들겨 책의 모든 내용을 완성했다. 책 속에는 그가 'ALS 환자의 성격'에 대해 설명한 내용이 있다. "ALS라는 단어와 '게으름뱅이'나 '게으르다' 같은 단어가 같은 문장에 쓰이는 경우는 좀처럼 보기 힘들다. ALS 환자들이 공유하고 있는 것 같은 유일한 특징이 바로 에너지가 넘쳐났던 그들의 과거다. 거의 모든 경우에 이 병의 희생자들은 전형적인 과잉성취주의자들이거나 만성적인 일 중독자(워커홀릭)들이다…… 나도 일중독자로 불렸다. 작업용 신발만 맞는다면 내 생각에 나는…… 그러나 엄밀히 말한다면 나는 중독 때문에 일에 내몰렸다기보다는 권태에 대한 반감, 혹은 경멸감 때문에 내몰렸던 것 같다."[33]

또 다른 캐나다인 ALS 환자 이블린 벨Evelyn Bell은 특수 유리 틀에 부착된 레이저 등을 차고, 그것을 자판에 비추며 글자 하나하나를 수고스럽게 가리켜, 자원봉사자가 옮겨 적게 하는 식으로 《침묵의 외침Cries of the Silent》을 집필했다. 그녀도 역시 목표를 향해 열정적으로 전념하는 태도가 새로운 것은 아니었다. 그녀는 "열병에 걸린 듯 바쁘게" 인생을 살았다고 말한다. 그녀는 세 아이를 둔 엄마면서도 성공적으로 사업을 일구어나갔다. "여러 개의 공을 저글링하듯이, 가사 노동, 부모의 역할, 사업, 화초 가꾸기, 실내 인테리어, 차로 아이들을 데려다주기 등을 병행하는 것은 힘든 도전이었다. 그러나 나는 그런 역할들을 사랑했고 정말 열심히 수행했다…… 가족을 부양하던 시절 나의 '뉴트리-메딕스' 사업은 대규모로 성장했다. 나는 많은 회사 차량을 보유했다는 사실과 해외여행을 즐겼다. 나는 사업을 통해 여러 단계의 성공에 도달했고, 여러 해 동안 캐나다에서 가장 높은 성취를 이룬 사람이었다. 나는 부모 역할을 포함하여 내가 하는 모든 일에서 성공하고 싶었다." 무의식적으로 그런 것이었겠지만, 이블린 벨은 아이러니하게도 이 모든 말을 "돈은 언제든 대체할 수 있지만 건강이나 결혼 생활은 그럴 수 없다는 걸 알았다"³⁴고 쓴 직후에 하고 있다.

질병은 종종 사람들로 하여금 자신을 다른 관점에서 보게 하고, 그때까지 살아온 삶의 방식을 재평가하게 한다. 어느 날 데니스 케이는 그동안 의문의 여지없이 늘 혼자 묵묵히 해오던 일을 아버지와 두 직원이 하는 모습을 지켜보다가—그것도 홀가분한 만족감을 느끼면서 지켜보다가—갑작스러운 깨달음을 얻었다. 그는 이렇게 썼다. "얼마 있다가 만족감은 좌절감으로 바뀌었다…… 내가 성취한 거의 모든 일들이, 이런 저런 식으로, 내 열망이 아니라 아버지의 열망과 관련된 성취였다. 나는 이런 말이 오프라 윈프리 쇼 식의 고백으로 변하는 걸 바라지는 않는다. 나는 여름방학만 되면 일을 하던 아동기 시절 이래로, 아버지가 당신의 목적과 의무를 충족시키는 일을 도와오고 있었다. 10대 후반의 2~3년을 빼면, 나는 14년이라는 세월을 다른 사람의 마감 시간을 지키는 데 허비한 것이었다…… 나는 눈 깜짝할 사이에 서른 살에 다가서면서 내 자신의 마감 시간—그것도 최종 마감 시간—에 직면해 있는 나를 발견했다."

다른 사람들에 대한 강박적인 의무감이 최근에 내가 만났던 ALS 환자

로라에게서도 분명해 보였다. 65세의 전직 무용 강사 로라는 목재와 유리를 이용하여 지은 웨스트코스트식의, 잡지에나 나옴직한 고전적인 민박집 문 앞에서 나를 반갑게 맞이했다. 그녀는 보행기에 의지하며 도움을 받고 있으면서도 발레리나의 우아함을 보여줬다. 그녀는 4년 전 유방암 치료 항암 화학요법을 받던 중 ALS 진단을 받았다. "콘서트에 갔었지요." 그녀의 말이다. "그런데 갑자기 박수를 칠 수 없었습니다. 손가락에 쥐가 나서 평소처럼 자유롭게 손을 쓸 수 없었던 거죠. 항암 치료를 받으며 상태가 더 나빠지는 것 같았습니다. 몇 차례 심한 낙상까지 당했습니다. 한 번은 광대뼈와 눈구멍까지 다쳤고요." 로라의 말투는 어눌했지만, 나는 지루할 정도로 느리게 흘러나오는 그녀의 말에서도 여전히 활기찬 유머와 삶에 대한 애정을 느낄 수 있었다.

로라의 건강에 탈이 난 것은 두 번째 남편 브렌트와 공동 소유한 집에서 아침식사를 제공하는 민박을 시작하고, 열심히 일하며 긴장감 넘치는 한 해를 보내고 난 후였다. "늘 민박을 하고 싶었습니다." 그녀의 말이다. "그러다 지금의 장소를 찾아냈습니다. 그러나 우리는 감당할 수 있는 것보다 더 많은 돈을 마련하느라 스트레스를 받았습니다. 저는 제가 벌인 경제적인 모험 때문에 브렌트까지 보조금을 마련해야 한다는 사실에 죄책감을 느꼈습니다. 첫해는 방들을 꾸미느라고 힘들었습니다. 우리는 차고까지 지었습니다. 제가 집을 짓고, 인테리어를 하고, 공사 진행을 관리했습니다. 1년 후 그 집으로 이사 가던 날 혹이 발견되었습니다." ALS 진단은 그로부터 몇 달 후 찾아왔다.

로라의 사례는 ALS에 걸린 사람들이, 몸이 반란 징후를 보이고 나서 한

참 시간이 지날 때까지도 스스로 강요한 책임을 손에서 놓는 것이 얼마나 힘든 일인지를 보여주는 좋은 예이다. 인터뷰를 진행할 당시 마침 민박집 가정부가 유럽으로 떠나 있었다. "손님들 중 70퍼센트가 단골손님입니다." 로라의 말이다. "아시다시피 그런 분들은 친구처럼 친해집니다. 하이디가 떠났던 한 달 동안 어떤 손님도 받지 않겠다고 한 말 때문에 저는 죄책감을 느끼고 있었습니다. 그러다 지난 주말 저는 '안 된다'는 말을 차마 못하고 방 3개에 손님을 받고 말았습니다. 단골손님들이었죠. 그분들을 만나는 것이 즐거웠고요. 다음 주에 10여 차례나 이곳을 찾은 적이 있는 기업체 손님 한 분도 받을 예정입니다."

"이렇게 말씀하시지 그래요." 내가 제안했다. "'친애하는 기업체 고객님. 제가 지금 삶을 아주 힘들게 하는 상황에 처해 있습니다. 따라서 고객님을 보살펴드리는 일을 감당할 처지가 아니랍니다'라고요."

"그렇게 말할 수 있겠죠. 그러나 그녀가 이미 이곳으로 오는 도중입니다. 게다가 그녀는 제가 참 좋아하는 손님이기도 합니다. 그녀는 제 상황을 알고 이렇게 말했습니다. '제 방은 제가 치울게요. 아침은 시리얼 한 접시만 먹고요.' 사실 이 말은 찾아오는 손님 모두가 한 말이기도 합니다. 그러나 저는 손님들을 그렇게 놔두지 못하는 사람입니다. 저는 아침식사로 달랑 시리얼 한 접시만 대접한 적이 한 번도 없습니다."

"어쨌든 어차피 한 분도 직접 대접하지 못하실 텐데요. 손님들이 직접 만들어 드셔야 할 텐데요."

깔깔 웃음이 터졌다. "아주 쉽게 말씀하시는군요. 뭔가 대책을 세워야겠죠. 아니면 선생님께 조언을 구하든지요."

다른 사람들의 욕구에 대해 아니라고 거절하는 일과 관련된 로라의 죄책감은 어린 나이에 주입된 것이었다. 로라가 열두 살 때 어머니에게 암이 발병했고 4년 뒤에 어머니가 세상을 떠났다. 로라는 청소년기부터 자기보다 다섯 살과 열 살 어린 여동생과 남동생을 보살피는 책임을 맡아왔다. 사실 로라는 그 이전부터 부모의 바람을 예견하는 일에 익숙한 아이였다.

"어머니는 무용 교사였습니다. 저는 아이 때 무용을 시작해서 평생 했습니다. 로열 위니펙 발레단까지 들어갔었습니다. 그러나 키가 너무 커서 그만둘 수밖에 없었죠. 그래서 친구와 함께 무용 교습소를 차려 아이들을 가르쳤습니다."

"정말 많은 노력이 필요한 생활이었겠습니다. 발레 말입니다. 어릴 때도 발레를 즐겼나요?"

"가끔요. 가끔은 화가 나기도 했습니다. 일요일 오후 친구들과 쇼 구경을 하러 갈 수 없어서 화가 나기도 했고, 생일 파티에 늘 빠진다는 생각이 들어 화가 나기도 했습니다."

"그래서 어떻게 해결하셨나요?"

"어머니는 제게 선택하라고 말씀하시곤 했죠. 저는 제가 무용하러 가는 걸 어머니가 더 좋아한다는 걸 알고 있었습니다. 그래서 무용 쪽을 선택했을 것이라는 생각이 듭니다."

"당신이 실제로 더 좋아하는 일은 무엇이었습니까?"

"당연히 친구들과 놀러가는 일이었겠죠."

어머니가 돌아가시자 로라는 동생들을 보살피는 사람으로서뿐만 아니라, 어떤 면에서는 아버지의 반려자로서 집안의 안주인 역할을 수행해야 했다. "가끔 아버지가 '로라야, 오늘 밤엔 뭐 할 거니?'라고 물으시면 저는 '단짝 코니와 쇼 구경 가요'라고 대답하곤 했습니다. 그러면 아버지는 '오, 그럼 애 보는 사람을 구하고 나도 너와 함께 가고 싶은 생각이 드는구나'고 말씀하시곤 했습니다. 친구들이 모두 아버지를 너무 좋아해서 집으로 놀러왔어요. 아버지는 모든 사람들에게 잘해주셨지요."

"아버지가 늘 당신과 친구들 주변을 맴돈 일에 대해서는 무슨 느낌을 받았습니까?"

"글쎄요. 어떤 10대 아이가 아빠가 자기 주변을 맴도는 걸 원하겠습니까?"

"한 번이라도 '아빠, 친구들하고만 있고 싶어요'라고 말한 적은 없었습니까?"

"없었어요…… 물론 마음에 들진 않았죠. 하지만 아버지 마음에 상처를 주고 싶지 않았습니다."

가족들로부터 벗어나기 위해 로라가 결혼했던 첫 남편은 강박적인 바람둥이였다. 남편은 로라가 셋째 아이를 임신했을 때 어떤 경제적 지원도 없이 그녀를 혼자 살게 남겨두고 떠나버렸다. 그들은 어린 시절 친구였다.

"남편이 바람을 피운 겁니까? 그 일을 얼마나 오래 참으신 겁니까?" 나는 궁금했다.

"4년이요. 아이가 둘이었어요. 그리고 저는 제 결혼 생활을 믿었습니다." 로라는 천천히 냅킨을 집더니 그것을 눈가에 대고 눈물을 닦았다.

"이런 이야기는 한 번도 한 적이 없는데."

"지금도 몹시 고통스러우시군요."

"왜 그런지 모르겠어요. 100년은 지난 것 같은데…… 미안해요, 정말이지 감정이 치밀어 오르는 바람에."

"당신에게 감정이 치밀어 오르는 상태란 어떤 것입니까?"

"짜증나는 일이죠. 아무 도움이 안 되니까요."

"감정이 치밀어 오르는 일이 삶에서 불편한 일이었나요?"

"글쎄요. 감정이 치밀어 오른다는 건 대개 뭔가 안 좋은 일이나 슬픈 일이 발생하기 때문이지요. 그런 상태를 좋아할 일이 뭐가 있겠습니까?"

어떤 의미에서는 로라의 말이 옳았다. 치밀어 오르는 슬픔이나 화를 받아주고, 위로해주고, 자제시켜줄 사람이 아무도 없는 아이에게는, 그런 감정을 느끼는 일이 전혀 위안이 되지 못한다. 그 경우 모든 감정이 강하게 억압되어야 한다. ALS 환자의 신체적 강직은 당연한 결과인지도 모른다. 아마도 밖으로 표출시켜달라고 외쳐대는 강력한 감정들을 누르기 위해, 신경계가 소비하는 엄청난 에너지만 존재하는 상황일 것이다. 특별할 정도로 예민한 사람들의 경우, 어느 지점에 이르렀을 때 신경이 자체 갱신 능력을 상실할 수 있다고 가정하는 것이 합리적으로 보인다. 혹시 ALS라는 질병은, 신경계가 더 이상 재충전을 못하고 능력을 상실하여 탈진한 결과물은 아닐까?

"ALS 환자들이 집단적인 차원으로, 놀랄 만큼 성격 좋은 사람들이라는 사실이 왜 의학 논문들에서 논의되고 있지 않은 걸까요?" 뮌헨 발표장에 참가했던 클리블랜드 신경과 의사들이 물었다. "가장 중요한 이유는 그런 사실이 주관적인 평가에 근거하기 때문일 겁니다. 그런 평가는 과학적인 입증 수단이 없습니다. 우리 정신건강의학과 동료들에 따르면, '좋은 성격'

은 수량화시키기가 지극히 어렵다고 합니다." 연구진이 환자들의 사연을 알아내기 위해 좀 더 신경을 쓴다면, 현재 사라져가고 있는 많은 유용한 정보들이 등장하게 될지도 모르겠다. 이 장에 등장한 사례들이 그것을 입증하고 있다.

어떤 사람이 아무리 진지하게 자신의 겉모습을 진정한 자아로 알고 있다 해도, '사람 좋은 성격'이라는 그 겉모습의 이면에는 분노와 고뇌가 잠복해 있다. "어머니가 아직 생존해 계십니다. 저는 어머니를 깊이 사랑하고요." 2년 전에 ALS 진단을 받은 한 남성 환자의 누나가 한 말이다. "하지만 어머니는 너무 고압적입니다. 어머니는 다른 사람들의 욕구와 바람을 너무 피상적으로 이해하십니다. 자신의 자아를 갖는 일은 용납하시지 않습니다. 어머니와 함께 살면서 정체성을 찾는 일이 정말 힘들었습니다. 남동생의 병에 대해 곰곰이 생각해보다가 저는 우리 형제 모두가 어떻게 독립된 인격체가 될지, 그 방법을 찾으려고 나름대로 노력했다는 생각이 들었습니다. 힘은 들었지만 우리는 결국 그 일을 해냈습니다. 다만 병에 걸린 남동생만 예외였습니다. 웬일인지 그 애만 그것을 못했습니다. 최근에 어머니 집에 들렀더니—저는 지금 54세이고 그 애는 46세입니다—그 애가 말하더군요. "누나, 어머니가 정말 미워." 하지만 그 애가 우리 형제 중에서 어머니에게 가장 잘합니다. 그 애는—ALS에 걸려 잘 걷지도 못하면서—수프를 갖다 드리러 어머니 집에 갈 겁니다. 그 애는 어머니 앞에만 가면 귀여운 꼬마입니다. 그 애는 늘 착한 아이였습니다. 물론 저는 아니었습니다."

슬픔이 어린 반짝거리는 파란 눈과 까만 머릿결을 지닌 38세의 조앤은 죽음을 몇 달 앞두고 우리 완화 의료실에 입원했다. 그녀는 무용가였다. ALS 발병 이전에 갑자기 무대 위에서 팔다리가 뜻대로 움직이지 않는 당혹스러운 사건이 발생했다는 사실이 밝혀졌다. 창의적으로, 자유롭게 움직이는 타고난 능력에 자부심을 느끼던 조앤은 병의 진단을 상상할 수 있는 가장 큰 정신적 타격으로 경험했다. 그녀는 "차라리 다른 끔찍한 암으로 죽고 싶다"고 말했다. 이미 말기에 이르렀던 그녀는 마지막 순간이 찾아오면 안락사를 시켜달라고 내게 부탁했다. 나는 그녀가 통증이나 호흡 곤란을 겪지 않게 해주겠다고 약속했다. 그 정도는 통증 완화 의료 의사와 간호사들 대부분이 안락사에 대한 원칙적인 거부 원칙을 훼손하지 않고, 양심의 가책 없이 해줄 수 있는 약속이었다.

죽어가는 사람들을 돌보게 되면 그 기간 동안 신속히, 그리고 깊이 그들을 알게 된다. 나는 조앤과 많은 대화를 나누었다. 한번은 그녀가 이런 말을 했다. "어린 시절부터 늘 생매장당하는 꿈을 꾸어왔습니다. 땅속 관 안에 갇혀 숨도 쉴 수 없는 상태로 누워 있는 꿈입니다. 3년 전 진단을 받았을 때 정보를 얻으려고 ALS 협회 사무실을 찾았어요. 그곳 사무실 벽에 'ALS에 걸렸다는 건 생매장당하는 일과 같다'고 쓰인 포스터가 붙어 있더군요."

나는 되풀이되던 조앤의 악몽이 우연이라거나 초자연적인 전조라고 믿지는 않는다. 고독하고, 갇혀 있고, 자포자기 상태인 채로 불행하고, 누구도 이야기를 들어주지 않는 것 같다는 심리 상태가 그녀의 아동기 삶의 심리적 실체였다. 그녀는 부모 형제와의 관계에 있어 결코 자신을 생명을 지닌 자유로운 존재로 경험해본 적이 없었다. 얼마나 많은 세대들에 걸쳐서, 대체 어떤 스트레스 요인들이 존재하고 있었기에, 가족과 함께 살던 시기의 그녀에게 그런 상황이 벌어진 것인지는 그저 짐작만 할 수 있을 뿐이다. 그녀가 마지막 단계에 이르렀을 때 부모도 형제도 그녀를 찾아오지 않았다. 그녀를 헌신적으로 보살피던 새 가족이 그녀가 지상에서 보낸 마지막 몇 주 동안 곁을 지키며 임종을 함께했다. 그녀는 마지막 며칠은 깊은 잠에 빠져 있었다. 약속이 지켜진 것이다. 그녀는 마지막 순간 고통을 겪지 않았다.

법원 판결을 거부하고, 캐나다 의회 의원 입회하에 안락사가 시행된 빅토리아시 시민 수 로드리게스 역시 가족으로부터 정서적인 소외를 당했던 사람이다. 그녀의 전기 작가인 언론인 리사 홉스-버니Lisa Hobbs-Birnie는 로드리게스의 ALS 진단이 확정되던 날을 이렇게 묘사한다.

그녀는 무릎이 구부러지고 양다리가 물처럼 바뀌고 있다고 느꼈다. 그녀는 ALS가 어떤 병인지 알고 있었다. 그녀는 물리학자이자 천문학자 스티븐 호킹의 다큐멘터리를 본 적이 있어 그 상태를 알았다. 그녀는 앉을 수도, 걸을 수도, 웃을 수도, 아이를 껴안을 수도…… 없는 몸을 지니고 살아가게 될 삶을 상상해보려고 애썼다. 그녀는 벽에 몸을 기댔다. 그녀는 그 전까지 들어본 어느 소리와도 닮지 않은, 상처 입은 짐승의 울부짖음 같은 원초적인 소리를 의식하기 시작했다. 그녀는 지나가는 사람들이 지어 보이는 공포에 젖은 표정을 보고 나서야, 서서히 그 소리가 바로 자기 입에서 터져 나오는 소리라는 걸 깨달았다…….

그녀는 양어머니 도우 대처와 양아버지 캔 대처에게 전화를 걸었다. "캔과 나는 이미 그럴지 모른다고 생각했다." 수는 버려졌다는 느낌이 들었고 억누를 수 없는 비탄에 잠겼다.[35]

수는 10년 안 터울로 부모로부터 줄줄이 태어난 다섯 자녀 중 둘째였다. 그녀는 늘 외톨이였다. 그녀의 어머니는 어쩐지 수 자신이 스스로 그런 선택을 한 것 같다고 믿었다. "그 애는 날 때부터 다른 아이들처럼 자신이 가족의 일원이라는 생각을 거의 하지 않는 것 같았습니다"고 그녀의 어머니는 말했다. "병이 그 상황을 더 악화시켰습니다." 마지막 몇 달 동안, 어머니와 딸은 그저 통화만 몇 차례 했을 뿐이다. 딸의 말이나 다른 사람들 말에 의하면 어머니의 성격은 "따뜻한 보살핌을 베풀지 못하는 성격"이라고 규정되었다.

"수가 진단을 받고 병원에서 전화했을 때 어머니가 보인 퉁명스러운 반응은 배려심 부족뿐만 아니라 그동안 어머니와 딸의 관계가 어떤 것이었는지를 상징적으로 보여주었다. 수의 병이 진행되던 동안에도 상황은 나아지지 않았다"고 홉스-버니는 쓰고 있다. 그녀보다 1년 2개월 어린 남동생에 따르면, 로드리게스 가족에게는 정서적 교감이라는 것이 생소한 것이었다. 그나마 이 남동생이 죽어가는 누나와 정기적으로 연락을 주고받던 유일한 형제였다. 그는 가족들 대부분이 좀처럼 감정을 내보이고 싶어하지 않는 사람들이었다고 말했다.

이들 가족이 뭔가 기이하고 무정한 인간 집단이라는 말을 하려는 것은 아니다. 문제는 감정의 부족이 아니라, 고통스러울 정도로 제대로 대사^{代謝}되어 나오지 못하는 감정의 과잉이었다. 로드리게스 가족은 감정적인 상처를 입어도 그것을 억압하는 식으로 해결하는 사람들이었다. 여러 세대에 걸친 가족사가 그들을 그런 감정 처리 패턴에 이르게 한 것이었다. 45세 나이에 알코올성 간병변으로 세상을 떠난 수의 친아버지 톰 자신이 아동기부터 과잉 억압된 감정의 희생자였다. 그는 평생 남들에게 휘둘리기만 하며 살던 자존감 낮은 사람이었다.

아이를 둔 엄마이자 말기 환자였던 수 로드리게스를 몰아세워, 점점 줄어들어가는 신체적, 정신적 자원을, 생명 에너지까지 요구했던 공적 법정 투쟁과 언론 캠페인에 소진하게 만든 것이 대체 무엇이었을까? 매력적인 성격과 아름다운 미소를 지닌 총명한 여성이었던 그녀는, 그녀를 불굴의 용기와 기백을 지닌 전사로 생각하던 많은 사람들에게 영웅이 되었다. 그녀는 스스로 선택한 시간에, 스스로 선택한 방법으로, 죽을 권리를 위해 투쟁한 사람으로 대중에게 각인되었다.

물론 죽음의 자율권이라는 단순한 문제가 대중의 상상력을 사로잡은 수 로드리게스 드라마의 내용이었지만, 그녀의 스토리에는 늘 그 이상의 내용이 담겨 있었다. 대중에게 널리 알려진 확신에 찬 결연한 투사의 겉모습 이면에는, 사이가 틀어진 남편과 친정 가족들로부터 소외되어 취약한 지원 체계를 가질 수밖에 없었던, 겁에 질린 고독한 미즈 로드리게스가 있었다. 그녀의 이야기는 다층적인 시나리오였다. 늘 그렇듯이, 가장 공적인 층은 가장 피상적인 층이기도 했다.

그녀의 전기 작가는 그녀가 "강력한 확신과 강렬한 자아의식을 지닌 여성이었다"고 믿고 있다. 삶에 대한 통제력을 지니고 있었기에 그녀는 죽음에 대한 통제력도 지니기를 바랐다. 그러나 모든 ALS 환자들에게 그러하듯이 현실은 그와 다소 모순된 것이었다. 강력한 확신이 반드시 강렬한 자아의식의 조짐이 되는 것은 아니다. 너무나도 자주 그와 정반대의 일이 일어난다. 강력히 고수되는 신념이란, 사실 심층적 차원에서 진공 상태로 경험되는 텅 빈 부분을 채워주는 자아의식을 구축하려는 사람의 무의식적 노력에 불과한 것인지도 모른다.

심각한 문제가 있었던 수 로드리게스의 대인 관계 내력은, 그녀가 사실은 자신의 삶을 결코 통제하지 못하고 있었다는 것을 시사한다. 그녀는 단 한 번도 진정한 자아에 다가가지 못한 채 그저 주어진 역할들만 수행하며 살았다. 법정과 대중을 향해 그녀가 던진 "누가 제 삶의 주인입니까?"라는 고뇌에 찬 질문은, 그녀의 온 인생을 요약한 것이었다. 죽음에 대한 통제력을 얻기 위해 의지에 따라 벌였던 그녀의 투쟁은, 그녀가 수행했던 가장 위대한 마지막 역할로 입증되었다. 재판이 시작될 무렵 "수 로드리게스는 전국적인 유명 인사가 되어 있었다"고 리사 홉스-버니는 적고 있다. "그녀는 온 인생이 마치 그 마지막 역할을 위한 준비 과정이었다는 듯이 빠져들었다. 그녀의 인생은 실제로 그랬다."

수 로드리게스는 맨 처음 ALS 진단을 받고 나서 절망에 빠졌을 때, 자신의 가망 없는 상황을 동료 ALS 환자 스티븐 호킹이 지녔다고 생각되는 이점들과 비교해보았다. 홉스-버니는 이렇게 적고 있다. "그녀는 완화 의료실에서 여러 장의 팸플릿을 받았다. 그런데 그 팸플릿들은 '사랑하는 가족에 둘러싸인' 환자들이나 '정신적인 삶' 속에서 기쁨을 찾는 환자들에 관해 이야기하고 있었다. 그녀는 '웬 사랑하는 가족?'이라는 생각이 들었다. '정신적인 삶은 또 뭐야? 스티븐 호킹 같은 천재나 그런 삶을 살지. 하지만 나는, 나 같은 사람은 몸을 못 움직이면 삶도 없는 거야.'"

현 시대의 아인슈타인이라는 스티븐 호킹의 공적 위상에 대해 전문 과학자들이라면 의문을 제기할 수 있겠지만, 그의 탁월한 지능과 독창적 사고, 지적인 대담무쌍함에 대해서는 누구도 이의를 달지 않는다. 스무 살밖에 안 된 어린 나이에 가벼운 언어장애라는 ALS 신호가 나타난 이후, 그가 삶과 연구를 지탱하며 보여준 불굴의 의지에 대해서도 모든 사람들이 경탄을 보낸다. 1963년 진단을 받았을 때 호킹은 의사들에게서 앞으로 살날이 기껏해야 2년여밖에 남지 않았다는 말을 들었다. 이후 그는 스위스 여행 중에 폐렴에 걸리고 혼수상태에 빠져 죽음 근처까지 간 적이 있었다. 그러나 비록 마비되고, 휠체어에 갇히고, 신체적으로 철저히 의존적인 삶을 살긴 했지만, 그는 40년이라는 세월을 버텼고, 얼마 전에는 두 번째 베스트셀러까지 출간했다. 그는 자기 목소리로 단 한 마디도 직접 발음할 수 없는 처지임에도 불구하고, 세계 곳곳에서 찾는 인기 연사로 줄기차게 세계 여행을 해왔다. 그는 여러 차례 과학상을 수상하기도 했다.

예외적인 경우도 있지만 대체로 ALS의 진행 과정은 예측이 가능하다. 대다수의 환자들이 진단 후 10년 안에 사망하며, 많은 환자들이 그보다 더 일찍 사망한다. 매우 드물게 ALS처럼 보이는 병에서 회복하는 사람들도 있기는 하다. 그러나 이 병이 맹위를 떨치는 상황에서, 스티븐 호킹처럼 높은 수준의 연구를 지속할 뿐만 아니라 정상적인 기능까지 발휘하며 그토록 오랜 세월을 산다는 것은 지극히 특별한 경우다. 대체 무엇이 의사들의 의학적 견해와 섬뜩한 통계 수치를 혼란스럽게 만들 수 있었던 것일까?

우리는 호킹의 질병 진행 과정이 삶의 상황이나 대인 관계와 분리된, 별개의 임상 현상이라고는 이해할 수 없다. 그의 장수는, 의문의 여지없이, 질병에 패배하는 것을 용납하지 않겠다는 결연한 의지의 선물일 것이다. 그러나 나는 수 로드리게스가 비통한 마음으로 했던 비교도 정당한 지적이었다고 믿는다. 젊은 시절 호킹은 대부분의 ALS 환자들은 가질 수 없는, 눈에 보이지 않는 재능을 사용할 수 있는 사람이었다. 몸은 파괴시키지만 지능은 손상시키지 않는 ALS라는 병의 특성을 감안할 때, 추상적인 사색가야말로 '정신적인 삶을 살아갈 수 있는' 이상적인 입장에 처한 사람이다. 암벽 등반가이자 전직 마라토너였던 로드리게스와 달리, 그리고 무용가였던 로라나 조앤과 달리, 호킹은 신체 기능의 악화가 스스로 선택한 역할을 손상시킨다고 보지 않았다. 오히려 신체의 손상이 정신적인 역할을 더 향상시켰는지도 모른다. 진단을 받고 몸이 서서히 망가지기 시작하기 전에, 사실 호킹은 눈부신 지적 능력에도 불구하고 다소 목적 없이 헤매는 삶을 살고 있었다.

호킹은 엄청난 인지적, 수학적 능력과 자신감을 지니고 있었지만, 몸에 대해서는 결코 만족하지 않았던 것처럼 보인다. 마이클 화이트Michael White 와 존 그리빈John Gribbin은 《스티븐 호킹, 과학 속의 삶 Stephen Hawking, A Life in Science》에서 "그는 유별나고, 서투르고, 깡마르고, 허약했다"고 쓰고 있다. "그의 교복은 늘 지저분했다. 친구들에 따르면 그는 명료하게 말을 한다기보다는 주절거리는 편이었다…… 그는 그런 종류의 아이였다—그는 급우들이 집적대고 가끔은 괴롭히기도 하는, 몇몇 아이들은 몰래 존중했을지 모르지만 대부분의 아이들은 기피하는, 학급의 놀림감이었다." 그는 자신의 진정한 능력을 어렴풋이 감지한 사람들이 그에 대해 품었던 기대를 충족시키지 못하는 것처럼 보였다. 어린 시절 호킹은 아버지의 좌절된 야망을 대신 짊어지도록 선택된 아들이었던 것 같다. 아버지는 자신이 완벽하게 이루지 못한 교육적, 사회적 목표를 아들로 하여금 대신 성취하게 하리라 굳게 결심하던 사람이었다. 그중 한 가지 목표가 호킹을 영국에서 가장 권위 있는 명문 사립학교에 입학시키는 일이었다. 열 살 때 그는 웨스트민스터학교 장학생 입학시험에 응시했다. 그런데 "시험 날이 다가오자 호킹은 병이 났다. 그는 입학시험 시험지를 만져보지도 못했고, 결국 영국 최고 명문 학교의 합격생 자리를 차지하지 못했다."

물론 이 때 아닌 발병이 순전히 우연이라고 생각할 수도 있을 것이다. 우리는 또한 이 일을, 부모의 압력에 대해 아이가 아니라고 거부한 유일한 방식이었다고 볼 수도 있을 것이다. 호킹 가족이 프라이버시를 중시하는 성향을 지닌 사람들이었다는 사실을 감안할 때, 무엇이 사실인지 밝히기는 힘들 것이다. 우리가 분명히 아는 것은 세월이 흘러 청년 호킹이 더 이상 집에서 살지 않고, 자신이 좋아하는 일을 마음껏 하며 살게 되었을 때, 그것이 공부와 관련된 일이라기보다는 친구들과 어울리며 노는 일처럼 보였다는 것이다. 스티븐은 게으름을 피우거나 술 마시는 일에 열중했으며, 수업을 빼먹고 공부를 소홀히 했다. 이런 일은 대학 입학 후 소극적인 반항을 할 때 쓰는 전형적 수법이다. 그의 학업 성취는 한동안 위태로워 보였다. 그는 잠시 공무원이 되겠다고 신중히 고려한 적도 있었다. 병 진단을 받고 나서야 그는 자신의 본업, 즉 우주의 본질을 해명하고 아인슈타인의 상대성이론과 양자역학 사이의 이론적 공백에 다리를 놓는 일에 경이적인 지능을 쏟아붓기 시작했다. 신체장애를 얻게 되면서 그는 다른 과학자들이 부담해야 했던 교육 업무와 행정 잡무로부터 해방되었다. 그의 전기 작가들은 이렇게 적고 있다. "어떤 사람들은 그가 우주론에서 거둔 큰 성공이 이런 식으로 늘어난 두뇌의 자유에 기인한다고 설명했지만, 어떤 사람들은 그가 재능을 사용하게 된 전환점이 발병이었으며 그 전까진 그저 머리 좋은 보통 수준의 학생에 불과했다고 주장했다."

후자의 주장은 인정하기가 힘들다. 그러나 호킹 자신도 병이 발생하고 난 뒤에야 자신이 어떤 일인가에 전력을 쏟아붓기 시작했다는 사실을 인정했다. "나는…… 평생 처음으로 일을 하기 시작했다. 놀랍게도 나는 내가 그 일을 좋아한다는 걸 깨달았다. 아마 그것을 일이라고 부르는 것이 온당하지 못할지도 모른다. 과학자와 매춘부는 자신이 즐기는 일을 한 대가를 받는 사람들이라고 누군가 말한 적이 있다."

매춘부 언급에 그다지 많은 통찰이 담긴 것 같지는 않다. 그러나 극심한 신체적 제약에도 불구하고 호킹이 진정한 천직을 수행할 수 있는 지극히 운 좋은 상황에 처해 있었다는 것만은 분명하다.

호킹에게는 있었지만 로드리게스에게는 없었던 필요 불가결한 요소는, 사랑하는 사람의 무조건적인 정서적 지원과 실질적인 보살핌이었다. 호킹의 경우, 이런 보살핌의 원천이 지금은 전처가 된 아내 제인Jane Wilde이었다. 본질적으로, 그녀는 인생을 그에게 헌신하겠노라고 결심했다. 하지만 제인이 뒤늦게 깨닫게 되듯이 그런 결심은 너무 큰 개인적 희생을 요하는 일이었다. 두 사람은 호킹이 ALS 진단을 받기 직전에 만나서 얼마 후에 결혼했다. 사실 인생 내력으로 볼 때 제인은 헌신적이고 사심 없는 보살핌을 제공하는 역할을 받아들일 준비가 되어 있는 사람이었다. 나는 여기서 '사심 없는selfless'이라는 단어를 고심 끝에 썼다. 그녀는 제대로 발달된 자율적인 자아의식이 결핍된 사람이었다. 그녀는 스티븐의 간호인, 어머니, 수호천사로서의 역할을 자신과 완전히 동일시했다. 그녀는 1993년에 회고록 《별들을 움직이는 음악*Music to Move the Stars*》에서 "나는 내 삶에서 어떤 목적을 찾고 싶었다"고 썼다. "그리고 나는 그를 보살피는 역할에서 그 목적을 찾았다고 생각했다." 그처럼 고된 임무를 자신이 과연 수행할 수 있을지 그녀가 염려하자 친구들이 그녀에게 말했다. "그가 널 필요로 하면 넌 그것을 해야만 해." 그녀는 그 임무를 떠맡았다.

두 젊은이는 동반자적 부부 관계를 유지하는 평등한 존재로서 서로 합친 것이 아니었다. 그들은 완벽하게 합쳐진 하나의 몸과 같았다. 제인이 자신의 삶과 독립적인 노력을 호킹의 삶과 독립적인 노력에 예속시키지 않았다면, 아마 호킹은 눈부신 성공을 거두는 일은 고사하고 생존조차 불가능했을 것이다. 그의 전기 작가들은 "제인이 그에게 베푼 도움이 아니었다면 그는, 거의 확실히, 연구를 계속해나갈 수 없었거나 그런 일을 할 의지조차 가지지 못했을 것"이라고 주장한다.[36]

제인이 자기 포기적인 태도를 받아들이고, 아내에게서 남편에게로 일방적으로 흐르는 에너지 흐름을 받아들이던 동안, 그들의 관계는 아무 문제가 없었다. 그들은 서로 사랑했다. 그러나 제인은 결국 자신이 소모된다는 느낌을 갖게 되었다. 그녀는 1965년, 약혼자였던 호킹의 아파트에 부러진 팔에 깁스를 하고 찾아갔을 때 있었던 이상한 일에 대해 이야기한다. "호킹은 내가 비서 솜씨를 잘 발휘해서 자기 대신 구직 지원서를 타이핑해주기를 고대하고 있었다. 내가 흰색 깁스로 불룩해진 왼팔을 코트 밑에 집어넣고 방에 들어가자 그의 얼굴에 끔찍한 실망의 표정이 퍼졌다. 최소한의 동정이라도 표해주길 바라던 내 희망은 완전히 꺾여버렸다."

이 에피소드는 그들의 관계의 본질을 요약한다. 제인은 늘 도움의 손길이 기대되고, 그것이 당연시되고, 그것이 부재할 때만 존재가 부각되고, 언제든 이용할 수 있고, 제대로 할 말도 못 하고, 고분고분하기만 한 엄마/보모 같은 인물이었다. 남편과 세계 여행을 하면서 그녀는 매일 수많은 어려움에 봉착하며 그것을 극복해야 했다. 그런 어려움은—물론 일부이긴 했지만—한참 뒤 남편이 국제적인 유명 인사가 되고 고소득을 올리는 저술가가 되고 나서야 해결되었다. 그녀는 점점 더 독립적인 별개의 인간으로서의 자신이 사라져간다고 느꼈다. 그녀는 자신이 모두 다 빨려버려 메마른 상태로, "고독하고, 쉽게 상처받고, 쉽게 부서지는 텅 빈 조개껍질이 되었고" 자살 직전의 상태에 이르렀다고 느꼈다. 호킹은 여전히 자신의 입장만 생각하며 독립을 갈구하는 제인의 이런 분투에, 경멸감과 엄마에게 버림받은 아이 같은 분노로만 응대했다. 결국 그의 아내는 이 과학자와 결혼하기 위해 남편까지 버린 간호사에게 자리를 내주었다. 사실 제인 역시 이미 다른 연인이 있었다. 그나마 그들 부부의 마지막 결혼 생활 몇 년 동안 제인이 스티븐을 계속 도울 수 있었던 것도 바로 이 연인 관계 덕분이었다.

호킹의 생존에 도움을 주었을지도 모르는 요인에는, 그의 직업과 아내의 무조건적 지원 말고 다른 요인도 있었다. 병을 통해 자신의 공격성을 해소한 일이었다. 대부분의 ALS 환자들이 지니고 있는 '좋은 성격'은 보통 사람들이 타고 나는 착한 심성이나 다정한 심성 이상의 의미를 지닌다. 그들의 좋은 성격은 극단적 상황에서 나온 감정이다. 그런 성격은 강력한 자기주장 억압을 통해 건강한 균형을 벗어날 만큼 확대된다.

심리적 바운더리를 지켜주는 자기주장은 필요하면 공격적으로 보일 수 있고, 또 그렇게 보여야만 한다. 호킹의 지적인 자기 과시는 그런 공격성이 모습을 드러내는 근거가 되었으며, 육체적 쇠약이 시작된 이후는 더 그랬다. 제인 호킹은 자서전에 "이상하게 그의 발걸음이 점점 더 불안해질수록 그의 생각은 점점 더 고집스럽고 호전적이 되어갔다"고 적고 있다.

우리가 만난 모든 ALS 환자들의 성격처럼, 호킹의 성격도 강력한 심리적 억압에 의해 부여된 성격이었다. 그의 친가 가족들에게는 건전한 비난에 상처를 받는다거나 정서적 상호작용을 주고받는 일 같은 것이 생소한 일이었던 것 같다. 호킹 가족은 저녁 식탁에서 아무런 대화도 없이 각자 읽을거리에 머리를 파묻고 묵묵히 식사만 하곤 했다. 어린 시절 호킹의 집은 기이하다 못해, 부모의 정서적 소원 관계가 드러날 만큼 물리적으로 방치된 상태였다. 그의 전기 작가들은 이렇게 기술한다. "이소벨 호킹도, 프랭크 호킹도 집 안 상태에 대해서 지극히 무관심했던 것 같았다. 카펫과 가구는 낡아서 부서질 때까지 사용되었다. 벽지는 워낙 오래되어서 벗겨지거나 찢겨져 달랑거렸다. 복도와 문 뒤쪽 많은 부분들의 벽토가 떨어져 나가 벽에 구멍이 숭숭 나 있었다."

화이트와 그리빈은 스티븐의 아버지에 대해, 그가 쌀쌀맞은 사람이었으며 "아동기와 청소년기 아버지의 부재가 스티븐에게 중요한 영향을 미쳤다"고 쓰고 있다. 제인에 의하면 호킹 가족은 "감정을 드러내거나 고마움을 표하는 일이 나약함을 드러내고 자제력이 부족하다는 걸 내보이며 스스로의 중요성을 부인하는 일이라고 여겼다…… 이상하게 이들 가족은 온정을 보이는 걸 부끄럽게 여기는 것 같았다."

호킹이 제인과 결혼하자 그의 가족은 그를 보살피는 일에 적극적으로 개입하는 일을 그만두었다. 제인으로서는 받아들이기 힘들 뿐만 아니라 이해하기도 힘든 처사였다. 제인은 남편에 대한 책임 외에도 세 아이까지 혼자서 떠맡아야 했다. 남편 호킹이 병을 빌미로 제인에게 압박을 가한다는 사실을 인정하지 않았던 것—그리고 그런 그의 태도에 그녀가 굴복했다는 것—은 그녀가 단 한 번도 휴식을 취한 적이 없다는 것을 의미했다. 그녀는 "나는 한계에 도달해 있었다"고 회상한다. "그런데도 스티븐은 여전히 자신이 병을 인정하고 있다는 사실을 암시할 법한 어떤 제안도 결단코 거부했다." 그는 그 결과 생겨난 모든 스트레스를 제인이 기꺼이 받아줄 것이라는 생각에만 의존하며 그 어떤 문제에 대한 논의도 딱 잘라 거절했다. "그는 내 감정을 중대하고 비이성적인 성격적 결함이라고 생각하면서 결코 인정하고 싶어 하지 않았다"고 제인은 적고 있다. 그녀는 여러 번 시댁 식구들의 도움을 받아보려고 애썼지만 그때마다 돌아온 것은 차가운 몰이해와 적대감뿐이었다. "너도 잘 알겠지만 말이다." 한번은 시어머니가 말했다. "우리는 사실 네가 마음에 든 적이 한 번도 없었다, 제인. 너는 우리 가족과 안 맞는 사람이야." 수십 년 동안 자신을 지우면서까지 자기 아들에게 헌신해온 며느리에게 시어머니가 한 말이 고작 이것이었다.

이번 장을 통해 과연 ALS가 감정 억압에 의해 발생한다거나, 아니면 적어도 잠재적으로 가능해진다는 사실이 밝혀진 것일까? 그 병이 아동기의 정서적 고립과 결핍에 뿌리를 두고 있다는 것이 밝혀진 것일까? 일반적으로—늘 그런 것은 아니더라도—그 병이 쫓기듯 몰리는 삶을 사는 사람들이나, 다른 사람들이 성격이 아주 '좋은' 사람이라고 생각하는 사람들을 공격한다는 것이 밝혀진 것일까? 정신 신체 연합체에 대한 우리의 이해가 더 진전될 때까지 이 문제는 분명히 지극히 흥미로운 가설로 남아 있을 것이다. 그리고 한번 예외를 찾아내서 이의를 제기해보라고 대담하게 요구할 만한 가설로 남아 있을 것이다. 그토록 빈번히 관찰되는 연관 관계가 순전히 우연의 일치로 일어난 일일 수 있다고 생각하는 것은 왠지 억지스러워 보인다.

정신과 신체를 하나로 보는 관점은, ALS로 고통받더라도 그 고통스러운 현실에 움츠러들지 않고 정면으로 맞설 의지를 지닌 사람들에게 도움이 될 수 있을 것이다. 사실 지극히 드문 사례에서만 사람들이 ALS로 진단된 증상들을 극복하는 것처럼 보인다. 그런 사례들을 연구하여 이유를 밝히는 일은 가치 있는 일일 것이다. 그 한 사례가 크리스티앤 노스럽Christiane Northrup 박사의 《여성의 신체, 여성의 지혜Women's Bodies, Women's Wisdom》에 나온다.

공인 간호사이자 내 동료 연구원인 대너 존슨Dana Johnson은 신체의 모든 양상을 존중하는 법을 배워 루게릭병에서 회복하기까지 했다.

여러 해 동안 루게릭병을 앓았던 그녀는 호흡 관련 근육들뿐만 아니라

나머지 부위들에 대한 통제력을 상실하기 시작했다. 호흡 곤란은 곧 죽을 것 같다는 생각까지 들게 만들었다. 그러나 그녀는 바로 그 시점에서 적어도 죽기 전 한 번은 자신에 대한 무조건적인 사랑을 체험하고 싶다고 마음먹었다. 그녀는 자신을 "휠체어 탄 '젤로(디저트용 젤리)' 사발"이라고 묘사하며, 매일 같이 15분씩 거울 앞에 앉아 몸의 다양한 부위를 선택해서 사랑을 표하기로 했다. 그녀는 양손부터 시작했다. 당시는 그나마 양손이 무조건적인 고마움을 표할 수 있는 유일한 신체 부위였다. 그녀는 하루하루 다른 부위들로 대상을 옮겨나갔다……

그녀는 이 과정 동안 얻게 된 통찰을 일기에 썼다. 그녀는 아동기 이후로, 다른 사람들에게 도움이 되고, 인정을 받고, 가치 있는 사람이 되려면, 반드시 자신의 욕구는 희생시켜야 한다는 믿음을 지니고 살아왔다는 사실을 깨달았다. 그런 자기희생적인 봉사가 사실은 막다른 골목이었다는 사실을 깨닫는 데, 생명을 위협하는 병이 필요했던 것이었다.[37]

노스럽 박사에 의하면 대녀 존슨은 매일 같이 의식적으로 목록을 만들어 자기애를 실천하면서, 그것을 통해 조금씩 몸의 각 부위를 '다독여준' 덕분에 치유되었다. 의과대학 졸업 시기에 이런 이야기를 읽었다면 나는 아마 책을 내던졌을 것이다. 지금도 내 안에 있는 과학적으로 훈련받은 의사로서의 나는, 과연 이 사례에서 ALS가 합당하게 진단된 것인지 직접적인 증거를 보고 싶어 한다. 완화 의료실에 근무하면서 한번은 '휴식 치료' 차 입원한 여성 환자를 본 적이 있었다. 그녀는 전기 진단 검사나 신경학 검사 결과에서 모두 거듭 정상이라고 나왔는데도, 확신에 차서 자기가 ALS

환자였다고 자신에게, 그리고 주변 친구들에게 말했다. 내가 그녀의 친구들에게 신체적 관점으로 좁혀서 볼 때 그들이 열심히 보살펴온 이 환자는 건강한 상태라고 알려주자, 그들은 좀처럼 내 말을 믿으려고 하지 않았다.

나는 지금은 노스럽 박사의 이야기가 믿을 수 없는 불가능한 이야기라고 생각하지 않는다. 그 내용은 이 병에 대해 내가 이해하고 있는 내용과 일치했다. 아내의 ALS 진단을 남편(피터)이 도저히 인정하지 못했던 전직 교사 알렉사의 사연도 매우 흥미로운 사례였다. 그녀의 사례는 혹시 그들 부부 사이에 있었을지 모르는 어떤 일의 가능성을 드러냈다. 심리학자 고든 노이펠드는 남편이 없는 자리에서 그녀를 본 것이 딱 한 번뿐이었다. "감정이 꽁꽁 묶여 있었던 것이 그녀가 생명력을 잃게 된 원인이라는 사실이, 내겐 절대적으로 분명해 보였다"고 노이펠드 박사는 말한다. "나는 피터가 자리를 비웠을 때 그녀와 두 시간짜리 상담을 했다. 그제야 그녀는 자신의 인생과 병에 대해 몹시 슬퍼했다. 그리고 그런 감정 고백은 그녀에게 큰 변화를 만들어냈다. 상담 직후 그녀를 만난 물리치료사는 근육 긴장 상태가 크게 호전된 것을 보고 깜짝 놀랐다. 하지만 나는 이후 다시는 그녀를 독대할 수 없었다. 그리고 그녀를 다시는 그런 상황에 놓이게 할 수 없었다. 다시 창문이 단단히 닫혀버린 것이었다."

5

전 퍼스트레이디는 왜 암에 걸렸는가?

아무리 선해도 모자라는 사람들

미셸은 지난 7년 동안 가슴에 혹을 지니고 있었다. 그 혹은 커지거나 줄어들긴 했지만 그녀와 의사들을 한 번도 걱정시키지 않았다. "그러던 중 갑자기 하룻밤 사이에 혹이 아주 딱딱해지고, 뜨거워지고, 커지기 시작했다"고 39세의 밴쿠버 시민인 그녀는 말한다. 조직 검사 결과 악성종양으로 밝혀졌는데 미셸은 그 이유를 안다고 믿고 있다. 바로 스트레스였다. "제가 제 삶을 마구 강타하자 혹이 변화를 일으킨 겁니다"고 그녀는 말한다. "실직을 하는 바람에 저는…… 에 갈 수입도 없는 처지였습니다. 당시 제 정신 상태는 끔찍했습니다. 경제 문제뿐만 아니라 다른 많은 일들까지 저를 한꺼번에 강타했습니다." 미셸은 유방 절제술을 받았으며 다행히 림프선에는 암이 없다는 사실을 알고 안도했다. 수술 후 항암 치료와 방사선 치료가 이어졌다. 그러나 혹시 악성종양 발생 이전에 겪었을 수 있는 정신적 스트레스나 해결되지 않은 일에 대해 물어본 의사는 한 명도 없었다.

유방암 환자들은 종종 의사들이 개인으로서의 그들에 대해 혹은 그들이 살아가고 있는 사회적, 정서적 환경에 대해 적극적인 관심을 표하지 않는다고 말한다. 이런 요인들이 병의 원인이나 치료에 중요한 역할을 하지 않는다는 생각이 깔려 있는 것이다. 그런 태도는 편협한 인식을 가진 심리학 연구에 의해 더욱 강화된다.

유방암 재발이 이혼이나 가까운 사람의 죽음 같은 가혹한 생활 사건(스트레스를 유발하는 생애의 주요 사건. 앞에 나왔던 역주 참고-옮긴이)에 의해 발생할 수 있는지 여부를 판단하려는 목적으로, 200명 이상의 유방암 환자들을 대상으로 5년에 걸쳐 실시한 연구의 결과가 〈영국의학저널British Medical Journal〉 기사로 보도되었다. 연구진들은 "유방암에 걸린 여성들은 스트레스를 유발하는 경험이 병의 재발을 촉진시킨다고 두려워할 필요가 없다"는 결론을 내렸다.[38] 토론토대학교 교수이자 '유니버시티 헬스 네트워크' 여성 문제 위원장인 도너 스튜어트Donna Stewart 박사는 이 연구 결과가 "의미 있다"고 논평했다.

스튜어트 박사는 2001년 학술지 〈정신종양학Psycho-Oncology〉에 발표한 연구의 주 저자였다. 연구진은 400여 명에 이르는 유방암 병력 여성들에게 그들의 악성종양 유발 요인이 무엇이라고 생각하느냐고 물었다. 42퍼센트가 식습관, 환경, 유전, 생활 방식 같은 요인보다 스트레스를—더 많이—언급했다.[39] "나는 이 응답이 사회에서 일반적으로 벌어지고 있는 상황을 반영한다고 생각한다"고 스튜어트 박사는 말한다. "사람들은 스트레스가 모든 걸 일으킨다고 생각한다. 사실 스트레스에 대한 증거는 매우 적다. 그리고 호르몬이나 유전에 대한 증거는 매우 많다."

그러나 스트레스와 유방암의 강력한 연관 관계를 미심쩍어하는 미셸과 다른 많은 여성들은 과학과 임상적인 통찰을 그들 편에 두고 있다. 심리적 영향과 질병 발생의 강력한 생물학적 연관 관계에 대해서 유방암처럼 상세히 연구된 암은 일찍이 없었다. 동물 연구나 인간의 경험에서 나온 풍부한 증거가, 정신적 스트레스가 유방 악성종양의 주요 원인일 것이라고 생각하는 암 환자들의 생각을 뒷받침한다.

토론토 연구진의 주장과 달리 '유전적 증거는' 그리 많지 않다. 오직 소수의 여성들만이 유전적으로 유방암에 걸릴 위험성이 높을 뿐이며, 실제로 유방암에 걸린 여성들 중에서 오직 소수—약 7퍼센트 정도—만이 유전적인 이유로 이 병에 걸린다. 또한 유전적 소인이 있는 여성들조차도 환경적 요인이 관련되었을 가능성이 매우 높다. 유방암과 관련이 있는 것으로 알려진 세 가지 유전자 중 하나를 지닌 모든 여성에게 실제로 악성종양이 생기는 일이 결코 없기 때문이다. 유방암 진단을 받은 많은 남성과 여성들의 경우 유전은 거의, 혹은 전혀 기여하는 바가 없다.

호르몬과 감정을 억지로 분리하는 것은 인위적인 일이다. 호르몬이 악성종양의 활성 요소이거나 억제 요소라는 것은 전적으로 사실이지만, 호르몬 활동이 스트레스와 무관하다는 것은 사실이 아니다. 실제로 감정이 암 발생 과정에 생물학적으로 작용하는 주된 방식 중 하나가 호르몬의 영향을 통해 이루어지는 것이다. 어떤 호르몬—예를 들어 에스트로겐 같은—은 종양 성장을 촉진시킨다. 또 어떤 호르몬은 악성 세포를 파괴하는 면역계의 능력을 감소시킴으로써 암 발생률을 높인다.

호르몬 생산은 심리적 스트레스에 깊은 영향을 받는다. 여성들은 정신적 스트레스가 난소 기능과 월경 주기에 영향을 미친다는 사실—과도한 스트레스가 심지어 월경을 방해한다는 사실—을 늘 알고 있었다.

신체의 호르몬계는 감정이 경험되고 해석되는 뇌의 중심부와 불가분하게 연결되어 있다. 그리고 호르몬 기관과 감정 중심부는 면역계, 신경계와 상호 연결되어 있다. 이 네 주체는 별개의 계(시스템)들이지만, 외부의 침입과 체내의 생리적 상황에 발생하는 교란으로부터 신체를 보호하기 위해, 하나의 단위로 기능하는 슈퍼계이기도 하다. 만성이든 급성이든 스트레스를 유발하는 어떤 자극이 이 슈퍼계의 한 주체에만 작용한다는 것은 불가능한 일이다. 한 계(시스템)에 일어나는 일이 다른 모든 계(시스템)들에 영향을 미치는 것이다. 우리는 제7장에서 이 슈퍼계의 작용에 대해 자세히 살펴볼 것이다.

감정은 면역계를 직접 조정하기도 한다. 미국국립암연구소에서 진행한 연구들에서, 우리가 앞서 살펴보았던 주요 면역 세포군 자연 살해(NK) 세포들이 화를 표출할 능력이 있고, 응전 태도를 취할 능력이 있고, 사회적 지지를 더 많이 받는 유방암 환자들에게서 더 활동적이라는 사실이 밝혀졌다. NK 세포는 악성 세포에 대한 공격을 개시하여 파괴시킬 능력이 있다. 이 여성 환자들은 자기주장을 덜 하거나 자신을 지지해주는 사회적 관계를 덜 맺고 있는 여성 환자들에 비해, 유방암이 훨씬 덜 퍼졌다. 연구진은 병 자체의 정도보다 정신적 요인이나 사회적 관계가 생존에 더 중요하다고 밝혔다.

〈영국의학저널〉에 보도된 연구 같은 많은 연구들이, 스트레스가 외부의 자극 문제일 뿐 아니라 개인의 반응 문제이기도 하다는 사실을 인정하지 않고 있다. 스트레스는 타고난 기질, 삶의 내력, 감정 패턴, 신체 능력과 정신 능력, 사회적, 경제적 지원 등에서 큰 차이가 나는 사람들의 실생활에서 발생한다. 제3장에서 지적했듯이 보편적인 스트레스 요인이란 존재하지 않는다.

대부분의 유방암 사례에 등장하는 스트레스는 잠복해 있고 만성적이다. 그런 스트레스는 아동기의 경험, 정서적 프로그래밍, 무의식적인 심리적 대처 방식 등에서 유래한다. 그것은 평생 동안 축적되면서 당사자를 질병에 취약한 사람으로 만든다.

미셸은 양쪽 부모가 모두 알코올중독자인 가정에서 자랐다. 그녀는 자신의 악성종양이 인생을 바라보는 방식을 형성시킨 아동기의 경험과 관련이 있다고 믿고 있다. 그녀는 오랜 세월 동안, 무의식적으로, 자신이 짊어지는 스트레스 부담을 오히려 늘리는 방식—예를 들면 자신의 정서적 욕구보다 다른 사람들의 정서적 욕구를 먼저 신경 쓰는 방식—으로 대처하려고 노력해왔다. 그녀는 "평생 혼란스러웠다"고 말한다. "저는 제 암이 그런 혼란과 관련이 있다고 생각합니다…… 부모님이 나름대로, 당신들이 최선이라고 생각하는 방식으로 우리를 사랑하셨다고 믿고 이해하고 있지만, 어쨌든 두 분은 알코올중독자였고 지금도 그렇습니다. 그 때문에 우리 가족은 몹시 혼란스러운 관계였고, 가족이 처한 상황 또한 더없이 혼란스러웠습니다. 사랑을 가졌다손 치더라도 그분들은 사랑할 줄 모르는 분들입니다."

수십 년에 걸친 여러 연구들이 다음과 같은 여성들이 유방암에 더 잘 걸린다고 주장해왔다. 부모와의 정서적 단절이나 다른 성장 과정상의 혼란이 아동기의 특징인 여성들, 감정 억압, 특히 화를 억압하는 경향이 있는 여성들, 자신을 지지해주는 사회적 관계가 결핍된 여성들, 강박적으로 다른 사람들을 보살피는 이타적 유형의 여성들이다. 한 연구에서 심리학자들이 유방암 조직 검사를 받기 위해 입원한 환자들을 대상으로, 병리학 검사 결과를 아직 모르는 상태에서 인터뷰했다. 연구진은 심리적 요인만 가지고 판단하여 94퍼센트의 사례에서 암의 존재 여부를 미리 예측할 수 있었다.[40] 독일에서 실시한 비슷한 연구에서도 여성 유방암 환자 40명 군을 연령, 일반적인 병력, 생활 방식 같은 사항에서 그들과 비슷한 대조군 여성들과 비교했다. 이 연구의 연구진 역시 심리적 근거만으로 누가 유방암 진단을 받았고 누가 받지 않았는지를 판별하는 일에서 96퍼센트의 성공률을 보였다.[41]

멜빈 크루Melvin Crew[42]는 남자였기에 때문에 유방암 진단을 받고 처음에는 당황스러웠다. 그러나 그는 "그렇다고 그냥 누워만 있으면서 병이 나를 소진시키는 것을 넋 놓고 기다리기만 한다는 건 아무 의미가 없다"고 생각했다. 그는 여러 해 동안 유방 절제술, 항암 치료, 방사선 치료를 받았고 지금은 자기 병에 대해 농담까지 할 정도가 되었다. "적어도 말이죠, 그냥 쓰러진다면 당당히 젖꼭지를 세우고 다닐 수 없죠. 아시다시피 제겐 아직 하나 남아 있잖아요."

51세의 크루는 삶에서 큰 스트레스가 발생한 시점의 직후였던 1994년에 진단을 받았다. 그동안 그는 낚시법 위반으로 송사가 벌어져 대중 앞에서 곤혹스러운 일을 당했고, 직장에서 망신을 당했으며, 사장에게 부당한 압박까지 받았었다. 그는 다른 10명의 동료들과 함께 보트를 타고 겨우 물고기 세 마리를 잡았을 뿐이었다. 이후 불법 조업 감시관들이 그의 집을 급습하자 그는 자술서를 썼다.

"다른 두 동료와 제가 정면으로 맞섰습니다. 나머지 동료들은 부인했고요. 각종 신문 지면에 '불법 낚시로 해안 경비대 대원들이 고소되다'라는 제목과 함께 제 이름이 게재되고, 그 밖에도 온갖 일들이 벌어져 가족들이 힘들어했습니다. 그 일이 있고 해안 경비선에 오르자 동료들이 야유를 퍼붓고 농담을 지껄여대더군요…… 직장의 모든 동료들이 제게 범행을 부인했어야 했다고 말했습니다."

동료들의 압박이 멜빈에게는 한층 더 스트레스였다. 그는 자신을 양심 바른 태도에 자부심을 느끼는 사람이라고 설명하던 사람이었다. "동료 몇몇은 '자네도 알겠지만 자넨 일을 너무 진지하게 받아들이는 편이야'라고 말했습니다. 제가 여유가 부족한 사람이라고 생각하는 겁니다."

"혹시 다른 사람들이 해야 할 일을 대신 나서서 하는 편이라고 생각하십니까?" 내가 물었다.

"네. 자기가 맡은 몫보다 더 많은 몫의 일을 하는 사람들이 있지요. 바로 저 같은 성격의 소유자들일 겁니다. 아시다시피 그런 사람들은 게으름뱅이로 여겨지는 걸 원치 않는 사람들입니다."

"다른 사람들이 자신이 맡은 몫을 하지 않을 때 두 가지 해결책이 있습니다. 하나는 그들 대신 내가 하는 것입니다. 다른 해결책은 화를 내는 것입니다."

"화를 내면 불에 기름을 끼얹는 격이죠. 양심적인 근로자들이 있고 흐름에 편승하는 근로자들이 있는 법입니다. 사실 저도 가끔 화가 납니다. 그런데 그것을 표출하면 직원들과 문제를 더 만들어낼 뿐입니다."

멜빈에게 아동기 시절에 대해 묻자 그의 과잉 양심적인 태도가 더 분명해졌다.

"가족들 간에 애정은 많은 편이었나요?"

"네. 아버지는 제 누이와 저에 대해서, 그리고 우리가 살면서 성취한 것들에 대해서 자랑스러워하셨습니다. 누이는 교사였습니다. 아버지는 엔지니어였고요. 그리고 당연히 저는 아버지의 뒤를 따랐습니다. 엔지니어 자격증을 딴 거죠. 제가 항공기 엔지니어가 되자 아버지는 정말 자랑스러워하셨습니다."

"온정과 애정은 성취와 아무런 관계가 없습니다. 그런 감정들은 성취와 무관하게 존재하는 감정들입니다. 부모와 아이는 정서적으로 연결되기 때문입니다. 그런데 당신의 대답은 성취와 관련이 있습니다. 왜 그런지 궁금한데요?"

"글쎄요. 아버지는 늘 우리를 자랑스러워하셨습니다."

"어머니는 어떠셨나요―어머니에게서는 어떤 사랑을 받았습니까?"

"그다지 많은 사랑을 베푸는 분은 아니었습니다. 우리는 부모님을 사랑했습니다. 그리고 저는 틀림없이 두 분이 우리를 훌륭히 기르셨다고 생각합니다. 참 좋은 가정이었습니다."

유방암 환자 중에서 1퍼센트 가량이 남성이다. 그들의 정신적 이력은 같은 질병에 걸린 여성들의 정신적 이력과 비슷하다. 토론토 경찰관인 데이비드 옌들은 한쪽 신장에 한 차례, 유방에 한 차례, 방광에 두 차례, 도합 네 차례에 걸쳐 암에 걸렸다. 그의 성장 과정 역시 애정 결핍이 특징이었다. 1936년생인 데이비드는 제2차 세계대전이 발발했을 때 세 살이었다. 여동생은 1940년생이다.

"아버지는 창고 관리인이었고 어머니는 '캐드베리 초콜릿' 사에서 일했습니다…… 전쟁 중에 자라난 터라 사실 저는 부모님을 그리 많이 보지 못했습니다. 어머니는 낮 시간엔 집에 안 계셨습니다. 그래서 어머니가 돌아오실 때까지 제가 저 자신과 여동생을 돌보곤 했습니다."

"아주 어린 꼬마였는데 여동생을 돌봤다는 말씀이군요."

"그렇습니다."

데이비드는 부모님의 결혼 생활이 불행했다고 회상한다. "두 분은 서로 사랑하는 부부가 아니었습니다. 아버지는 아버지 일을 하시고 어머니는 어머니 일을 하시는 식이었습니다. 아버지는 밤마다 밖에 나가서 친구들과 도박을 즐겼습니다. 저는 어머니도 크게 존경하지 않았습니다. 어머니는 늘 제가 능력 이상의 일을 하기를 기대하셨습니다. 제 생각으로는 저는 똑똑한 학생이 아니었습니다. 그리고 어머니는 늘 자신을 실제보다 더 훌륭한 사람이라고 생각하셨습니다. 어머니는 노동자 계급이었습니다. 우리 일가친척이 다 그랬습니다. 하지만 어머니는 늘 다른 사람들에게 우리 가족이 실제보다 더 훌륭한 사람들이라는 인상을 주려고 애썼습니다. 그러니 저는 어머니의 기대 수준에 맞추어 행동해야 했던 겁니다."

"아이 시절 당황스러웠을 때나 이해받지 못한다는 느낌이 들었을 때, 혹은 정서적으로 혼란스럽다는 느낌이 들었을 때 누구에게 말을 했습니까?"

"사실 그런 느낌은 마음속에 간직만 했습니다. 아버지께 말하려고 하면 안 계셨습니다. 물론 어머니하고는 그런 말을 할 수도 없었습니다. 어머니가 제일 잘 쓰시는 표현이 '아이고, 이 바보야'였으니까요. 그런 말은 하면 안 되는 말이었습니다. 저는 마음속으로 많은 화를 품었습니다."

1974년 영국의 한 연구는 유방암 환자들에게서 가장 흔히 식별되는 특징이 '극단적인 화의 억압'이라는 사실을 밝혔다. 연구진은 유방 조직 검사를 받기 위해 입원한 160명의 여성들을 연속적으로 조사했다. 모든 대상자들에게 집중 심리 인터뷰와 자체 작성 질문지 검사가 실시되었다. 결과를 확증하기 위해 그들의 배우자나 다른 가족 구성원들에게도 인터뷰가 실시되었다. 조직 검사 이전에 심리 검사가 먼저 실시되었기 때문에 대상 여성들도, 인터뷰를 진행한 조사자들도 최종 진단에 대한 사전 지식이 없었다. "가장 중요한 조사 결과는 유방암 진단과 성인기 이후 내내 지속된 비정상적인 감정 방출 패턴 사이에 의미 있는 연관 관계가 있다는 것이었다. 이런 비정상적인 행동 패턴은 대상자들 대부분의 경우 극단적인 화의 억압이었고, 40명 이상의 환자들의 경우 다른 감정의 억압이었다."[43]

1952년에 여성 유방암 환자들을 대상으로 실시했던 한 정신분석 평가에서도 동일한 결론을 내려졌다. 환자들은 "화, 공격성, 적대감을 적절히 방출하거나 조절하는 능력이 결여된 모습(그 대신 쾌활한 겉모습으로 위장하는 모습은 있었다)"을 보였다. 연구진은 해결되지 않은 환자들의 갈등이 "극기나 비현실적인 자기희생적 행동을 통해 드러난다"고 느꼈다.[44]

유방암에 걸렸을 때 자연 살해(NK) 세포의 활동과 감정 대처 방식이 어떤 관계를 맺느냐에 대해 연구한 미국국립암연구소 샌드라 레비Sandra Levy 박사와 동료 연구진의 연구에서는, "화의 억압과 수동적이고 금욕적인 대처 방식이 생물학적으로 위험한 결과들과 연관이 있는 것 같다"는 결론이 내려졌다.[45]

화의 억압은, 생리적 스트레스에 노출되는 일을 증가시킨다는 지극히 실질적인 이유에서, 암에 걸릴 위험성을 증가시킨다. 명백히 사생활 침해를 당하면서도 자기주장을 하지 못하거나 침해를 인지하지 못하는 사람들은, 스트레스 유발 피해를 반복적으로 경험할 가능성이 높아진다. 제3장에서 스트레스가 당사자의 직접적인 감지 여부와 무관한, 신체적, 정신적으로 감지되는 위협에 대한 생리적 반응이었다는 사실을 기억해보라.

"저도 모든 암 유경험자들이 맨 처음 품게 되는 의문에 맞서 싸워야 했습니다. '대체 내가 이런 암에 걸릴 일을 뭘 했단 말이야? 왜 하필 나야?'라는 의문이지요. 제가 뭘 잘못한 걸까요? 저는 모든 걸 따져보고 또 따져보았습니다. 저는 유방암에 걸릴 사람이 아니었습니다. 저는 아이들을 21개월 동안이나 모유 수유로 키웠습니다. 저는 어린 시절 잠깐 동안을 제외하고는 담배도 조금밖에 안 피웠습니다. 저는 술도 많이 마시지 않았습니다. 저는 운동도 했습니다. 저는 음식에 들어 있는 지방도 조심했습니다. 이런 일은 그런 저에게 일어나서는 안 되는 일이었습니다." 이 발언의 당사자는 세 아이를 둔 40대 중반의 애너다. 이 발언은 8년 전 의심스러운 혹이 발견되었을 때 그녀가 한 말이다. 애너는 유방암 발병 유전자 하나를 갖고 있었다.

그런데 유전이 주요 발병 소인인 경우—소수의 사례다—에서조차도, 유전자 자체만으로는 누가 유방암에 걸리고 누가 걸리지 않는지를 설명해주지 못한다. DNA 검사 결과 애너는 아버지에게서 유방암 유전자를 물려받은 것으로 밝혀졌다. 그녀보다 나이가 많은, 동일한 유전자를 지닌 다른 친척들은 유방암이 발생하지 않았다. 애너는 스트레스가 암 발병의 원인이라고 확신한다. 사업가였던 그녀의 첫 남편은 결혼 생활 내내 그녀를 정신적으로 학대했다. 두 사람의 관계가 끝날 무렵 그녀는 신체적 학대까지 당하고 있었다. "왜 암에 걸렸느냐고 묻는다면 결혼 생활 내내 제가 자신을 그토록 망가지게 방치했기 때문이라고 답하겠습니다. 저는 제가…… 것보다 더 여러 차례 자살 직전까지 갔었습니다.

저는 충분한 자존감을 갖지 못했습니다. 충분히 착하면서도 사랑받을 수는 없는 걸까요? 저는 제 엄마와 결혼한 셈이었습니다. 남편은 엄마와 똑같은 사람이었습니다. 저는 아무리 착해도 모자랐습니다. 돌이켜보면 어떻게 그런 결혼 생활을 지속했을까 하는 생각이 듭니다. 저는 그 생각에 심리 치료사 앞에서 펑펑 울었습니다. 제가 제 영혼에 어떻게 그런 짓을 할 수 있었을까요? 제가 손상시킨 건 바로 제 영혼이었습니다. 그러다 제 몸도 손상시킨 것이라고 생각합니다.

마침내 제가 이 세상에 거의 남아 있지 않다는 생각이 들었습니다. 저는 우울증, 불안증, 불면증에 시달렸고, 온몸이 쑤시고 아파서 처방약을 하루에 8개나 먹었습니다. 죽느냐, 벗어나느냐의 문제였습니다. 바로 그런 시점에서 자기 보호 본능이 작동했고 저는 벗어났습니다."

애너는 1952년 유방암 환자들을 대상으로 실시한 정신분석 연구에서 언급했던 '비현실적인 자기희생 행동 패턴'에 들어맞는 환자다. 그녀는 4명의 형제자매들 중에서 현재 80대의 고령인 아버지를 유일하게 책임지고 있다.

"아버지가 제 동정심을 뒤흔듭니다. 아버지에게 문제가 생기면 섬뜩합니다. 아버지가 전화를 걸어 '너무 외롭구나. 오늘은 갈 곳도 없고 할 일도 없어'라고 말씀하시면 무섭다는 느낌까지 듭니다. 언니―제가 아주 못됐다고 생각하는 언니죠―는 '얘, 그건 아버지 문제야. 아버지가 선택해서 할 일과 기회들이 얼마나 많니?'라고 말합니다.

1년 반 전 아버지에게 한 달가량만 위탁 보호를 받으시는 것이 어떻겠냐고 물었다가 난리가 난 적이 있었습니다. 당시 아버지는 입원 중이셨는데, 저는 하루도 빠짐없이 몇 시간씩 계속해서 병원에서 지냈습니다. 아버지가 퇴원하시는 날에는 간병 때문에 신경쇠약에 걸린 것 같다는 느낌마저 들었습니다. 저는 제 암 환자 등록증을 꺼내 들고―큰 카드지요―말했습니다. 사회복지사들과 다른 사람들도 함께 있는 자리였지요. '아버지, 좀 보세요. 저는 암 환자예요. 저는 제 몸부터 돌봐야 해요. 이제부턴 지금처럼 아버지를 보살펴드릴 수 없어요. 제발 부탁드려요(이 말을 하면서 저는 울었습니다. 저는 우리 가족 중 울보였습니다). 제발 한 달만 이곳에 계세요.' 아버지가 대답하시더군요. '싫다. 내가 왜 그래야 하니? 난 원하지 않는다.'

사회복지사와 프로그램 책임자가 아버지에게 이렇게 말했습니다. 'W. 씨. 노인 위탁 보호소에 들어오고 싶어 하시는 분은 아무도 안 계십니다. 따님을 위해 그렇게 해주실 수 없으세요? 따님을 좀 보세요―울고 있습니다. 정말 힘든 시간을 보내고 있어요. 따님은 남편과 함께 보낼 시간이 필요하고 휴식도 필요합니다.' '싫소.' 아버지가 말씀하셨습니다. '내가 왜 그래야 합니까?'

이중 유방 절제술을 받게 되었을 때 저는 남동생과 언니들에게 잠시 아버지를 보살펴드릴 수 없겠느냐고 물었습니다. '두어 달쯤 아버지께서 우리 집에 저녁 드시러 못 오시게 됐어.' 제가 그들에게 말했습니다. '내겐 회복 시간이 필요해.' 열흘 후 아버지는 우리 집에 저녁을 드시러 다시 오셨습니다. 누구도 아버지를 보살피지 않았기 때문입니다. 누구도 신경조차 쓰지 않았습니다."

"당신이 아버지에 대해 맡은 역할은 엄마 역할입니다. 그리고 그건 당신이 당연한 것으로 여긴 역할이기도 합니다. 엄마라는 존재는 당연한 존재로 여겨지지요. 엄마는 이 세상과 같은 존재입니다―그냥 존재하면서 뭔가를 제공하는 존재 말입니다."

"정말 맞는 말씀입니다. 남동생도 아버지와 똑같이 행동합니다―저는 남동생의 엄마이기도 합니다. 그 애가 전화를 하면 우리 애들이 이렇게 말합니다. '돈 삼촌에게 문제가 생겼나봐. 또 전화한 걸 보니.' 그 애는 우울증 환자입니다. 그 애는 선생님께서 도저히 믿지 못하실 대인 관계를 맺고 있답니다. 그 애는 문제만 생기면 밤낮 없이 우리 집에 옵니다. 그러다 몇 달이고 제 전화에 응답도 안 합니다. 귀찮다는 거죠.

제 항암 치료 기간을 통틀어 그 애는 딱 한 번 저를 찾았습니다. 1년 반여 만에, 진단을 받고 항암 치료가 다 끝난 다음에야 저는 그 애와 한자리에 앉았습니다. 바로 그때가 난생 처음 그 애에게 바라는 일을 분명히 말했던 첫 경험이 아닌가 싶습니다. 저는 말했습니다. '돈, 네게 바라는 것이 있다. 내가 암 클리닉에 가서 검사를 받고 오면 검사 결과가 어떻게 나왔느냐고 좀 물어봐주렴. 나한텐 정말 중요한 일이야. 그곳에 갔다 오면 무슨 일이 있었느냐고 좀 물어봐주렴.' 그 애는 몸을 뒤로 기대더니 이렇게 말하더군요. '나도 누나한테 바라는 것이 있어.' 그러더니 사이가 틀어진 여자 친구와의 관계에 대해 참 길게도 이야기를 늘어놓더군요. 저는 가만히 앉아서 동생이 그저 내 말뜻을 못 알아들은 것이겠거니 하고 생각했습니다. 선생님 말씀이 맞습니다—어떤 때는 불현듯 제가 엄마 같다는 생각이 듭니다."

애너는 언니를 편애하던 어머니에게 버림받았다는 느낌을 반복적으로 받았다. "제겐 엄마가 없었습니다. 엄마는 제게 죽은 셈이나 마찬가지였습니다." 그녀의 말이다. "그리고 엄마는 저를 근본적으로 좋아하지 않았습니다. 그러니 저는 아버지까지 잃는 일은 감당할 수 없었습니다. 아이들은 부모가 필요하다는 걸 충분히 이해할 만큼 똑똑합니다. 그런데 제 아버지는 저를 그릇된 방식으로 사랑하셨습니다." 청소년기가 지나면서부터 애너는 아버지가 자신에게, 특히 가슴 부위를 향해 노골적으로 성적性的인 의미가 담긴 시선을 던지고 있다는 것을 눈치챘다.

"아버지에게서 이상한 낌새를 느꼈습니다. 그리고 상담을 받게 될 때까지 저는 삶의 대부분의 시간을 그런 느낌을 부정하는 데 소비했습니다. 아버지는, 제가 아는 한, 제게 무슨 짓을 실제로 한 건 아니었지만 어쨌든 원하시긴 했습니다. 아버지 표정에…… 열한 살, 혹은 열두 살 먹은 어린 소녀가 감당하기 힘든 강렬한 성적인 시선이…… 저는 남자들이 보내는 신호에 과잉 반응하는 편입니다. 어떤 신호든 그렇습니다. 하지만 어린 여자 아이가 아버지에게서 그런 낌새가 느껴진다고 믿는다는 건 정말 힘든 일입니다. 무슨 소리냐 하면, '세상에 말도 안 돼. 사실이 아닐 거야'라는 이유를 무수히 만들어내야 한다는 것입니다. 그러나 제 언니는 아버지가 있는 자리에는 결코 T셔츠조차 입고 나타나려고 하지 않았습니다.

아버지는 제가 양쪽 유방을 모두 절제했다는 사실을 모르는 유일한 사람일 겁니다. 제가 말씀을 안 드렸거든요. 누군가 다른 사람이 대신 말해줄 거라는 생각도 안 듭니다. 아버지는 제가 암과 관련된 수술을 받았다는 건 아십니다. 아버지가 스티브(애너의 두 번째 남편이다)에게 물었답니다. '딸 애 수술이 유방암과 관련이 있나?' 그러자 스티브가 대답했답니다. '네. 저번의 그 병이 재발한 겁니다.' 아버지는 제게는 아무 말씀도 안 하셨습니다. 제 항암 치료 기간 동안 아버지는 아무것도 몰랐고 제게 심술만 부리셨습니다. 현관 앞에 오셔서 이런 말씀만 하시곤 했습니다. '가서 제발 가발 좀 사서 써라. 모습이 흉하구나.' 그러면 저는 이렇게 말하곤 했습니다. '왜 그런지 아시잖아요. 제가 정말로 너무 아파요. 문도 침대에서 구르다시피 힘들게 나와서 열어주는 거예요.' 다만 저는 지금처럼 조용히 말하지는 않았습니다―저는 히스테리를 부리곤 했습니다.

얼마 전 아버지를 댁까지 태워다드릴 때였습니다. 아버지가 말씀하셨습니다. '네게 할 이야기가 좀 있다. 네가 이런 이야기를 들어줄 형편이 못 된다는 건 안다만 들어줄 사람이 없어.' 그러더니 아버지가 여자 친구가 자기와 섹스를 하고 싶어 하지 않는다는 이야기를―아버지는 82세입니다―시작하는 겁니다. '남자들에게는 생리적 욕구라는 것이 있다.' 아버지가 제게 일찌감치도 가르쳐준 말입니다. 아버지는 아내란 모름지기 남편이 섹스를 원하면 '안 된다'는 말을 결코 해서는 안 된다고 노골적으로 말씀하셨습니다. 아내가 그것을 거부하면 남편에게는 다른 데 가서 욕구를 해소할 권리가 있다나 뭐라나. 섹스를 제공하는 것이 아내의 의무라는 겁니다. 아버지는 차 안에서, 섹스를 하고 싶다는 둥, 여자 친구가 원하지 않는다는 둥, 자신에게는 욕구가 있다는 둥, 자기가 어쩌면 좋겠느냐는 둥 하는 말들을 하셨어요. 차 안에 앉아서 생각했습니다. '아버지, 너무 지나치시네요. 그런 이야기는 딸에게 해서는 안 되는 말씀이잖아요.'"

"언짢으실지 모르겠지만, '아버지, 그런 얘긴 듣고 싶지 않아요'라고 직접 말씀하실 수도 있었을 텐데요."

"그러나 그런 말을 하면 아버지가 당황해하셨을 겁니다. 수치심을 느끼고 자기가 일을 저질렀다고 생각하셨을 겁니다. 아버지가 수치심을 느끼지 않게 하는 것이 제 할 일이고요. 대체 어떤 시점에서 제가 '원하지 않아요'라고 말해야 할지. 어떤 상황에서든 그런 말은 제겐 생소한 말입니다. 저는 아마 사람들에게 거짓말을 할 것이고, 차라리 전화를 받지 않을 것이고, '티베트로 이사 가서 그 일에는 낄 수 없어'라고 말할 것입니다─'원하지 않아요'라는 말만 하지 않는다면 저는 무슨 일이든 할 것입니다. 그러다 마음속에 떠오르는 거짓말이 없으면, 그때는 저는 그냥 모든 일을 다 떠맡고 맙니다."

아동기의 경험과 성인기의 스트레스의 직접적 연관 관계는 너무나 오랜 세월 동안, 너무나 많은 연구진들에 의해 간과되어왔기 때문에, 혹시 그런 간과가 의도적인 것이 아니었나 하는 의심마저 생길 정도다. 문제가 많은 아동기 내력을 지닌 성인이 보통 성인들보다 더 심각한 피해를 입지 않을 수도 있다. 그러나 그들의 감정 대처 능력이 성장 과정에서 손상될 수 있다. 스트레스는 텅 빈 진공 상태에서 발생하는 것이 아니다. 같은 외부 사건이라 해도 그 사건을 누가 경험하느냐에 따라 엄청나게 다양한 생리적 충격을 준다. 가족 구성원의 죽음이, 고독감이나 아동기의 길들임으로 인한 만성적인 죄책감에 고통받는 사람—치료 전의 애너 같은 사람—에 의해 처리되는 방식은, 정서적으로 원만하고 지지적인 대인 관계를 맺고 있는 사람에 의해 처리되는 방식과 확연한 차이가 난다.

유방암 환자들이 작성하는 설문지에, 자신의 진솔한 아동기 내력을 빠뜨릴 가능성이 높은 사람을 한 명 꼽으라면 전前 미국 퍼스트레이디 베티 포드Betty Ford 여사를 꼽을 수 있을 것이다. 포드 여사는 자서전《내 생애의 시간들The Times of My Life》속에 자신의 알코올중독과 남편, 아이들, 다른 가족들의 도움으로 그것을 치료하기 위해 노력했던 일을 용감하게 적었다. 그녀는 유방암 진단과 치료에 대해서도 솔직히 밝혔다. 그러나 어린 시절의 이야기를 할 때면—그녀가 책에 쓴 내용만 놓고 볼 때 그렇게 보인다—그녀는 늘 장밋빛 안경을 쓰고 있다. 그녀는 자기와 부모가 평화스러운 목가적 관계를 맺고 있었다는 생각을 지키기 위해 감정을 억압해버리는 사람의 전형적인 예다.

점잖지만 야심만만했던 정치인과 결혼했고 정치인으로서의 남편의 이력에 인생을 지배당했던 베티 포드는, 남편과의 관계에서 정서적인 박탈을 당하며 살았던 사람이었다. "내게 술을 마시라고 부추긴 사람이 나 자신이었는지 모르겠다. 그는 워낙 과묵해서 사랑한다는 말조차 하기 힘든 사람이었다. 그는 '당신과 결혼하고 싶소'라는 말 한 마디로 청혼했던 사람이었다." 그녀는 여러 해 동안 스트레스와 연관이 있는 것이 분명한 '골관절염'으로 진단된 요통으로 고생했고, 진통제와 진정제 치료를 받았다. 포드 여사는 자신을 의심으로 가득 차 있고 자기주장을 펴지 못하는 사람으로 묘사했다.

제리가 유력자가 되어갈수록, 나는 더욱 덜 중요한 사람이 되어가고 있다는 확신이 들었다. 그리고 내가 자신을 '구두 흙 털개'만도 못한 사람—내가 아이들에게 그런 사람으로 비쳐지는 걸 알고 있었다—으로 방치할수록, 더 많은 자기 연민이 나를 압도했다. 이 세상에서 내가 언제 단 한 번이라도 의미 있는 사람이었던 적이 있었던가?

나는 내가 자신을 의미 있는 사람이라고 믿지 않았다고 생각한다. 마사 그레이엄Martha Graham(1894~1991. 현대 무용의 역사라고 불리는 위대한 미국 무용가-옮긴이)과 함께했던 내 활동은 큰 성공을 거두지 못했다—나는 무용가로서의 재능은 있었지만 위대한 무용가는 아니었다—그리고 내 자신감은 늘 흔들거렸다.

나는 사람들이 내 본연의 모습 때문에 나를 좋아한다고 인정할 수 없었다. 게다가 학사 학위도 없다는 사실에 열등감을 느꼈……

짧은 교육. 결코 안나 파블로바Anna Pavlova(19세기 말에서 20세기 초에 활약했던 러시아 발레리나. 발레 대중화에 기여했다-옮긴이) 같은 무용가가 될 수 없는 사람. 어머니의 절반도 못 따라가는 딸. 나는 불가능한 이상형들—마사 그레이엄이나 어머니—과 나를 비교하며 좌절했다. 그런 비교는 알코올중독을 유발하는 좋은 처방이었다.

어머니는 강인하고, 친절하고, 절조節操 있는 훌륭한 여성이었고, 결코 나를 실망시킨 적이 없었다. 또한 어머니는 완벽주의자였으며 계획을 세워 우리 자녀들도 완벽하게 만들려고 노력하던 사람이었다. 어머니는 단 한 번도 개인적인 문제를 우리에게 드러내지 않았고, 모두 혼자 짊어지려고 할 뿐이었다. 어머니는 내 강력한 역할 모델이었다. 따라서 나는 내 문제를 짊어질 수 없게 되자 자신에 대한 존중심을 잃고 말았다. 아무리 열심히 노력해도 나는 나 자신의 기대에 부응할 수 없었다.[46]

이 전前 퍼스트레이디는 이 글을 통해 부지불식간에 스스로 고백한 사실들—아동기를 어떻게 보냈는지, 어머니와의 관계는 어땠는지, 그리고 이야기한 적이 거의 없는 아버지와의 관계가 그녀의 성격과 대처 방식을 어떻게 형성시켰는지 등등—을 모르고 있었던 것처럼 보인다. 그녀는 남편의 욕구와 기대에 자신을 굴복시킨 일—'구두 흙 털개' 같은 하찮은 존재가 된 일—이 아동기에 길들여진 방식에 기인한다는 것을 알지 못했다. 아동기부터 베티가 몸에 익혔던 감정 억압과, 가혹한 자기 평가와, 완벽주의는 비록 그녀의 잘못 때문이 아니었더라도, '알코올중독을 일으키는 좋은 처방' 이상의 의미를 지닌다. 그런 태도는 '유방암을 일으키는 좋은 처방'이기도 하다.

6

제 인생에는 당신 몫도 있어요, 엄마

수세대를 이어 전해진 유방암의 이력

베티 크라우칙Betty Krawczyk은 회고록 제2권《저를 감금하든지 아니면 풀어주세요Lock Me Up or Let Me Go》에서 27세의 젊은 나이에 유방암으로 세상을 떠난 딸 바브라 엘렌Barbara Ellen에 대해 다음과 같은 기록을 남겼다.

내 마지막 편두통은 3년 전 완화 의료실에서 담당 의사가 내게 딸 바브라 엘렌에게 죽어도 된다는 말을 해주라고 했을 때 발생했다.

"따님께서 어머니가 죽어도 된다고 허락해주길 바라고 있습니다." 그는 점잖게 말했다. 우리는 나 같은 사람들, 세상에서 가장 가엾은 사람들을 위해 특별히 마련된 별실에 있었다.

"그런 말일랑 집어치우세요!" 나는 그 제안에 충격을 받고 섬뜩해져서 악담을 퍼부었다. "그 애는 죽어도 된다는 허락을 내게 받을 수 없어요! 그런 일은 용납하지 않겠어요……."

나는 그 순간 무너졌고 격하게 흐느끼며 울었다. 의사는 참을성 있게 기다렸다. 그는 이런 반응에 익숙해 있었다. 그것이 그의 일이었다.

"크라우칙 부인, 저는 바브라의 고통이 매시간 점점 늘어가기만 할 뿐이라는 사실을 부인께서도 아실 거라고 생각합니다."

"그 애는 고통을 겪고 있지 않아요! 그 애는 품 안에 나비라도 있는 양 가뿐해요. 오늘 아침에도 언니들과 아빠와 대화를 나누었어요. 어제는 자기 친구들도 만났고, 어린 아들에게 말을 건네며 안아주기까지 했고……."

"그건 선물이었습니다. 사랑하는 사람들에게 따님이 준 선물이요. 모든 사람들에게 작별 인사를 건넨 것입니다. 유일하게 부인께만 작별 인사를 하지 못했습니다. 따님은 그것을 지금 하고 싶어 합니다. 따님이 부인께서 떠나도 된다고 허락해주시길 원합니다……."

"오, 제발, 그만하세요! 대체 선생님이 뭐라고 생각하세요? 신이라도 된다고 생각하세요? 지금이 그 애가 죽을 시간이라는 걸 선생님이 어떻게 아세요?"

그런 다음 나는 그에게 애원하는 지경에 이르렀다. "며칠만 더 시간을 주세요, 제발요. 제발 정맥주사를 다시 놔주세요……."

"따님이 원하지 않습니다. 따님에게 지금 필요한 일을 충분히 해주실 수 있게 부인께서 마음을 굳게 먹어야 합니다. 따님은 도움을 구하며 부인을 필요로 하고 있습니다. 도움은 따님을 놓아주는 것입니다. 그게 지금 부인께서 따님을 도울 수 있는 유일한 길입니다. 따님을 놓아주는 일이요."

나는 머리가 너무 아파서 바브라가 죽기 전에 내가 먼저 죽을지 모르겠다는 생각까지 들었다. 그러나 나는…… 못했다. 저녁이 되어서야 나는……
충분히 회복이 되어서 만약 병에 지쳐서 이제 떠나고 싶다면 더 이상 붙잡
지 않겠노라고 딸에게 말할 수 있었다. 그 애는 내 손을 꼭 잡고 자기가 가
는 곳이 어디든 그곳에서 기다리고 있겠노라고 말했다. 그러고 나서 그 애
는 새벽녘 내 품에서 숨을 거뒀다. 그 애의 여동생 마리안이 그 애를 잡고
있었고, 그 애의 아버지 역시 곁을 지켰다.[47]

이 이야기의 현장에 있던 완화 의료 담당 의사가 바로 나였다. 나는 엘
리베이터에서 내려 병동으로 접어들면 나타나던 복도 오른쪽 첫 번째 병
실에서, 창문 밑 침대에 누워 있던 바브라 엘렌을 똑똑히 기억한다. 원래
가냘픈 편이었던 그녀는, 말기 암 때문에 초라한 동물처럼 왜소해진 모습
이었다. 그녀는 말수가 적고 슬퍼 보였다. 나는 자세한 병세 말고는 그녀의
내력에 대해 아는 것이 없었다. 그녀는 염증성 유방암 진단을 받은 환자였
다. 이 유방암은 젊은 여성들에게 갑자기 발병하며, 무서울 정도로 예후가
안 좋은 질병이었다. 그녀는 기존의 의학적 치료를 모두 거부하는 선택을
한 환자였다―진단 내용을 참작할 때 전적으로 비합리적인 결정만은 아
니었지만, 어쨌든 극히 이례적인 일이었다. 그런 결정은 대개 의학적 사실
이상의 일과 관련이 있는 법인데, 나는 이 젊은 여성이 극단적으로 소외되
어 있든지―아니면 평생 그런 소외감을 느끼며 살아온 것이든지, 둘 중 하
나 같다는 느낌이 들었다. 나는 가끔 아기에게 해주듯이 그녀를 요람에 태
우거나 품에 안고 위로해주고 싶었다.
　베티가 회고록에 묘사했던 그날, 나는 아침 회진을 마치고 바브라와 이

야기를 나누었다. "제게 시간이 얼마나 남았나요?" 그녀가 물었다.

"길지 않습니다. 그 사실이 어떻게 느껴지지요?"

"저는 살 만큼 살았어요. 혹시 제 생명을 연장시키는 무슨 조치를 취하고 계시나요?"

"정맥주사만 놓았습니다. 주사액이 아니면 하루나 이틀 안에 돌아가십니다. 주사를 중지해주길 바라십니까?"

"엄마가 감당 못하실 거예요."

"어떤 식으로든 늘 어머니에게 신경이 쓰여서 당신이 원하는 일을 하기 힘든 것이라는 생각이 드는군요. 하지만 더 이상 어머니에게 신경 쓸 필요 없습니다. 자신에게만 신경을 쓴다면 무슨 일을 하고 싶으십니까?"

"정맥주사를 당장 빼고 싶습니다."

"저는 물론 어머니의 생각을 존중합니다. 그런 일은 부모 입장이라면 지극히 힘든 일입니다─저는 그저 못 견딜 만큼 힘든 일일 거라고만 상상할 수 있을 뿐입니다. 하지만 당신은 여기서 제 환자고 제가 우선적으로 책임지고 있는 사람입니다. 원하신다면 어머니께 말씀드려보겠습니다."

나는 최근에 베티 크라우칙과 다시 만나서 딸의 삶과 죽음에 대해 대화를 나누었다. 바브라 엘렌이 죽고 얼마 안 되었을 때였는데 그녀는 몹시 슬퍼하며 딸이 왜 그토록 이른 나이에 죽었는지 이유를 알아내려고 애쓰던 중이었다. 나는 이미 그녀에게 스트레스를 받고 사는 아동기와, 성인기에 이르러 암 발생 위험이 고조되는 일 사이에 있을 수 있는 연관 관계에 대해 아는 사실을 상세히 말해준 적이 있었다. 얼마 후 나는 그녀의 회고록 제1권 《클레이요쿼트: 내 가슴의 소리 Clayoquot : The Sound of My Heart》를 우편으로 받았다. 책 안에 이런 글이 쓰여 있었다. "여기 제 책을 보내드립니다. 책에 4월 30일 선생님의 병원에서 유방암으로 죽은 제 딸과 저의 관계가 조금 설명되어 있습니다." 나는 그 책을 읽고 난 후《몸이 아니라고 말할 때》의 집필을 위한 인터뷰에 동의해달라고 베티에게 부탁했다. 나중에 밝혀졌지만, 사실 베티도 앞에서 인용된 문단을 쓰고 나서 나를 생각하고 있었다고 했다. 그녀는 내 관점에 대해 더 자세히 알고 싶어 했으며, 딸 바브라 엘렌이 마지막 여섯 달 동안 했던 말들을 더 잘 이해하는 데 도움이 될 수 있기를 희망했다.

베티와 내가 나눈 대화는 평범한 대화였다. 그런데 지금 베티는 평범한 여성이 아니다. 그녀는 브리티시컬럼비아 주는 물론이고 그 밖에서도 환경보호 활동으로 널리 알려진 유명 인사였다. 회고록 제1권의 제목은 캐나다 서부 연안에 있는 국제적으로 유명한 열대림 보존 지역으로, 몇 년 전 벌목업자들에 의해 위험에 처한 적이 있는 해협 지역을 말한다. 2001년 9월, 73세의 베티는 또 다른 벌목 반대 운동을 하다 붙잡혀 법정 모욕죄로 4개월 반 투옥까지 당했다.

《클레이요쿼트》는 환경 운동 전사로 활약한 베티의 경험이 주된 내용이다. 그러나 그녀는 그 안에 개인적인 생애에 대해서도 정직하고 생생하게 기록했다. 그녀는 4명의 남편들, 그리고 8명의 아이들과 파란만장한 인생을 살았다. 베티는 지금까지도 엄마가 세상을 떠났을 때 겨우 두 살이었던 바브라의 아들 줄리안의 엄마 노릇을 하고 있다.

바브라 엘렌은 죽기 전 마지막 여섯 달 동안 종종 엄마에 대한 뿌리 깊은 화를 표출하곤 했다. 베티가 지금 이해하고자 애쓰고 있는 것이 바로

이 화였다.

베티 크라우칙은 남부 루이지애나에서 태어났다. 그녀의 말에 의하면 당시 그곳 "대부분의 지역이 하나의 거대한 습지대"였다. 그녀는 "나는 항의하는 운동가로 길러지진 않았다"고 《클레이요쿼트》에 쓰고 있다. "나는 가난한 시골뜨기 남부 여자로 길러졌다."

기억이란 너무나 선택적이고 주관적이다. 몇 년 전 형제들끼리 모여 웃고 떠들다가, 우리는 각자가, 즉 오빠, 여동생, 나 각자가 본인을 뺀 나머지 두 사람이 가족들의 편애를 받는다고 생각하고 있었다는 걸 알고 깔깔 웃었다. 나는 내가 나 말고 두 사람만 편애를 받았다는 생각을 하고 있었다는 걸 안다. 그리고 사실 지금도 그렇게 생각하고 있다. 오빠는 나보다 나이가 위고 외아들이어서 관심의 대부분을 차지했다. 그나마 남은 관심은 여동생 차지였다. 동생은 아기였고, 게다가 연약했다. 나는 혼자서도 잘 노는 크고 건강한 소녀여서, 누구도 내게 특별한 관심을 기울이지 않았다. 내게는 이런 일이 별 일이 아니었다.

나는 아버지가 나를 주목하는 건 정말 원하지 않았다. 아버지가 나를 주목하면, 그건 곤란한 상황에 빠지는 것이었다. 아버지가 우리 형제들에게 손찌검을 한 건 아니었지만 늘 위협이 존재했다. 우리는 가능하면 아버지의 눈에 덜 띄려고 했고, 아버지에게 보이더라도 말소리는 들리지 않는 곳에 있었다. 어머니는 달랐다. 어머니는 따뜻하고 사랑을 베풀어주시는 분이셨다. 나는 어머니가 늘 오빠와 여동생만 편애하신다는 걸 알고 있었다. 하지만 어머니는 사랑이 가득 찬 분이셔서 그중 일부가 넘쳐나 내게 쏟아지기도 했다. 다 자라고 난 후 나는 은밀히 알고 있었던 편애 문제를 가지고 어머니에게 대든 적이 있었다. 그러자 어머니는 상처를 받으시며 놀라시더니, 혹시 당신이 다른 두 형제에게 더 많은 관심을 기울였다면, 그건 그들이 나보다 더 관심을 필요로 했기 때문이며, 나는 늘 정신적으로 더 독립적이었다고 말했다.[48]

이처럼 분명한 정서적 독립에도 불구하고, 어린 베티는 "어둠 속에서 악몽과 신경 불안성 상상들"로 괴로워했다. 그녀는 일찌감치 집을 떠나 "경제적 지불 능력을 증명할 수 있다면서 구애를 해온 첫 번째 성인 남성"과 결혼했다. 그녀는 이 남편과 일찍 헤어졌다. 그러나 그때 이미 아이를 셋이나 낳은 뒤였다. "남편은 다소 강박적인 숫처녀 수집가였습니다. 결혼 후에도 그런 행각을 멈출 수 있는 사람 같지가 않았습니다. 그는 벅찰 만큼 많은 여자들을 수집했습니다."

이후 20여 년 동안 세 번의 결혼식과 다섯 명의 아이들이 뒤따랐다. 바브라 엘렌은 베티가 1966년 세 번째 결혼이 막 깨지던 즈음 "6명의 아이들을 주렁주렁 매달고" 캐나다로 이주하기 직전에 태어난 일곱 번째 아이였다. 그들은 온타리오 주 커크랜드 호숫가에 살았다. 대학교 전임 강사였던 베티의 남편은 정서적으로 소원한데다 술까지 마시는 일벌레였다. 그녀는 "존이 술을 마시면 너무 싫었다"고 적고 있다. "그는 참을 수 없을 만큼 독선적인데다 남 탓을 하는 경향을 지니고 있었다. 결국 나는 애초에 도달하려고 애썼던 상황을 피하고 있는 자신을 발견했다. 그러자 내 우울증이 심각해졌다…… 나는 존을 바라보며 그의 실체가 무엇인지 궁금해지기 시작했다…… 나는 커크랜드 호수에서 보낸 그 첫 겨울이 결코 끝나지 않을 것이고, 봄이 오지 않을 것이라고 생각했다. 실제로 봄은 결코 오지 않았다…… 나는 그렇게 실재하지 않았던 봄 동안 가장 큰 좌절을 겪은 사람이 나와 어린 아기 바브라라고 생각한다."

베티는 남편이 근무하던 학과의 학과장과 사랑에 빠져 그와 브리티시컬럼비아 주로 함께 이사함으로써, 남편과의 관계에서 벗어나는 탈출구를 발견했다. 캐나다 동부와 북부, 미국과 캐나다를 오가며 이사를 다니기는 했지만 바브라가 주로 성장한 곳은 브리티시컬럼비아 주였다.

베티의 네 번째 결혼도 실패였다. 그러나 세월이 흐르면서 그녀는 한 인간으로서, 한 여성으로서, 그리고 한 운동가로서 진정한 자아를 더욱 진실하게 인식하게 되었다.

바브라는 건강에 문제가 있는 예민한 아이였다. 그녀는 네 살 무렵부터 정확히 진단할 수 없는 구토 발작 증세를 보이기 시작했다. 이런 발작은 오랜 기간에 걸쳐 간헐적으로 재발했다. 지금 베티는 딸의 증세가 생활 속 스트레스와 관련이 있었다고 생각한다. 바브라는 청소년기부터 몸 안에 주사하곤 하던 마약성 진통제와 진정제에 중독이 되었다. 그녀는 유방암 진단을 받을 때까지 줄곧 약물 중독과 싸웠다. 단 한 번도 안정된 삶을 경험해본 적이 없던 그녀는 한 남자와 친밀하고 꾸준한 관계를 맺을 수 없었다. 그녀는 이 남자 저 남자 상대를 바꿔가며 관계를 맺었다. 줄리안은 바브라가 스물다섯 살 때 태어났다. 그러나 그 직후 그녀가 결혼을 했을 때 상대방 남자는 아이의 친아빠가 아니었다. "그 결혼도 오래가지 못했습니다"고 베티는 말한다. "남편 마틴은 결혼해서 의붓자식을 키우는 일을 극복할 수 없었습니다."

바브라는 지능이 아주 높고, 예민하고, 창의적인 아이였다. 무용가였던 그녀는 아이들의 발레 교습소를 운영했다. 그녀가 암을 발견한 것은 밴쿠버에서 줄리안을 키우며 발레 교습소를 몇 반 운영하던 중이었다.

"딸이 제게 나쁜 유방 엑스선 결과가 나왔으며 의사들이 유방 절제술 실시만을 원한다고 말했습니다. 딸애는 그것을 받아들이려고 하지 않았습니다. 바브라는 총명한 머리를 가진 아이였어요. 그 애는 자기가 걸린 종류의 암에 관해 온갖 자료를 다 찾아냈고, 미국과 캐나다에 사는 동년배 집단 환자들의 치료 결과도 조사했습니다. 딸애는 그 조사 결과가 마음에 들지 않았습니다. 결국 딸애는 '그런 치료는 일체 받지 않겠어요'라면서 '저는 아프고 싶지 않고, 제 몸의 일부를 잘라내고 싶지도 않고, 온갖 항암제를 원하지도 않아요. 저는 제 암을 전체관적全體觀的인 치료법으로 치료하겠어요. 그 치료법으로 제가 할 수 있는 최선을 다할 거예요'라고 말했습니다. 그 애는 단지, 존과 내가 자신의 결정을 지지해주고, 방해만 되지 않게 해달라는 부탁만 했습니다."

"따님의 그 결정이 여사님께 어떠셨습니까?"

"끔찍했습니다. 저는 즉시 무슨 일이든 하고 싶었습니다. 저는 그 애에게 다른 선택을 고려하라고 압력을 가했습니다. 그러자 그 애가, 정말이지 단호한 태도로, 불같이 화를 내면서 제게 소리를 질렀습니다—그 애는 그전에 제게 소리를 지른 적이 결코 없었습니다. 그 애는 생애 마지막 여섯 달 동안—내내라고 할 수 있습니다—제게 화를 냈습니다. 그 전까진 그렇게 지속적으로 화를 낸 적이 없었습니다. 저한테 화가 내면 그 애는 그냥

'알았어, 엄마. 엄마가 그렇게 생각하고 싶으면 그렇게 생각해' 하고는 문을 쾅 닫거나 그 비슷한 일을 하고 나가버렸지만, 그것으로 끝이었었습니다."

"정확히 말하면 화를 표출한 것이 아닙니다. 대개의 경우 그런 태도는 패배감이나 좌절감을 표출한 것입니다."

"그 애는 왠지 모르겠지만 늘 제게서 상처를 받았습니다. 그 이유를 모르겠습니다. 제가 그 아이에게 가혹한 부모였다는 생각이 듭니다. 제 성격이 그 애에게 상처가 된 겁니다."

"눈물을 쏟으며 말씀하시는군요. 아직도 그 일로 죄책감을 느끼십니까?"

"죄책감보다 왜 그 애를 보다 잘 다룰 수 있는 다른 사람에게 맡기지 못했나 하는 생각이 듭니다. 그 애는 세상에 대한 감수성이라든가, 세상에 대한 이해, 세상에 대한 온화함 면에서 비범한 아이였습니다."

"온화함이라…… 따님은 어린 시절 어떤 아이였습니까?"

"아주 조숙한 아이였습니다. 그 애를 데리고 가는 곳마다 사람들이 그 애의 태도와 수준—그 애가 어른처럼 행동했다고 말하고 싶진 않습니다—어른들의 세계를 이해하는 그 애의 수준에 깊은 감동을 받곤 했습니다."

"정서적으로는 어땠습니까?"

"정서적으로요? 그 애는 아주 사랑스럽고 상냥한 아이였어요. 늘 아주 온화했고, 모든 사람들에게 사랑받는 아이였고, 늘 선생님들이 귀여워하는 아이였어요. 그래도 다른 아이들이 그런 점에 화내는 것 같지도 않았고요."

"누군가 따님을 괴롭히려고 한 적이 있다는 생각은 전혀 안 드시나요?"

"한 번 사건이 있긴 했습니다. 제 어머니와 여동생을 방문하러 루이지애나에 갔을 때였습니다. 제 여동생은 아들만 넷이었습니다. 그중 한 애가 바브라보다 한 살 많고 키도 더 컸어요. 바브라가 열두 살 때쯤이었을 겁니다. 그 애는 그날 사건에 대해 제게 말하지 않았습니다. 캘리포니아에 돌아오고 나서야 그 애는 자기 언니 마거릿에게 사실을 털어놓았습니다. 마거릿이 제게 와서 바브라의 사촌오빠가 바브라를 올라타려고 했다고 말하더군요. 집 안에 두 사람만 있었을 때랍니다. 바브라는 그 일로 화가 머리끝까지 났답니다. 제가 마거릿에게 이렇게 물었던 것이 기억납니다. '아니, 그 앤 대체 왜 나한테 말하지 않았다니?' 그러자 마거릿이 말했습니다. '도리스 이모가 엄마의 언니니까 자기가 이르면 엄마와 이모 사이에 큰 분란이 일어날까봐 그랬대.'"

이후로도 베티와 나는 바브라의 병과 죽음에 대해 많은 대화를 나누었다. 바브라의 암 진단 당시 베티는 녹색당 후보로 선거에 출마한 상황이었다. 그녀는 딸과 시간을 보내기 위해 후보직을 사퇴했다. 나는 그 결정이 어렵게 생각되진 않았느냐고 물었다.

"그다지 어렵지 않았습니다. 딸과 제가 서로를 필요로 한다는 것이 제 느낌이었습니다. 그러나 제 성격 속엔 늘 바브라를 화나게 만드는 무언가가 있었습니다. 그 애가 감당하기에는, 제 목소리가 너무 컸고 행동은 현란했습니다. 저보다 훨씬 약한 그 애의 체질에, 저는 너무 버거운 존재였습니다─그게 제가 유일하게 상황을 설명할 수 있는 길입니다. 저는 목소리도 너무 크고, 의견도 너무 확실하고, 행동도 너무 공격적인 사람입니다. 그 애는 저와 정반대 성격입니다. 그 애는 여러 일들에 대해 심사숙고하기를 좋아하고, 조용하고, 다른 사람의 성격에 대해 전체관적인 견해를 가지려고 노력하는 성격입니다."

"따님께서 자신이 바라는 모습보다 엄마의 모습이 재판관을 더 닮았다고 생각했다는 말씀처럼 들리는군요."

"그 애는 늘 제가 재판관 같다고 비난했습니다. 제가 잠시 곁에 있을라치면 그 애는 저더러 가라고 말했습니다. 그 애는 제 존재를 못 참겠으면 늘 그렇게 말하곤 했습니다. 그리고 제가 있으면 피곤하니 휴식이 필요하다고 말하곤 했습니다."

"마지막 달들 동안 있었던 일입니까?"

"네."

"따님이 왜 그랬다고 생각하시나요? 여사님은 사람을 피곤하게 하는 분이 아니실 텐데요. 다른 사람을 피곤하게 하는 사람 같은 건 없습니다."

"조금만 같이 있다 보면 제 성격이 그 애를 피곤하게 만들었을 겁니다―너무 세니까요."

"언제 다른 사람들이 피곤해하지요?"

"같이 일할 때 그렇습니다. 아마도 선생님께서는 저와 함께 있는 게 그 애에게 일이었다고 생각하시겠죠."

"따님께서 여사님과 함께 있으면 마치 열심히 일하듯 행동해야 했다는 말이지요."

"아하……."

"제가 왜 이런 말을 하는지 지금 궁금하실 겁니다. 제 말을 열린 마음으로 들으신다면 여사님은 아주 특별한 분이실 겁니다. 어쨌든 여사님의 온 생애는 진리를 찾는 과정이었습니다. 저는 그것을 알고 이해합니다. 그러니까, 바브라는 여사님께서 전혀 안정을 찾지 못하던 때에 여사님 인생에 등장했습니다."

"맞습니다."

"따님을 임신하셨을 당시 여사님은 존과의 관계에서 막바지를 지나고 있었습니다. 그리고 여사님은 철저히 외롭다고 느끼고 계셨습니다. 여사님은 동반자가 없다고 느끼고 있었으며, 남편이 지적으로 흥미로운 사람이라 해도 정서적으로 지극히 외롭다는 걸 깨닫기 시작하고 있었습니다. 여사님이 남편과의 관계를 벗어난 방법은 월리와 관계를 맺는 방법이었습니다. 그 후 여사님은 아이들을 데리고 캐나다 서부로 도피합니다. 존이 바브라 엘렌만 빼고 나머지 모든 사람들을 구속하는 일이 마침내 끝나게 됩니다. 따님은 삶이 시작된 순간부터, 여사님 인생에 갑작스럽게 생겨난 끔찍하게 큰 공백을 채워줘야 했습니다.

스트레스의 본질은 사람들이 흔히 생각하는 내용만은 아닙니다. 스트레스의 본질은 전쟁이나, 경제적 손실이나, 누군가의 죽음 같은 외부적인 스트레스가 아니라, 다른 사람에게 자신을 적응시켜야 하는 내부적인 스트레스입니다. 암, ALS(근위축성 측색 경화증), MS(다발성 경화증), 류머티즘 관절염, 이런 류의 모든 질환들은 제가 보기에는, 자신을 독립된 인간으로 보는 인식이 빈약한 사람들에게 발생합니다. 말하자면, 감성적 측면에서는, 그런 사람들은 예술 분야에서 혹은 지적으로 큰 업적을 쌓을 수 있습니다. 그러나 정서적 측면에서는, 그들은 자아의식의 '분화(부모로부터 심리적으로 독립하여 성숙한 성격을 갖게 되는 일. 뒤에 더 자세한 설명이 나온다-옮긴이)'가 덜된 사람들입니다. 그들은 자신의 참모습이 무엇인지 결코 인식하지 못한 채, 다른 사람들에게 반응하며 살아갑니다.

바브라가 이 남자 저 남자를 방황하며 살았던 일은, 그녀에게 붙잡고 의지할 만한 자아의식이 충분하지 않았다는 걸 보여줍니다. 그녀는 한 남자와의 관계가 끝나면 자신이 무사하다는 생각을 가지려고 다른 남자와 관계를 맺었습니다. 이런 태도에 그녀의 중독 증세까지 한몫 거들었습니다.

　　따님은 여사님께서 정서적으로 특히 빈곤하고 지쳤을 때 여사님의 인생에 등장했습니다. 저는 따님의 조숙했던 지능 발달이, 영리하고 예민한 아이들의 정서적 환경이 그들을 충분히 지지해주지 못할 때 생기는 현상이라고 생각합니다. 그들은 그 대신 자신을 지탱해주는 강력한 지능을 발달시킵니다. 바로 이런 이유로 그들의 지적인 성숙과 어른들과의 관계 능력이 생겨납니다. 저도 어렸을 적에 사람들이 아주 조숙하다고 말하곤 했습니다. 저도 제가 늘 그렇다고 생각했습니다. 그런 생각을 가져야 아주 조숙하게 보일 수 있기 때문입니다. 그러나 정서적으로 바라본다면 저는 지극히 미숙했습니다. 지금 제 나이가 58세인데도 저는 아직도 성장 중입니다.”

　　“참 재미난 이야기군요.”

　　“아이들은 감당할 두뇌만 있으면, 한 영역에서 발달하지 못한 것이 다른 영역에서 과잉 발달합니다. 바브라는 안도감을 느끼기 위해 지능을 엄청나게 발달시켰습니다. 저는 그게 여사님께서 따님이 어렸을 때 필요로 하던 정서적 자양분을 제공하지 못했기 때문이라고 생각합니다.”

　　“저도 그렇게 생각합니다.”

　　“부모 편에서 자식과의 관계 유지를 위한 일을 다 하지 못하면, 아이가 대신 해야 합니다. 아이는 착한 소녀가 되는 식으로 그 일을 합니다. 아이는 조숙하고 지적으로 성숙해지는 식으로 그 일을 합니다. 열세 살에서 열

네 살 무렵 아이가 추상적인 사고가 가능한 나이가 되고 뇌 안에서 연결 사고가 일어나게 되면, 아이는 갑자기 엄마의 지적인 공명판이 됩니다. 두 사람의 관계는 아이의 욕구보다 엄마의 욕구에 더 많은 근거를 둡니다. 사촌오빠가 올라탄 사건에 대해, 아이는 엄마에게 말하지 않음으로써 엄마를 정신적 고통에서 보호합니다. 아이는 엄마가 그 사건을 모르게 합니다. 아이가 엄마를 보호하는 형국인 것입니다.

아이는 가족의 평화를 지키고 싶어 합니다. 그런데 그런 일은 아이가 맡을 역할이 아닙니다. 아이의 역할은 엄마에게 가서 '엄마, 그 나쁜 놈이 저를 올라타려고 했어요! 가족의 평화고 뭐고 그런 건 꺼지라고 해요!'라고 말하는 것입니다. 저는 바로 그런 고자질이 여사님께서 따님께 바랐을 행동이라고 생각합니다. 이런 모든 일은 고의로 행해진 일이 아닙니다. 그것들은 모두 여사님 자신의 아동기 경험으로 거슬러 올라갑니다.

저도 여사님께서 바브라에 대해 묘사한 것과 매우 비슷한 관계를 제 큰아들 녀석과 맺어왔습니다. 한번은 녀석이 제게 이렇게 말하더군요. '아빠, 아빠가 어디서 끝나고 제가 어디서 시작하는지 모르겠어요.' 바로 그런 식이죠. 저는 늘 아이들이 제게 화를 내도 걱정이 안 된다고, 다만 아이들이 화를 충분히 내지 않을까 그것만 걱정이 된다고 말해왔습니다.

바브라의 생애 마지막 여섯 달 동안 여사님께서 지켜보신 따님의 모습은, 그제야 비로소 바운더리를 설정하기 시작한 모습이었습니다. 따님은 '아니오'라고 말하면서, 그동안 억압하고 있던 화를 밖으로 표출한 것입니다."

"맞습니다⋯⋯."

"제가 감지한 바로는 그렇습니다. 제가 만나는, 암이나 비슷한 질환에 걸린 모든 환자들은 '아니오'라고 말하면서 거절 의사를 밝히거나 화를 표출하는 일에 어려움을 겪은 사람들입니다. 그들은 화를 억누르는 경향이 있고, 기껏해야 냉소적으로 꼬아서 표출합니다. 하지만 그들은 결코 직접적으로 화를 표출하지 못합니다.

저는 바브라에게는 여사님과의 관계 유지가 엄청나게 부담되는 일이었다고 생각합니다. 아주 조심스럽게 따님에게 이 문제를 거론했던 것이 기억납니다. 제게 따님은 뭔가 변화가 일어나고 있다고 넌지시 말했습니다. 하지만 따님은 말을 많이 하고 싶어 하지 않았습니다. 따님은 깊숙이, 자신의 내면으로 침잠했습니다—저는 따님에게 완전한 이방인이었습니다. 따님은 제게 속마음을 솔직히 털어놓는 일을 시작조차 하지 않았습니다."

"솔직하게 속마음을 털어놓은 일이 그 애로서는 쉽지 않았을 겁니다. 사실 그 애는 지난 몇 개월간 동안 자기한테 와서 같이 마리화나나 피우자고 부탁하곤 했었습니다. 그러면 한결 편한 마음으로 이야기를 나눌 수 있을 거라면서요." 베티의 말이다.

"어땠습니까?"

"좋았지요. 그 애가 자신에 대해 말을 했기 때문입니다. 그 애는 이렇게 말하곤 했습니다. '엄마, 암이 무엇인지 모른다는 느낌이 들어요. 하지만 어쨌든 그게 저를 찾아왔어요. 꼭 손님처럼 저를 방문하러 온 것 같아요.' 그 애는 이렇게 말했습니다. '제가 암을 제 몸에 초대했어요.' 제가 깜짝 놀라 이렇게 말했던 것이 기억납니다. '바브라, 무슨 말인지 이해가 안 되는구나.' 그 애가 말하더군요. '글쎄요. 그건 제가 암을 삶의 일부로 경험하고 있기 때문이에요. 그리고 엄마도 제 삶의 일부예요. 제 암에는 엄마 몫도

있어요, 엄마.'

당신은 뭔가 다른 사실을 알고 계십니다, 가보 선생님—그 애가 죽기 전날 밤 누군가를 보았답니다. 웬 남자가 이야기를 나누기 위해 찾아왔는데 자기는 아직 준비가 안 되었다고 말했다더군요. 다음 날 밤 그 애가 말했습니다. '그 남자—그가 왔으면 좋겠어요.' 제가 말했어요. '어떤 남자? 의사를 불러주길 원하니?' 그 애가 말했어요. '아니요. 저를 위해 찾아왔던 남자요. 제가 아직 준비가 안 되었다고 말했던 남자요.' 그 애는 이제는 준비가 되었다고 말했습니다.

그 일이 있기 몇 시간 전 저는 그 애에게 혹시 병에 지쳤다면 더 이상 그것을 붙잡고 있을 필요가 없다고 말했습니다. 저는 '괜찮다'고 말했습니다. 그때 그 애가 그 남자에 대해 이야기했습니다. 그 애는 제게 이제 준비가 되었다고 말했습니다. 그리고 그 애는 그날 아침 8시에 숨을 거두었습니다. 혹시 엘리자베스 퀴블러-로스Elizabeth Kubler Ross(1926~2004. 죽음을 목전에 둔 사람들의 심리 상태를 5단계로 나누어 설명했던 스위스 출신 미국 정신건강의학과 의사. 임사 체험 연구의 개척자다-옮긴이)가 말한 죽음에 관한 내용을 읽어보신 적이 있나요? 선생님은 그 애가 죽음의 천사…… 죽을 때 우리를 찾아오는 이에 대해 말한 지점이 어딘지 알고 계십니다. 그런 이야기는, 정말이지 뒷덜미를 오싹하게 만듭니다."

"그 이야기가 왜 여사님께 섬뜩했나요?"

"글쎄요. 그 말씀은 정말 죽음의 천사 같은 존재가 있다는 말씀입니까?"

"그게 꼭 그런 이야기여야 하나요? 우리의 정신이 어떤 경험을 하게 되면 우리는 그것을 영상으로 바꿉니다. 어떤 일이 발생하면 거기에는 보다 깊은 의미가 존재합니다. 그러나 우리의 정신은 그것을 생각이나 영상을 통해서만 경험할 수 있을 뿐입니다."

베티는 마지막으로 결정적인 질문 하나를 던졌다. "왜 부모는 자기 아이들의 고통을 볼 수 없는 걸까요?"

"저도 같은 질문을 저 자신에게 물어야 했습니다. 아마 그건 우리가 자신의 고통을 보지 못하기 때문일 겁니다. 여사님께서 쓰신 회고록《클레이요쿼트》를 읽으면서, 저는 부인께서 아직도 자신의 고통을 인식하지 못하고 계신다는 증거를 발견했습니다. 그러니 여사님께서 바브라의 고통을 똑똑히 보는 일 역시 불가능했을 것입니다.

만약 여사님께서 따님 일을 단지 여사님과 따님 사이의 일이라는 관점으로만 생각하신다면 죄책감을 더 많이 느끼실 것입니다. 그리고 스스로 여사님께 공정하지 않을 수도 있는 비난을 하실 것입니다. 사실, 여사님 자신도 특별한 양육 방식과 특별한 종류의 삶의 산물이십니다. 여사님의 삶은 늘 자기 자신을 찾으려고 애쓰고, 세상의 진실을 찾으려고 애쓰던 삶이었습니다. 그건 그야말로 투쟁이었습니다. 여사님께서 설명하신 성장 환경 출신으로서, 그런 성취를 이룩해내셨다는 건 정말 놀라운 일입니다. 그런데도 제 이야기를 확실히 듣고 싶으신 겁니까?"

"부디, 계속하세요."

"여사님은 바브라에게뿐만 아니라 여사님의 '훌륭하신' 어머님께도《클레이요쿼트》를 헌정하셨습니다. 여사님의 어머님은 당연히 훌륭한 분이셨겠죠. 하지만 여사님께서 책에 쓰신 걸 보니, 여사님이 어머니에게 얼마나 화가 났는지, 그리고 어머니에 의해 얼마나 상처를 입었는지 충분히 인식하지 못하고 있었습니다. '내 어머니는 따뜻하고 사랑을 베푸는 분이셨지만, 나는 어머니가 오빠와 여동생만 편애하신다는 걸 알고 있었다. 어머니는 사랑이 가득 찬 분이셔서 그중 일부가 넘쳐나 내게 쏟아지기도 했다.' 그런 상황이 실제로는 어린아이에게 어떻게 느껴질까요―이 글의 관점은 누구의 관점이지요?"

"저는 결코 사랑받지 못한다는 느낌을 받지 않았습니다."

"물론 여사님은 사랑받지 못한다는 느낌을 받지 않았습니다. 그리고 여사님의 어머니께서 여사님을 사랑하지 않았다고 말하려는 것이 아닙니다. 하지만 여사님께서 사랑받지 못한다는 느낌을 받지 않았던 것은, 부분적으로는 그런 일과 관련된 고통을 여사님께서 차단해버렸기 때문입니다. 여사님은 이렇게 적고 있습니다. '다 자라고 난 후 나는 은밀히 알고 있었던 편애 문제를 가지고 어머니에게 한번 대든 적이 있었다. 그러자 어머니는 상처를 받으시며 놀라시더니, 혹시 당신이 다른 두 형제에게 더 많은 관심을 기울였다면, 그건 그들이 나보다 더 관심을 필요로 했기 때문이며, 나는 늘 정신적으로 더 독립적이었다고 말했다.' 이 말은 여사님께서 어머니를 보호하고, 자신을 정신적으로 독립된 사람처럼 보이게 하고, 상처받은 솔직한 감정을 회피하기 위해 만든 책략이었습니다. 그건 여사님 자신의 고통을 억압하는 일이었습니다."

'나는 어머니가 오빠와 여동생만 편애하신다는 걸 늘 알고 있었다. 하지만 어머니는 사랑이 가득 찬 분이셔서 그중 일부가 넘쳐나 내게 쏟아지기도 했다'는 내용 역시 그 경험에 대한 정서적 실체로부터 멀어지려고 애쓰는 성인의 관점입니다. 아이의 관점이라면 달랐을 것입니다. 이 일이 실제로는 어떻게 느껴졌습니까?"

"여동생이 가끔 숨이 멈추고 얼굴이 새파래지곤 했는데, 그 때문에 관심이 쏟아지는 것이 화가 났다는 생각이 듭니다. 그 애는 공부를 잘해서 나중에 공인 간호사가 되었고, 간호학 학위도 받았고, 네 명의 아이까지 두었습니다. 하지만 그 애는 약물중독에 알코올중독이었습니다. 그리고 과다복용으로 쉰 살도 안 돼서 세상을 떠났습니다. 부모님께서 그 애와 함께 노력했었지요…… 특히 어머니께서 그 애와 필사적으로 노력했습니다."

"신속히 부모님 옹호에 뛰어드시는군요."

"저도 부모이기 때문입니다."

"저는 여사님께서 부모님과의 관계에서 받았던 자신의 고통을 무시하고 변명을 하고 있기 때문이라고 생각합니다. 여사님께서 꾸셨다는 악몽들은……."

"저처럼 아이스티를 몽땅 다 마시는 사람은 누구나 악몽을 꿉니다."

"악몽이란 우리의 가장 깊은 불안과 관련이 있습니다. 아이는 침대 밑에 괴물이 있다고 무서워합니다. 그러면 사람들은 불을 켜고 그곳에 괴물이 없다는 걸 아이에게 보여줍니다. 그래도 곧바로 아이는 괴물을 무서워합니다. 아이가 실제로 무서워하는 것이 무엇일까요? 아이는 보호받지 못하는 걸 두려워하는 것이고, 부모와 충분히 연결되어 있지 않는 걸 두려워하는 것입니다. 아마 부모에게 뭔가 괴물 같은 측면이 있는 것인지도 모르겠습니다…… 아마 부모가 화가 나 있어서 아이가 실제로 겁을 먹고 있는 것인지도 모릅니다. 아이는 이런 모든 공포를 갖고 있습니다. 따라서 아이의 마음이 괴물이라는 영상을 만들어내는 것입니다."

"제가 꾼 악몽들은 아버지와 관련된 것들이었습니다. 저는 아버지를 혐오했습니다. 그리 오래 되지 않은 얼마 전에 오빠와 이야기를 나눈 적이 있었는데, 오빠 말이 아버지가 엄청나게 윽박지른 적이 있다더군요. 그 모든 일에도 불구하고 오빠는 항공 엔지니어가 되었습니다. 오빠도 평생 알코올중독자로 살고 있지만 어쨌든 제구실을 합니다. 사실 오빠는 자기 분야에서 출중한 사람입니다. 얼마 전 오빠가 말하더군요. '베티, 아는지 모르겠지만 사실 나는 어렸을 때 네가 겁도 없이 아버지에게 대드는 걸 보고 늘 부러웠다.' 오빠의 이 말은 사실이 아니었습니다—아버지 앞에만 가면 저는 꽁꽁 굳어버렸습니다. 다만 약간 저항했을 뿐입니다. 오빠에게는 마음속으로 제가 자유의 투사였을 겁니다. 오빠는 아버지에게 한 마디도 못하는 사람이었거든요. 아버지는 오빠가 공부만 한다고 '계집애 같은 놈'이라고 불렀습니다."

"아버지에 관한 악몽을 꾼 다른 이유는, 여사님께서 아버지에 대한 감정을 어머니께 말할 수 없었기 때문입니다."

"제가 뭐라고 말해야 했겠습니까? '아빠가 정말 싫어. 엄마는 도대체 아버지하고 뭘 하는지 모르겠어'라고 말했어야 합니까?"

"아닙니다. 그냥 '엄마, 난 아빠가 정말 싫어' 하면 되지요."

"그래봤자 도움이 안 됐을 겁니다. 성경에 어머니와 아버지를 공경하라고 쓰여 있잖아요."

"어머니가 그런 관계를 맺고 있다고 해서 비난하는 것이 아닙니다—어머니는 어머니 나름대로 사연이 있는 법입니다. 어머니는 싸움을 잘할 수 없고, 판을 뒤엎을 수 없는 사람입니다. 그러나 아이 입장에서, 더 큰 상처

158

는 엄마와의 경험입니다. 누구나 엄마 몸에서 나와 엄마와 관계를 맺습니다. 엄마는 우리에게 우주입니다. 우리를 실망시키는 우주입니다. 아버지가 학대와 위협을 가하는 인물로 등장하면, 그 우주가 우리를 보호해주거나 보호해주지 않거나 합니다.

자, 저는 그런 일이 어머니의 잘못이라고 말하려는 것이 아닙니다. 그런 일은 사회 속에서의 여성의 위치, 그리고 사람들이 맺게 되는 대인 관계와 관련이 있습니다. 저는 그저 아이의 경험에 대해서만 말하고 싶습니다. 아이는 의식적으로 알지는 못하지만, 사실상 엄마에 의해 버려졌다고 경험합니다. 여사님께서 '그래봤자 도움이 안 됐을 겁니다'라고 말씀하셨을 때, 진짜 말뜻은 어머니께서 여사님의 밑바닥 감정을 어떤 식으로든 들어주지 않았을 것이라는 것입니다. 우리는 그런 일을 상처로 생각하지 않는 경향이 있습니다. 그러나 그건 어떤 상처보다 더 깊은 상처입니다.

도로시 디너스타인Dorothy Dinnerstein이 쓴 《인어와 미노타우로스The Mermaid and the Minotaur》라는 훌륭한 페미니즘 책이 있습니다. 그 책은 아동의 초기 양육 과정에서 여성들이 맡는 독점적 역할이 어떻게 아동의 발달을 왜곡시키는지에 대해 논하고 있습니다. 미성숙한 남성과 결혼하게 되면 여성은 남편의 어머니이기도 합니다. 그렇게 되면 여성은 아이들에게 필요한 개방적 태도와 에너지를 못 갖게 됩니다. 결국 어머니의 애정을 차지하는 면에서 여사님의 진짜 라이벌은 여동생이 아니라 아버지였습니다."

"참 묘하네요. 여동생이 죽기 전 어느 날, 우리 세 형제가 모여 아버지 이야기를 한 적이 있었습니다. 그날 보니 제가 아버지에 대해 느꼈던 적개심은 여동생과 오빠가 느꼈던 적개심에 비하면 아무것도 아니더군요. 둘

다 아버지를 지독히 증오했습니다. 아버지 이야기를 하고 있는데 어머니께서 방으로 들어오시더니 말씀하셨습니다. '너희도 알겠지만 너희가 아버지 이야기를 할 때면 난 너희에게 화가 난다. 너희 아버지는 착한 사람이었어.' 어머니는 이런 말씀도 하셨습니다. '물론 너희 중 누구에게라도 내가 충분한 관심을 보였다고 생각하진 않는다. 다시 할 수 있다면 너희 모두에게 관심을 더 쏟고 아버지에게는 좀 덜 쏟았을 텐데.'"

"아마 그랬을지도 모르죠. 하지만 어머니께서는, 아버지께서 받았던 관심이 사실 그가 요구한 관심이었을 뿐이었다는 것을 깨닫지 못하실 것입니다. 만약 어머니께서 관심을 덜 쏟으셨다면 아버지는 그것 때문에 어머니를 고통스럽게 만드셨을 겁니다."

정도의 차이는 있지만, 바브라 엘렌, 약물 과다 복용으로 죽은 그녀의 이모, 알코올중독에 빠진 그녀의 외삼촌, 용감했던 어머니 베티, 그리고 베티의 자녀들 모두가 지나친 요구만 하던 베티 아버지의 미성숙함과 베티 어머니의 자기주장 결핍 때문에 고통을 겪은 사람들이었다. 그리고 이들 부모 역시 고통을 겪은 사람들이었으며, 수세대에 걸쳐 내려오는 무거운 짐을 짊어진 사람들이었다. 그러니 비난당할 사람은 아무도 없다. 단지 바브라 엘렌의 유방암 발병에 일조를 한, 수세대에 걸친 가족사가 있을 뿐이다.

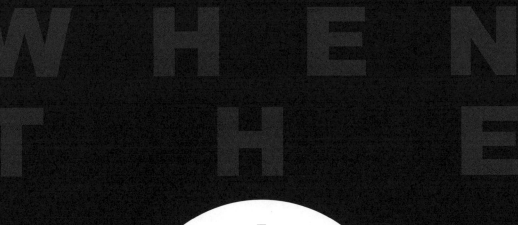

7

만인을 돌보고 싶었던 코미디언의 비극

스트레스, 호르몬, 억압, 그리고 암

When the Body Says No

《해리슨의 내과학 원리*Harrison's Principles of Internal Medicine*》제12판에는 "대
다수의 폐암은 흡연을 통해 섭취하는 발암물질과 종양 촉진 물질들에 의
해 유발된다"고 적혀 있다. 이 설명은 그 안에 담겨 있는 진실에도 불구하
고 과학적으로 부정확하다.

흡연이 폐암을 일으키는 정도는 사실 깊은 물에 던져진 사람이 익사하
는 정도와 같은 수준이다. 깊은 물에 빠지는 일은 구명조끼가 없고 수영할
줄 모르는 사람에게는 치명적이겠지만, 수영을 잘하는 사람이나 구명조끼
를 입은 사람에게는 거의 위험하지 않다. 익사가 일어나려면 여러 요인들
의 조합이 필요하다. 폐암의 경우도 마찬가지다.

흡연은 폐암뿐만 아니라 방광암, 인후암, 다른 여러 기관의 암 발생 위험
성을 크게 증가시킨다. 그러나 논리적으로만 본다면 흡연 자체만으로는

이런 악성종양들을 유발할 수 없다고 말할 수 있다. 만약 A가 B를 유발한다면 A가 존재할 때마다 B가 뒤따라야 한다. 만약 B가 A를 일관되게 뒤따르지 않는다면 A는 그 자체만으로는 B의 유발 요인이 될 수 없다—설령 대부분의 경우 그것이 중요한, 혹은 필요한, 기여 요인일 수 있을지 모른다 하더라도 그렇다. 만약 흡연이 폐암을 유발한다면 모든 흡연자가 이 병에 걸려야 한다.

수십 년 전 영국 흉부외과 의사 데이비드 키슨David Kissen은 폐암 환자들이 종종 "유리병을 밀봉하듯이 감정을 억압하는" 특징적인 경향을 갖고 있다고 보고했다.[49] 키슨은 폐암 환자들이 양성 폐 질환 환자들이나 정상 대조군과 비교할 때 "빈약하거나 제한된 감정 표출 수단을 갖는다"[50]는 자신의 임상적인 느낌을 연구를 통해 입증했다. 키슨은 효과적인 감정 표출 능력이 결핍된 사람들의 폐암 위험성이 대조군에 비해 4배나 더 높다는 사실을 발견했다. 특히 흥미로운 사실은 흡연자이더라도 담배 연기를 깊이 들이마시지 않는 폐암 환자들이, 담배 연기를 깊이 들이마시는 사람들보다 더 심한 감정 억압을 보였다는 것이다. 키슨의 관찰은 폐암 발병에서 감정의 억압이 흡연과 시너지 효과를 빚으며 영향을 미친다는 것을 의미했다. 감정 억압이 심하면 심할수록 암 발병에 요구되는 흡연 피해의 정도는 줄어들었다.

키슨의 통찰은 독일, 네덜란드, 세르비아 공동 연구진이 옛 유고슬라비아 지역 체브렌카 시에서 10년에 걸쳐 실시한 예측 연구에서 극적으로 확증되었다. 이 연구의 목적은 사망률과 심리사회적 요인들의 상관관계에 관한 조사였다. 1만 4,000여 명 인구의 공업 도시 체브렌카가 대상 지역으로 선정된 것은 그곳이 사망률이 높은 지역으로 알려져 있기 때문이기도 했고, 인구 기반이 안정되어 손쉬운 추적 관찰이 가능했기 때문이기도 했다.

거주 시민의 거의 10퍼센트에 이르는 1,000여 명의 남성들과 400여 명의 여성들이 조사 대상자로 선정되었다. 각 대상자에게 1965년에서 1966년 2년에 걸쳐 109개의 설문 문항들에 대한 인터뷰가 실시되었다. 설문 문항들은 불운했던 생활 사건(생애 주요 사건)들, 장기간에 걸친 좌절감, 과도하게 합리적이거나 비감정적인 대처 방식 등의 위험 요인에 관한 내용을 담고 있었다. 콜레스테롤 수치, 체중, 혈압, 흡연 이력 같은 신체적 변수 또한 기록되었다. 기존에 진단받은 질병이 있는 사람들은 연구 프로젝트에서 배제되었다.

그로부터 10년이 지난 1976년이 되자 조사 대상자들 중 600명 이상이 암, 심장병, 뇌졸중, 기타 원인으로 사망했다. 가장 큰 사망 위험 요인—특히 암으로 인한 사망 요인—은 연구진이 '합리성Rationality'과 '반反감정성 Anti-emotionality,' 혹은 R/A라고 부른 요인이었다. R/A를 식별하기 위한 11개의 문항들은 한 가지 성격 특성, 즉 화를 억압하는 특성만 측정했다. "R/A 식별 문항들 중 10~11개 항목에서 '그렇다'고 답한 참가자들의 암 발생률이 다른 참가자들에 비해 무려 40배가량 높았다. 다른 참가자들은 평균적으로 대략 3개 문항에서만 '그렇다'고 답했다…… 우리는 흡연자들의 경우에도 R/A 점수가 10에서 11이 아니면 폐암이 발생하지 않는다는 사실을 발견했다. 이 사실은 혹시 흡연이 폐에 미치는 영향이 있다면, 그 영향이 본질적으로 '민감한 소수'에 국한된다는 걸 암시하는 것이다."[51]

이런 연구 결과가 폐암이 광범위하게 확산되고 있는 지금 상황에서 담배 제품과 제조업체들의 책임을 면제시켜주는 것은 물론 아니다―오히려 그 반대다. 체브렌카 연구에서 폐암으로 사망한 38명의 환자들은 모두 흡연자였다. 연구 결과의 의미는, 폐암이 발생하려면 적어도 담배 한 가지만으로는 충분치 않으며, 감정 억압이 담배가 신체에 미치는 영향을 어떤 식으로든 더 강력하게 만들었을 거라는 것이다. 그렇다면 어떻게 해서 그런 일이 벌어지는 것일까?

심리적인 영향은, 몸의 스트레스 관련 기관들인 신경계, 호르몬 선腺, 면역계, 감정이 감지되고 처리되는 뇌의 감정 중심부 등을 연결하는 상호 연결 작용을 통하여, 악성 질환 발생에 결정적인 생물학적 기여를 한다.

생물학적인 활동과 심리적인 활동은 독립된 활동이 아니다. 각각의 활동은, 그 구성 요소들이 더 이상 별개의, 혹은 자율적인 메커니즘으로 인식되지 않는 단일 슈퍼계(시스템)의 작용을 의미한다. 지난 사반세기 동안 과학 연구는 몸과 정신이 분리되어 있다고 보았던 전통적인 서구 의학의 관점을 밀어내고, 더 사실적이고 더 일원론적인 관점으로 그 자리를 대체해 왔다. 미국의 중진 연구자 캔디스 퍼트Candace Pert는 "면역학, 내분비학, 심리학/신경과학 같은 학문들의 개념 구분은 역사적으로 만들어진 인공물"이라고 쓰고 있다.[52] 정신신경면역학Psychoneuroimmunology―보다 포괄적으로 정확히 말한다면 정신신경면역내분비학Psychoneuroimmunoendocrinology―은, 우리의 행동과 생리적 균형을 조절하는 기관들과 선腺들의 상호 관계 기능을 연구하는 학문 분야의 명칭이다.

뇌, 신경계, 면역 기관, 면역 세포, 내분비선은 여러 경로들을 통해 서로 결합된다. 더 많은 연구가 진행될수록 이런 연결 경로들이 더 많이 발견될 가능성이 높다. 정신 신경 면역 내분비(PNI)계의 공동 임무는 생명체의 발달, 생존, 번식을 보장하는 것이다. PNI계 구성 요소들 사이의 상호 연결은, 내부 및 외부의 잠재적 위협이 감지되면 그 위협에 대해 최소의 비용으로 최대의 안전을 보장하며 행동이나 생화학적 변화들을 조절하여 반응할 수 있게 해준다.

PNI 슈퍼계의 다양한 구성 요소들은 신경계의 연결 작용(최근 들어서야 그중 일부가 확인되고 있다)에 의해 밀접하게 연결된다. 예를 들면 면역 중심부—과거에는 호르몬에 의해서만 작동된다고 여겨졌다—에는 광범위하게 신경이 공급되어 있다. 이른바 제1차 면역 기관이라고 불리는 기관이 골수와 심장 앞쪽에 위치한 흉선胸腺이다. 골수와 흉선에서 성숙된 면역 세포들은 비장과 림프선을 포함하는 제2차 림프 기관들로 이동한다. 중추신경계에서 방출된 섬유 물질이 제1차 림프 기관과 제2차 림프 기관들에 공급되면서, 뇌에서 면역계까지 즉시 소통이 가능해진다. 호르몬을 생산하는 내분비선들 또한 중추신경계와 직접 결속되어 있다. 이렇게 해서 뇌는 갑상선과 부신, 혹은 고환과 난소 및 다른 기관들과 직접적인 '대화'를 할 수 있게 된다.

한편 내분비선에서 나온 호르몬과 면역 세포가 생산해낸 물질들도 뇌 활동에 직접적인 영향을 미친다. 이런 모든 공급원들로부터 나온 화학물질은 뇌 세포 표면에 있는 수용체에 달라붙고, 그 과정을 통해 생체의 활동에 영향을 미친다. 우리는 모두 면역 활동이 뇌에 미치는 작용을 설명하는 의학 용어로서, '질병 반응'이라고 불리는 반응을 경험한 적이 있을 것이다. 면역 세포들에 의해 분비되는 사이토카인이라 불리는 일군의 화학

물질이, 아픈 상태에서 일터로 나가게 하는 느낌들—예를 들면 열, 식욕 부진, 피로, 늘어나는 수면 욕구—을 유발할 수 있다. 불편을 주긴 하지만 이런 식의 신속한 적응 작용이 에너지를 보존하고 질병을 극복하는 데 도움을 줄 목적으로 일어난다. 그러나 이런 화학물질이 부적절하게 분비되면 정상적인 신체 기능이 방해를 받을 수도 있다—예를 들어 과도한 피로나 만성 피로를 유발할 수도 있다.

놀랍게도 림프 세포나 다른 백혈구 세포들도 뇌와 신경계에서 생산되는 거의 모든 호르몬과 메신저 물질들을 제조할 능력이 있다. 심지어 신체 내에 고유하게 존재하면서 어떤 감정을 다른 감정 상태로 바꿀 수 있는 모르핀성 화학물질 진통제인 엔도르핀조차도 림프구에서 분비될 수 있다. 이런 면역 세포들 또한 표면에 호르몬과 뇌에서 생산되는 다른 분자들을 흡수하는 수용체를 갖고 있다.

요컨대 PNI 슈퍼계의 다양한 구성 요소(기관)들을 결속시키는 신경섬유 통합 연결망 말고도, 그들 사이에서는 끊임없는 생화학적 교신이 이루어지고 있는 것이다. 모든 기관들은 서로 간에 주고받는 무수히 많은 생성 물질을 통해 동일한 분자 언어를 말하고, 이해할 수 있고, 나름의 방식으로 동일한 신호에 반응할 수 있다. PNI계는 수많은 메시지들이 동시에 모든 방향에서 들어와 모든 방향으로 빠져나가기 때문에, 늘 불이 켜져 있는 거대한 전화 교환대와 비슷하다고 할 수 있다. 또한 그 결과로 단기적이든 만성적이든 어떤 자극이 PNI계의 한 구성 요소에 영향을 미치면, 그 자극이 다른 구성 요소들에게까지 영향을 미칠 가능성이 생긴다.

무엇이 이처럼 다양한 PNI계의 상호작용을 가능하게 만드는 것일까?

현미경으로 관찰해보면 개별 세포의 표면 위에는 공동 메신저 분자들이 달라붙을 수 있는 무수히 많은 수용체들이 보인다. "과학자들이 밝혀낸 수용체 하나하나에 각기 다른 색깔을 입힌다면, 세포 표면의 모습이 적어도 일흔 가지의 다른 빛깔들─한 유형의 수용체 5만 개, 다른 유형 1만 개, 세 번째 유형 10만 개 하는 식으로─로 구성된 다채로운 모자이크처럼 보일 것이다."[53]

메신저 분자나 대부분의 호르몬들은 기본적인 단백질 구성 원료인 아미노산으로 만들어진다. 이런 아미노산들은 더 긴 아미노산 연결체를 지칭하는 전문용어인 펩타이드라고 불린다. 이 화학물질들은 어느 것도 신체의 한 영역이나 한 기관에만 활동이 국한되지 않는다. 어느 유명한 신경과학자는 전체 펩타이드 집단을 설명하려는 뜻으로 '정보 전달 물질'이라는 용어를 제안했다. 각각의 펩타이드가 한 세포나 한 기관에서 다른 세포나 다른 기관으로 정보를 운반하기 때문이다. PNI계의 모든 구성 요소들에서 방출되는 정보 전달 물질과 그 구성 요소들의 세포들 사이에는 잠재적인 다중 상호작용이 존재한다.

PNI계의 허브(중심축)는 시상하부hypothalamus-뇌하수체pituitary-부신adrenal 연결체, 즉 HPA 축이다. 이 HPA 축의 활동을 통해 심리적인 자극과 신체적인 자극이 위협에 대한 신체의 반응을 작동시킨다. 심리적인 자극은 대뇌 피질 부위와 더 깊숙한 곳에 위치한 뇌의 감정 중심부─대뇌 변연계라고 불린다─등에서 가장 먼저 판단된다. 입력된 정보를 뇌가 위협이라고 해석하면 시상하부는 뇌하수체를 자극하여 부신 피질 자극 호르몬(ACTH, adrenocorticotrophic hormone)을 분비하게 만든다. 뒤이어 ACTH는 부신 피질로 하여금 코르티솔 호르몬을 분비하게 하고 순환시킨다.

이런 일련의 호르몬 반응과 동시에, 시상하부는 교감신경계(도주-응전 반응을 담당하는 신경계)를 통해 부신의 다른 부위인 수질髓質에 메시지를 보낸다. 부신 수질은 도주-응전 반응을 담당하는 호르몬인 아드레날린을 생산하여 분비하고, 아드레날린은 곧바로 심혈관계와 신경계를 자극한다.

HPA 축을 자극하는 강렬한 심리적 요인들은, 생체가 정신적인 스트레스로 해석할 가능성이 높은 것들이다. "불확실성, 갈등, 조절력 상실, 정보 결핍 같은 심리적인 요인들은, 스트레스를 가장 많이 유발하는 자극으로 여겨지며 HPA 축을 가장 활성화시키는 요인들이다. 반대로 조절 의식이나 '완료 행동(심리학 용어. 분명한 자극이나 동인, 충동의 만족에 반사하여 생기는 행동-옮긴이)' 등은 즉각적으로 HPA 축의 억제를 일으킨다.[54]

완료 행동Consummatory behaviour―'완료하다, 완성하다'라는 의미의 라틴어 '콘수마레consummare'가 그 어원이다―은 위험을 제거하거나, 위험으로 일어난 긴장을 완화시키는 행동이다. 앞에서 말했듯이, 스트레스를 유발하는 자극은 포식 동물이나 잠재적인 신체 질병 같은 객관적인 외부의 위협만이 아니며, 그런 자극에는 우리가 꼭 필요하다고 생각하는 무엇인가가 결핍되었다는 내부의 지각도 포함된다. 이런 까닭에 조절력의 상실, 정보의 결핍―그리고 앞으로 살펴보게 되듯이, 충족되지 못한 정서적인 결핍(예를 들어 사랑의 결핍 같은 것들)도 HPA 축을 자극하고 활동을 유발한다. 만일 그런 욕구의 충족이 완료되면 스트레스 반응은 없어진다.

PNI계 내에서 일어나는 생화학적, 신경학적 상호 영향 관계를 이해한다면, 감정이 어떻게 호르몬계, 면역 방어 체계, 신경계와 상호작용을 하는지 이해할 수 있다. 암 발병에는 호르몬계의 교란과 면역 방어 체계의 손상이 일정한 역할을 수행한다. 폐암이 가장 대표적인 사례이다.

기계론적인 관점에서는 암이 독성 물질—예를 들어 연초를 분쇄한 담배 제품—로 인한 세포 DNA 손상의 결과로 생겨난다고 주장된다. 이런 관점은 나름대로 일정 부분 타당하지만, 같은 종류, 같은 분량의 담배를 피우는 흡연자 중에서 왜 일부만 암에 걸리고 일부는 암에 걸리지 않는지, 이유를 명확히 설명해내지 못한다. 그리고 설명되지 못하는 의문들은 계속된다. 왜 어떤 사람들의 세포는 다른 사람들의 세포보다 더 민감한 것인가? 왜 어떤 사람들에게는 DNA 복구가 일어나지만 다른 사람들에게는 일어나지 않는가? 왜 어떤 사람들에게서는 면역계와 다른 방어 체계들이 암을 막아주지만 다른 사람들에게서는 그렇지 못한가? 같은 암이 정확히 같은 단계에서 진단된다 해도, 그리고 다른 모든 요인들—나이, 성별, 수입, 전반적인 건강 상태—이 정확히 같다고 해도, 사람들마다 치료나 병의 진행 과정에서 큰 차이가 나는 것은 어떻게 설명할 수 있는가?

몇몇 암들의 경우는 유전적인 편차가 이런 의문들을 설명해줄 수 있을 것이다. 그러나 유방암의 경우에서 보았듯이, 대다수 환자들의 경우 유전은 암 발병에 큰 역할을 담당하지 않는다. 특히 폐암은 유전적으로 물려받는 병이 아니며, 폐암 유전자의 손상 역시 유전에서 그 원인을 찾기 어렵다.

어떤 악성종양이든 그 전개 과정은 여러 단계를 거치면서 진행된다. 그 첫 번째 단계가 정상 세포가 비정상 세포로 변형되기 시작하는 발생 단계다. 암은 세포 복제에 생긴 병이라고 볼 수 있다. 정상적인 세포분열과 세포 소멸 과정에 어떤 이유에선지 교란이 일어난다. 건강한 자손 세포들을 낳아야 하는 건강한 세포들이 통제를 벗어나, 생체의 생물학적 필요와 무관하게 자기 복제를 하는 기형 복제 세포들로 분열한다. 사실 매일 수백만 개의 정상 세포들이 죽거나 형성되는 과정에서, 자연스럽고 우발적으로 많은 수의 자발적이고 비정상적인 세포 변형이 일어난다. 캔디스 퍼트는 "우리 모두는 매순간 몸 안에서 자라나는 미세한 암성 종양들을 무수히 갖고 있다"고 쓴 바 있다.

담배 연기는 폐 세포의 유전 물질에 직접적인 피해를 입히며 영향을 미친다. 암이 발생하려면 폐 세포 DNA에 적어도, 각각 10개 이상의 기능 장애나 손상이 일어나야 한다고 추정된다. 그러나 신체의 어느 부위든 간에 그런 유전체의 손상만으로는 "종양 생성이 거의 일어나지 않는다. 대부분의 주요한 기능 장애는 일시적인 현상이며, DNA 복구나 세포 소멸로 쉽게 사라지기 때문이다."[55] 다시 말하면 DNA는 스스로 복구가 되며, 세포는 손상된 유전 물질을 복제하지 않고 스스로 죽어버린다―바로 이것이, 의심의 여지 없이, 대부분의 흡연자들이 임상적인 폐암에 걸리지 않는 이유다. 암이 실제로 발생하는 경우는 틀림없이 DNA 복구나 정상적인 세포 소멸 과정 중 하나에 잘못이 일어난 것이다. 오하이오 의과대학 연구진은 심리적 요인이 폐암에 미치는 영향에 관한 1999년 연구에서 이렇게 썼다. "DNA 복구의 결함은 암 발생 증가와 관련이 있다. 그리고 스트레스가 이런 DNA 복구 메커니즘을 변형시킬 수 있다. 예를 들어 한 연구에서 극심한 우울증 증상을 보이는 정신과 입원 환자들의 림프구를 살펴보니, 엑스레이 노출로 손상된 세포의 DNA 복구 능력에 문제가 일어났음이 밝혀졌다."[56] DNA 복구의 결함은 스트레스를 받는 동물 연구에서도 입증된 바 있다.

'아포토시스Apoptosis(세포 자살 혹은 세포 예정사-옮긴이)'라는 용어는 건강한 조직을 유지하기 위해 필요한 세포의 죽음—생리적으로 조절되는—을 일컫는 과학 용어다.

아포토시스는 취약한 유전 물질을 지닌 늙은 세포들을 솎아내고, 건강하고 활기찬 자손 세포들이 들어갈 공간을 확보함으로써, 정상 조직의 변형을 가능하게 해주는 기능을 수행한다. 그런데 "이런 아포토시스는 잘못 조절되면 종양 생성, 자가면역질환, 면역 결핍성 질환, 신경 퇴행성 질환 등 같은 수많은 병리적 이상 현상의 원인이 된다."[57]

HPA 축의 활동을 통해 방출된 스테로이드 호르몬은 여러 가지 방식으로 아포토시스 조절에 도움을 주는 존재다. 반면에 습관적인 감정의 억압은 사람들을 만성적인 스트레스 상황에 처하게 만들며, 만성 스트레스는 신체 내에 부자연스러운 생화학적 환경을 만든다. 비정상적으로 유지되는 스테로이드 호르몬 수치는 정상적으로 프로그램된 세포의 죽음을 방해할 수 있다. 자연 살해(NK) 세포들도 세포의 죽음에 관여한다. 우울증—화의 억압이 감정 기능을 지배하는 상태—은 흡연과 상호 반응하며 NK 세포들의 활동을 저하시킨다.

요컨대 암이 발생하기 위해서는 DNA 결함의 발생만으로는 충분치 않다. DNA 복구의 실패라든가 (혹은) 세포 사멸 조절력의 손상이 필요하다. 스트레스와 감정의 억압은 이 두 과정에 부정적 영향을 미칠 수 있다. 체브렌카 연구진이나 영국 외과의사 데이비드 키슨의 연구는 악성종양 변형의 첫 단계인 발생 단계를 고려할 때 충분한 생리학적 의미를 지닌다.

1999년 〈캐나다의학협회저널Canadian Medical Association Journal〉에 2부로 나

뒤어 발표된 논문에서 연구진은 건강과 질병에서 PNI계가 담당하는 역할에 대해 고찰했다. 연구진은 이렇게 기술했다. "건강한 사람의 경우는 신경 면역 메커니즘이 몸의 주인에게 감염, 부상, 암에 대한 방어 수단을 제공한다. 그리고 면역 반응과 염증 반응을 조절하여 질병을 예방하게 해준다."[58] 다시 말해 질병은 단순히 외부로부터의 공격의 결과물이 아니며, 체내 환경이 교란되기 시작한 취약한 몸의 주인에게 발생한다는 것이다.

암을 발생시키는 변화의 다음 단계들은 촉진과 진행 단계다. 새롭게 생성된 악성종양 세포들은, 그들의 생존을 방해했어야 하는 정상적인 조절 메커니즘을 벗어나면 분열을 계속하여 결국 종양을 만들어낸다. 이 단계에서 체내 환경에 따라 종양의 성장이 방해받을 수도 있고 지원받을 수도 있다. PNI(정신 신경 면역 내분비) 슈퍼계가 이런 역할을 담당한다. 주로 HPA(시상하부-뇌하수체-부신) 축의 호르몬 조절을 통해 활동하는 PNI 슈퍼계는 암의 성장과 확산에 수용적이기도 하고 적대적이기도 하다.

메릴랜드 베데스다에 있는 미국국립암연구소의 유방암과 과장 마크 E. 리프먼Marc E. Lippman 박사는 "개인의 만성적인 심리 상태는 종양의 촉진을 쉽게 하는 데 중요한 역할을 할 수 있다. 그리고 환경적 스트레스의 영향을 위축시키거나 부각시키는 데도 중요한 역할을 할 수 있다"고 말한다. "인간의 내분비계는 심리 상태와 종양의 상호작용을 중재하는 핵심 물질을 제공한다…… 따라서 내분비계에 변화를 일으킬 수 있는 심리적 요인이, 종양의 생물학적 활동에 영향을 미치는 것은 불가피한 일처럼 보인다."[59]

호르몬이 암의 성장과 확산에 미치는 영향은 두 가지다. 첫째, 많은 종양들이 직접적으로 호르몬에 의존한다. 또는 많은 종양들이 난소나 고환처럼 호르몬 작용과 밀접한 관계가 있는 기관들에서 발생한다. 호르몬에 의존하는 암세포는 세포막에 다양한 호르몬—세포의 성장을 촉진시킬 수 있는—을 수용하는 수용체들을 지니고 있다. 호르몬 의존성 암의 한 예가 바로 유방암이다. 일반적으로 많은 유방암이 에스트로겐 의존성으로 이해되고 있으며, 이런 사실에 근거하여 에스트로겐 억제제인 타목시펜이 치료제로 사용된다. 어떤 유방암은 안드로겐(남성 성호르몬), 프로게스틴, 프로락틴, 인슐린, 비타민D, 기타 물질들—모두 HPA 축에 의해 분비되거나 조절되는 물질들이다—을 포함하는, 광범위한 종류의 '정보 전달 물질'들을 수용하는 수용체들을 갖고 있는데, 이 사실은 덜 알려져 있다.

스트레스는 인간의 경험과 동물실험 모두에서 보여지듯이 호르몬 기능을 강력하게 조절하는 요인이다. 한 실험에서 연구진이 암컷 원숭이 집단의 지배 관계를 조작해보았다. 안정적으로 확립되어 있던 지배 패턴을 와해시킨 것이다. 연구진은 기존의 지배 동물들을 강제로 복종하게 만들었고, 복종하던 동물들은 지배적인 지위를 얻을 수 있게 만들었다.

사회적인 복종은 HPA 축과 난소에 호르몬 장애를 유발한다. "원래 지배력을 행사하던 암컷들은 원래 복종하고 있던 암컷들에 비해 코르티솔을 덜 분비했다." 지배하는 암컷 원숭이들은 정상적인 생리를 했고 배란에 앞서 프로게스테론 농도도 더 짙었다. 복종하는 원숭이들은 배란을 덜 했으며 월경 주기도 더 자주 훼손되었다.

실험을 하면서 원래 지배하던 원숭이들이 복종을 하게 되자, 그들의 생식 기능이 거의 즉각적으로 억제되었고 코르티솔 생산이 늘어났다. 복종

을 하다가 새롭게 지배하게 된 원숭이들의 경우는 상황이 반대였다.[60]

난소나 자궁 같은 부인과 기관의 암은 호르몬과 깊은 관련이 있다. 난소암은 여성들에게 일곱 번째로 흔한 암이지만, 암 사망 원인으로 보면 네 번째로 중요한 암이다. 모든 암 중에서 난소암이 종양 대 사망 비율이 가장 높다. 예후가 가장 나쁜 암이라는 뜻이다. 1999년의 경우 2,600명의 캐나다 여성들이 난소암 진단을 받았으며 같은 해에 1,500명이 사망했다. 미국에서는 매년 2만여 명의 여성들이 난소암 진단을 받고, 그중 거의 2/3가 병에 굴복한다. 조기 치료가 매우 효과적이긴 하지만, 병이 진단될 무렵이면 지금의 치료법으로는 가망이 없을 정도로 진행되어 있는 경우가 대부분이다.

이 암의 발생 단계를 판별할 수 있는 효과적인 검사는 아직 없다. 초음파 검사와 CA-125라고 불리는 혈액 검사는, 치료 과정을 모니터하는 데는 효과적이지만 암이 증상을 나타내거나 발생 단계를 넘어 확산되기 전에 발견해내는 도구로서는 신뢰할 수 없다. 보험 설계사 다를렌은 불임 검사를 받던 도중에 난소암 진단을 받았다. "그들이 제 난소를 들여다보기 위해 복강경을 넣었죠"라고 그녀는 말한다. "그러다 암을 발견한 겁니다. 결국 저는 아기는커녕 난소 절제술만 받게 되었습니다."

불임은 널리 알려진 난소암 위험 표지 중 하나이며, 호르몬 요인은 분명히 중요하다. 그런데 불행하게도 상황은 혼란스럽다. 때 이른 초경이나 때 늦은 폐경은 난소암 발생 위험을 증가시킨다. 하지만 임신과 피임약은 위험을 감소시킨다. 이런 패턴은 여성이 배란을 더 많이 할수록 난소암에 더 취약해진다는 것을 의미한다. 반면에 불임―이 경우에는 아예 배란이 일어나지 않는다 — 역시 위험을 증가시킨다. 분명히 이 경우에도 호르몬의 영향은 미묘하고 복잡하다. 여성의 생식 호르몬들에 대해 우리가 확실히 아는 것은, 그 호르몬들이 여성의 심리 상태, 그리고 삶의 스트레스에 지극히 민감하다는 것이다. 호르몬의 기능은, 2001년 피츠버그대학교 연구에서 결론을 내렸듯이, 특정한 성격적 특성과 관계될 수도 있다.

피츠버그 의과대학 연구진은 습관적으로 월경 주기를 건너뛰는 여성들의 심리적 특성과 정상적인 생리를 하는 여성들을 비교했다. 연구진은 특히 '기능성 시상하부성 생리 불순(FHA)'을 겪는 여성들, 다시 말해 정상적인 배란 부재의 원인이 되는 질병이나 질환에 걸리지 않은 여성들에 대해 관심이 많았다. 연구 결과 다음과 같은 사실이 밝혀졌다. "FHA를 겪는 여성들은 기능 장애적인 태도를 더 많이 보였으며, 특히 인정 욕구와 관련해 그런 태도를 보였다. 이 여성들은 우울증에 잘 걸리는 사람들 사이에 널리 퍼진 태도, 예를 들어 완벽주의적 기준, 다른 사람의 판단에 우려를 보이는 태도를 더…… 지향하는 경향이 있었다."[61]

피츠버그 연구진이 밝혀낸 또 다른 중요한 사실은, 생리 불순을 겪는 여성들에게서 미묘하고 심각한 섭식 장애가 발견된다는 것이었다. 섭식 장애는, 뒤에 난소암으로 사망한 여성 코미디언 질다 래드너Gilda Radner의 사례에서 보게 되듯이, 해결되지 못한 아동기의 문제와 불가분의 관계이다. 자신을 보살피는 면에서 문제를 일으키는 스트레스도 건강 악화의 소인이 된다. 피츠버그 연구진은 "FHA를 겪는 여성들은 식습관, 체중, 체중 증가에 대한 두려움, 폭식에 몰입하는 경향에 대해 더 많은 관심을 보였다"고 쓰고 있다.

식습관 패턴은 아동기나 지금의 스트레스에서 비롯된 정서적 문제들과 직접적인 관련이 있다. 무엇을 얼마나 먹느냐 하는 패턴은, 우리가 경험하는 스트레스의 수준이나 힘든 일들을 대처하는 방식과 강력하게 연관된다. 나아가 식습관은 여성의 생식기관에 영향을 미치는 호르몬의 기능에도 깊은 영향을 미친다. 예를 들어 거식증 환자는 종종 생리가 멈춘다.

여성들의 건강 문제에 특별한 관심을 가진 밴쿠버의 내분비학자 제릴린 프라이어Jerilynn Prior는 생리 주기가 정상이고 아무런 증상이 없다고 말하는 여성들에게조차도 미세한 호르몬 이상이 발생할 수 있다는 사실을 발견했다. 그녀는 〈캐나다진단저널Canadian Journal of Diagnosis〉에 "증상이 없고 정상적이며 건강한 생리 주기를 가진 여성들 중에서 대략 1/3가량이 생물학적 원칙에 근거할 때 심각한 위험을 일으킬 수 있는 배란 장애를 갖는다"고 썼다.[62]

프라이어 박사의 연구에서 배란 장애를 일으킨 가장 흔한 원인은 "시상하부나 뇌하수체 선腺에서 난소의 난포로 보내는 신호에 불균형과 조절 결핍 현상이 일어나" 시상하부와 뇌하수체가 난소를 불충분하게 자극한 일이었다. 프라이어 박사는 이런 장애가 "생애 주기에 대한 적응 문제, 체중 변화, 심리적 스트레스, 과도한 운동, 혹은 질병 등에 의해 발생한다"고 썼다.

백혈병이나 림프종 같은 조혈계(혈액 세포를 만들어낸다) 악성종양도 호르몬 의존성이며 부신에서 생산되는 호르몬인 코르티솔에 깊은 영향을 받는다. 부신 피질 호르몬은 백혈병, 그리고 림프종 세포들의 분열과 확산을 억제한다. 혈액성 악성종양은, 부분적으로, HPA계의 만성적인 불균형 상태로 인해 혈액 세포들과 림프 세포들이 정상적인 조절 과정을 벗어날 때 생길 수 있다. 이 유용한 연구는 정신적 스트레스가 이런 병들에 걸린 성인 환자들의 삶에서 중요한 동인이라고 지적한다.

보도에 따르면, 로체스터대학교에서 15년에 걸쳐 림프종 및 백혈병 환자들을 대상으로 실시한 연구에서 악성종양들이 "불안, 슬픔, 화, 절망 같은 감정을 만들어내는 정서적 결핍과 정서적 분리의 상황에서 쉽게 발생했다"고 밝혀졌다고 한다.[63]

스트레스 호르몬인 코르티솔과 유사한 합성 제제들은 백혈병과 림프종 치료의 주요 구성 요소들이다. 흥미롭게도 백혈병 세포 복제 차단에 필요한 유사-코르티솔 호르몬의 양은, 정상적으로 기능하는 체내에서 이용할 수 있는 양보다 조금 더 많을 뿐이다. 백혈병의 경우 코르티솔 수치가 일시적으로 상승하는 급성 스트레스의 발생이 가끔 증상의 완화를 가져오기도 한다. 작곡가 벨라 버르토크Béla Bartók가 병에 걸렸던 동안 일어났던 일도 이 같은 일시적인 증상 완화였다고 생각된다.

여기서 우리는 오직 급성 스트레스가 발생할 때 생기는 일시적인 코르티솔 증가 현상만 건강에 유익하다는 것을 기억할 필요가 있다. 만성 스트레스를 겪고 사는 사람들에게는 코르티솔 수치가 만성적으로 증가하는 현상이 건강에 이롭지 않다.

모국 헝가리를 떠나 망명 생활을 하면서 백혈병으로 고통받으며 살았던 버르토크는, 보스턴 심포니 오케스트라 지휘자 세르게이 쿠세비츠키Sergey Koussevitsky로부터 신곡 작곡을 의뢰받은 적이 있었다. 그러자 이 작곡가의 증상이 자연스럽게 완화되기 시작했고, 이 증상 완화는 신곡이 완성될 때까지 지속되었다. 이 일은 충분히 그랬을 가능성이 높다. HPA 축에 의해 유발된 코르티솔과 PNI계의 다른 호르몬들이 증상 완화에 기여하면서, 버르토크로 하여금 20세기 음악의 고전이 된 '오케스트라를 위한 협주곡'을 창작하게 한 것이다.

스트레스에 민감한 HPA 축과 대뇌 변연계에 의해 조절되는 호르몬들은, 호르몬 의존성 악성종양에 미치는 직접적인 영향 말고도 다른 신체 조직들에도 작용하면서 암 발생에 영향을 미친다. 호르몬에 민감한 이런 조직들 중에는 면역계도 있다.

암은 관습적으로, 우리의 몸이 전쟁을 치러야 하는—다른 나라의 공격을 받는 나라처럼—외부의 침입자로 생각된다. 이런 생각은 그 단순한 면에서는 위안을 줄 수 있을지 모르지만, 진실을 왜곡하는 생각이다. 첫째, 담배 같은 외부 발암물질이 존재하기는 하지만 암은 부분적으로 신체 내부의 과정이 무언가 잘못된 결과물이다. 그리고 대부분의 암은 담배처럼 확인된 발암물질이 존재하지도 않는다. 둘째, 국소적인 차원에서건 몸 전체를 통틀어서건, 신체 내부의 환경이야말로 악성종양이 자라느냐 사라지느냐를 결정하는 데 중요한 역할을 한다. 다시 말해 정상 세포의 악성 변형은, 적어도 암의 유형과 관련이 있는 것만큼이나 몸의 생물심리사회적 상태와 연관된 수많은 요인에 의존한다.

암은 세포의 표면이 체세포 단백질과 다른 분자 형태를 보이는 단계에 이르면, 반드시 다양한 면역 반응에 의해 파괴되어야 한다. T세포들이 독성 화학물질을 지닌 암을 공격해야 하며, 그것과 맞서 싸우는 항체가 형성되어야 하고, 특정 혈액 세포들이 그것을 먹어치워야 한다. 그런데 만성적인 스트레스 상황에서는 면역계가 심각한 혼란에 빠져서 변형된 복제 세포들을 식별해내지 못하기도 하고, 너무 약해져서 변형 세포들에 대한 공격을 하지 못하기도 한다.

국지적으로 생산되는 다수의 화학물질들(어떤 물질들은 암세포 자체에서 분비된다)도 종양의 성장과 발달에 관여한다. 이 화학물질에는 성장 인자, 제어 물질, 다양한 메신저 분자들이 포함된다. 이 화학물질들의 복잡한 균형 관계는 종양을 억제하는 방향과 성장시키는 방향 둘 중 한쪽으로 기울어진다. 여기서는 단지 이 같은 일련의 생화학적 반응들이 PNI계에 의해, 특히 호르몬과 다른 정보 전달 물질들로부터 깊은 영향을 받는다는 말을 하는 것으로 족할 것이다.

마지막으로 정서적인 상태는 암 전이의 예방과 촉진에 지극히 중요하며 악성 세포들이 본래의 위치에서 다른 부위들로 이동하는 데도 매우 중요하다.

대중에게 널리 알려진 속설에 의하면 암은 다른 곳으로 전이되기 전에 "일찌감치 탐지해내야 한다." 그런데 생물학적 진실은 이와 사뭇 다르다. 종양을 탐지할 수 있는 정도가 될 때쯤이면, 이미 많은 경우 전이가 일어난 후다. 영국의 종양학자 베즐 스톨Basil Stoll은 "꽤 많은 비율의 조기 암들의 경우, 종양이 처음 진단될 때쯤이면 이미 숨어서 하던 전이 활동을 벗어난 상태"라고 지적했다.[64] 그러나 대부분의 전이 활동들은 사라지거나 장기간의 휴면 상태에 있다.

배증倍增 시간—종양 덩어리가 두 배로 커지는 데 필요한 시간—은 암의 유형에 따라 차이가 나며, 같은 암 유형 내에서도 큰 편차를 보인다. 피부나 유방처럼 종양이 쉽게 접근할 수 있는 신체 조직에서조차도 종양이 임상적으로 눈에 띄는 상태가 되려면 무게 약 0.5그램 정도에 5억 개가량의 세포들을 함유하고 있어야 한다. 악성 돌연변이가 일어난 단일 세포가 그 정도 수준에 도달하려면 30번가량의 배증이 있어야 한다.[65] 유방암의 경우는 배증 시간이 단 며칠에서 1년 반까지 걸쳐 있으며, 평균 넉 달 정도에 이른다고 추정된다. "만약 종양 세포가 가장 더딘 속도로 성장하는 경우 임상적으로 눈에 띄는 상태가 되려면 8년쯤 걸린다. 어떤 자료들은 그것이 임상적으로 눈에 띄는 상태가 되려면 그보다 더 긴 15~20년이 걸린다고 주장하기도 한다."[66]

종양의 일생에서는 아마도 안정적으로 확정된 배증 속도라는 것이 없을 것이다. 그보다는 주인의 삶에 무슨 일이 일어났느냐에 따라 성장 속도에 폭넓은 변동이 있게 된다. 우리는 7년 동안 그저 달려 있기만 했던 유방의 혹이 주인이 단 한 차례의 급성 스트레스를 겪은 후 극적으로 변화했던 미셸의 사례를 기억한다.

유방암은 지름이 0.5밀리미터를 조금 넘는 크기로 성장할 때쯤이면 전이 가능성이 높아지기 때문에, "종양이 전이될 운명이라면 임상적으로 탐지할 수 있는 상태가 되었을 땐 이미 전이가 끝났다고 봐야 할 것이다."[67] 많은 유방암 사례에서 현미경으로 탐지할 수 있는 악성 세포들의 확산은 임상적인 문제를 전혀 일으키지 않으면서 발생한다. 어떤 사례에서는 전이된 축적물이 여러 해 동안 멀리 떨어져 있는 다른 조직에 숨어서 휴면 상태로 있다. 그러다 예기치 않게 증상의 형태로 불쑥 모습을 드러낸다. 같은 작동 방식이 전립선암에서도 작동한다. 이것이 진단이 내려질 즈음 전립선 악성종양의 40퍼센트에서 이미 전이가 발생해 있는 이유다. 여성들을 부검해본 결과에 의하면, 모든 여성들 중 25~30퍼센트나 되는 숫자가 전립선암과 놀랄 정도의 유사성을 보이며 "실제로 증상이 발현되는 숫자를 훨씬 초과하여" 현미경으로 탐지할 수 있는 유방 악성종양을 갖고 있었다고 밝혀진다.[68]

문제는 단순한 전이의 예방이 아니라 왜, 그리고 어떤 상황에서, 어떤 사람들에게 이미 존재하고 있는 휴면 상태의 축적물이 임상적인 암으로 전환되느냐 하는 것이다. 종양의 휴면은 여러 가지 호르몬들과 면역력에 의해 영향을 받는데, 이런 영향은 모두 PNI계의 작용이며 생활 속 스트레스에 지극히 민감하다.

종양의 성장 속도는 환자마다 극적으로 다르다. 임상적으로 정확히 같은 위중도 단계에 있는 같은 유형의 암을 진단받은 환자들 사이에서도, 병의 전이나 생존 기간 면에서 현저한 불일치가 존재한다는 것 역시 명백하다. 예를 들면 "불완전하게 절제된 유방암 암세포가 결코 재발하지 않는 사례라든가, 2차 축적물이 모습을 드러내기 전에 무려 30년 동안 주인의 조직 속에서 휴면 상태로 있는 사례"가 허다하다.[69] 이 같은 개인적인 편차는, 악성종양의 자율적 행동에 기인하는 것이 아니라 암을 억제하거나 조장하는 체내 환경에서 비롯된 것처럼 보일 수 있다. 체내 환경은 사람들의 삶에 작용하는 스트레스 요인과, 개인이 스트레스를 극복하는 다양한 방식에 깊은 영향을 받는다.

수많은 암 연구들에서 가장 일관되게 확인되고 있는 위험 요인이 바로 감정, 특히 화와 관련된 감정을 표출하지 못하는 태도다. 화의 억압은 알 수 없는 이유로 질병을 일으키는 추상적인 감정적 특성이 아니다. 화의 억압은 생체에 가해지는 생리적 스트레스를 증가시키는, 매우 중요한 위험 요인이다. 화의 억압은 홀로 작용하지 않으며 절망감이나 사회적 지지의 부재처럼, 그것에 동반될 가능성이 많은 다른 위험 요인들과 함께 작용한다. '부정적인' 감정을 느끼지 못하거나 표출하지 못하는 사람은 친구들이나 가족들에 에워싸여 있다 하더라도 진정한 자아가 드러나지 않는 까닭에 소외감을 느낀다. 마음속 가장 깊은 차원에서 습관적으로 자신에게 진실하지 못한 태도를 지니면 절망감이 뒤따른다. 그리고 그가 할 수 있는 어떤 일도 아무런 변화를 만들어내지 못하기 때문에 절망감이 절망감을 낳는다.

한 연구에서는, 정기 신체검사에서 다른 증상은 아무것도 없었고 자궁암 조기 검사에서만 비정상 소견이 나온 건강한 여성들을 살펴보았다. 연구진은 이 여성들의 사전 정보를 갖고 있지 않은 상태에서 "다양한 감정 상태만 구분하여 작성한 설문지를 가지고, 거의 75퍼센트의 정확도로 조기 암 환자들을 예측할 수 있었다. 연구진은 '쉽게 절망하는 성격'을 가졌거나, 검사 전 6개월 동안 해결할 수 없는 무기력한 좌절감을 느꼈던 여성들에게서 암이 발생할 가능성이 가장 높다는 사실을 발견했다."[70]

체브렌카 연구진들 역시 합리성/반감정성(화의 억압)과 장기간의 절망감 같은 심리에 근거하여, 거의 1,400명에 이르는 조사 대상자 중 누가 암으로 사망할 가능성이 높은지를 예측했었다. 10년 후 사망 기록을 검토한 연구진은 자신들이 78퍼센트를 맞췄다는 사실을 알았다. 그들은 "우리 연구진이 보기에는 많은 연구들이 정신-신체 위험 요인의 중요성을 매우 과소평가하고 있는 듯하다"는 견해를 내놓았다.

심리적 위험 요인의 영향은 질다 래드너의 사연을 통해 날카롭게 증명된다. 래드너의 이모와 두 명의 사촌이 난소암으로 숨졌고, 그녀의 어머니는 유방암 치료를 성공적으로 받았다. 질다는 유전적인 위험에 처해 있었다. 그러나 그렇다고 해서 그녀가 무조건 난소암으로 죽을 운명에 처해 있었던 것일까? 그렇게 생각할 이유는 전혀 없다.

난소암에 걸린 대부분의 여성들에게 있어 유전은 비중 있는 위험 요인으로 부각되지 않는다. 유전은 소수에게만 극히 중요할 뿐이다. 난소암 환자 중 대략 8퍼센트만 위험을 증가시킨다고 알려진 유전자 돌연변이들 중 하나를 갖고 있다. 사실 이런 돌연변이들은 유방암과도 관계가 있는 동일한 BCRA 유전자들이다. 어떤 DNA 가닥이 관련되느냐에 따라, 유전자에 돌연변이가 생긴 사람들은 70세에 암이 발생할 위험성이 63퍼센트가 될 수 있다. 다른 유전자에 돌연변이가 생긴 여성들은 75세에 난소암이 발생할 위험성이 27퍼센트다.[71] 돌연변이 유전자는 없지만 난소암에 걸린 1촌, 2촌 가족—엄마, 자매, 딸—이 있는 여성들의 경우는 위험성이 5퍼센트다. 여기서 우리는 유전자만으로 모든 것을 설명할 수 없다는 것을 다시 확인하게 된다. 이런 고위험 범주의 사람들조차도 모두 암에 걸리는 것이 아니다.

질다 래드너는 열정적인 에너지와 인생의 경험에 대한 갈망이 넘쳐났지만, 스트레스로 가득 찬 자기 부정적 삶으로 인해 심리적 부담을 짊어지고 있었다. 그녀가 겪은 섭식 장애는 호르몬 균형 상태에 영향을 미쳤다. 또한 그녀의 불임은 이번 장의 앞에서 다룬 시상하부-뇌하수체 기능 장애에서 비롯된 듯하기도 하다.

'새터데이 나이트 라이브' 쇼에 나오던 이 호리호리한 스타는 폭식증 환자였다. 질다의 설명에 의하면 그녀는 "불행하고, 뚱뚱하고, 보잘것없는 평범한" 아이였다. 그녀는 어린 시절을 "악몽"이라고 묘사했으며, 회고록에는 "오빠와 나는 '풍선 같은 아이들'의 모습이 될 때까지 계속 먹어댔다"고 적었다. "우리는 목 없는 괴물처럼 보였다. 부모님은 매년 우리를 여름학교에 보내셨고 나는 그곳에서 희생양이었다…… 공주 게임을 하면 으레 게임을 주도하는 아이들이 있고, 예쁘장한 여자애들이 있었다. 게임을 주도하는 아이들은 예쁘장한 여자아이를 공주로 삼았고 자기들은 공주의 후견인이 되었다. 뚱뚱한 여자아이는 하녀나 하찮은 사람이 되곤 했는데 그게 바로 나였다."[72]

질다와 어머니의 관계는 지극히 부정적인 관계였던 것처럼 보인다. 그리고 그것은 분명 아버지의 관심을 차지하려는 경쟁이라고 특징지을 수 있는 관계였다. 질다는 아버지가 "평생의 연인"이었다고 주장했다. 열두 살 때 그런 아버지가 뇌암으로 돌아가신 일은 그녀에게는 돌이킬 수 없는 상실이었다.

자포자기 상태에 빠진 질다는 어른이 된 이후 상대를 가리지 않고 남성의 사랑과 인정을 찾아다녔다. 그녀는 "내 삶은 과도할 만큼 사랑하는 남자들에게 지배된 삶이었다"고 썼다. 그녀는 자신의 삶에 등장했던 남성들이 좋아할 법한 모습이라면, 그것이 어떤 것이든 빠져들려고 애썼다.

질다는 어머니 헨리에타에게 진솔한 감정을 고백한다거나, 싫은 것이 있으면 대놓고 아니라고 말하는 것이 불가능하다고 생각했다. 스타가 되었을 때 이미 골방 폭식 환자였던 질다는, 어머니가 그녀가 먹는 음식에 대해 걱정하면 상상 속의 식사를 시시콜콜 설명해서 진정시키곤 했다. 헨리에타는 질다가 살아 있던 동안 딸의 폭식증을 알지 못했다.

질다는 코미디를 이용해서 자신의 환경을 관리할 수 있었다. 코미디가 어린 시절의 핵심적인 욕구를 충족시켜 주었다. 코미디는 아버지에게 귀여움을 받는 길이었고 어머니에게 다가서는 유일한 수단, 다시 말해 "다른 어떤 방법도 소용이 없을 때 그나마 엄마에게 다가서는 방법"이었다. 그녀는 '타고난' 코미디언이 되었다. 그러나 그 대가는 자신의 감정을 말살하는 일이었다.

질다는 스스로 인정하는 일중독자였다. 그녀는 자신에 대해 "스트레스와 압박감이 소중한 삶을 지배하게 만든 사람"이라고 썼다. 젊은 시절 파리 여행을 하던 도중 그녀가 차들 앞에 몸을 내던지며 자살하려는 듯한 극적인 몸짓을 보인 적이 있었다. 쉽게 자살을 실행할 수 있을 것 같은 몸짓이었다. 그녀는 자신을 안전하게 잡아끈 친구에게 "최소한 나를 걱정해주는 사람은 있구나"라고 말했다.

난소암 증상이 장 폐쇄를 포함한 신체적 고통을 일으키기 시작한 이후에도 질다는 자신의 욕구보다 다른 사람들을 만족시키는 일에 걱정이 더 많았다. 그녀는 다양한 출처에서 조언을 구했다. 그녀의 딜레마는 무엇이었을까? "갑자기 그 수많은 사람들을 어떻게 웃길지 궁금해지기 시작했다. 마그네슘 구연산염을 마실까? 커피 관장약은 어떨까? 두 가지 다 해볼까? 복부 마사지를 하거나 장세척을 할까? 의사들에게 각각의 방법들에 대해 물어볼까? 질다의 몸에서 동양과 서양이 만난다. 서양 약이 내 목을 타고 내려가고 동양 약이 내 엉덩이를 타고 올라간다."

치료가 성공적인 것으로 보이자 질다는 난소암 치료를 홍보하는 포스터 걸이 되었고 〈라이프Life〉의 표지까지 장식했다. 그녀는 많은 사람들에게 용기를 주는 존재였다. 그러나 회복의 시간은 짧았다. 아동기 시절에 발달했던 역할에 얽매여 옴짝달싹 못하는 그녀는 말기 질환 재발이 다른 사람들을 "실망시켰다"고 혹독히 자책했다. "내가 '웰니스 커뮤니티The Wellness Community'의 대변인이자 건강한 삶의 상징이 되어 있던 참이었다. 나는 치료에 더없이 적극적인 모범 환자였다. 그런데 이제는 전혀 쓸모없는 사람의 본보기에 불과했다. '나는 사기꾼에 불과해'라는 생각이 들었다."

죽음을 목전에 두고서야 그녀는 자신이 온 세상 사람들의 엄마가 될 수 없다는 진실을 깨달았다. "나는 원하는 모든 일을 다 할 수 없었다. 내가 아는 모든 암 환자들을 계속 찾아갈 수 없었고, 난소암에 걸린 모든 여성들의 치료를 도울 수 없었다. 그리고 내가 받은 모든 편지들을 다 읽을 수도 없었다. 가슴을 갈기갈기 찢어지게 만드는…… 모든 사람들을 위해 눈물을 흘릴 수 없었다. 우선 나 자신부터 돌봐야 했다…… 우선 자신부터 돌보는 일이 중요하다는 걸 깨달아야 한다. 자신을 돌보기 전까지는 다른 사람을 돌볼 수 없다."

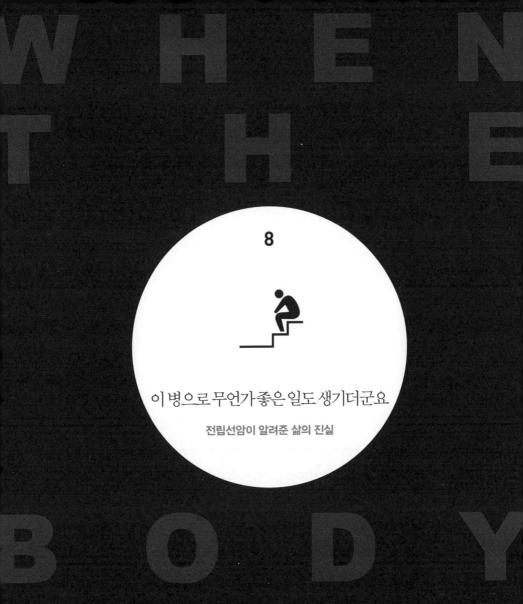

8

이 병으로 무언가 좋은 일도 생기더군요

전립선암이 알려준 삶의 진실

에드는 정기적인 직장直腸 검사를 받던 도중 담당 일반의가 작은 혹을 발견한 직후 진단을 받았다. 그는 "조직 검사를 받으러 갔었다"고 말한다. "그들이 전립선을 검침으로 여섯 번 찌르더군요. 그들이 그중 한 곳에서 이상을 발견했습니다. 전립선암이었습니다. 그때부터 저는 온갖 치료법을 찾아다녔습니다. 모두 베거나, 태우거나, 독한 약을 먹는 일뿐이더군요. 전립선을 절제한 많은 사람들과 이야기도 나눠보고, 방사선 치료를 받은 사람들과도 이야기를 나눠봤습니다. 대부분의 사람들이 그런 치료가 몹시 안 좋았다더군요."

"의사의 치료는 안 받았습니까?"

"자연요법 의사를 찾아갔지요. 지금도 최면 치료를 받고 있고요. 그리고 제 내면과 그동안 제가 살아온 방식을 들여다보는 일도 많이 하고 있습니다."

에드가 "베거나, 태우거나, 독한 약을 먹는 일"이라고 했던 다양한 표현은, 최근 전립선암 치료에 시행되고 있는 세 가지 중요한 치료법, 즉 수술, 방사선 치료, 약물요법을 말하는 것이다. 어떤 환자들은 이런 치료법들을 별 탈 없이 견뎌내지만, 어떤 환자들은 요실금이나 발기부전 같은 불쾌한 후유증을 겪는다. 1999년 10만 명 이상의 전립선 절제 환자들을 대상으로 실시한 조사에서 "전립선 절제술 이후 생기는 합병증과 재발이, 그 전까지 인식되던 것보다 더 흔하다"는 결론이 내려졌다.[73]

만약 이용 가능한 치료법들이 병을 치료하거나 생명을 살린다면 위험은 감수할 만할 것일 것이다. 그러나 치료의 증거는 기껏해야 양면적인 면모를 보일 뿐이다. 대중 캠페인은 남성들에게 직장 수지 검사나 전립선 특이항원 혈액 검사(PSA)를 통한 전립선암 검사를 받으라고 큰 소리로 촉구하고 있지만, 사실 치료가 가능하다는 과학적인 증거가 나온 것은 아니다. "검사 대상자에게서 전립선암을 발견한다 해도 치료가 효과를 보인다는 증거가 아직 없다는 걸 사람들이 깨닫게 하는 것이 중요합니다"고 미니애폴리스재향군인의학센터 의학 부교수 티머시 윌트Timothy Wilt가 〈뉴욕타임스The New York Times〉지에서 말했다.[74] "바로 그게 판별 검사의 핵심 문제입니다. 치료가 효과가 없다는데 대체 왜 종양을 탐지하는 PSA 검사를 하는 거죠?"

적극적인 의학적 접근 방식의 지지자들은 미국국립암연구소 종양학자이자 전염병학자인 오티스 브롤리Otis Brawley 박사가 수집한 통계 자료를 보고 당연히 실망할 것이다. 판별 검사가 폭넓게 시행되는 지역들에서 전립선암 진단 사례가 증가하고 있고 치료받는 남성들의 수도 증가하고 있지만, 전립선 악성종양으로 인한 사망률에는 변화가 없다.[75] 오히려 집중적으로 검사가 시행된 지역들에서 전립선암 사망률이 약간 더 높았다. 전립선암 치료를 적극적으로 받은 남성들이 어떠한 치료도 받지 않은 남성들보다 다른 암으로 사망할 가능성이 높다고 발표한 〈미국국립암연구소저널 The Journal of the National Cancer Institute〉의 연구 결과 또한 혼란스럽다.[76]

물론 어떤 전립선암은 당연히 치료받아야 한다. 그러나 지금 시점에서는 과연 누가 치료로 혜택을 볼지 정확히 알려져 있지 않다. 대부분의 전립선암은 아주 더디게 진행된다. 악성종양이 건강 문제를 유발하기 이전에(혹시 문제를 유발한다면) 환자가 먼저 사망할 가능성이 높을 정도다. 그 밖의 경우들에서는, 암이 워낙 공격적이어서 진단이 이루어질 때쯤은 이미 치료가 어떤 변화도 만들어내지 못한다. 치료가 언제 효과가 있는 것인지를 결정하는 신뢰할 만한 방법이 존재하지 않으니, 전립선암을 극복하고 '살아남았다는' 사람들은 정말이지 대체 무엇을 이기고—치료일까 아니면 병일까—살아남았다는 소릴까? 전립선 악성종양의 경우, 공통적으로 시행되는 의료 행위는 통상적인 과학적 기준을 전혀 적용하지 않는다.

대중의 견해는 질환이 빨리 발견될수록 그것을 치료할 수 있는 가능성이 높아진다는 상식적인 관점에 근거한다. 치료가 자신의 생명을 살렸다는 확신을 가졌던 노먼 슈워츠코프Norman Schwarzkopf 장군, 골프 선수 아놀드 파머Arnold Palmer, 캐나다 연방내각 장관 앨런 로크Allan Rock—모두 판별 검사로 전립선암 진단을 받은 사람들이다—같은 많은 유명 인사들이 설득력 있는 조기 진단 옹호자들로 활약 중이다. 오티스 브롤리 박사는 〈미국의학협회저널The Journal of the American Medical Association〉에서 "남성들은 전립선암 검사와 치료를 결정할 때 PSA 검사를 지지하는 유명 인사가 아니라, 과학의 도움을 받을 필요가 있다"고 말했다.[77]

과학적 혼란에도 불구하고 치료에 대한 편견은 강력한 힘을 발휘한다. 치료의 가치에 의문의 여지가 있더라도, 잠재적 질병을 앞에 두고 그것을 그저 자연의 섭리에 맡기자고 나서는 의사들은 거의 없다. 그리고 남성들은 충분한 정보를 알고 있다 하더라도, 아무것도 하지 않는 불안감을 견디느니 차라리 "무슨 일이든 하겠다"고 나설지 모른다. 어쨌든 환자들은 전립선암에 관해 알려진 사실에 관해 정확히 들어야 할 권리가 있으며—그 못지않게 중요하게—알려지지 않은 모든 사실에 관해서도 들어야 할 권리가 있다.

전립선암은 인간의 질병 중에서 호르몬과 관련이 있다고 밝혀진 최초의 질병이다. 난소를 제거한 여성들의 유방암이 호전되는 것처럼, 고환을 제거하는 것도 안드로겐이나 다른 남성 호르몬의 수치를 감소시키면서 전립선 종양의 크기를 축소시킨다. 수술을 통해 고환을 제거하는 고환 절제술은, 남성 호르몬의 영향을 차단하는 강력한 약물 투약처럼 전립선암을 치료하는 무기고의 한 무기이다. 호르몬을 조절하는 '화학적 거세'는 최근 전이성 전립선암에 걸린 남성에게 제공되는 최우선 치료법이다.

호르몬 수치와 감정의 강력한 연관 관계를 감안한다면, 그동안의 의학적 연구와 의료 행위가 전립선암에 미치는 심리적 영향을 얼마나 무시해왔는지, 더불어 좀 더 전체관적인 치료법을 얼마나 외면해왔는지 놀라울 뿐이다. 전립선 악성종양에 치료 면에서 성격과 스트레스 요인에 관한 연구는 사실상 전무하다시피 했다. 의학 교과서들도 이 주제를 무시하고 있다.

스트레스, 감정, 전립선암 사이의 잠재적 연관성을 무시하는 풍토는 이미 알려진 사실들만 놓고 보더라도 변명의 여지가 없다. 30대가 되면 많은 남성들의 전립선에 약간의 암세포들이 생겨나고, 80대가 되면 대다수의 남성들이 이 암세포를 가지는 것으로 밝혀지고 있다. 50대 연령의 남성이 전립선암에 걸릴 확률은 42퍼센트다. 그러나 어떤 연령층이든 간에 비교적 소수의 남성들만 임상적으로 분명한 질병 단계에 이른다. 다시 말하면 전립선 암세포들의 존재가 젊은 남성들에게서도 드물지 않으며, 나이를 먹어가면서 이런 현상은 일반적인 현상이 되어간다는 것이다. 오직 소수의 경우에만 이 세포들이 증상을 유발하고 생명을 위협하는 종양으로 발전할 뿐이다. 스트레스가 어떻게 악성 질환 발생을 촉진시키는가 하는 의문은 품을 만한 가치가 있는 의문이다. 어떤 성격 패턴이나 삶의 상황이 몸의 방어 메커니즘을 방해하면서 이미 존재하던 암세포들을 증식시키는 것일까?

내가 실제 나이보다 몇 살은 젊어 보이는 에드(그는 54세이다)를 인터뷰하러 도착했을 때, 그는 막 쇼핑을 하러 나가려던 아내 진에게 몸을 돌렸다. "엉덩이가 쑤시는 일입니다만." 그가 말했다. "제가 가서 아무개 씨 트럭을 대신 살펴봐야 합니다. 새삼스러운 일도 아니죠."

"곧바로 질문을 시작해도 되겠죠." 내가 말을 시작했다.

"물론입니다."

"대신 아무개 씨 트럭을 살펴보는 일이 '엉덩이가 쑤시는 일(골칫거리라는 뜻도 있다-옮긴이)'이라고 말씀하셨습니다. 전립선암에 걸린 사람이 사용하니 해부학적으로 참 재미난 비유네요. 이득이 되는 일이 아니라 엉덩이가 쑤시는 일처럼 골칫거리인 일을 거절하는 것이, 당신의 인생에서는 얼마나 쉬운 일이었습니까?"

"저는 사실 '아니오'라는 말을 하지 않고 살았습니다. 저는 늘 다른 사람들을 도우려고 노력합니다."

"그게 고통스러운 일이라고 해도 말입니까?"

"네. 그런 시간이 제게 최고의 시간이 아니라 해도 그렇습니다. 안 그랬으면 제게 더 중요한 다른 일을 했겠죠. 저는 곤경에 처한 사람을 돕는 걸 좋아합니다."

"만약 그런 일을 못하면 무슨 일이 생기죠?"

"불편해집니다. 죄책감이 들고요."

지방의 음악 밴드 리더인 에드는 코카인, 메스칼린(흥분제), 마리화나를 했었다. "젊은 시절 내내 하루에 두세 번은 했습니다. 아동기 이후 줄곧 술이 제 문제였습니다." 에드는 성인이 된 이후 10년 동안이나 지속되었던 첫 번째 여자와의 관계를 털어놓았다. 그는 연상의 여자와 살면서 그녀의 두 아이의 양육을 도왔으며, 자신의 불행을 억누르려고 매일 술을 마셨다. 그 관계는 상대방 여자가 불륜을 저지르는 바람에 끝났다.

"그 여자가 수건을 집어던졌습니다. 저는 그런 일은 못 참겠다고 말했습니다. 저는 결코 빈둥거리며 살지 않았습니다. 물론 그렇게 살고 싶은 마음만은 굴뚝같았습니다. 그날부터 저는 1년 반 동안 술을 끊었고, 조깅을 시작했고, 제가 원하는 일을 하며 살았습니다. 지금 저는 가슴속에서 육중한 살덩이가 떨어져 나간 것처럼 홀가분한 느낌을 느끼고 있습니다. 제가 원하는 일은 무엇이든 할 수 있으니 저 자신에 대해 너무 기분이 좋습니다."

"요새는 술을 얼마나 드십니까?"

"아마 하루에 맥주 두세 병쯤일 겁니다. 매일 말입니다."

"그게 무슨 효과가 있나요?"

"진과 저는 서로 푹 빠져 있었습니다. 그리고 그녀의 문제가 제 문제였습니다. 그저 점점 더 심해지고, 심해지고, 심해질 뿐이었습니다. 그러고 나서 저는 다시 술을 시작했습니다."

"그러니까, 어느 면에서는 이번 결혼도 행복하지 않다는 말씀이군요."

"제 생각에는 지배의 문제가 가장 큰 것 같습니다. 저는 진이 결혼 생활을 지배하도록 방치했습니다. 그녀가 걸린 다발성 경화증 때문이기도 했고(진은 다발성 경화증 환자다. 그녀의 사연이 제18장 '부정적인 사고의 힘'에 나온다), 그녀가 학대당하던 결혼 생활을 한 여자이기 때문이기도 했습니다. 그녀는 옷 입는 일처럼 시시콜콜한 일까지 일일이 명령받거나 지시받으며 살았답니다. 그런데 그런 그녀의 생활의 여파가 이번 결혼에서는 저를 위축시키고 있습니다."

"그러면 에드 씨는 자신이 지배를 당하고 있다고 생각하고 있군요. 그 일에 대해서는 어떤 느낌이 드십니까?"

"화가 납니다."

"그러면 어떻게 대처하십니까?"

"숨깁니다."

"맘에 안 든다는 말을 부인에게 안 하나요?"

"네, 안 합니다."

"그런 태도가 무엇을 상기시킵니까?"

"제 어린 시절을 말씀하시는 건가요? 바로 그렇습니다."

에드가 예전에 내게 자신이 "정말 대단한 성장 과정"을 겪었다고 말한 적이 있었지만, 그가 부모님에게 통제를 당했고 그들의 기대를 충족시키지 못하면 죄책감으로 가득 찼던 삶을 살았다는 것이 이내 명백해졌다. 그는 스스로 "당연히 받을 만한 체벌"이라고 불렀던 일을 기억하고 있었는데 좀 더 캐물으니 그것은 여덟 살 때부터 아버지가 허리띠로 마구 두들겨 패던 매질로 판명되었다. "아버지는 그게 최선의 양육법이라고 믿으셨어요."

"당신은 어떻게 생각합니까?"

"글쎄요. 지금은 그런 방법이 최선이라고 생각하지 않습니다. 하지만 아이 입장에서는 선택의 여지가 없습니다. 저는 착한 사람이 되고 싶었습니다. 어린 시절의 아버지를 생각하노라면 그를 어떤 사람으로 생각해야 할지 모르겠습니다. 아이는 자기 아빠가 완벽한 사람이길 바라고, 자기도 완벽한 자식이 되기를 바라기 때문입니다."

전립선 악성종양의 곤혹스러운 특징 중 하나는 테스토스테론—사람들이 남성의 공격성의 원인이라고 믿어온 남성 호르몬이다—이 이 암의 성장을 촉진시키는 반면, 이 암이 가장 전형적인 남성 노인 질환이라는 것이다. 신체의 테스토스테론 생산은 노화가 진행될수록 쇠퇴한다. 또한 전립선암에 걸린 남성들이 평균적인 혈액 내 테스토스테론 수치보다 더 높은 수치를 보이는 것도 않다. 유방암에서 에스트로겐 수용체들에 변화가 일어나는 것처럼, 전립선암에서도 정상 테스토스테론 농도에 대한 종양

세포들의 민감도에 변화가 일어나는 것처럼 보인다.

부신과 난소의 호르몬 분비처럼 고환의 테스토스테론 합성도 시상하부-뇌하수체 계의 피드백 조절을 받는다. 스트레스와 감정에 지극히 민감한 이 네트워크는 일련의 생물학적 물질들을 계속해서 순환시킨다. 난소에서 생산되는 여성 호르몬 에스트로겐이나 부신에서 생산되는 아드레날린, 코르티솔, 다른 호르몬들이 심리적 사건에 의해 영향을 받는 것처럼, 좋은 쪽이든 나쁜 쪽이든 정서적 요인이 남성 성호르몬 기능에 직접적인 영향을 미칠 수 있다. 이런 이유 때문에 일부 환자들의 경우, 뇌의 뇌하수체 선을 수술로 제거하면 전립선암 치료에 긍정적인 결과가 나타나기도 한다.[78]

테스토스테론은 오명을 뒤집어쓰고 있다. 우리는 어떤 여성의 자신감과 강력한 자기주장을 칭찬하고 싶으면 그녀가 "고환이 달린 것 같다"고 말한다. 한 캐나다 칼럼니스트는 강철 같은 의지를 지녔던―혹은 다른 관점에 의하면 무자비했던―전 영국 수상 마거릿 대처를 칭찬하면서 그녀가 "남성보다 10배는 더 많은 테스토스테론을 갖고 있다"고 썼다. 한편 남성의 파괴성과 적대적 공격성도 종종 테스토스테론 탓으로 여겨진다. 사실 이 호르몬 수치가 높아지는 것은 원인이라기보다 결과인 경우가 더 많다.

아프리카 시클리드 어종의 경우에는 승리나 패배가 호르몬 균형뿐 아니라 뇌세포까지 변화시킨다. "패배를 하면 이 물고기의 시상하부 세포들이 생식 호르몬의 감소, 그리고 정소의 위축과 함께 위축된다." 반대로 패배한 물고기가 다시 지배를 하도록 상황을 조작하면, 성선性腺 자극 호르몬(GRH, 호르몬을 생산하는 뇌하수체를 자극한다)을 생산하는 시상하부 세포들이 극적으로 증가하는 현상이 발생한다. 그렇게 되면 정소의 크기가 커지고 정자 개체 수가 증가한다. "가장 중요한 것은 이 연구가 행동의 변화(지배적인 위치에 도달한 일)가 그 뒤에 이어지는 생리적 변화를 이끌어낸다는 사실을…… 분명히 밝혔다는 것이다."[79]

고도로 진화된 생물인 우리 인간은, 생식선 기능이 아프리카 시클리드 물고기 같은 하등동물처럼 삶의 기복에 쉽게 영향받지 않는다고 믿고 싶을지도 모르겠다. 그러나 사실 인간 호르몬 수치의 변화도 아프리카 물고기의 경우와 비슷하다. 그 변화는 지배 관계의 변화보다 앞서 생겨난다기보다는 뒤에 생겨난다. 애틀랜타 주 조지아주립대학교 사회심리학자 제임스 댑스James Dabbs 교수는 테스토스테론과 행동의 상호 관계를 연구했다. 〈뉴욕타임스〉 보도에 의하면 그는 40여 건에 이르는 연구들을 검토한 끝에, 테스토스테론이 성욕을 증가시키기는 하지만 "공격성을 유발한다는 증거는 존재하지 않는다"고 결론지었다. 반면 정서 상태가 테스토스테론 생산에 급속한 변화를 일으킬 수 있다는 증거는 존재했다. "댑스 박사는 1994년에 열린 이탈리아와 브라질의 월드컵 결승전 직전과 직후에 축구 팬들을 대상으로 실험을 해보았다. 댑스 박사가 '타인의 후광 쬐기' 원리를 입증하는 증거라고 생각했던 이 실험에서, 승리를 거둔 브라질 팬들의 테스토스테론 수치는 증가했고 낙담한 이탈리아 팬들의 수치는 감소했다."[80] 결국 놀랍지 않게도, 남성과 여성 모두 생식선 기능이 심리 상태에 영향을 받는다는 것이다. 낙담한 남성들은 테스토스테론이나 생식 기능과 관련이 있는 다른 호르몬들의 분비도 현저하게 감소하는 것으로 밝혀졌다.[81] 전립선암 같은 호르몬 의존성 악성종양은 스트레스나 감정 상태와 관련된 생화학적 영향에 지극히 민감할 수 있다.

전립선암은 두 번째로 흔한 남성 암이다. 폐암이 그보다 더 자주 발생할 뿐이다. 추정 수치가 변하고 있긴 하지만 미국의 경우 1996년 한 해 동안 31만 7,000명의 신규 환자가 발생했고 4만 1,000여 명의 사망자가 있었던 것으로 추정된다.[82] 캐나다에서는 매년 약 2만 명의 신규 환자들이 진단을 받고 있다.

환경적 요인도 틀림없이 중요할 것이다. 하와이와 미국 본토로 이민 오는 일본인 남성들은 모국에 살고 있는 남성들에 비해 이 병의 발병 빈도가 2배 반 정도 높은 것으로 밝혀졌다. 그러나 임상적 질병이 없는 정상인 남성들을 부검해보면 지리적 차이와 무관하게 비슷한 비율의 비활동성 악성 세포들이 발견된다.[83] 그렇다면 '왜 이 비활동성 악성 세포들이 어떤 환경에서는 암성 종양으로 발달하고 다른 환경에서는 그렇지 않을까?'라는 의문이 생긴다. 누가 전립선암으로 고통을 겪고 전립선암에 걸려 죽는지, 그 결정적인 영향을 미치는 요인이 스트레스라는 사실을 암시하는 유행병학 연구 결과가 있다.

가족력도 전립선암의 위험을 증가시키기는 하지만 대부분의 사례에서 주요 요인은 아니다. 전립선암을 유발하는 특정한 환경요인, 이를테면 담배와 폐암의 관계에 비견할 만한 환경요인은 확인되지 않았다. 포화 지방은 일정한 역할을 수행할 수 있다. 이 질병의 광범위한 지리적 편차를 감안할 때 유전적 영향도 그럴 수 있다. 이 질병은 스칸디나비아 국가들에 가장 광범위하게 퍼져 있고 아시아 지역에 가장 적게 퍼져 있다. 세계에서 가장 높은 위험성을 지닌 단일 인종/민족 집단은 미국의 흑인들이다. 그들은 미국의 백인들에 비해 2배 높은 발병 빈도를 보인다.

"미국의 흑인 남성들은 젊은 나이에 진단을 받을 때 전립선암의 모든 단계에서 백인 남성들보다 안 좋은 생존율을 보인다."[84] 미국 흑인 남성의 높은 사망률을 '미국 의료 시스템에서 중하위 계층과 노동자 계층은 의료 접근 기회가 적다'는 사실에서 비롯된다고 설명할 수도 있을 것이다. 그러나 전립선 악성종양의 인종적 차이는 계급의 경계선을 넘나든다. 여하튼 지금까지는 보다 빈번한 의료 접근 기회가 생존에 긍정적인 영향을 미치는 것으로는 밝혀지지 않고 있다. 미국의 흑인들이 나이지리아의 흑인들보다 전립선암에 6배 더 많이 걸린다는 사실을 제외한다면, 사망률의 차이를 유전적 요인으로 설명할 수 있을지 모른다. 그러나 임상적 '침묵 상태'인 전립선 암세포의 존재는 두 집단 모두에서 똑같다.[85]

한편 칼로리 섭취 같은 환경요인이 전립선암의 주요 요인이라면 미국의 흑인과 백인들의 사망률에서 큰 차이를 기대하지 말아야 한다. 지금으로서는 미국의 흑인/백인 암 발병률 편차의 약 10퍼센트만이 포화 지방 섭취에 기인한다고 평가된다.[86] 반면에 유전적인 영향이 결정적인 요소라면 미국의 흑인들과 나이지리아의 흑인들의 발병률이 지금보다 더 비슷해야 한다.

미국 사회에서 흑인들이 점하는 역사적, 사회적, 경제적 위치는 흑인 사회와 흑인 가족들의 단결을 저해해왔으며, 백인계 시민이나 아프리카 흑인들이 받는다고 생각되는 스트레스보다 더 많은 스트레스를 가해왔다. 미국의 흑인들에게 고혈압이 더 빈번하게 발생한다는 점에서도 유사점이 존재한다. 고혈압은 명백한 스트레스 관련 질환이다. 비슷한 사례로 인종

차별 정책하의 남아프리카공화국 흑인들은 고향 마을을 떠나 도시로 이주한 후에, 경제적 관점에서는 더 윤택해졌을지 모르지만 자가면역질환이나 류머티즘 관절염 같은 병은 더 증가했다. 주요 원인은 인종차별 정책에 의해 직접적이고 노골적으로 자율과 존엄이 박탈되는 환경 속에서 살아야 하는 심리적 압박감이었다. 한편 그런 환경은 전통적인 가족과 사회적 지지라는 뿌리에서 그들이 떨어져 나오게 만들었다.

질병, 그리고 정서적 고립의 관계와 관련한 한 연구 결과에 의하면, 최근에 결혼한 남성들이 이혼하거나 부인과 사별한 남성들에 비해 전립선암 진단 가능성이 더 적었다.[87] 이것은 우리가 다른 연구들에서 살펴보았던 것과 일치하는 결과다. 나는 전립선암과 심리적 요인의 관계를 집중적으로 다룬 연구 문헌을 찾을 수는 없었다. 그러나 대조군에 비해 더 큰 의존 욕구를 지닌 남성들—다시 말해 자신을 개성 있고 자립적인 성인으로 인식하는 능력이 결핍된 남성들—을 살펴본 연구 문헌은 하나가 있었다. 이 연구에서는 의존적인 남성들이 전립선암과 다른 암들을 포함하여, 여러 질병에 걸릴 가능성이 훨씬 더 높다고 결론지었다.[88]

전체관적인 관점이 더 많은 연구들의 지지를 받으며 전립선암에 대한 의학적 관점에 통합된다면 어떤 실질적인 의미가 생겨나게 될까? 첫째, 적어도 우리가 유용성에 대한 확실한 증거를 갖게 될 때까지 불안감을 조성하는 검진과 검사들이 중단될 것이다. 1999년 6월 미국우정공사는 '연례적인 전립선암 검진과 검사'를 권장하는 우표 발행을 계획했다. 그러자 〈뉴잉글랜드 저널 오브 메디슨〉지는 그 메시지가 "최근의 과학적인 증거나 의료계의 견해와 맞지 않는다"고 지적하면서 어리석은 짓을 그만두라고 경고했다.[89] 둘째, 장막처럼 전립선암 치료를 덮고 있는 불확실성에 대한 충분한 정보를 제공받지 않은 상태에서, 수만 명의 남성들이 공격적인 수술이나 잠재적으로 유해한 수술, 그리고 입증되지 않은 의료적 개입을 받지 않게 될 것이다.

혈액검사나 병상일지보다 우선 사람을 중심에 놓는 전체관적인 접근 방식은 생애의 이력을 중시한다. 이런 접근 방식은 환경적인 스트레스건 정신적으로 생겨난 스트레스건, 사람들이 직면하는 온갖 스트레스들을 하나하나 세심하게 검토해볼 것을 권장한다. 이런 시나리오에서 전립선암의 진단은 위협이라기보다는 주의를 환기시키는 모닝콜 역할을 할 수 있을 것이다. 치료법으로 선택할 수도 있고 선택하지 않을 수도 있는 것이 무엇이든 간에, 질병에 신중하게 반응하고 인생에 일어났던 모든 일들을 돌아보라는 권고를 받는 남성들은 생존 가능성이 더 높아질 것이다.

루디 줄리아니Rudy Giuliani는 힐러리 클린턴Hillary Rodham Clinton을 상대로 상원의원 선거를 치르던 상황이었던 2000년 4월 전립선암을 진단을 받았다. 그는 심리적인 변화에 큰 영향을 받았던 것으로 보인다. 전직 뉴욕 시장이었던 그는 늘 일에 쫓겼으며 "피로, 두려움, 자기 의심에 면역이 생긴 로봇 같은 시장"으로서, 근면 윤리를 "몸소 실천하고 강변하는 사람"이었다.[90] 그는 주어진 역할과 자신을 완전히 동일시하며 하루에 4시간만 자고 나머지 20시간 동안 일했다. 그가 일의 중심에서 소외되는 것을 못 견뎌하는 사람이라는 평도 있었다. 그는 모든 일에 관여해야 했고, 모든 일을 지배할 필요가 있었으며, "장군처럼 명령만 외쳐댔다." 그는 고통을 겪는 개인이나 집단에 동정을 베풀지 못하는, 극단적인 정서적 경직성을 보이는 사람이었다. 그런데 그런 그가 암 진단을 받고 난 뒤 대중 앞에서 놀라운 고백을 했다. 그는 자신의 암에 대해 거론하며 이렇게 말했다.

암은 사람들에게 도대체 내가 무슨 일을 하고 있는지, 나에게 진정 중요한 일이 무엇인지, 그리고 나에게 무슨 일이 중요해야 하는지 알려줍니다—암이 삶의 핵심이 진정 어디에 있는지 알려준다는 것입니다. 저는 오랜 세월 동안 공직과 정치에 종사해왔던 까닭에 제 삶의 핵심이 정치에 있다고 생각했습니다. …… 진실은 그렇지 않은데도 말입니다.

이번에 제가 걸린 암으로 뭔가 좋은 일도 생기더군요. 암 때문에 좋은 일들이 많이 생겼습니다. 우선 저 자신을 더 잘 이해하게 되었다고 생각합니다. 제게 무엇이 중요한지 더 잘 이해하게 되었다고 생각합니다. 아직 완벽한 이해의 지점에 도달하진 않았을 겁니다. 저는 단 몇 주 만에 그렇게 될 거라고 생각할 만큼 어리석진 않습니다. 그러나 저는 그 방향을 향해 나아가고 있다고 생각합니다.

전립선암과는 반대로, 남성의 생식기관에 생기는 또 다른 호르몬 관련 암—고환암—은 내과 및 외과 종양학의 성공담으로 이야기된다. 한때 이 희귀성 암은 암으로 사망하는 젊은 남성들의 세 번째 주요 사망 원인이었다. 그러나 지금은 다섯 번째 안에도 못 든다. 지금은 조기 진단에 따른 치료율이 90퍼센트를 넘는다. '투르 드 프랑스Tour de France' 사이클 경기를 네 차례나 제패했던 랜스 암스트롱Lance Armstrong의 스토리는, 상당히 진행된 전이성 암에 걸린 남성이라도 수술, 방사선 치료, 항암 치료를 현명하게 조합하고—더불어 결단력만 갖춘다면 완전한 회복의 희망을 가질 수 있다는 것을 보여준다.

내가 완화 의료실에서 근무하던 시절, 브리티시컬럼비아 암 병원의 한 종양학자가 36세의 고환암 환자인 프랜시스를 상담해달라고 부탁한 적이 있었다. 프랜시스가 통증 완화 의료를 원하고 있었기 때문이 아니라 원치 않고 있었기 때문이었다. 그는 이미 종양이 복부까지 전이된 상태였지만 적절한 치료만 받는다면 50퍼센트 이상의 완치 확률이 남아 있었다. 문제는 그가 모든 의료적 개입을 거부하고 있다는 점이었다. 내게 부탁을 한 종양학자는 나의 상담 기술이 자기 환자의 부정적 태도를 돌리는 데 도움이 될 수 있기를 원했다.

완치 가능성—혹은 적어도 생명 연장의 가능성—을 보여주는 의학적인 통계 수치는 프랜시스의 관심을 끌지 못했다. 프랜시스는 치료 거부의 근거를 종교적인 이유에 두고 있었다. 하나님께서 자신에게 병을 주셨으니 그것을 거부하는 것은 불경스러운 일이라는 것이었다. 그는 치료 자체가 두려운 것은 아니라고 말했다—그저 치료를 생각하는 일 자체가 잘못이라는 것이었다. 나는 고집스럽게 생을 거부하는 그의 태도를 접하고, 머릿속에 떠오르는 온갖 관점들을 총동원하여 접근하려고 애썼다. 그가 자신이 벌을 받아 마땅하다고 생각하는 이유가 아동기의 죄책감 때문이 아닐까? 개인적인 삶을 놓고 볼 때 프랜시스가 가족이나 가까운 친지 없이 고립된 인생을 살았다는 것은 분명했다. 그가 우울증에 걸린 것일까? 혹시 그의 태도가 의학적인 자살의 한 형태는 아닐까?

비록 나는 비신자였지만 그에게 혹시 하나님의 뜻을 안다고 주장하는 것이 불경스러운 일은 아니냐고 물었다. 그리고 정말 하나님께서 암을 내리신 것이라면, 그것을 극복해서 교훈으로 삼으라는 의도로 프랜시스라는 사람에게 내리신 도전 과제는 아니겠느냐고도 물었다. 나아가 만약 하나님께서 그의 병의 원인이라면, 그분께서 궁극적으로 병의 치료 가능성을 아주 높게 만드시는 의학 지식의 원천이시지는 않겠느냐고도 물었다.

이런 질문들을 던지긴 했지만, 나는 대체로 프랜시스의 말을 경청하기만 하는 편이었다. 내가 들은 것은 자신의 생명을 구하는 일을 단호히 거부하는, 지극히 혼란스럽고 외로운 한 남자의 목소리뿐이었다. 프랜시스는 교회의 장로들이 그의 생각에 반대하며 분명한 이견을 내놓았음에도 불구하고, 자기 생각을 확고부동한 종교적 원칙으로 고수했다. 장로들은 프랜시스에게 가르침에 대한 그의 해석이 자의적이고 근거 없는 것이라고 말했다. 그들은 프랜시스가 치료를 받고 회복하는 동안 직접 돕겠다고 나섰다. 하지만 어떤 것도 소용없었다.

프랜시스는 지금까지 내가 만났던 서너 명의 고환암 환자 중 한 명이다. 고환암의 발병은 증가하는 추세이기는 하지만, 아직도 미국의 경우는 매년 6,000건의 신규 발병 사례가 있을 뿐이고 캐나다의 경우는 그 숫자가 그것의 1/10에 불과하다. 그동안 고환암에 걸리는 남성들의 정서적 내력이나 개인사에 대한 연구는 전무 상태였다. 그저 발병 이후의 심리적 영향에 관한 연구만 있을 뿐이다. 그런데 나는 랜스 암스트롱이 출판한 자서전 내용과 프랜시스의 삶을 통해 알게 된 사실, 그리고 이번 장을 위해 인터뷰했던 젊은 남성 로이의 경험들 사이에서 놀라운 유사성을 발견했다.

랜스는 1996년 겨울, 처음으로 고환이 약간 부풀어 오른 것을 발견했고 다음 해 봄부터 별다른 이유 없이 숨이 차다고 느끼기 시작했다. 뒤이어 유두에서 통증이 느껴졌고 1997년 투르 드 프랑스 시합 때는 기침과 허리 통증으로 기권해야 했다. 랜스는 자서전에서 "운동선수, 특히 사이클 선수는 극기를 본업으로 삼는 사람"이라고 쓰고 있다.[91] 랜스는 기침할 때마다 피가 나오고 고환이 고통스럽게 팽창한 9월이 되어서야 비로소 진료를 받으러 의사를 찾아왔다. 그때는 이미 암이 폐와 뇌까지 전이되어 있었다.

극기를 본업으로 삼는 사이클 선수만 고환암과 관련된 문제를 일으킨 것은 아니었다. 30세의 남성 로이는 2000년 중반에 처음으로 고환이 부풀어 오른 느낌을 느꼈다. 하지만 8개월 동안 가정의를 찾는 일을 미루었다. 그동안 로이는 누구에게도 자신의 상태를 털어놓지 않았다. 그는 "우선은 조금 당황스러웠고, 두 번째는 혹시 안 좋은 이야기를 듣게 될까 겁이 났습니다"고 말한다. 영국의 한 연구에 의하면, 고환암 환자의 경우에는 이런 식으로 도움받기를 꺼리는 태도가 흔하다고 한다. "진단 지연은 흔히 있는 일이다. 그러나 그것은 의사의 진단이 지연되는 것이라기보다 의사의 조언을 구하는 일이 지연되는 것이다…… 증상 발생 시점과 고환 절제술 사이의 최대 지연 기간은 3년이며…… 평균 지연 기간은 3.9개월이다."[92]

진단 지연은 젊은 남성이 자신에게, 특히 생식기에 무언가 이상이 생겼다는 사실을 받아들이기를 꺼리는 태도 때문일 수도 있다. 그러나 논리적으로 따져본다면 그 반대 현상을 주장할 수도 있다. 만일 남성성이 문제라면 젊은 남성은 고환에 이상이 생겼음을 감지하자마자 곧바로 도움을 받으러 달려갈 가능성이 많다는 것이다—예를 들어 가족력 탓에 머릿결이 가늘어지기 시작한다는 것을 감지하자마자 그러듯이 말이다. 랜스의 자서

전과 로이의 생애를 자세히 들여다보면 그들이 왜 자신의 병을 참고 견뎠는지 이유를 알 수 있다.

나는 로이가 여덟 살 때부터 그와 그의 가족을 알아왔다. 나는 2000년에 개업의 활동을 그만둘 때까지 20년 동안 그들 가족의 가정의였다. 나는 몇 달 전 옛날 병원을 잠깐 들렀다가 로이가 고환암 치료를 받고 있다는 것을 알았다. 그날 오후 우연히 로이가 그곳에 진찰을 받으러 와 있었다. 그때 나는 랜스 암스트롱의 자서전《자전거만은 아니었네: 나의 인생 회고 여행*It's Not about the Bike: My Journey Back to Life*》을 읽고 난 후였다. 로이와 랜스의 인생은 오싹할 만큼 닮아 있었다. 병에 대한 반응까지 닮아 있었던 것은 아마 우연이라고 말하기는 힘든 일일 것이다.

암에 걸리기 오래 전부터 이미 랜스는 억압적인 감정 패턴을 갖고 있었다. 절친한 친구는 랜스를 "꼭 빙산 같은 사람"이라며 "수면 위의 정상 부분은 보이지만 수면 아래 훨씬 더 많은 부분이 잠겨 있는 사람"이라고 묘사했다.

랜스는 자신의 생부가 누군지 몰랐다. 그는 경멸감에 가득 차서 생부를 "DNA 기증자"라고 무시했다. 이혼한 부부의 딸이었던 어머니 린다 무니햄Linda Mooneyham은 장남인 랜스를 낳을 때 겨우 열일곱 살이었고 그 후 버림받았다. 월남전 참전 군인이자 알코올중독자였던 린다의 아버지는 손자가 태어나던 날 명예 회복을 위해 술을 끊었다.

린다는 독립심을 지닌 명랑한 아가씨였지만 아직 어른이라고 말할 수는 없었으며 게다가 가난에 허덕이는 상황이었다. 나중에 랜스는 "어떤 면에서 우리 모자는 함께 성장을 했다"고 썼다. 린다는 랜스가 세 살 때 재혼했다. 랜스의 설명에 의하면 양아버지 테리 암스트롱은 "긴 콧수염에 실제보다 성공한 척하는 버릇이 있는 키 작은 사람이었다." 그는 툭 하면 기독교 교리를 내세웠지만, 그런 공언에도 불구하고 랜스를 일상적으로 구타했다. "두들겨 패는 것이 그가 좋아하는 훈육 방식이었다. 내가 늦게 귀가하기라도 하면 '퍽' 하고 두들겨 패는 일이 다반사였다. 아파서 도망치면 매질이 가해졌다. 매질은 내게 육체적 고통뿐만 아니라 정신적 상처까지 입혔다. 따라서 나는 테리 암스트롱을 좋아하지 않았다. 나는 그가 테스토스테론 이상이 생긴 변태라고 생각했다. 결과적으로 종교에 대한 어린 시절의 인상은 그것이 위선자를 위한 종교라는 것이었다."

청소년기 시절 랜스는 양아버지가 불륜을 저지르고 있다는 것을 알게 되었다. 랜스는 자서전에서 "테리 암스트롱의 매질은 내가 감당할 수 있는 일이었을 것이다. 하지만 내가 해결할 수 없는 일이 있었다"고 양아버지의 부정을 암시했다. 결국 부모의 결혼 생활은 깨졌다.

로이 역시 맏이였으며, 성미가 까다롭고 걸핏하면 아내와 아들을 때리는 폭력적인 남자의 아들이었다. "아빠가 저질렀던 일 한 가지가 기억납니다. 내 양 손목과 양 발목을 묶고 뒷마당으로 내쫓은 일입니다. 그곳에 얼마나 오랫동안 있게 했는지는 기억나지 않습니다만, 위층에 살던 놈이 자꾸 창밖으로 내다보며 비웃던 일은 정말 괴로웠습니다. 제기랄, 어떻게 애한테 그런 짓을 저지를 수 있단 말입니까? 그 일은 분명 지금까지도 저를 괴롭히고 있습니다."

"옆에 어머니가 있었나요?"

"엄마는 일하던 중이었던 것 같습니다." 로이는 자기 어머니를 자기와 같은 편으로 생각하고 있었다. 그는 아주 어렸을 때부터 어머니를 남편의 폭력으로부터 보호해주는 역할을 맡았다.

랜스 암스트롱의 어머니 역시 남편의 매질로부터 아들을 보호해주지 못했다. 그런 상황에 처한 아이가 좌절하고 깊은 상처를 입고—나아가 학대를 일삼는 양아버지에게뿐만 아니라 자신을 안전하게 지켜주지 못한 어머니에게 분노를 느끼는 것은 불가피한 일이다. 그런데 랜스는 그런 분노를 느끼지 못한 듯했다—내가 믿기에는 바로 그 점이 그가 자신의 고통을 극기하며 무시하는 경향을 보인 근본적인 이유 같았다. 랜스는 자서전에서 10대 시절에 인내를 필요로 하는 운동에 이끌렸던 일에 대해 "나는 고통의 향연 같은 일이기만 하면 그 일을 잘했다"고 쓰고 있다.

앞에서 인용한 구절에 드러나 있듯이 랜스는 학대를 당한 일보다 어머니가 남편에게 당한 배신을 견뎌내는 데 더 어려움을 겪었다.

불행한 어머니를 둔 아이는 부담을 주지 않기 위해 자신의 고통을 억압하는 방식으로 보살피려고 한다. 그리고 아이는 자신의 역할에 스스로 만족하면서 '필요한 것이 없는' 아이가 된다—무릎 수술을 받고 난 후 절름거리는 걸음을 반사적으로 숨기려 했던 내 태도를 떠올려보라. 랜스는 25세의 나이로 암 진단을 받게 되었을 때 어머니에게 사실을 직접 말할 수 없었다. 랜스는 "나는 아프다는 사실을 어머니에게 털어놓을 만큼 충분히 강하지 못했다"고 썼다. 그는 자기를 대신해서 어머니에게 말해주겠다는 친구의 제안을 받아들였다.

하지만 린다는 사랑과 용기를 갖고 아들 랜스가 악몽처럼 불확실한 예후와, 적절한 치료를 결정해야 하는 곤혹과, 뇌수술과, 고통스러운 항암 치료를 잘 헤쳐나가도록 도왔고, 결국 시련을 극복했다. 반사적으로 어머니를 보호하려고 했던 아들의 태도는 성인이 된 그들 모자의 현실에 근거한 것이 아니라, 그의 대처 방식이 프로그램되었던 아동기 경험에서 비롯된 것이었다.

로이는 어린 시절 부모와의 관계에서 비롯된 결과에 대해 이렇게 말했다. "과거에 저는 늘 다른 사람의 행복을 제 행복보다 앞에 두었던 것 같습니다. 제 자존감은 아주 낮았습니다. 그래서 저는 먼저 다른 사람을 행복하게 해주면 그들도 저를 인정해줄 것이라고 생각했습니다. 저는 다른 사람이 제가 해주기를 원하는 일을 해주면서, 그들을 만족시키려고 노력했습니다."

"그런 일을 어떻게 하셨나요?"

"저 자신이나 다른 사람에게 솔직한 모습을 보이지 않는 식으로 했습니다. 늘 그들이 해주기를 원하는 일만 해나가는 방식, 혹은 그들이 상처가 되는 말을 하더라도 솔직한 심정을 털어놓지 않는 방식으로요. 저는 그냥 그런 식으로 행동했습니다.

몇 년 전 동업자 두 명과 함께 쇼를 운영하는 일을 한 적이 있습니다. 우리는 모두 동등한 입장이었습니다. 그런데 다른 사람들이 쇼를 전부 운영하는 것처럼 보였습니다. 그들이 책임자였습니다. 제 의견은 중요치 않았습니다. 그 일은 제게 상처를 주었지만 그것을 억누르고 마음속으로만 간직한 채 아무 말도 하지 못했습니다. 저는 문제를 어떻게 처리해야 할지 몰랐습니다."

한쪽에 위치한 랜스와 로이, 그리고 다른 쪽에 위치한 프랜시스의 결정적인 차이는 무엇이었을까? 내 생각으로는 랜스와 로이는 도전 정신이 발달할 수 있는 자아를 지킬 수 있을 만큼 삶에서 충분한 사랑을 받았다는 점이다. 프랜시스와는 달리 랜스와 로이는, 고환암을 진단받았을 때 가족과 친구들의 강력한 보살핌과 뒷받침을 받고 있었다.

나는 고환암의 발생에 감정의 억압이 일정한 역할을 한다고 강력히 의심한다. 이 병에 걸린 남성들을 대상으로 정신적으로 어떤 삶을 살았는지에 대하여 누군가가 상세 인터뷰를 통한 연구를 진행한다면 아마 가치 있는 일일 것이다. 환자와 어머니 사이에 존재하는 친밀감과 동질감에 관한 연구 또한 관심을 쏟을 만한 연구일 것이다. 랜스의 어머니와 아내 키크는 섬뜩할 정도로—나는 우연히 그렇게 된 것이라고 믿지 않는다—닮아 있었다. 랜스의 매력적인 자서전에 실린 사진 속에서 두 여성은 좀처럼 구분되지 않는다.

로이가 암의 경험을 통해 자연스럽게 얻은 교훈 하나는, 치러야 할 대가를 고려하지 않은 채 다른 사람을 만족시키는 쪽으로만 행동하는 태도를 거부해야 한다는 것이었다. 그는 "지금은 제가 무슨 일을 하든 그 일은 결단코 다른 사람을 만족시키는 일이 아닙니다"고 말한다. "'무슨 일이 나를 행복하게 할까?', '이 일은 과연 내가 원하는 일일까?' 저는 과거에는 정반대로 했습니다. 그리고 그것은 제게 전혀 도움이 되지 않았습니다."

결국 프랜시스는 말기 환자 완화 의료실에 입원했다. 마침내 암이 간까지 퍼졌고 고통스러운 팽창을 초래했다. 그는 너무 빨리 숨을 거두었다. 우리 의사들이 예상했던 것보다 훨씬 더 이른 시점이었다.

9

암에 잘 걸리는 성격은 존재하는가?

부모가 죽은 후에도 보살펴야 했던 여인

When the **Body** Says **No**

지미가 린다와 결혼한 것은 1990년 늦가을이었다. 결혼식은 그가 척추를 파고드는 피부암으로 죽기 5일 전, 밴쿠버 병원 완화 의료실 부속 예배실에서 열렸다. 신부는 임신 8개월째였다. 아버지를 제외한 지미의 모든 가족들이 모여 몇 주 동안 그와 마지막 날들을 함께했고, 결혼식 입회인으로도 참석했다. 지미에게 사망 선고를 내리고 한 달 하루가 지났을 때, 나는 린다가 첫 결혼에서 두 아이를 출산할 때 그랬던 것처럼 그들 부부의 딸 에스텔이 태어나는 것을 지켜보았다.

지미는 의사들에게 중요한 환자는 아니었다. 그와 린다가 5년을 함께 살았지만 내가 그를 만난 것은 지속적인 등의 통증으로 내 진료실을 찾았던 해 여름뿐이었다. 그의 통증은 몇 해 전에 그의 다리에서 절제한 적이 있던 피부암이 척추로 전이된 신호로 판명되었다. 지미의 원래 질환이었던

214

악성 흑색종은 멜라노사이트(피부 착색 세포-옮긴이)에 생기는 생명을 위협하는 종양이다. 흑색종은 다른 기관으로 쉽게 전이되는 경향이 있는 치명적인 질환이며 종종 혈기왕성한 사람들을 공격한다.

나는 지미를 잘 알 기회가 없었다. 그는 첫 만남부터 보기 드문 호남이라는 인상을 풍겼다. 그는 나이가 31세였고, 예의 바르면서 친절했고, 엷은 모래빛 갈색 머릿결과 파란 눈을 갖고 있었고, 얼굴엔 주근깨가 박혀 있었고, 환한 미소를 지었고, 아일랜드인 분위기를 풍겼고, 솔직해 보이는 표정을 하고 있었다.

흰 살결을 지닌 사람이 자외선에 노출되는 일은 악성 흑색종을 일으킬 수 있는 신체적 위험 요인이다. 켈트족 혈통의 사람이 이 병에 특히 취약한 것으로 보이며, 지미처럼 연한 색의 머릿결과 주근깨와 파란색이나 녹색 눈을 가진 경우는 특히 더 그런 것처럼 보인다. 피부색이 짙은 인종 집단은 피부암의 위험성이 거의 없다―하와이의 경우 비코카서스 인종은 코카서스계 백인종보다 피부암이 45배나 덜 나타난다.[93] 밴쿠버의 해변에서는 여름마다 피부과 전문의들이 공공 봉사의 일환으로 '자외선 차단제 순회 행사'를 통해, 일광욕을 즐기는 사람들에게 그들이 자초하는 위험에 대해 경고한다. 그런데 유감스럽게도 감정의 억압은 부적절한 자외선 차단제 사용처럼 쉽게 고칠 수 있는 문제가 아니다. 악성 흑색종은 감정 억압과 암 발병의 상관관계를 밝혀준, 가장 설득력 있는 몇몇 연구들의 주제였다.

지미의 상태는 급속히 악화되었으며, 항암제 치료와 방사선 치료가 그의 기분을 더욱 악화시켰다. "이젠 충분합니다." 그가 마지막으로 말했다.

"이건 미친 짓입니다. 저는 지금 죽어가고 있습니다. 저는 이렇게 아픈 상태로 죽어가야 할 필요성을 못 느낍니다." 얼마 안 되어 그의 두 다리가 마비되기 시작했다. 그는 다리를 질질 끌며 완화 의료실로 들어왔다. 몇 주후 죽음이 뒤따랐다. 2년 전 내가 개업의 활동을 그만둘 때까지 린다와 그녀의 아이들은 내 환자였다. 최근에 전화를 하자 그녀는 지미의 누나 도너가 그랬듯이 이 책의 집필을 위한 인터뷰에 응하겠다고 동의해주었다.

나는 린다에게 죽은 남편의 성격에 대해 설명해달라고 부탁했다. "지미는 태평스럽고, 한가롭고, 느긋한 사람이었습니다. 그는 다른 사람들과 함께 있는 걸 무척 좋아했습니다. 선생님이 그의 인생에 어떤 스트레스들이 있었느냐고 물어보셨을 때 한참을 생각해야 했습니다. 그는 스트레스에 시달리는 사람이 아니었습니다. 그런데, 술꾼이긴 했습니다. 그는 매일 술을 꽤나 많이 마셔야 했습니다. 바로 그것 때문에, 즉 그의 음주벽 때문에 몇 년 동안 결혼을 미룬 것이었습니다. 그는 매일 맥주를—적어도 4병 이상—마셨습니다."

"그렇게 마시고 나면 모습이 조금이라도 변했나요?"

"그 양보다 더 많이 마실 때만 그랬습니다…… 그럴 때면 그는 정말 귀여운 곰 인형처럼 변해서 모든 사람들에게 자기가 얼마나 사랑하는지 말하고 싶다고 했습니다. 그는 술만 마시면 사람들을 껴안고 싶어 했습니다. 친구들에게도 마찬가지였습니다. 그는 그들이 마치 친형제들이라도 되는 양 대했습니다. 그는 한 친구에게는 '네가 내 절친이야'라는 말을 했습니다. 그러고 나면 그는 엉엉 울곤 했습니다.

그는 폭력적인 사람은 아니었습니다. 화를 내거나 좌절감을 느끼는 사

216

람도 아니었습니다. 그는 슬퍼하기만 했습니다. 그는 속에 많은 슬픔을 지니고 있었습니다. 저는 그 이유는 모릅니다.

제가 생각할 수 있는 건 단 하나, 그가 자기 아버지에 대해 뭔가 비밀이 있었고 그것을 제게 말하고 싶지 않아 했다는 겁니다. 그는 그 문제를 이야기할 수 없었습니다. 그는 자기 감정에 대해 이야기하지 않았습니다. 정말이지 그는 저와 어떤 감정도 나누지 않았습니다."

"그는 어떤 어린 시절을 보냈습니까?"

"그는 핼리팩스 시에서 자랐습니다. 그는 늘 자신이 행복한 아이였다고 말했습니다. 부모님과 함께 살았다는데, 부모님 두 분이 모두 알코올중독자였답니다―제가 아는 바로는 시아버님이 오랜 세월 동안 엄청나게 술을 많이 마신 분이었습니다. 시어머니는 지미가 10대였던 때부터 술을 마시기 시작한 것 같고요."

나중에 지미보다 두 살 많은 누나 도너를 통해 알아낸 바에 의하면, 그들 남매의 아버지는 그들의 어린 시절 내내 폭음을 하던 사람이었다. 도너와 나는 두 차례 만나 대화를 나누었다. "저는 어린 시절에 대해 아주 편안한 느낌을 갖고 있습니다." 첫 번째 만났을 때 그녀가 내게 한 말이다. "제 동생들은 다른 생각을 갖고 있죠…… 여하튼 우리는 좋은 양육 환경에서 자랐습니다. 아주 행복한 가정이었습니다……."

"지미는 아주 작은 꼬마였고 행복한 아이였습니다. 우리는 늘 같이 놀았습니다. 우리는 뒷마당으로 나가 물장난을 하곤 했습니다―아시겠지만 작은 물총을 갖고 하는 물싸움 말입니다. 행복에 겨운 표정을 짓던 꼬마때의 그 애 얼굴이 눈에 선합니다."

"부모님에 대해서는 무엇이 기억납니까?"

"아버지는 옆에 계시면 더없이 친절하고 다정했습니다. 아주 재미있는 분이셨죠. 흉내도 아주 잘 내서서 '도널드 덕'처럼 꽥꽥 소리를 내곤 하셨어요. 사람들이 우리 집에 놀러오면 '아빠에게 오리 소리 좀 내보라고 해 봐'라고 말하곤 했습니다.

아버지는 재미난 분이셨지만 말씀을 하실 때면 경청해야 했습니다. 우리는 아버지 주변에서 농담을 하곤 했는데 아버지가 말씀을 하시면 땅이 진동했습니다…… 아버지가 짜증이 나시거나 화가 나시면, 그리고 '이제 됐다'라고 말씀하시면─그것으로 끝이었습니다. 그가 우리에게 무슨 일을 하라고 지시하면 그건 반드시 해야 했습니다."

"왜죠?"

"안 하면 벌을 받거나 호통 소리를 들으니까요."

도너는 열아홉이라는 이른 나이에 결혼하여 다른 도시로 이사를 갔다. 지미는 스물두 살 때까지 부모님과 함께 살았다. 그는 친구를 만나러 간다는 핑계를 대고 잠시 밴쿠버에 다녀오기로 하고, 여행을 떠났다가 부모님에게 전화를 걸어 다시는 집에 돌아가지 않겠다고 통보했다. 이후 아주 드물게 어쩌다 들르는 것을 빼놓고는 다시는 집에 돌아가지 않았다.

"달랑 전화 한 통으로 집에 돌아가지 않겠다고 선언한 겁니다. 그 애는 맨 위 서랍에 남긴 편지 한 통으로 자신의 행동을 설명했습니다."

"도망을 친 것이군요."

"그랬죠. 그런데 그 이유가 말이죠. 그 애가 부모님께 이렇게 말하던 것이 기억납니다. '그러니까, 두 분께 말할 수 없었습니다. 두 분께 상처를 주고 싶지 않았습니다……'"

"그러니까 지미는 독립하고 싶다는 말을 하면 부모님께 상처가 될 거라고 생각했다는 거군요."

"우리는 모두 생각을 그런 식으로 하게끔 키워졌습니다. 어머니에게는 자식들은 온 세상이었습니다. 우리는 어머니의 모든 것이었습니다. 어머니는 당신이 할 수 있는 최선을 다하려고 애쓰셨지만, 우리에게 너무 집착하셨습니다—제게, 특히 지미에게 피해를 줄 정도로요. 돌이켜보면 우리 가족이 건강에 해로울 정도로 심한 애착을 갖고 있었다는 생각이 듭니다. 저는 어느 시점이 되면 부모는 자식들을 독립시켜야 한다고 생각합니다. 정서적 차원에서 생각해보니 어머니는 우리를 그렇게 하지 못하신 것 같습니다. 저는 의무감을 느꼈습니다. 지미도 여러 번 그랬습니다. 자식들이 다 크면, 정상적이라면 부모는 그들을 독립된 존재로 이해하고 받아들이려고 노력합니다."

"지미가 서부 해안으로 도피한 일이 그의 정신적 해방을 의미하지는 않았다는 말씀이군요."

"그렇습니다. 그 애는 그렇게 하지 못했습니다. 못했고말고요. 그 애는 기분이 아주 안 좋았답니다. 기분이 아주, 아주 찜찜했답니다. 그 애는 막상 일은 저질렀지만 그런 찜찜한 기분을 느끼며 살아야 했답니다."

도너에 의하면 지미는 삶의 마지막 순간까지도 부모가 느낄 정신적 고통을 못 견뎌 했다고 한다. "노동절 주말이 시작되기 전에 동생이 제게 전화를 했습니다. 동생은 흑색종에 걸리면 무슨 일이 생기는지 설명했습니다. 하지만 그 애는 이렇게 말했습니다. '도너 누나, 누나도 알겠지만 어머니와 아버지께 전화를 못하겠어. 정신적으로 그런 일을 할 수가 없어. 나 대신 누나가 전화 좀 해줄래?' 저는 물론 해주겠다고 대답했습니다. 그러자 그가 말했습니다. '제발 두 분이 당황해하며 울고불고 난리를 피우면서 내게 전화하지 못하게 해줘. 그런 일은 견딜 수 없어.'"

나는 도너에게, 그녀가 지미의 어린 시절을 회상하며 이야기하던 동생의 "행복에 겨운 표정"이 사실은 진짜가 아니었을지도 모른다고 말했다. 적어도 부분적일지언정, 그 표정은 부모의 걱정과 분노에 대한 반응의 일환으로 지미가 택한, 나름의 감정 대처 방식이었을 수도 있다. 그런 행복한 표정은 부모의 감정이 자신에게 미치는 고통스러운 영향을 회피하는 방식이다. 부모의 감정을 위로하는 일이 자신의 감정을 부정하는 방식으로 완성되는 셈이다.

며칠 후 도너가 다시 전화를 걸어왔다. 지난번 우리의 대화가 많은 기억들을 생생히 끄집어냈다는 것이었다. 그녀는 대화가 필요하다고 했다.

"선생님과 대화를 나눈 그날 저는 평소처럼 시간을 보냈습니다. 그리고 밤이 되어 잠자리에 들었습니다. 그런데 새벽 네 시쯤 잠에서 깼습니다. 얼마나 많은 일들이 새록새록 되살아나며 주마등처럼 마음속에서 스치고 지나갔는지 모릅니다.

선생님께서는 '지미가 아버지와 관련이 있을지 모르는 큰 슬픔을 지니고 있었다'고 린다가 말했다고 말씀하셨죠. 지미를 정말, 정말 잘 압니다만, 그 말씀이 맞습니다. 그 애에게는 슬픔이 있었습니다. 어린 시절로 돌아가 그 애가 꼬마였던 때가 기억납니다. 아버지가 동생과 함께했다고 기억할 수 있는 유일한 시간이, 거실 카펫 위에서 잠시 시끄럽게 놀아주던 시간입니다. 미소를 짓거나 웃음이 터져 나오던 모습이 생생합니다. 그러나 그때 말고는 지미의 삶에서 아버지와 함께했던 시간은 단 한 번도 없었습니다. 아이스하키 경기 구경조차 간 적이 없었습니다. 아버지는 그 애와 좀처럼 함께 놀아주지 않았습니다.

제가 화가 나는 일은 아버지가 말로는 늘 우리를 사랑한다고 하시면서 어쩌면 그토록 큰 상처를 줄 수 있었느냐는 것입니다. 제겐 몸집이 엄청나게 큰 오빠도 한 명 있었습니다. 아버지는 다른 사람들 앞에서 그런 오빠를 조롱하곤 했습니다. 오빠에게 욕설까지 내뱉었고요. 물론 아버지는 지미에게도 욕설을 내뱉었습니다.

저는 아버지에게 결코 직접 화를 내지 않았습니다―저는 늘 아버지를 감싸주었습니다. 아마 의식적으로 그랬을 수도 있고, 저도 모르게 무의식적으로 그랬을 수도 있습니다. 지난번 선생님과 처음 인터뷰했던 날 밤에 갑자기 울컥하고 화가 치밀어 올랐습니다. 지미가 생각나기 시작했습니다. 그 애가 성장하던 동안, 그리고 그 애의 평생 동안, 그 애에게 일어났던 모든 일들이 생각나기 시작했습니다. 아버지가 호통치던 모든 시간들이 계속 떠올랐습니다. 뭘 고치려고 하는데 적절한 도구가 없다거나, 나사못이 바닥에 떨어지거나, 예정대로 무슨 일이 정확히 일어나지 않는다거나 하면, 아버지는 고함을 지르고 호통을 쳤습니다. 그러면 우리는 잔뜩 겁에 질렸습니다. 우리는 도망치기만 했습니다. 갑자기 아버지의 목소리, 고함 소리, 호통 소리가 기억났습니다. 그리고 저는 생각했습니다. '그런 방식은 아버지가 살아야 했던 방식이 아니에요. 그런 방식은 우리 자식들이 겪지 말았어야 할 방식이에요.'

심지어 지미의 마지막 순간까지…… 아버지가 지미를 보러 오셨어요—아버지 일행이 헬리팩스에서 차를 운전하고 왔어요. 사실 운전은 언니와 형부가 다 했죠. 아버지는 차를 타고 오는 동안 내내 술만 마셨어요. 일행은 지미가 완화 의료실에 입원하기 몇 주 전에 도착했어요. 아버지는 지미의 아파트로 들어가 자리에 앉자마자 맥주만 마셨어요. 그러면서 아들을 보러, 즉 지미를 보러 지미의 방에 들어갈 생각도 하지 않았어요.

우리는 그 사실을 감추려고 애썼습니다. 우리는 아버지가 지미의 모습을 직면하지 못하신다는 사실—아들이 어떤 모습일지 두려워하고 있다는 사실—을 그 애가 눈치채는 걸 원하지 않았습니다. 마침내 용기가 났는지 아버지가 그 애 방으로 들어갔습니다. 그리고 그 애에게 물었습니다. '지미, 뭐 좀 가져다줄까? 뭐 원하는 것이 있니?'

아버지는 방에서 나오더니 냉장고로 갔습니다. 그리고 갑자기 말했습니다. '아니, 여기 사과 주스가 왜 없는 거냐? 도대체 믿어지지 않는구나!' 그러더니 아버지는 우리 모두를 향해 미친 듯 고함을 지르고 호통을 치기 시작했습니다. 우리는 모두 어안이 벙벙했습니다. 아버지는 외투를 걸치고 쿵쿵 가게까지 걸어가서 지미에게 사과 주스를 사다 주셨습니다.

그런 다음 아버지는 집으로 돌아가셨고 그것으로 끝이었습니다. 아버지는 병원에 입원한 지미를 결코 보지 않았습니다. 헬리팩스 시로 돌아간 뒤 다시는 그 애를 보러 오지 않았습니다. 그리고 웃기는 일은, 글쎄요…… 선생님께서도 아시다시피 린다가 에스텔을 임신한 몸으로 지미가 죽기 5일 전에 결혼식을 올렸다는 겁니다. 그날 그 애는 거의 반혼수상태였습니다."

"그렇습니다. 가면 상태였죠. 황급히 진통제 분량을 늘려야 했죠."

"그래요. 제 기억 속에 계속 남아 있는 장면이 있어요…… 결혼식 직후 그 애가 몸에 힘이 하나도 없으면서도 손을 들어 올리며 말하던 모습입니다. '이것 좀 봐, 이것 좀 보라고. 아빠 반지랑 꼭 닮았어.' 그 애의 결혼반지는 아버지의 반지와 같은 것이었습니다. 그 말이 지미 입에서 나온 말이라는 것이 참 우스웠습니다. '아빠 반지랑 꼭 닮았어'라는 말이요."

지미의 감정 대처 방식은 다른 흑색종 환자들 사이에서도 폭넓게 증명되는 대처 방식이다. 1984년에 실시된 명쾌한 연구에서는 세 종류의 실험군, 즉 흑색종 환자군, 심장병 환자군, 아무런 질병이 없는 정상 대조군이 보이는 '스트레스에 대한 생리적 반응'을 측정했다. 각 실험 대상자의 몸에 더모그래프dermograph(심리적 고통을 유발할 목적으로 만들어진 슬라이드를 실험 대상자가 보는 동안 몸에서 일어나는 전기적 반응을 기록하는 기기-옮긴이)를 연결시켰다. 슬라이드는 보는 사람에게 모욕적이고, 불쾌하고, 우울하게 하는 문장, 예를 들어 "당신은 못생겼어"나 "비난받을 사람은 당신뿐이야" 같은 문장을 보여주었다. 실험 대상자는 각 문장을 읽으면서 마음이 얼마나 차분해지거나 산란해지는지 주관적인 인식을 기록해달라는 부탁도 받았다. 연구진은 각 실험 대상자의 신경계가 경험하는 고통 지수를 출력한 출력본을 확보했고, 동시에 정서적 스트레스를 의식적으로 인식한 실험지도 확보했다.

세 집단의 생리적 반응은 같았다. 그러나 슬라이드 때문에 불편해지고 산란해진 마음을 인식하는 면에서는 흑색종 환자군이 가장 극기적인 집단으로 밝혀졌다. 이 연구를 통해 악성 흑색종 환자들이 '억압성'을 가리킨다고 할 수 있는 감정 대처 반응 및 경향을 보인다는 사실이 밝혀졌다. 이런

반응은 그것과 정반대의 방식을 보이는 심혈관계 질환 환자군의 반응과 현저한 차이가 났다.[94]

세 집단 중에서 흑색종 환자군의 감정 억압이 가장 심했으며 심장병 환자군이 감정을 가장 덜 억압하는 집단으로 보였다. (알다시피 심장병 환자들의 반응이 건강하다는 말은 아니다. 건강한 중간 반응은 억압 반응과 과잉 반응 사이에 존재한다) 이 연구는 사람들이 정서적 스트레스를 경험할 때면—의식을 벗어난 곳 어딘가에다 감정을 격리시켜놓으려고 애쓰기는 하지만—몸의 각 시스템에 미치는 측정 가능한 영향과 함께 스트레스를 경험한다는 것을 입증했다.

흑색종과 연관하여 'C형' 성격, 다시 말해 암에 걸리지 않은 사람보다 암에 걸린 사람에게서 발견될 가능성이 높은 성격적 특성 개념이 최초로 제안되었다. A형 성격의 소유자는 "화를 잘 내고, 긴장해 있고, 조급하고, 공격적이고, 지배력을 행사하려고 한다"고 여겨지며—심장병에 더 잘 걸리는 경향이 있다. B형 성격의 소유자는 감정에 휘몰리지 않고, 감정을 통제 불능 상태로 폭발시키는 일 없이 느끼면서 표현할 수 있고, 절제력이 있고, 균형 잡힌 사람이다. C형 성격의 소유자는 "지극히 협동적이고, 인내심 많고, 수동적이고, 자기주장이 없고, 순응적인…… 사람이라고 묘사된다. C형 성격의 소유자는 B형 성격의 소유자를 닮을 수도 있다. 양쪽 유형 모두 태평하고 유쾌한 사람처럼 보일 수 있다. 그러나…… B형이 화, 두려움, 슬픔, 다른 감정들을 쉽게 표현하는데 반해, C형 성격의 소유자는 겉으로는 강인해 보이고 행복한 모습을 유지하려고 발버둥치지만, '부정적'인 감정들, 특히 화 감정을 억제하거나 억압한다."[95]

혹시 질병 자체가 병 발생 이전에 어떤 사람이 기능을 수행하며 살아온 방식을 반영하지 않을 수도 있는 식으로, 그 사람의 대처 방식에 영향을 미치며 성격을 변화시키는 것은 아닐까? 지미의 아내와 누나가 말한 지미의 사연은 억압과 '착한 성격', 그리고 공격성의 결핍이 평생에 걸친 지미의 성격 패턴이었으며, 그 기원이 어린 시절의 경험이었다는 것을 말해준다. 흑색종 환자의 생리적 스트레스 반응을 연구했던 연구자들이 주목했듯이 "사람들은 질병—암이든 심혈관계 질환이든—을 진단받아도 평소의 스트레스 대처 방식을 성급히 바꾸지 않으며 갑자기 새로운 패턴을 개발하지도 않는다…… 사람들은 스트레스를 받게 되면 대체적으로 기존의 수단과 방어 체계를 동원한다."

심리적 스트레스가 어떻게 악성 피부 손상으로 바뀔까? 햇볕에 노출되지 않은 신체 부위에서 흑색종 종양이 증가하고 있다는 사실은, 아마도 호르몬 요인으로 설명될 수 있을 것이다. 여러 연구자들이 호르몬이 색소 생성 세포를 과잉 자극할 수 있다는 주장을 펴왔다.[96]

흑색종과 관련이 있는 C형 성격은 다른 많은 암 연구에서도 확인되었다. 1991년 호주 멜버른 연구진이 결장암과 직장암의 경우 어떤 성격 특성이 위험 요인이었는지를 조사했다. 새롭게 진단받은 600명 이상의 환자군이 대조군과 비교되었다. 암 환자들은 다음과 같은 성격 특성을 보이는 경향이 있었고, 그것은 통계적으로도 유의미했다. "화를 극기하고 억압하는 요인, 다른 부정적인 감정을 억압하는 요인…… 겉으로 봐서 '성격 좋고' '착해 보이는' 요인, 다른 사람에게 거슬릴 수 있는 반응을 억압하는 요인, 갈등을 회피하는 요인…… 이런 대처 방식과 관련 있는 결(직)장암의 위험성은, 식습관, 맥주 음용 여부, 가족력 등 기존에 발견된 위험 요인들과 무관했다."[97] 스스로 고백한 아동기와 청소년기의 불행 역시 대장암 사례에서 흔했다. 우리는 이미 유방암, 흑색종, 전립선암, 백혈병, 림프종, 폐암 등의 질병들에서 비슷한 성격 특성에 주목한 바 있다.

1946년 존스홉킨스대학교 연구진은 장기간에 걸친 예측 연구를 시작했다. 미래의 질병 취약성을 예측하는 데 도움이 되는 심리생리학적 특성이 존재하는지를 확인하기 위해서였다. 이후 18년 동안 의과대학에 적을 둔 1,130명의 백인 학생들이 심리 검사를 받았다. 그들은 자신들의 감정 대처 방식, 아동기 시절 부모와의 관계에 대해 질문을 받았다. 생물학적인 데이터―맥박, 혈압, 체중, 콜레스테롤 수치―도 기록되었으며 흡연 여부, 커피 음용 여부, 알코올 섭취 여부도 기록되었다. 연구가 끝날 무렵에는 거의 모든 실험 대상자들이 대학을 졸업한 상태였고, 연령은 30세에서 60세 이상까지 걸쳐 있었으며, 직업은 대부분 의사였다. 연구진은 그 시점에서 건강 상태를 조사해보았다. 다수가 건강했지만, 일부는 심장병 환자였고, 일부는 고혈압 환자였고, 일부는 정신 질환자였고, 일부는 암에 걸려 있었고, 심지어 자살한 사람들까지 있었으며, 그 수는 대부분 같았다.

이 프로젝트를 처음 착상했을 당시, 연구진은 암이 실험 대상자들의 심리 요인과 관련이 있을 것이라는 사실을 발견하게 되리라고는 예측하지 못했다. 그런데 데이터는 바로 그런 관련성을 보여주었다. 암 진단을 받은 집단과 자살자 집단 사이에는 놀라울 정도의 유사성이 있었다. "우리의 연구 결과는 암 환자들이 다른 사람들보다 더 심각하게 '갈등 유발 충동이 있고, 감정을 극기하고 억압하는 경향이 있다'는 연구 결과와 부합하는 것처럼 보였다"는 것이다."**98**

연구진은 건강한 다수와 개별 질병 집단 모두에 특유의 성격적 특성이 존재한다는 사실을 발견했다. 훗날 암에 걸리게 되는 의과대학생들은 처음 실시한 검사에서 우울증, 불안, 화 항목에서 가장 낮은 점수를 기록했다. 그들은 부모와 소원한 관계를 맺고 있다고 기록하기도 했다. 모든 집단 중에서 암에 걸린 실험 대상자들이 감정 표현 능력이 가장 떨어졌다. 이런 사실은 암에 잘 걸리는 성격이 따로 존재한다는 것을 의미하는 것일까? 대답은 단순히 '그렇다'도 아니고 '아니다'도 아니다.

흑색종은 단순히 한 가지로만 원인을 돌리는 일이 무익하다는 것을 보여준다. 흰 살결 하나만으로는 이 암의 원인이 설명되지 않는다. 흰 살결을 지닌 사람들 모두가 흑색종에 걸리지 않기 때문이다. 자외선에 의한 피부 손상 하나만으로도 불충분하다. 얼굴빛이 연하면서 햇볕에 탄 사람들 중에서 오직 극소수만 피부암에 걸린다. 감정의 억압 또한 자체만으로는 악성 흑색종의 모든 사례들을 설명해내지 못한다. 감정의 억압을 겪는 사람들 모두가 흑색종이나 다른 암에 걸리지 않는다. 이 세 가지 상황이 조합될 때 잠재적으로 치명적일 수 있다.

성격 유형이 암을 발생시킨다고 말할 수는 없다. 하지만 분명 특정한 성격적 특성이 생리적 스트레스를 더 쉽게 유발하면서 암의 위험성을 증가시키기는 한다. 억압, "아니오"라고 말하지 못하는 태도, 자신의 화를 인식하지 못하는 일은, 자기 감정을 표출하지 못하고, 욕구가 무시되고, 친절을 베푸는 일이 악용되는 상황에 사람들을 빠뜨릴 가능성을 높인다. 그런 상황은, 스트레스를 받고 있다는 사실을 의식하든 안 하든 간에 당사자에게 스트레스를 유발한다. 또한 그런 상황이 오랜 세월 동안 반복되고 중첩되면 항상성과 면역계가 손상될 가능성이 높아진다. 몸의 생리적 균형과 면역 방어 체계를 해침으로써 질병에 쉽게 걸리게 만들고 저항력을 감소시키는 주체는—성격 자체가 아니라—바로 스트레스다.

따라서 생리적 스트레스는 성격적 특성과 질병 사이의 연결고리인 셈이다. 특정한 성격적 특성—다른 말로는 대처 방식이라고 표현할 수 있다—이 만성 스트레스의 가능성을 증가시킴으로써 질병의 위험성을 높인다. 그런 특성을 지닌 모든 사람의 공통점은 정서적 소통 능력이 줄어들어 있다는 것이다. 인간은 감정을 효과적으로 표출하는 법에 대한 학습을 방해받으면, 정서적 경험이 잠재적 피해를 입히는 생물학적 사건으로 뒤바뀐다. 그런 학습은 아동기 동안 이루어지기도 하고—이루어지지 않기도 한다.

사람들이 성장하는 방식은 그들의 몸과 심리의 관계를 형성한다. 아동기의 정서적 환경이 타고난 기질과 상호 반응하여 성격적 특성을 만들어 낸다. 우리가 성격이라고 부르는 것 중 많은 부분은 고정된 것이 아니며, 단지 아동기에 습득한 대처 메커니즘일 뿐이다. 환경과 무관하게 개인에게 뿌리박혀 있는 타고난 천성과, 생존을 위해 개발된 행동 패턴인 환경 반응 사이에는 중요한 차이가 있다.

우리가 지울 수 없는 특성이라고 알고 있는 성격적 특성은, 무의식적으로 선택한 습관적 방어 기술에 불과한 것인지도 모른다. 사람들은 종종 이런 습관적인 패턴이 자아의 필수적인 부분이라고 믿으면서 자신과 동일시한다. 그들은 어떤 특성에 대해서는 자기 혐오감에 빠지기까지 한다—예를 들어 어떤 사람이 자신을 '지배광'이라고 묘사하는 경우다. 사실 타고난 지배 성향 같은 것은 존재하지 않는다. '지배적인 성격'에 존재하는 것은 깊은 불안뿐이다. 욕구가 충족되지 않았다고 느끼는 아이는 집착적인 대처 방식을 발전시키면서 세부 사항 하나하나에 불안해할 수 있다. 그런 사람은 많은 일들을 지배할 수 없다는 두려움을 갖게 되고 극심한 스트레스를 겪는다. 그런 사람은 무의식적인 차원에서 삶과 환경의 모든 양상들을 지배해야만 욕구 충족이 보장될 수 있다고 믿는다. 그렇게 되면 성장해나가는 과정에서 다른 사람들이 그에게 화를 내게 되고, 정서적 결핍에 대한 절박한 반응에서 나온 태도 때문에 그는 자신을 혐오하게 된다. 지배 충동은 타고난 특성이 아니라 대처 방식 중 하나일 뿐이다.

감정의 억압 또한 돌에 새겨진 것처럼 고정된 성격적 특성이 아니라 대처 방식 중 하나일 뿐이다. 이 책을 위해 인터뷰했던 많은 성인들에게 "어린 시절 슬프거나 당황스럽거나 화가 날 때, 누군가 함께 이야기를 나눌 사람—설령 부정적인 감정을 불러일으킨 사람이 본인이라고 해도—이 곁에 있었나요?"라고 질문하자, "그렇다"고 대답한 사람은 한 명도 없었다. 10년 동안의 완화 의료실 근무를 포함하여 사반세기 동안 임상의 활동을 하면서, 나는 암 환자나 다른 만성 질병 환자 누구에게서도 이 질문에 대해 "그렇다"는 대답을 들어본 적이 없었다. 수많은 아이들이, 부모의 의도적인 위해나 학대 때문이 아니라 부모가 아이에게서 감지해는 불안, 화, 슬픔을 너무 두려워하고 있다는 이유 때문에—혹은 그저 너무 바쁘거나 피곤해서 아이들에게 관심을 쏟을 수 없다는 이유 때문에—이런 대처 방식에 길들여진다. "제 어머니와 아버지는 본인들이 행복해지기 위해 저를 필요로 했습니다"라는 말은, 수많은 사람들─어른이 되어 스트레스를 겪고, 우울증에 빠지고, 신체적 질병에 걸리는 아이들─을 평생 동안 억압 패턴에 빠지도록 훈련시키는 단순 공식이다.

상당히 진행된 난소암 진단을 받은 영화 제작자 질은 자신이 완벽주의자라는 사실을 시인했다. 그녀의 친구는 진단을 받기 전 해에 질이 스트레스에 시달리며 생활하는 것을 지켜보며 무척 걱정했었다고 내게 말했다. 그 친구는 "저는 그때 그 애에게 정신적인 피해 이상의 피해가 생길 수 있겠다고 생각했습니다"고 말했다.

"3년 전쯤 질이 비디오를 찍는 합작 사업에 뛰어들었습니다. 그런데 제작사가 일을 제대로 못하면서 끔찍한 악몽이 시작되었습니다. 질에게 무슨 프로젝트든 완벽히 해치울 거라는 기대가 주어졌죠. 그 애는 일단 어떤 일을 맡기로 계약하면 수행의 질이 매우 높아야만 하는 사람입니다. 질은 받은 대가만큼 일하는 시간보다 3배에서 5배가량 더 일했습니다. 바로 그 사건이 질의 몸이 '이제 더 이상 못 견디겠다'고 말하게 된 계기였다고 저는 믿습니다."

질과의 인터뷰에서는 상대를 무장해제시키는 솔직함과 심리적 자제력이 어우러진 그녀의 태도 덕분에 많은 사실들이 밝혀졌다. 질은 부모나 배우자와의 관계에서 스트레스가 많았다는 의미심장한 이야기를 했다. 물론 그녀는 그런 스트레스가 병이 발생하게 된 원인일 수도 있다는 사실은 전혀 인정하려 하지 않았다. 그녀는 50세의 나이였고, 매우 조리가 있었고, 모든 주제에서 복잡하게 얽힌 디테일들을 꼬치꼬치 파고드는 성향이 있었다. 나는 그녀의 그런 태도가 불안감을 떨치는 방식이라고 느꼈다. 그녀는 대화 중 잠시 말이 끊겨 정적이 흐를 때조차도 불편해 보였다. 첫 번째 만남 때 질은 항암 치료로 머리가 빠져 가발을 쓰고 있었다.

그녀는 결혼 생활 동안 스스로 어머니의 역할을 선택했다고 말했다. 남편 크리스가 신체를 무기력하게 만드는 급성 질환을 앓았을 때 그녀는 어머니처럼 그를 걱정하며 헌신적으로 보살폈고, 의사를 불렀고, 매일 밤마다 간병했고, 직장에 나가 일하던 동안에는 그가 간병을 잘 받을 것이라고 확신시켰다. 그러는 동안 내내 그녀는 전국 규모의 회의에 예정된 발표도 준비했고, 전망 있는 영화 제작자들을 위해 저녁 스터디 그룹도 지도했다. 그녀는 회의를 하러 떠나기 전날 밤에도 그 그룹을 지도했으며, 새벽 두 시가 되어서야 짐을 꾸려 이른 아침 비행기를 타고 떠났다.

그녀가 처음 난소암 증상을 겪었을 때는 그토록 아까운 시간을 잠깐씩 내서 남편을 간병하고 났던 직후였다. 그런데 아내의 간병과 남편의 간병에는 엄청난 차이가 있었다. 크리스는 몇 달이 흐르도록 아내의 병에 대해 의학적으로 알아보는 일을 전혀 하지 않았고, 그녀가 "항염증제 애드빌을 달고 살았어도" 겉으로 보기에 그녀의 통증과 체중 감소에 무관심한 듯 보였다. "엘리베이터에서 만나는 낯선 사람들조차 저에게 어디가 아프냐고 묻곤 했습니다"고 그녀는 말한다. 난소암의 경우 종종 그렇듯이 의사들은 몇 달이 지나서야 확진에 이를 수 있었다.

난소암에 걸렸다는 사실을 통보받고 질이 맨 처음 한 말은 "불쌍한 제 남편과 불쌍한 제 어머니는 어쩌죠. 저는 그들의 정신적 지주예요. 이제 제 도움을 받을 수 없다니 그들이 정말 가여워요"였다.

산부인과 종양과 의사는 그들 부부에게 질의 질병이 진단된 단계를 감안할 때 예상 생존 기간이 5년을 넘기기는 힘들겠다고 설명했다. 크리스는 그것을 부정했다. "남편은 의사의 이야기를 들은 사람 같지 않았습니다." 질의 말이다. "저는 방금 들은 말에 대해 대화를 나눌 필요가 있었어요. 하지만 집으로 돌아오는 차 안에서 크리스는 그저 앞으로 어떻게 병과 싸워 이길 것인지에 대해서만 계속 이야기했습니다. 그는 정말로 전문의가 예상 생존 기간에 대해 했던 말을 기억하지 못했습니다. 심지어 그 이후에도 그랬습니다. 그 이야기는 완전히 그를 그냥 통과해버린 셈이었습니다."

수술을 목전에 두고 질은 어머니가 찾아와 딸의 집에 머무르겠다고 결정한 일을 해결해야 했다. "원래는 오지 않기로 되어 있었습니다. 엄마는 관심의 초점이 되는 일에 정말 익숙하신 분입니다. 비행기를 타고 오는 일도 싫어하시고요. 하지만 모든 사람들이 엄마에게 말했대요. '아니, 따님이 병원에 입원한다는 데 안 가보세요?'라고요. 그런 질문을 받았으니 엄마는 엄마 역할을 안 하실 수 없었겠죠. 결국 엄마가 정말로 왔습니다."

"그 일을 그런 식으로 생각하시다니. 그래 어머니가 오셨을 때 기분은 어땠습니까?"

"엄마가 아직 안 오셨을 때 저는 다행이다 싶었습니다. 저는 엄마를 원하지 않았습니다. 저는 엄마가 착한 엄마가 되려고 저를 이용한다는 것을 알고 있었습니다. 저는 아빠가 돌아가시고 난 후 쭉 엄마를 보살펴왔습니다—아빠가 그렇게 해달라고 부탁하셨거든요."

"제 짐작으로는 당신이 태어났을 때부터 어머니를 쭉 보살펴드린 것이 아닌가 싶습니다."

"맞습니다. 태어났을 때부터죠. 아시겠지만 아빠는 늘 저한테 '네 엄마를 가만히 두렴'이라고 말씀하시곤 했죠. 아빠는 엄마를 과보호하셨고 엄마에게 격분하시기도 했습니다. 그러나 다소 왜곡된 방식이지만 아빠는 엄마를 진정으로 사랑하셨습니다. 아빠는 엄마의 한계점에 대해서도 잘 이해해주셨습니다. 그래서 당신이 희생하면서도 최선을 다해 엄마의 편의를 보아주셨죠.

한번은 동남아시아로 중요한 출장을 갔다 돌아오는 저를 아빠가 마중하러 공항까지 나오신 적이 있었습니다. 저는 몹시 피곤했습니다. 엄마는 선생님이셨는데 아빠가 저를 엄마의 학교에 데려가고 싶어 하셨어요. '그래야 가서 네 엄마에게 인사를 드릴 수 있다―엄마가 그곳에서 전교생과 널 기다리고 있을 거다.' 아빠가 말씀하셨어요. 저는 '안 돼요, 아빠. 가고 싶지 않아요. 너무 피곤해요. 이번 여행으로 정신적으로 완전히 고갈 상태예요. 그냥 가서 혼자 쉬고 싶어요'라고 말했습니다. '엄마를 위해 좀 가주렴. 너도 알다시피 엄마는 네가 오기를 정말 고대하고 있어.' 결국 아빠는 저를 차에 태워 엄마 학교로 데려갔어요. 엄마가 모든 아이들과 함께 기다리고 있더군요. 아빠는 아이들을 즐겁게 해주려고 저에게 제가 사온 농사용 밀짚모자까지 쓰라고 하셨습니다. 엄마는 평생 그런 식으로 응석을 부렸고 그 응석이 받아들여졌습니다―아빠는 엄마가 그런 식으로 존중받을 필요가 있는 사람이란 걸 알고 있었습니다. 엄마는 학생들에게 딸이 해외에 나갔다 왔고, 그래서 지금 자기를 만나러 온 거라고 과시할 수 있었습니다. 저는 아빠의 마음을 즐겁게 해주는 역할을 완수했습니다. 이런 일은 늘 일어났던 것입니다."

"질, 당신은 당신의 자녀들에게 자기주장을 펴라고, 당신이 했던 식으로 남들을 신경 쓰는 일에 끌려들어가지 말라고 권하지 않겠습니까? 당신은 지금 중병에 걸렸고 중요한 수술을 앞두고 있습니다. 그런데도 어머니가 찾아오셔서 꼬박 한 달을 머무르신답니다."

"더구나 어머니는 요구 사항도 엄청 많으세요. 저는 지난 한 달 내내 엄마의 비위를 맞췄어요. 선생님께서도 아시지만 정말이지 저는 아주 효녀입니다. 저는 정말 효녀예요. 제가 어머니를 돌보지요. 한 달 동안 고민하다가 친구들에게 이야기를 했어요. 그러자 많은 친구들이 어머니를 못 오시게 하라고 말하더군요.

이런 생각이 몇 번이고 뇌리를 스치고 지나갔어요. '만약 내 아이들 중 하나가 수술을 받는데 내가 오는 걸 원치 않는다면, 나는 기꺼이 받아들일 것이다.' 하지만 아이에게 가게 된다면 그저 불편해하지 않기만 바랄 것입니다. 제 엄마의 경우는 엄마를 보살피지 못한다는 이유로 죄책감을 느끼고 비참한 마음이 든다면, 그게 더 큰 스트레스일 것이라고 생각합니다."

어린 시절에 대한 질의 기억은, 자신이 말을 고분고분 잘 듣는 아이가 아니라 반항적인 아이였다는 것이었다. "그때 저는 청소년기 때의 제 모습처럼 착한 아이가 아니었습니다. 아빠가 저 같은 아이를 낳지 않기를 바란다는 말씀까지 할 정도였습니다. 저는 부모님께 아주 성가신 아이였습니다. 10대 시절에는 주로 다루기 어려운 아이로 여겨졌고요. 대학교에 가서야 나아졌지요. 하지만 저는 학교가 싫었고, 그래서 결혼을 했습니다―전문직에 종사하는 남자하고요. 그러니 결과적으로는 부모님께 착한 딸이 된 셈입니다."

질의 어머니는 인터뷰가 진행된 이후인 작년에 돌아가셨다. 딸은 어머니가 돌아가신 이후에도 보살펴드려야 할 필요가 있다고 느끼고 있었다. 그녀가 쓴 어머니의 부고 기사에는 난소암 수술을 받고 난 이후의 자신과 함께하기 위해, 즉 엄마가 자신을 간병해주기 위해 그 먼 곳까지 여행을 떠나신 것이라는 칭송이 들어 있었다.

10

55퍼센트의 해결책

플라시보 효과에서 나타나는 생리적 현상

14년 전 30세였던 마사는 다른 의사의 진단을 받아보기 위해 애리조나 주 피닉스에서 미네소타 주 로체스터에 있는 메이요 클리닉 병원을 찾았다. 그녀를 담당했던 장 전문의가 크론병을 조절할 수 있는 유일한 방법으로 대장 전체를 절제하자고 권유하고 난 다음이었다. "그냥 수술이 필요하다고 말했다면 기꺼이 받아들였을 겁니다." 그녀의 말이다. "하지만 망설여졌습니다."

마사는 15년 이상 동안 장출혈, 빈혈, 발열, 피로, 복통 증상의 발생을 겪었다. 이런 증상들은 세 번째 아이를 출산한 직후부터 시작되었다. "제 생애 중 정말 혼란스럽고, 정말 바쁜 때였습니다. 남편 제리는 몬태나의 치과대학 졸업반이었습니다. 저는 세 아이를 둔 스물세 살 주부였고요." 아이들은 다섯 살, 세 살배기와 겨우 5개월밖에 안 된 갓난아이였다. 아직 가족에게 정기적인 수입이 없었던 탓에 마사는 아이 보기를 비롯하여 손에 잡히는 온갖 일들을 마다 않고 했다. 제리가 졸업한 후 부부는 피닉스로 이사했고 그곳에서 치과를 개업했다.

"그냥 건강이 좋지 않았습니다. 세 번째 아이가 저를 몹시 피곤하게 했고 정신적으로 고갈시켰습니다. 저는 피닉스에서 철저히 외로웠습니다. 저는 결코 이곳에 오고 싶지 않았습니다. 그냥 몬태나에 살고 싶었어요. 게다가 사실은, 남편이 어느 날 밤 불륜을 저질렀습니다—그 사건이 참을 수 있는 한계 이상으로 저를 몰아붙였습니다. 그때부터 복통이 시작되었습니다."

몇 달 후 이들 부부는 제리의 졸업식을 위해 몬태나로 돌아갔다. "그때 장출혈이 발생했습니다. 저는 곧바로 병원으로 실려갔습니다. 시어머니께서 병원에 근무하고 계신 덕분이었죠. 시어머니는 제게 이상이 생겼다는 걸 아셨습니다. 크론병을 진단받은 것이 그때입니다."

크론병은 염증성 장 질환(IBD, inflammatory bowel disease)의 두 가지 중요한 형태 중 하나다. 다른 하나는 궤양성 대장염이다. 두 질환 모두 장의 염증이 특징이지만 패턴은 다르다. 두 질환 중 더 흔한 궤양성 대장염의 경우, 염증이 직장에서 시작하여 위쪽으로 퍼져나간다. 결장 전체가 관련될 수도 있다. 염증은 지속적이지만 장 내벽 표면층 점막에만 국한된다.

크론병의 경우, 염증이 전체 장 내벽을 통해 확산된다. 많은 경우 소장의 세 번째이자 마지막 부위인 회장과 결장이 영향을 받는다. 그러나 크론병은 식도에서 대장에 이르기까지 소화기관 어느 곳에서도 나타날 수 있다. 궤양성 대장염과 달리 크론병은 소화기관 영역을 건너뛰기도 하며 정상 조직이 환부와 번갈아가며 나타나기도 한다. IBD는 관절, 눈, 피부 염증과 관련될 수도 있다.

IBD의 증상은 관련 부위가 어디냐에 달려 있다. 양 질환 모두 복통과 함께 설사가 가장 흔한 증상이다. 환자들은 하루에 수차례 배변이 필요할 수 있으며, 심지어 배변 조절이 안 되기도 한다. 결장이 영향을 받으면 혈변이 생기거나, 마사의 경우처럼 명백한 출혈이 발생한다. 특히 크론병에 걸리면 환자들은 발열과 체중 감소를 경험할 수도 있다. 염증으로 인해 생겨나는 누관瘻管—내장에서 피부, 혹은 질 같은 다른 기관들까지 생기는 터널—처럼, 다른 합병증이 생길 수도 있다.

IBD는 대개 젊은 층의 질병이다. 물론 어느 연령에서도 생길 수 있지만, 열다섯 살에서 서른다섯 살 사이에서 가장 흔하게 발병한다.

마사의 증상들은 병원에서 한 차례 코르티손 치료를 받은 후 급속히 완화되었다. 그런데 퇴원하고 나자마자 곧바로 다시 출혈이 생겼고 다시 입원해야 했다. "수혈까지 받았습니다. 그런데 퇴원할 때가 되었을 때 또 다시 출혈이 생겼어요. 이번에는 쇼크 상태까지 빠졌습니다. 집중 치료실로 들어갔어요. 그리고 그곳에서 나온 후 저는 어떻게든 살아보려고 애를 썼습니다.

저는 다시 결혼 생활로 돌아가거나 집으로 돌아가는 일을 원치 않고 있을 수도 있다는 사실을 깨달았습니다. 그런 것이 아니라면 대체 왜 퇴원할 때만 되면 계속해서 출혈이 재발하는지 도무지 이해할 수 없었으니까요. 왜 남편을 떠나지 않았느냐고요? 아마 제가 너무 어렸던 탓이겠지요. 사실 억지로 집에 돌아가니 남편이란 작자가 끝끝내 또 불륜을 저지르고 있더군요. 저는 '그래, 관둬. 이제 끝내'라고 말했습니다. 그때 떠났어야 했습니다. 하지만 저는 그냥 머물렀습니다.

그 후 3~4년 동안 저는 병든 강아지였습니다. 너무나 피곤했습니다. 제가 대부분의 시간 동안 잠만 자고 싶어 했기 때문에, 그때 다섯 살이었던 큰 애가 두 동생을 보살펴야 했을 겁니다."

"그러는 동안 남편은 뭘 하셨습니까? 두 분의 관계는 어땠나요?"

"저는 남편에게 늘 양보만 했습니다. 그는 화만 내는 사람이었고 저는 그가 무서웠습니다. 그는 제게 신체적인 위협을 가했습니다. 실제로 때린 적은 없고요. 하지만 그는 고함을 지르며 위협했습니다. 그는 몹시 공격적이었습니다. 술까지 마셨어요. 한번은 아이들 앞에서 저를 심하게 비하했는데 정말 좋지 않은 언사였습니다. 그는 제 얼굴을 바로 앞에 서서 고래고래 소리를 질렀습니다.

저는 묵묵히 참기만 하는 사람이었고 그는 믿어지지 않을 만큼 조종만 하는 사람이었어요. 모든 일이 항상 제 탓이었습니다. 저는 늘 불안했습니다. 가끔은 그가 모든 걸 제 탓으로 만들려고 사실을 얼마나 왜곡할 수 있는지 믿을 수 없었습니다."

"혹시 마사 씨의 스트레스와 병 사이에 무슨 관련이 있는 것이 아니냐고 말한 사람은 없었습니까?"

"없었습니다. 어떤 의사 선생님도 그런 말씀을 하지 않았습니다. 그런데 메이요 병원에서 흥미로운 질문지 내용을 접하긴 했었습니다. 질문지에 '혹시 지난 1년간 중요한 사건이 있었거나 지금도 진행 중입니까?'라는 문항이 있었습니다. 그 문항을 읽으며 이런 생각이 들었던 것이 기억납니다. '오, 세상에. 정말 난생 처음으로 누군가가 내 인생에 무슨 일이 일어나고 있느냐고 관심을 표하는구나.' 저한테는 의미 있는 일이었습니다."

의학에서는 IBD를 원인 미상의 '특발성' 질환으로 생각한다. 유전이 역할을 수행하지만 중요한 역할은 아니다. 대략 10~15퍼센트의 환자들이 IBD 가족력을 지닌다. 직계 가족이 진단받은 적이 있는 경우, 발병 위험도는 2~10퍼센트라고 추정된다.[99] 마사가 장출혈 증상에 대해 느꼈던 것처럼, 환자들은 종종 직관적으로 IBD와 생활 스트레스 사이에 연관이 있다고 느낀다. 실제로 "염증성 장 질환에 걸린 대부분의 사람들이 스트레스가 중요한 발병 요인이라고 믿는다"는 사실이 연구에 의해 밝혀졌다.[100]

마사의 경우 메이요 병원을 찾기 전 해의 직접적인 스트레스 요인은, 10대의 두 딸이 캘리포니아에 있는 대학교를 다니기 위해 집을 떠나 독립한 일이었다. 그녀는 딸들로부터 정서적인 도움을 받아온 처지였다. 남편은 지속적인 정서적 학대를 가하고 있었고 그 무렵에는 음주벽이 도벽으로 바뀐 상황이었다. 마사는 딸들이 집을 떠나자 수술이 불가피해졌다. 그녀는 나중에야 상담을 통해 그동안 자신이 정신적으로 얼마나 미숙하고 의존적이었는지를 깨달았다.

궤양성 대장염에 걸린 52세의 팀은 자신이 다른 사람들을 즐겁게 해야한다는 강박 욕구에 시달렸다는 사실을 인정했다. "저는 제 내면을 들여다보는 일보다 다른 사람들을 즐겁게 해주거나 감동시키는 일만 하려고 애쓰며 많은 시간을 보냈습니다." 그에게 형 두 명이 있었다. 두 형 모두 인정받을 만한 안정된 직업이 없었다. 그중 한 명이 50대의 나이로 최근에야 결혼했다. 어머니는 형들에 대해 비판적이었는데, 팀은 어머니의 그런 비판을 피하려고 전전긍긍했다.

"저는 완벽한 아들처럼 느껴집니다. 결혼도 했고, 말뚝 울타리가 처진 집도 있고, 아이도 셋이나 있으니 말입니다. 어느 면에서 저는 저도 모르게 어머니 마음에 들려고 기를 쓰며 살아온 건지도 모르겠습니다." 궤양성 대장염 환자들을 대상으로 실시한 1955년의 한 연구에서는 "대장염 환자들의 어머니들은 지배적인 성향이 있으며, 순교자 역할을 맡으려고 하는 경향이 있다"는 사실이 밝혀졌다.[101] 자식에게 의식적으로 순교자가 된다거나 지배를 하겠다고 나서는 사람은 없다. 이 말을 보다 덜 비판적인 표현으로 바꾼다면, 아이가 어머니의 정신적인 고통에 대해, 자기가 책임져야 한다고 느낀다는 말일 것이다.

팀은 시시콜콜 세부 사항을 따지는 잔소리꾼이다. 그는 모든 것을 과잉 정리한다. 그의 아내 낸시는 "남편은 늘 제게 '이 일을 언제까지 할 거야?', '이 일을 잊지 말고 꼭 해놔'라고 잔소리를 해서 저를 미치게 만듭니다"고 말한다. 700명 이상의 궤양성 대장염 환자들을 대상으로 한 이 연구는, 상당수 환자들이 "청결하고, 시간을 엄수하고, 양심이 바르고, 집착적이고 강박적인 성격적 특성을 지니고 있다"고 결론지었다. 또한 이런 성격적 특성과 함께 "감정(감정 표현)을 억압하는 태도, 지나치게 지적 합리성을 추구하는 태도, 도덕과 행동 기준에 있어 경직된 태도…… 등도 그들의 특성이었다. 이와 비슷한 성격적 특성들이 크론병 환자를 설명할 때도 사용된다."[102]

팀은 자신이 다른 사람과 자신에 대해 매우 비판적이라고 말한다—이것은 그가 자신에 대해 판단한 또 다른 특성이다. "저는 완벽주의자입니다. 저는 제게 이른바 자연스러운 인간적 동정심이 있다고 생각하지 않습니다. 저는 차가운 사람 쪽입니다. 저는 15년 동안 제 일에서 한 번도 실수한 적이 없습니다. 심지어 하루에 12~15번씩 피를 흘리며 화장실로 뛰어가던 동안에도 그랬습니다. 어제 한 직원이 결근했습니다―애완견이 죽었다는 이유로요. 저는 '대체 무슨 말을 하는 겁니까? 애완견이 죽어서 결근했다고요? 그냥 개예요. 대체 직장에 왜 못 나온답니까?'라고 말하는 사람이었습니다. 상사들 몇몇이 말하더군요. '자네, 애완견 키워본 적 없어? 냉혹한 거야 뭐야?' 저는 할 말이 없었습니다."

더글러스 드로스먼Douglas Drossman 박사는 세계적으로 유명한 소화기내과학 학자이며, 노스캐롤라이나대학교 의과대학 교수 겸 정신건강의학과 의사다. 그는 미국소화기내과학회 공식 학술지 〈소화기내과학Gastroenterology〉의 부편집인도 맡고 있다. 드로스먼 박사는 장 질환이 생리적 교란의 표출이기도 하지만, 스트레스를 받으며 사는 생활이 표출이기도 하다고 앞장서서 주장해왔다. 그는 1998년 한 세미나 논문에서 이 문제에 대해 이렇게 썼다. "임상 기록에 근거하거나 기존의 연구 문헌과 임상적인 경험들을 놓고 판단해볼 때, 나는 심리사회적인 요인이 질병 취약성이나 질병 활동에 실질적인 영향을 미친다는 증거가, 적어도 간접적으로라도, 존재한다고 믿는다. 그리고 이런 일이 일어날 수 있는 가장 가능성 높은 메커니즘은 정신 면역 경로들을 통한 메커니즘일 것이다."[103]

IBD 염증은 장 내부의 면역 활동이 교란된 결과물이다. 장은 소화와 흡수 기능 외에도 외부로부터의 침입을 막는 신체의 주요 방어벽 역할을 한다. 장 내부에 들어간 물질들은 그것이 무엇이든 간에 일단은 단순히 그곳을 통과하는 통과물에 불과하며 아직 외부 세계의 소속물이다. 각종 물질들과 미생물들이 장 내벽을 침투해 들어간 다음에야 비로소 신체 고유의 내부 속으로 들어가는 것이다. 장 조직이 수행하는 이런 방어 기능이 건강에 지극히 중요한 역할을 수행하기 때문에, 장 조직에는 대개 자체의 국지적인 면역 체계, 즉 신체 전체의 면역 방어 체계와 같이 움직이는 고유의 면역 체계가 갖춰져 있다.

염증이란 적대적인 미생물이나 독성 입자를 분리하고 파괴할 목적으로 신체가 일으키는 정교한 과정이다. 신체는 조직을 팽창시키거나 면역 세포와 항체들을 유입시켜 그런 과정을 실행한다. 장 내벽이나 장 점막은 방어 기능을 쉽게 수행하기 위해 "끊임없는 제어와 조절 상태"를 유지한다.[104] 이런 상태가 건강한 사람들의 정상적인 장의 상태다.

면역 기관의 강력한 파괴력은 반드시 엄격히 통제되어야 하며, 방어 임무의 대상인 복잡한 신체 조직들에 피해를 주지 않고 감찰 임무를 수행할 수 있도록 늘 균형 상태를 유지해야 한다. 어떤 물질은 염증을 촉진시키고 어떤 물질은 염증을 억제한다. 만약 이런 균형 상태가 교란되면 질병이 발생할 수 있다. 장의 염증 공격 개시 능력이 감소하면 생명을 위협하는 감염이 초래될 수 있다. 반대로 염증 공격 억제 능력이 감소하면 장 조직이 자가 손상에 노출된다. 염증성 장 질환의 가장 핵심적인 이상 현상이 한 저널 기사에서 "장 내벽의 친親염증 분자들과 항抗염증 분자들"이라고 불렸던 분자들의 불균형 현상으로 보인다. PNI 슈퍼계의 신경-면역 경로를 통해 작용하는 감정의 영향은, 이런 균형을 깨뜨려 염증 쪽이 우세하게 만들 수 있다. 캐나다 연구진의 지적처럼 "전부 다는 아니지만 장의 생리적 활동의 많은 측면이 신경 면역적 요인에 의해 조절될 수 있다."[105]

신경계는 감정에 깊은 영향을 받는다. 신경계는 또한 면역 반응이나 염증 조절과 밀접한 관련을 맺는다. 염증을 촉진하거나 억제하는 일에는 신경세포가 분비하는 단백질 분자인 신경 펩타이드가 사용된다. 이 신경 펩타이드 분자들은 IBD에 지극히 취약한 장 내부에서 과도하게 농축된 형태로 발견된다. 이 분자들은 국소 염증의 억제나 신체의 스트레스 반응과 밀접한 관련을 맺는다. 예를 들어, p물질이라고 불리는 신경 펩타이드는 특정 면역 세포들이 히스타민이나 프로스타글란딘 같은 염증성 화학물질을 방출하도록 유도하는 강력한 염증 자극 물질이다. 장 내부에서는 면역 세포가 신경세포와 밀접한 관련을 맺는다. 만성 스트레스에 시달리는 감정 패턴은, PNI 슈퍼계의 개입과 스트레스로 인한 친염증 분자들의 활성화를 통해 장 내부에 염증성 질환을 유발할 수 있다.

장 혹은 내장 기관은 단순한 소화기관 이상의 존재다. 장은 뇌의 감정 중심부와 밀접하게 연결된 자체 신경계를 지닌 감각기관이다. "창자가 뒤틀린다"는 표현의 의미가 정신적으로 혼란스러운 일을 묘사하는 의미라는 것은 누구나 직관적으로 안다. 우리들 중 많은 사람들이 불안해하는 아이에게 배탈이 발생한 일을 경험한 기억이 있을 것이다. 유쾌하건 불쾌하건 장의 느낌은 외부 세계에 대한 신체의 정상 반응의 일환이다—장의 느낌은 주변에서 무슨 일이 일어나고 있는지를 해석하는 데 도움을 주며, 우리가 안전한지 아니면 위험한지에 관한 정보를 제공한다. 구토, 통증, 체온 상승, 배가 편안하다는 느낌들은 주변에서 일어나는 사건의 의미가 무엇인지를 우리에게 알려주는 느낌들이다.

장은 자체의 신경전달물질을 갖고 있으며 신체 전체 호르몬계의 영향을 받는다. 장은 또한 독성 물질에 맞서 싸우는 방어선의 일부를 구성하면서 면역 방어 체계에서 중요한 역할을 수행한다. 장 기능은 환경이 매 순간 우리에게 제공하는 자극을 판단하고, 그 자극에 반응하는 심리적 과정과 불가분의 관계를 맺는다. 장 조직의 온전한 건강을 유지하는 능력은 심리적인 요인에 의해 지극히 큰 영향을 받는다. 그리고 염증이라든가 악성 변화에 대한 장 조직의 저항력은 정신적인 스트레스에 취약하다. 신세계원 숭이 종 비단털원숭이는 포획을 당하여 우리 안에 갇히게 되면 궤양성 대장염과 결장암에 걸린다.[106] 1999년 이탈리아에서 진행한 한 연구에서는 궤양성 대장염의 경우 "장기간 감지되는 스트레스가 수개월에서 수년에 걸친 증상 악화의 위험성을 증가시킨다"고 밝혔다.[107]

〈캐나다소화기내과학저널Canadian Journal of Gastroenterology〉 편집자에게 보낸 편지로 정신신경면역학에 대한 내 관심을 불러일으킨 적이 있는 캘거리의 소화기내과학자 노엘 허쉬필드 박사가 1997년 이 학회지에 논문 한 편을 발표했다. 그는 염증성 장 질환 치료제의 임상 실험에서 60퍼센트 범위 내에서 플라시보 반응 사례가 존재했으며, 통증 완화 목적의 플라시보 약과 마취제들을 비교한 다른 임상 실험들에서는 플라시보 효과를 본 환자들의 숫자가 일관되게 55퍼센트였다고 지적했다. 이 55퍼센트라는 수치는 항우울제 실험에서도 등장한 바 있다. 이런 결과는 '55퍼센트의 원칙'이라고 불려왔다.

대부분의 사람들은 플라시보 효과가 단순히 상상의 문제, 즉 '물질에 우선하는 정신의 문제'라고 생각한다. 플라시보 효과는 물론 생각이나 감정에 의해 유발된다. 그러나 그것은 전적으로 생리적인 현상이다. 플라시보효과는 증상을 완화시키거나 치유력을 촉진시키는 데 도움을 주는 신체내부의 신경학적, 화학적 과정이 활성화되는 현상이다.

허쉬필드 박사는 플라시보 약으로 증상이 개선되는 사람들이 지닌 차이점이 무엇인지 연구해본다면 유용한 연구가 될 것이라고 말했다. "그들은어떤 사람들인가? 그들은 어떤 환경에서 살고 있는가? 그들에게서 그런반응을 이끌어내는, 과거의 경험이 존재하는 것은 아닌가? 그들은 어떤 삶을 살고 있는가? 그들은 자신의 삶, 성장 과정, 결혼 생활, 사회 등과의 관계와 모순되는 사람들은 아닌가?" 이런 질문들은 회복을 하는 환자들이건회복을 잘 하지 못하는 환자들이건 간에, 의사들이 좀처럼 환자들에게 묻지 않는 질문들이다. 사실 이런 질문들을 했을 때 나오는 대답들은 한결같이 어떤 숨겨진 사실을 말해준다. 허쉬필드 박사의 논문은 지금의 의학계풍토에서는 다소 급진적으로 보일 수도 있는 의미심장한 제안으로 결론을내린다. "우리의 동료이자 동업자인 의사들의 교육과정에 질병심리사회학, 회복정신역학, 치유생화학 교육을 포함시켜야 하는 것이 아닌지 모르겠다. 또한 그들에게, 병의 확진은 해줄 수 있을지언정 치유까지 보장해주는 것은 아닌 내시경 검사를 한 번 더 하고, 조직 검사를 한 번 더 하고, '최첨단 과학기술' 치료를 한 번 더 한다고 해서 인류의 모든 질병이 해결되는 것이 아니라는 사실도 가르쳐야 하는 것이 아닌지 모르겠다."[108]

내 친구 티버가 "미칠 듯한 절망감, 두려움, 근심"으로 고생하던 중에 궤양성 대장염—아마 그에게 처음이자 유일하게 발생한 심각한 대장염이었을 것이다―이 발병한 적이 있었다. 20대 초반에 불과한 나이였을 때 아버지가 돌아가시는 바람에, 뜻하지 않게도 어머니와 어린 여동생을 책임져야 하는 상황에 직면했다. 건강이 안 좋았던 어머니는 직장에서 해고까지 당했고, 다른 일자리를 구할 가능성도 거의 없었다. "도대체 내 인생을 어떻게 꾸려가야 할지 도무지 알 수 없었네"라고 티버는 회상한다. 그는 고열과 결장 출혈로 급히 병원에 실려갔다.

"의사들이 스테로이드제로 치료했지. 3주 동안 입원해 있었고. 하지만 치료를 시작하자마자 상태가 곧바로 좋아지더군. 주변의 간호사들과 농담까지 했어. 그 시절만 하더라도 병원 구조조정이 있기 전이어서 간호사들이 환자와 함께 시간을 보낼 수 있을 때였지. 의사들은 장기적으로 어떤 일이 일어날 수 있는지―심각한 병이나 암 등―온갖 무서운 예측을 하더군. 나는 '그렇군요. 그런 일이 제게 안 일어나게 해야 되겠네요'라고 말했네. 나는 여러 글들을 읽으면서 궤양성 대장염이 심리적 요인에 의해 유발되고, 스트레스와 관련이 있다는 주장이 존재한다는 걸 알았지. 나는 정신을 이완시키는 법에 관한 책을 한 권 구했네. 그리고 앉아서 그 책 속의 지침을 따라 했네―발가락 끝을 편안하게 이완시키고, 다리를 이완시키고, 몸 전체를 편히 이완시켰지.

나는 병원에 입원해 있던 기간을 빼고는 한동안 약을 먹지 않았네. 병원에서는 내게 이런 저런 식이요법을 하라고 가르쳤지만, 나는 '인생을 그런 식으로는 살지는 않겠다'고 생각했네. 효과가 있든 없든 내가 내 상황을 통제하리라 결심했지. 나는 외부적인 스트레스가 접근해오는 걸 허용하지 않으리라 결심했고, 의식적으로 생활 속 스트레스를 최소화시키려고 최선을 다했지. 다행히 그 후 30년 동안 나는 가끔 가벼운 설사나 출혈은 있었지만 별다른 큰일은 겪지 않았네. 약을 먹거나 의사에게 치료를 받을 만한 증상은 없었어."

IBD 치료가 자리에 누워 발가락 끝을 이완시키기만 하면 된다고 주장하려는 것은 아니다. 티버의 경험에서 진정 의미 있었던 것은 그가 스스로 병을 통제하겠다고 결심한 일이었다.

허쉬필드 박사의 주장처럼 최신 의료 기술이나 기적의 신약이 아니라 환자의 치유력을 북돋아주는 일이, 염증성 장 질환의 궁극적인 해결책을 제공해줄지 모른다. 55퍼센트의 해결책 말이다.

11

모든 것이 그녀의 마음 탓이다

여성들의 과민성 대장 증후군 극복기

패트리셔는 또다시 화가 치밀어 오르는 것 같았다. "의사들에게 정말 화가 났습니다. 그들에게 굴욕적인 대접을 받았고 일부러 위해주는 척하는 일도 당했습니다. 대놓고 거짓말을 하고 있다는 말까지 들었습니다. 다른 의사한테 가서 의견을 구하는 일일랑 그만두라는 말도 들었습니다. 저는 줄곧 실제 통증을 느끼고 있는 것이 아니라는 말만 들었습니다."

1991년 이 판매원 여성의 담낭이 제거되었다. 28세 때였다. 그러나 그녀는 지속적으로 복통을 느꼈다. "저는 제가 '허깨비 담낭 발작'이라고 부르는 복통을 느꼈습니다. 배를 공기로 꽉 채우는 펌프질보다 더 극심한 복통이었습니다. 배가 마구 부풀어 오르다가 토하고 나면 조금 편해졌습니다. 그때마다 응급실을 찾곤 했지요. 병원에서는 저를 무시하거나 '담낭이 없으니 그런 증상을 겪을 리가 없다'고 말하곤 했습니다. 그런 와중에 저는 특정한 음식에 과민 반응까지 보이기 시작했습니다. 설사도 더 자주 하게 되었고요."

패트리셔는 의사들을 수도 없이 찾아가고 수많은 검사들을 하고 난 이후에야 비로소 과민성 대장 증후군(IBS, irritable bowel syndrome) 진단을 받았다. IBS는 의학 용어로 '기능성 질환'으로 불린다. '기능성'이란 표현은 어떠한 해부학적, 병리학적, 생화학적 이상에 의해서도 증상이 설명되지 않을 뿐더러 감염에 의해서도 증상이 해명되지 않는 상태를 의미한다. 의사들은 기능성 증상을 보이는 환자와 마주하면 눈알 굴리는 일에만 익숙하다. 기능성이라는 말이 "모든 것이 마음 탓"이라는 의학적 암호이기 때문이다. 이런 관점에는 어느 정도 진실이 담겨 있기는 하다. 환자의 경험은 부분적으로 그의 뇌 안에서 일어난다―그러나 "모든 것이 마음 탓"이라는 구절이 암시하는 것처럼, 경멸적이고 부정적인 의미에서 그런 것은 아니다.

피오나의 병력과 응급실 경험도 패트리셔의 경험과 놀라울 정도로 비슷하다. 그녀는 20대 초반 나이인 1989년에 복통에 대한 뚜렷한 해결책이 없어 담낭 제거 수술을 받았다.

"그때 이후로 지금 같은 복통이 생겼습니다. 상상을 초월할 정도로 아픈 찌르는 듯한 통증이었습니다. 의학 교과서에 나오는 온갖 검사들을 다해봐도 아무런 결과도 안 나오는 그런 통증이었습니다. 결국 IBS라는 진단이 내려졌습니다. 설사나 변비가 문제가 아니었습니다. 통증이 문제였죠. 통증이 여기 이 위쪽까지 올라왔습니다."

"그건 엄밀히 말하면 IBS가 아닌데요." 내가 지적했다.

"그게 바로 제가 줄곧 해왔던 말입니다. 다시 진단이 내려졌는데 이번에는 의사들이 결장 경련이라고 불렀습니다. 그러다 다시 IBS로 불렸고요. 캐나다의 한 의사 선생님이 진단을 내렸지요. 위내시경 검사를 받고 엑스선 조영술을 받았습니다. 그리고 그들은 제게 온갖 약들을 주었습니다. 서너 가지 다른 약을 썼지만 전혀 효과가 없었습니다.

최근 몇 달은 증상 발작 없이 지냈습니다. 다시 증상이 발생하는 날들이 찾아오겠죠. 어떤 때는 증상이 2분 정도 지속되고, 어떤 때는 온몸의 힘이 쭉 빠지면서 여러 시간 동안 지속됩니다. 증상은 찌르는 것처럼 날카롭고 무조건적인 경련성 통증입니다. 숨까지 턱턱 막힐 지경입니다—정말 극심한 통증입니다. 요즘은 정말 심합니다. 발작이 한 시간 정도 지속되지만 마치 1년처럼 느껴집니다.

토론토에 있었을 때 그들은 제게 무슨 문제가 있는지 몰랐습니다. 그들은 저를 입원시킨 뒤 진정제 수액을 연결시켰습니다. 발작이 일어날 때마다 알아서 약을 넣으라는 거였어요. 저는 간호사들로부터, 사실은 지켜보기나 하며 마약성 진정제—기껏해야 중독이나 될 뿐이죠—나 더 놓아줄 목적으로 저를 입원시킨 것이라는 고백을 이끌어냈습니다. 저는 '그렇다면 그 약을 그만 놓으세요. 진정제는 그저 잠만 자게 하는 것 아닙니까—그것이 진정제가 제 통증에 도움을 주는 유일한 방식이잖아요'라고 대꾸했습니다. 정말이지 진정제라면 지긋지긋합니다."

과민성 대장 증후군의 가장 두드러진 특징이 복통이긴 하지만, 최근의 정의에 의하면 복통만으로는 진단을 하는 데 불충분하다. 어떤 사람에게 다른 병리학적인 이상이 없는데도 복통과 더불어 설사나 변비 같은 장 기능 이상이 발생하면, 그 사람은 IBS에 걸린 것으로 판단된다.[109] 증상은 사람마다 다르며, 같은 사람도 때마다 다르다. 예를 들어 교란이 일어난 패트리셔의 장 습관은 단일한 패턴을 따르지 않고 있다.

"변비와 설사를 오락가락합니다. 그 중간 단계는 별로 많지 않아요. 어떤 때는 며칠 동안 화장실을 안 갑니다. 그러다 어떤 때는 한 번에 세 시간씩 화장실에 앉아 있기도 합니다. 일관성이 없는 것이 유일한 일관성이죠. 어떤 때는 폭발하듯이 변을 보기도 하고, 어떤 때는 그렇지 않기도 합니다."

필수적인 것은 아니지만 진단 시 공통적으로 주목되는 다른 증상들도 있다. IBS 환자들이 자신의 대변이 덩어리지거나 총알처럼 생겼다고 설명하거나, 반대로 물기 많은 묽은 모양이라고 설명하는 일이 드물지 않다. 그들은 배변을 위해 힘을 주어야 하기도 하고, 배변 후 장이 완전히 비워지지 않은 것 같은 느낌을 받기도 한다. 종종 대변에 일시적으로 점액이 묻어나오기도 한다. 복부가 팽창하거나 확장하는 듯한 느낌 또한 공통적이다.

과민성 대장 증후군은 산업 국가들의 경우 인구의 17퍼센트에 영향을 미친다고 하며, 환자들이 소화기내과학과 의사를 찾는 가장 빈번한 이유이기도 하다. 흥미롭게도 진단 필요성이 있는 증상을 지닌 사람들 중 대부분은 의사를 찾지 않는다.

이 병의 불확실한 성격에 대해 의사들이 반사적으로 보이는 불편함 때문에 패트리셔나 피오나 같은 환자들의 삶이 크게 악화되고 있다. 우리는 사람들이 기존의 증상 범주에 산뜻하게 들어맞거나, 모호하지 않은 병리학적 연구 결과를 담고 있는 질병을 제시해주기를 기대한다. 소화기내과학자 드로스먼은 "40년 전 의료사회학자 르네 폭스Renee Fox는 의과대학생들이 감당해야 하는 가장 힘든 사고의 변화 중 하나가 의료 행위에 본질적으로 내재하는 불확실성을 수용하는 일이라고 말했다. 그러나 생명의학 모델이 기저 질환으로 설명되지 않는 이런 흔한 질병들의 불확실성을 만들어내고 있다"고 지적한다.[110] 이 불확실성은 의사들이 환자의 증상에 대해 듣고 그 내력을 각종 신체검사와 스캔 검사, 엑스선, 혈액검사, 내시경 검사, 조직 검사, 전기 전도 검사 장비들로부터 나온 자료들과 비교한 결과 둘을 서로 조화시킬 수 없을 때, 그 내력을 근본적으로 불신하는 데서 나온다. 그 경우 불편을 호소하는 환자는 자신의 증상이 의사들에게 무시당했다고 생각한다. 설상가상으로 환자는 약만 찾아다닌다는 비난, 노이로제에 걸렸거나 거짓말을 한다는 비난, 의사의 관심을 사려고 그런 짓을 한다는 비난까지 듣는다. 만성피로 증후군 환자들이나 섬유 근육통 환자들처럼, IBS 환자들은 종종 이런 상황에 처하게 된다.

의사 맥더는 몸을 무기력하게 만드는 복통이 발생할 때마다 응급실에 갈 필요가 없다는 것을 잘 알고 있었다. 그녀 역시 과민성 대장 증후군 진단을 받았다. "제겐 주로 복통과 복부 팽창이 있었습니다. 누구도 제게서 아무 이상도 발견할 수 없었습니다. 그래서 우리는 제 증상을 IBS로 불렀습니다. 장 내시경 검사도 받았고 검사란 검사는 다 해봤지요. 발견한 것은 아무것도 없었습니다. 이런 진단은 아마도 '배제를 위한 진단'이라고 부를 수 있을 거라고 생각합니다.

단 하루도 복통 없이 지낸 날이 없었습니다. 어떤 날은 전기방석을 깔고 진료실 바닥에 누워, 오후를 어떻게 견디고 집까진 어떻게 운전해서 갈까 걱정하곤 했습니다. 정말 극심하고 빈번한 통증이었습니다. 저는 80~90

퍼센트의 시간을 복통을 느끼며 보냈습니다. 오후 중반쯤 복통이 찾아오지 않은 날이 단 하루도 없었습니다—몇 년 동안이나요. 통증이 워낙 심해서 마음만 먹었다면 응급실에 수도 없이 갔을 거라고 확신합니다. 단지 그런 곳에 가면 무슨 일이 일어나는지 잘 알고 있기에 안 갔을 뿐입니다. 도움이 되는 것이 전혀 없다고 생각합니다. 응급실에 안 간 건 통증이 심하지 않아서가 아닙니다."

환자의 노이로제 망상이 아닌 것으로 생각되는 경우, IBS 복통—그리고 진단이 내려지지 않은 일반적인 복통—은 최근까지만 해도 순전히 장 근육의 수축이 잘 되지 않기 때문에 발생한다고 여겨졌다. 여기서 결장 경련이라는 말이 나온 것이다. 지금은 이 질환에서 발생하는 장 기능의 이상이 장 자체의 탓만이 아니라는 것이 확인되고 있다. 핵심적인 논점은 신경계가 통증을 감지하고, 평가하고, 해석하는 방식이다.

몇몇 연구들이 복부 문제에 대한 이런 새로운 이해를 이끌어냈다. 특히 흥미로운 것은, 뇌의 전기 전도 연구와 스캔 연구의 새로운 결과들이다. 장의 여러 부위들을 인공적으로 팽창시켰을 때 기능성 복통 환자들의 뇌 반응은 아무 통증도 호소하지 않는 실험 대상자들의 뇌 활동과 다른 특징을 보였다.[111]

결장이나 장의 다른 부위의 팽창으로 생긴 통증은 장 속에 내시경을 삽입하고, 그 내시경에 부착된 풍선을 부풀려 연구할 수도 있다. 이 연구에서 기능성 환자군은 인위적인 장의 팽창에 반복적으로 과민 반응을 보였다. 그들은 이런 검사 방식으로 발생하는 통증이 평소에 경험하는 통증과 비슷하다고 말했다. 한 연구에서는 풍선의 팽창이 IBS 환자군 및 정상 대조군에 미치는 영향을 비교했다. "풍선을 60밀리리터까지 팽창시키자 대조군의 6퍼센트에서 통증이 유발되었고, IBS 환자군에서 55퍼센트가 통증이 유발되었다…… 다양한 부피로 팽창시켰을 때 장 내벽의 긴장도는 두 군이 비슷했다. 그러나 장 내벽의 긴장과 연관된 통증 발생 빈도는 IBS군에서 거의 10배나 많이 증가했다."[112]

이와 비슷한 관찰이 식도에서 소장에 이르는 다른 소화기관에 대해서도 이루어졌다. 그 결과 기능성 복통의 경우, 장에서 나온 생리적 메시지들이 신경계에 의해 전달되면서 변화된 방식으로 뇌에 접수되는 것처럼 보였다. 드로스먼은 "IBS 환자들을 위한 새로운 연구 영역이 존재한다"고 쓰고 있다. "위장 기관의 생리적 기능과 관련하여 정상인과 IBS 환자 사이에 어떤 차이가 있는지 수십 년 동안 연구해온 결과, 마침내 뇌의 생리적 기능에서 그 차이를 발견하기 시작했다"는 것이다.

양전자 방사 단층 촬영법 혹은 PET라고 알려진 형태의 스캔 검사는 혈류량 변화를 기록하는 방법으로 뇌의 여러 부위의 활동을 측정한다. 실험 대상자들이 직장 팽창을 경험할 때 PET 검사를 해보면 뇌의 어느 부위가 반응을 하는지 보인다. 직장 팽창이 있을 때, 혹은 심지어 직장 팽창이 예상될 때 IBS 환자들은 정상인들은 활성화되지 않는 부위인 전두엽 피질이 활성화되었다.[113]

전두엽 피질은 뇌가 감정과 관련된 기억들을 저장하는 곳이다. 이곳은 신체적 자극이든 심리적 자극이든, 현재의 자극을 유아기까지 거슬러 올라갈 수도 있는 과거의 경험에 비추어 해석한다. 뇌의 이 부위가 활성화된다는 것은 감정적으로 의미 있는 사건이 발생하고 있다는 뜻이다. 만성 스트레스를 경험하는 사람들의 경우는, 전두엽 피질과 관련된 조직들이 위험이 존재하는지 예의 주시하며 과잉 경계 상태에 놓인다. 전두엽의 활성화는 개인이 의식적으로 결정하는 일이 아니며, 그보다는 이미 오래 전에 프로그램된 신경 경로들이 자동적으로 유발하는 결과이다.

또 다른 연구에서는 IBS 환자들의 경우 소리 자극이 유발하는 뇌파의 진폭 크기가 대조군에 비해 훨씬 더 컸다. 이것 또한 생리 기능적인 과잉 경계 상태를 의미한다.[114]

이처럼 변화하는 신경계의 반응은 어떻게 설명될 수 있을까? 해답은 인간의 신체 기관들뿐 아니라 생애 내력까지 진지하게 고찰할 때 나온다. 장질환 환자들, 특히 IBS나 다른 기능성 질환을 지닌 환자들의 생애 내력을 고찰해보면 학대 행위의 발생 빈도가 높다.

1990년 노스캐롤라이나 의과대학 소화기내과학과 클리닉에서 여성 환자들을 대상으로 실시한 연구에서는, 44퍼센트의 여성들이 어떤 형태든 성적 학대나 신체적 학대를 당했다고 진술했다. "학대를 당한 내력이 있는 여성들은 골반 통증의 위험성이 4배 더 높았고, 복부와 무관한 증상들(이를테면 두통, 요통, 피로감)도 2~3배 더 높았다. 뿐만 아니라 그들은 평생 동안 받은 수술 횟수도 더 많았다."[115] 같은 센터에서 실시한 보다 최근의 연구에서는 인터뷰에 응한 여성들 중 2/3가 신체적 학대나 성적 학대, 혹은 두 가지 학대를 모두 경험한 여성들이었다. 학대를 경험한 환자들은 담낭 수술, 자궁 적출술, 개복 수술 같은 다양한 수술을 받았을 가능성도 훨씬 더 높았다. 그들은 또한 "성적 학대를 경험하지 않은 여성들과 비교했을 때 더 많은 통증을 겪었고, 위장과 무관한 신체 증상을 더 겪었고, 침대에 무력하게 누워 지냈고, 심리적 스트레스를 더 겪었고, 더 많은 기능성 무기력증을 보였다."[116]

직접적인 신체적 트라우마—심각한 뇌 타박상이나 신경 손상 같은—가 신경계를 교란시킬 수 있다는 것은 자명한 사실이다. 그렇다면 심리적 트라우마는 어떻게 통증의 지각에 영향을 미치는 것일까?

장의 신경계는 무려 약 1억 개의 신경세포—소장 한 곳에만 척추 전체에 있는 것만큼 많은 개수를 갖고 있다—를 갖고 있다![117] 이 신경들은 음식물의 소화와 흡수, 찌꺼기 배출 조절 이상의 일을 수행하며 감각기관의 일부를 구성하기도 한다. 장은 우리에게 정신적 자극이 주어지면 근육을 수축시키고, 혈류량을 변화시키고, 수많은 생리적 활성 물질을 분비하는 식으로 반응한다. 뇌와 장의 이런 통합 작용은 생존에 필수적이다. 예를 들어 엄청난 양의 혈액이 장에서 심장과 팔다리의 근육으로 순식간에 전용될 필요성이 생겨날 수 있다.

한편 장은 정보를 뇌로 운반하는 감각 신경들도 충분히 갖고 있다. 최근까지 믿어져온 사실과는 반대로, 장에서 뇌로 올라가는 신경섬유가 뇌에서 장으로 내려오는 신경섬유보다 훨씬 더 많다.[118]

뇌는 눈, 피부, 귀 같은 감각기관들로부터 얻어진 자료들을 장에 전달한다—혹은 더 정확히 말하면, 뇌의 감정 중심부가 그런 자료들을 해석한 내용을 장에 전달한다. 그 결과 발생하게 되는 장의 생리적 현상은 그런 감정적 해석 내용을 더 강화시킨다. 뇌로 보내지는 신호들이 의식적으로 감지할 수 있는 장의 느낌을 일으키는 것이다. 만약 우리가 장의 느낌을 감지하지 못한다면 세상은 덜 안전해질 것이다.

신체 내에서 일어나는 모든 미세한 활동들이 일일이 감지된다면, 우리의 삶은 살 만한 것이 못될 것이다. 소화, 호흡, 장기와 팔다리로 가는 혈액의 흐름, 다른 무수히 많은 신체 기능들은 우리의 의식에 불쑥 모습을 드러내지 않는 상태로 일어나야 한다. 정해진 기준을 넘어서지 않으면 뇌가별다른 감각을 기록하지 않고 자극도 놀랄 만한 것이 아닌 것으로 여겨지는 지점, 다시 말해 그 기준을 넘어서면 신체 내부와 외부의 잠재적 위험에 대해 뇌가 경계하는 식역점識閾點(분계점)이 존재해야 한다. 다른 말로 하면 통증이나 다른 감각들에 대해, 눈금이 잘 조절된 자동 온도 조절 장치가 존재해야 한다는 것이다.

'장이 뒤틀릴 정도로' 고통스러운 경험을 너무 자주 하게 되면 신경기관이 과민 상태가 될 수 있다. 이렇게 되면 심리적 트라우마의 결과로, 장에서 뇌로 가는 통증의 전도 현상이 척수 내에서 조정된다. 관련 신경들이훨씬 약한 자극을 받아도 활동을 시작한다. 트라우마가 심할수록 감각기관의 식역은 더 낮아진다. 이렇게 예민해진 사람에게는 장 관管 내에 존재하는 정상 분량의 가스와 내벽 긴장이 통증을 유발한다.

이와 동시에 전두엽도 정상적인 생리적 과정에 고통스럽게 반응하며 경계 강화 상태에 놓인다. IBS 환자들은 직장이 팽창하면 늘어나는 통증과함께, 건강한 사람들에 비해 불안감, 각성감, 피로감이 더 심해진다고 말한다. 정신적인 스트레스를 받는 동안 피질 부위의 활동이 고통의 감지를 증폭시킨다.

린 창Lin Chang 박사는 UCLA 의과대학 부교수 겸 'UCLA/CURE 신경성장 질환 프로그램'의 공동 책임자다. 그는 과민성 대장 증후군에 대한 최근의 이해를 다음과 같이 요약했다. "외부 스트레스 요인과 내부 스트레스 요인 모두 IBS 발병에 기여한다. 외부 스트레스 요인에는 아동기의 학대나 다른 병리학적 스트레스들이 포함되며, 이런 스트레스들은 스트레스 반응을 변화시키고 IBS 발병 소인이 있는 사람들을 병에 더 취약하게 만든다. 나중에 어른이 되면 감염, 수술, 항생제, 심리적 스트레스 요인 모두가 IBS의 발생과 증상 악화의 원인이 될 수 있다."[119]

스트레스는 분명히 장의 수축을 유발할 수 있다. 예를 들어 성적으로 학대를 당한 여성은 골반 기저 근육이 만성적인 긴장 상태에 있어 배변을 편히 보지 못하는 변비에 걸리기 쉽다. 반대로 끔찍한 공포를 겪는 사람들의 경험에서처럼, 스트레스가 결장 운동 조절력에 문제를 일으킬 수도 있다. 자신도 모르는 사이에 피실험자 처지에 처했었던 한 젊은 예비 의사를 통해 이 사실이 입증된 적이 있다. "S자 결장경 검사를 자원해서 받아보겠다고 나선 한 의과대학 4학년 학생에게, 연구원들이 결장경 검사 화면에서 암이 보인다고 말했다. 그러자 갑자기 장 근육이 수축 혹은 '경련'하기 시작했다. 경련은 연구원들이 장난을 친 것이었다는 설명을 들을 때까지 계속되었다. 이런 실험은 정상인과 환자 모두에게 스트레스가 결장의 기능에 영향을 미친다는 사실을 확인시켜준다."[120]

그동안 IBS에 관해 발견된 사실들은 다른 소화기관 질환들에도 적용된다. 패트리셔는 IBS 외에도 어떤 의학적 설명의 여지도 없어 보이는 속 쓰림 때문에 고생을 하고 있다. 그녀는 속 쓰림 증상에 대해 고통스러워하며 이렇게 말한다. "제겐 진단이 제대로 내려진 적이 없는 원인 미상의 속 쓰림 문제도 있어요. 자극성이 전혀 없는 밍밍한 음식을 먹어도 위산이 분비됩니다. 음식에 양념이 조금이라도 들어 있으면 무조건 빼고 먹어야 합니다.

계속 검사를 받고 있지만 늘 아무 이상 없다는 말들만 해요…… 아니, 한 검사에서 약간 이상이 있다는 결과가 나왔는데, 제가 실제로 느끼는 느낌과 전혀 균형이 맞지 않는 지극히 경미한 이상이라고 했다는 말은 해야겠군요. 그들은 검사 도구를 제 코 속으로 쑤셔 넣기도 하고 식도 안으로 밀어 넣기도 합니다. 그런 다음 위산의 양을 측정하지요. 그들 말로는 위산이 다소 과다 분비되고 있긴 하지만 제가 느끼는 만큼의 통증을 일으키기에는 충분하지 않다는 겁니다.

서너 달 동안 팬톨록(위식도 역류 질환 치료약-옮긴이)을 복용해왔습니다. 위산을 완전히 제거해준다는 약인데 원래는 6주 동안만 복용하게 되어 있었습니다. 디오볼(제산제-옮긴이)과 개비스콘(속 쓰림, 소화불량 치료용 현탁액-옮긴이)도 매일 복용합니다."

위산이 식도 위쪽으로 고통스럽게 역류하는 만성적인 경험을 일컫는 의학 용어는 위식도 역류 질환(GERD)이다. 1992년 한 연구진이 GERD 진단을 받은 환자들을 대상으로 위산 역류와 스트레스의 상관관계를 연구했다. 스트레스 자극이 있을 때는 환자들이 역류와 관련된 속 쓰림 증상을 느끼는 일이 현저히 늘었지만, 객관적인 위산 측정량은 자극의 종류와 상관없이 아무런 변화도 없었다. 스트레스가 통증 식역을 낮춘 것이었다.[121]

신경생리학이나 통증심리학에 익숙하지 않은 장 전문의라면 내시경을 통해 패트리셔의 하부 식도를 관찰하고 나서, 좋은 뜻으로 자신이 관찰한 위산 역류 현상만으로는 그녀가 느끼는 통증의 정도를 설명하기에 부적합하다고 말할지 모른다. 그리고 패트리셔 역시, 좋은 뜻으로, 자신의 일상생활을 극히 불편하게 만드는 증상을 의사가 매몰차게 부인한다고 생각하며 화를 낼지 모른다.

GERD 환자가 다른 사람들보다 위산 역류를 더 자주 경험하지 않는다는 소리가 아니다. 아마 그럴지도 모른다. 그리고 다시 한 번 이 문제는 뇌와 장이 관련된 문제다. 건강한 대조군과 위식도 역류 질환 환자군을 비교한 연구진은, 환자군에서 종종 식도 괄약근의 휴식기 압력이 더 낮아진다는 사실을 밝혀냈다. 괄약근 근육의 능률이 저하하면 역류 발생이 더 많이 허용된다.[122]

정신과 뇌가 어떻게 위산 역류의 원인이 될 수 있을까? 이런 일은 하부 식도 괄약근의 긴장 상태를 관장하는 미주신경에 의해 일어난다. 그런데 미주신경의 활동은 시상하부의 영향을 받는다. 앞에서 살펴보았듯이 시상하부는 스트레스에 민감한 대뇌 피질 감정 중심부에서 생성된 물질들을 받아들인다. 따라서 GERD에 걸리면 낮아진 통증 식역이 괄약근의 과도한 이완과 결합하는데—두 현상 모두가 스트레스와 관련될 수 있다.

이번 장을 위해 인터뷰했던 세 여성의 경우 패트리셔 한 명만 완벽한 IBS 진단 기준에 부합했지만, 모두 비슷한 통증 경험에 대해 말했다. 노스캐롤라이나 연구의 대다수 환자들과는 달리, 이 세 여성 중 누구도 아동기든 청소년기든 성적인 학대나 신체적인 학대를 경험한 적이 없었다. 그렇다면 낮아진 통증 식역을 어떻게 설명할 수 있을까?

신경계의 '자동 온도 조절 장치'의 눈금이 낮아지는 것은 학대를 필요로 하지 않는다. 통증 식역을 낮추고 뇌의 과잉 경계 상태를 유발하는 데는 만성 스트레스 하나만 있으면 족하다. 학대가 그런 만성 스트레스의 주요 원인일 수 있겠지만, 발달 과정에 있는 아이들에게는 눈에는 덜 띄더라도 해롭고 미묘한 잠재적 스트레스들이 존재한다. 아이들을 사랑하고 아이들이 해를 입는다는 생각만으로도 깜짝 놀라는 부모들이 있는 수많은 가정에 바로 그런 긴장들이 존재한다. 통증 지각이나 장 기능의 생리적 양상에 영향을 미치는 경험들이, 학대라는 단어가 지닌 어떤 의미의 학대도 받아본 적이 없고, 심지어 자신이 사랑받고 보호받고 있다고 느끼고 있는 아이들에게 있을 수 있다는 것이다.

맥더에게 극심한 복통을 일으킨 직접적인 스트레스 요인은 직업과 관련이 있었다. 당시 그녀는 뉴욕 병원에서 일하고 있었다. 그녀가 근무하는 실험실의 실장이 최근에 그만두었는데, 맥더는 후임 실장과 사이가 안 좋았다. "새 실장이 처음부터 제게 트집을 잡았습니다. 돌이켜보니 그 여자는 도착한 날부터 저를 제거할 방법을 찾고 있었던 것 같습니다. 제 일을 사랑하지만 환경이 정말 싫어지는 상황이 되니 극도로 불쾌하고 긴장되고 비참했습니다.

저는 믿기지 않을 만큼 많은 시간을 일했습니다. 저는 아침 7시에 출근했습니다. 원칙적으로 오후 4시 정시에 퇴근했습니다만, 회의가 있으면 예외였습니다. 그런데 회의가 뻔질나게 열렸습니다. 저는 점심시간도 쉬지 않고 일했습니다. 휴식을 취해본 일이 결코 없었습니다. 저는 일거리를 집으로 가져왔습니다. 주말에도 일했습니다. 한 번도 계산을 해본 적이 없지만, 어쨌든 무수히 많은 시간 동안 제게 끊임없이 엄청난 압력과 비열하기 짝이 없는 술책들이 가해졌습니다. 무서운 두려움이 엄습했습니다—제 전문 분야는 사양길로 접어들어 다른 데에서 일할 자리도 없었습니다. 저는 일반 개업의 활동은 결코 하고 싶지 않았습니다. 그렇다고 돌아가서 다시 레지던트 생활을 하고 싶지도 않았습니다.

그렇게 심한 통증을 느끼면서도 저는 아침 7시면 모습을 보였고, 결코 실수는 저지르지 않았습니다—단 한 번도 저지르지 않았습니다. 저는 아프지도 않았습니다. 그들에게 저를 제거할 구실을 주고 싶지 않았습니다. 그들은 어떤 꼬투리도 잡을 수 없었습니다. 저는 제 인생이 어떻게 되어가는지 몰랐습니다. 떠나고 싶은 마음이 간절했지만 앞으로 무슨 일이 생길지 알 수 없었습니다."

맥더는 전후 동유럽 난민 캠프에서 태어났다. 폴란드 출신 홀로코스트 생존자의 딸이었던 그녀는, 부모의 경험에서 파생된 2차 트라우마의 피해자였다. 그녀는 부모의 고통과 그들이 직면해야 했던 고난에 대한 죄책감과 책임감의 무거운 짐을 짊어지고 살았다. 의료계로 진출하겠다는 결정은 자기 의지에서 나온 것이 아니었다. 부모님의 바람과 기대를 스스로 인식하고 자식의 미래에 대한 부모님의 걱정을 덜어주자는 생각이 동기가 된 것이었다.

"타고난 재능에 대해 말씀드린다면 사실 저는 언어에 매우 소질이 있었고 사물을 설명하는 일도 아주 잘했습니다. 제게 자유로운 선택이 주어졌다면 저는 결코 의료계에 진출하지 않았을 겁니다. 사실 저는 의학이 너무 싫었습니다. 하지만 저 자신에게 그 사실을 부인해야 했습니다.

저는 많은 수업 자료들이 싫었습니다. 해부학 과목에서는 간신히 낙제를 면했지요. 정말 끔찍한 악몽이었습니다. 미적분학도 못했습니다. 물리학도 마찬가지고요. 저는 그런 과목들을 잘할 수 있는 정신 구조를 못 가진 사람입니다. 임상도 결코 잘하지 못했습니다. 제가 단 한 번이라도 혈압계의 확장기 심박동 소리를 제대로 들은 적이 있는지 모르겠습니다. 제겐 그런 기술이 없었습니다. 그리고 단 한 번이라도 제대로 비장을 촉진한 적이 있나 모르겠습니다—그냥 그러는 척만 했습니다. 그런 일들은 잘하지도 못하고, 하고 싶지도 않은 일들이었습니다.

저는 의사가 되는 것이 제가 바라는 일이라고 생각했습니다. 부모님께서 꼭 그런 사람이 되어야 한다고 말씀하시거나 다른 일을 해서는 안 된다고 말씀하신 적은 결코 없었습니다. 그분들은 그저 다른 사람들을 도울 수 있게 된다면 참 좋은 일이고, 심지어 나치들조차도 의사를 필요로 했다는 말씀만 거듭 하셨을 뿐입니다."

"그렇군요. 저 역시 그런 말을 듣곤 하던 기억이 납니다. 그리고 의사가 되면 늘 지식을 가방에 넣고 다닐 수 있다는 안도감에 관한 말도 들었지요."

"맞습니다. 그런 지식은 아무도 빼앗아갈 수 없다는 말도요. 어느 때건, 무슨 일이 일어나건, 의사는 늘 필요한 사람입니다. 자기가 자신의 보스가 될 수 있으니 얼마나 멋진 일이냐는 겁니다. 부모님은 제가 아주 어릴 때부터 저를 세뇌시켰습니다.

그런데 저는 실험실 연구원이 되었고 부모님이 상상하셨던 '정식' 의사가 되지 못했습니다. 어머니는 제가 하는 일을 결코 진심으로 이해하지 못하셨고 진정으로 만족하지 못하셨습니다. 제 일은 다소 부수적인 종류의 일입니다. 저는 환자에게 청진기를 갖다 대지도 않고, 처방전을 쓰지도 않고, 진짜 의사들이 하는 온갖 일을 하나도 하지 않습니다. 저는 그저 샘플과 슬라이드만 들여다봅니다. 제 앞에서 노골적으로 말씀하시진 않지만,

어머니는 늘 다소 실망스러워하는 모습입니다."

그녀는 전통적인 의료 치료를 통해서는 얻을 것이 아무것도 없다는 것을 깨닫고 심리 치료를 받기 시작했다. 그러자 아동기부터 억눌려왔던 부모에 대한 깊은 화가 모습을 드러내기 시작했다. "저는 본능적인 화 경험—맥더가 어린아이일 때 그녀의 아버지는 고함을 지르고 호통을 치며 겁을 주었다. 맥더의 화 경험은 특히 아버지와 관련된 것이었다—을 일부러 단락短絡시키며 살아왔습니다.

더 큰 문제는 어머니와의 관계였습니다. 저는 우리 모녀가 아주 좋은 관계이고 최고의 단짝이라고 생각했습니다—어머니는 제 친구이고, 지지자이고, 동맹군이고, 제가 학교에서 돌아오면 몇 시간이고 제 이야기를 들어주는 사람이고, 제가 친밀감을 느끼며 이해받고 있다고 느끼는 사람이고, 그 밖에도 제게 온갖 의미를 지닌 사람이었습니다. 그런 어머니와 저의 관계가 사실은 아주 불행한 관계였다는 진실이 드러나는 데는, 수많은 횟수의 심리 치료가 필요했습니다. 오로지 저만 보호하겠다는 어머니의 태도는 야금야금 제 건강을 좀먹었습니다. 어머니는 제가 자신을 사회적으로 너무 미숙한 사람이라고 생각하게끔 만드셨고, 내면으로만 침잠하는 사람으로 만드셨고, 제대로 성장하여 독립된 인간으로 서도록 돕지 않으셨습니다. 어머니는 제가—물론 좋은 뜻에서 그러셨겠죠—몹시 미숙한 사람으로 머물게 하셨습니다.

다른 것들도 마찬가지입니다—어머니는 제게 홀로코스트에 대해 이야기했습니다. 다른 아이들은 동화를 들을 나이에 저는 홀로코스트 이야기를 들었습니다…… 정말 부적절한 내용이었습니다."

"그 사건의 진상을 아는 것이 부적절하다고 생각하신 겁니까?"

"어머니가 제게 처음 그 이야기를 하셨던 때가 제가 겨우 서너 살이었을 때라는 사실이 부적절하다는 거지요. 그때 나이가 정확히 몇 살이었는지는 모르겠습니다. 하지만 어떻게 온 가족이 폴란드에서 도망치려고 국경을 넘다가 저 때문에 몰살 직전의 상황에 처하게 되었는지—그리고 어떻게 제가 어머니 말고 다른 사람에게만 가면 앙앙 울어댔는지, 그리고 어떻게 제 몸이 너무 무거워서 어머니가 발을 헛디뎌 넘어지시는 바람에 저를 강물에 빠뜨리게 되었고, 물에 빠진 저를 구하려고 가족들 모두가 사람 살리라고 소리치다가 거의 모두 총을 맞게 되었는지—에 관한 이야기를 듣지 않고 지나간 적이 있었는지 기억나지 않을 정도입니다. 그 사건 때문에 어머니의 어깨는 탈구되었고 이후 결코 정상으로 돌아오지 못했습니다.

부모님은 아이가 없었더라면 당신들의 인생이 더 편했을 거라는 말씀은 결코 하시지 않았습니다. 그분들은 아이를 원하셨고—저를 사랑하셨습니다. 하지만 저는 제가 문제였다는 생각을 아직도 떠안고 있습니다."

부모가 감당해야 했던 트라우마와 그녀의 발달기 즈음의 상황을 감안하면, 자신의 성향을 무시하기로 했던 맥더의 선택은 불가피한 것이었다. 그 선택은 그녀를 위험할 정도로 스트레스에 취약하게 만들었다. 실험실 새 책임자에게 거부당하고 있다는 느낌을 받는 일자리에 묶여 오도 가도 못하고 있다는 믿음이, 그녀가 겪은 극심한 복통을 유발한 자연스러운 요인이었다. 이런 상황에서 그녀는 가족들이 있는 집에서도 아이 때 그러지 못했던 것처럼 자기주장을 펼 수 없었다. 후에 그녀가 깨닫게 되었듯이 복통의 원인은 무의식적인 화의 억압과 관련이 있었다.

우리는 장의 느낌이 신체 감각 과정의 중요한 부분이며, 어떤 상황을 평가하거나 상황의 안전성 여부를 판단하는 데 도움을 준다는 사실에 주목한 바 있다. 장의 느낌은 뇌의 감정 중심부가 중요하다고 생각하여 시상하부를 통해 전달하는 지각 작용을 확대시킨다. 장의 통증은 무시하기 힘든 메시지를 전달하기 위해 신체가 이용하는 신호다. 따라서 통증도 지각 작용의 한 방식이다. 생리학적으로 볼 때 통증 전달 경로는, 우리가 직접적인 경로들을 통해 자신에게 도달하는 것을 차단했던 정보를 전달한다. 통증은 1차 지각 방식들이 제 기능을 못할 때 경보를 발하는 강력한 제2의 지각 방식이다. 통증은 우리가 위험에 처했는데도 무시하고 있는 자료들을 제공한다.

처음에는 복통이 '결장 경련' 때문으로 여겨졌고 나중에야 IBS 때문인 것으로 밝혀진 피오나는, 맥더보다 부담을 덜 지는 아동기를 겪었다. 하지만 자신의 참모습이 받아들여지지 못하고 있다는 그녀의 만성적인 두려움은 맥더와 강력한 정서적 공명을 이룬다.

"솔직히 저도 이제 어른입니다. 그리고 어른으로서, 아빠가 제가 하는 일을 결코 일부러 비판하셨다고 믿지는 않습니다. 하지만 아빠는 늘 비평과 비판만 하셨습니다. 열일곱 살 때 캘거리에 사는 친구에게 제가 그때까지 제대로 일을 해본 적이 한 번도 없다고, 제 이력서가 언니나 오빠의 이력서에 비해 턱도 없이 부족하다는 생각이 든다고 말한 적이 있습니다. 아빠와 함께 있으면 늘 내가 하고 싶은 일을 하는 것이 아니라 그저 이력서에 들어갈 내용을 채우고 있다는 느낌이 듭니다."

"아이 시절 아플 때 부모님께 한 번이라도 말해본 적이 있나요?" 내가 물었다.

"몸이 아플 때는 있었습니다. 정서적인 아픔을 이야기한 적은 한 번도 없고요. 저는 결코 그런 말은 하지 못했습니다. 이유는 모르겠습니다. 그저 그런 말이 너무 개인적이고 사적이라는 생각이 들었습니다. 지금은 그런 말을 더 잘하죠. 아마 5년 전이었다면 저는 선생님과 대화를 나누지도 못했을 겁니다."

인터뷰 당시 피오나의 삶에서 긴급한 스트레스는 결혼 생활에서 오고 있었다. 그녀는 8년 전 남편과 결혼한 후 두 아이를 두고 있었다. "남편이 우울증과 공황 발작을 겪고 있습니다. 정말 불안한 순간들을 맞고 있지요―남편은 처음 알았을 때부터 줄곧 지금 같은 상태였습니다. 그는 제법 괜찮은 남자고 제가 깊이 사랑하는 사람입니다. 다정한 사람이기도 하고요. 하지만 그동안 그를 보살피는 일이 너무나 피곤했습니다. 아이가 세 명―서른아홉 살짜리, 여섯 살짜리, 두 살짜리―있는 셈입니다."

"그런 문제는 당신이 이미 알고 있는 문제입니다. 당신에게 생긴 복통이 그동안 관심을 쏟지 않고 있던 무언가 다른 문제를 반영하는 건 아닐까요? 통증을 문제라고 생각하는 대신, 사실은 그것이 당신에게 뭔가 다른 문제가 있다는 걸 말해주는 '육감'으로 생각해야 하는 것 아니냐는 말입니다. 정신적인 신호에 관심을 기울이지 않으면 신체가 이렇게 말하죠. '오케이, 그래? 그러면 너를 위해 몸의 신호를 좀 보내주지.' 그리고 그런 신호에 관심을 기울이지 않으면 우리는 정말 심각한 고통에 빠집니다."

이 대화가 있고 일주일이 지났을 때 피오나가 다시 전화를 했다. 그녀는 남편이 심각한 마약중독에 빠져 있으며 자신이 그것을 오랫동안 무시해왔다고 고백했다. 그녀는 남편이 언젠가는 중독 상태를 벗어날 것이라는 어린아이 같은 희망에 매달리면서 불안과 화를 억눌러왔던 것이었다. 그녀는 나와 대화를 나눈 이후 자신의 상황에 대해 재고해보기 시작했다.

과민성 대장 증후군과 위식도 역류 질환을 앓은 패트리셔는 이번 장에 소개된 여성들 중 정신적으로 가장 힘든 아동기를 겪은 사람이었다. 그녀는 자신의 참모습이 인정받지 못한다는 느낌뿐 아니라 처음부터 불필요한 아이로 여겨지고 있다는 느낌을 받으며 자라났다.

"제가 있으나마나 한 아이였다는 것을 알고 있습니다. 언제 맨 처음 이런 사실을 깨달았는지, 그게 10대 시절이었는지 성인기였는지는 확신은 안 섭니다. 어머니께서 제게 하셨던 말씀들에 대해 생각해보면서 이미 아이 때부터 그런 징후들이 있었다는 걸 깨달았습니다. 그때는 그런 징후들을 인식하지 못했었지요. 그저 불편하다는 느낌만 있었습니다. 어머니는 늘 '너도 알겠지만 난 네가 우리 가족 구성원이라는 생각이 안 든다. 네가 잘못 태어난 아이라는 생각만 들어'라고 말씀하셨습니다. 물론 어머니는 미소를 지으며 이 이야기를 하곤 했습니다. 하지만 사람들은 종종 진심을 이야기하면서 농담을 하는 척하지요."

과민성 대장 증후군 환자들은 다른 사람보다 신체의 다른 부위에서도 질병 증상을 보일 가능성이 많다. 통증에 대한 과민성―예를 들어 편두통 같은―은 많은 IBS 환자들이 갖기 쉬운 문제인데, 이것은 스트레스로 인한 신경계의 과민화 과정을 보면 쉽게 이해할 수 있는 사실이다. 패트리셔의 병력이 보여주듯이 전반적으로 통증의 감지가 고조되는 현상이 발생할 수 있다. 패트리셔는 IBS와 위식도 역류 질환 말도고 간질성 방광염과 섬유 근육통을 포함한 다른 질환들도 앓고 있다.

다수의 여성 IBS 환자들이 성적인 학대를 겪었다는 사실을 밝힌 노스캐롤라이나 연구를 보면, 담당의들 중 겨우 17퍼센트만이 환자의 트라우마에 대해 알고 있었다. 질병에 대한 의학적 접근 면에서 환자의 인생 이력을 배척해버리는 태도는 의사에게서 강력한 치료 도구를 빼앗아버린다. 이런 태도는 의사들로 하여금 최신 약물에 쉽게 빠져들게 만들기도 한다. 그 적절한 예는 과민성 대장 증후군을 치료하는 '기적의 특효약'과 관련된 최근의 심각한 사례에서 찾을 수 있다.

2000년 10월 24일 많은 캐나다 의사들이 구독하는 주간지 〈메디컬 포스트The Medical Post〉에 '여성의 IBS 증상을 완화시키는 신약'이라는 열광적인 제목의 기사가 실렸다. 이 기사는 앨로스트론이라는 신약이 "임상 실험을 통하여 안전하고 내성에 잘 견디며 신속하고 현저하게 IBS 환자들, 특히 설사가 주요 증상인 여성 IBS 환자들의 통증을 완화시키고 장 기능도 향상시키는 것으로 입증되었다"고 보도했다. 나아가 기사는 캐나다의 유력 기관이 이 신약을 보증했으며 다른 기관들도 그 뒤를 따르기를 바라고 있다고 인용했다. "드디어 의사들이 유용한 IBS 치료제를 갖게 된 것이 아닌가 싶다…… IBS 환자는 병의 증상이 무슨 이유에서 일어나는지 정말로 모르기 때문에 좌절한다. 일부 환자들은 증상이 그다지 완화되지도 못한다."

캐나다의 한 대학교 의학과 학과장인 다른 전문가도 새롭게 이용할 수 있게 된 신약에 대한 긍정적 평가에 동참했다. "정말 흥분되는 획기적인 약진입니다…… 그간 환자들을 위한 별다른 약이 없었습니다. 다른 약은 어느 것도 효과가 없습니다. 바로 이 약이 진짜 약입니다."

그러나 네 달 전 저명한 의약 소식지 〈메디컬 레터The Medical Letter〉에는 앨로스트론 신약이 기존의 표준 치료제보다 조금이라도 우월하다는 어떤 증거도 존재하지 않는다는 보도가 나온 바 있었다. 신약을 복용하고 증상이 호전되는 경험을 했던 환자들은, 약을 끊은 지 일주일만 지나면 약효가 사라졌다. 〈메디컬 레터〉는 이 신약을 복용한 여성들 중 일부에게서 허혈성 대장염―혈액 공급량 감소에 따른 산소 결핍으로 장 조직이 손상되는 치명적 잠재 질환이다―이 발생했다는 점도 주목했다.

미국에서도 앨로스트론은 팡파르를 울리며 큰 환영을 받았다. 이 신약은 2000년 2월 미국식품의약국(FDA)의 승인을 받았다. 그러나 〈메디컬 포스트〉지에 열광적인 기사가 실린 지 겨우 한 달이 지난 12월 말, FDA는 제조회사에 신약을 회수할 것을 요청했다. 더 많은 여성들이 허혈성 대장염으로 입원했고 그중 몇 명은 수술까지 해야 했다. 적어도 한 명의 환자가 결장 전체를 제거해야 했다는 보도도 나왔다. 사망 사례 보도도 있었다.

IBS 같은 만성질환에 약물이 처방되면 대개 수개월에서 수년간 복용을 해야 한다. 어떤 신약이 처음으로 약국 선반 위에 등장했다 하더라도 장기간에 걸쳐 약효가 입증되지 않은 경우라면, 그런 약을 믿는 것은 늘 위험한 일이다. 심리적 요인이 질병에 미치는 영향이 너무나도 풍부하게 입증되고 있는 이 시점에서, 의사와 환자가 반드시 약물에 손을 내밀어야 할 필요가 있는 것은 아니다. 최소한의 심리적 개입만으로도 효과를 볼 수 있다는 고무적인 연구 증거들이 존재한다. "대조군과의 비교를 통한 과민성 대장 증후군 환자의 인지 행동에 대한 한 연구에서, 두 시간짜리 집단 심리 치료를 여덟 차례 실시했다. 치료 후 효과적인 인지 행동 수가 늘었고,

동시에 복부의 불편함이 감소되는 결과가 나왔다. 이 같은 증상의 개선은 2년에 걸친 추적 조사에서도 지속되었다."[123]

뉴욕의 의사 맥더는 온몸을 무기력하게 만드는 극심한 복통을 심리 치료를 통해 억압된 화를 제거함으로써 해결했다. 그녀는 자신의 성향과 성격에 잘 맞는 분야로 직장도 옮겼다. "80퍼센트의 시간을 복통에 시달리며 지내던 일은 이미 오래 전 과거가 되었습니다"고 그녀는 말한다. "지난 두세 달 동안 증상은 더 호전되었습니다. 최근 들어서는 아예 벤틸롤(장 경련 치료제) 병이 들어 있던 냉장고 속을 깨끗이 치워버렸습니다. 솔직히 이약을 언제 마지막으로 먹었는지 기억조차 안 납니다. 아마 몇 달은 족히 된 것 같습니다."

피오나는 복통이 전해준 경고를 가슴에 새기기로 결심했다. 그녀는 남편이 마약중독을 포기할 의사가 없다는 것이 분명해지자 그와 결별했다. 두 아이와 함께 새로운 도시로 이사했고 이혼소송도 제기했다. 그녀는 더 이상 복통을 겪지 않는다.

12

나는 머리에서부터 죽어갈 것이네

말과 정반대로 느꼈던 알츠하이머병 환자

알츠하이머병은 베이비붐 세대의 악몽이 되어가고 있다. 풍요와 첨단 의료 덕분에 현재 원숙한 중년 세대로 접어들고 있는 이 세대는 역사상 어느 비교 세대보다도 더 오랜 수명을 보장받게 될 것이다―그리고 그들은 동년배들이 다른 어느 세대보다도 더 많이 치매에 걸리는 일도 목격하게 될 것이다. 캐나다의 노령 인구 숫자는 다음 반세기 동안 50퍼센트나 증가할 것으로 예측되고 있다. 미국에서는 매년 약 10만 명이 알츠하이머병으로 사망하고 있으며, 1999년에는 400만 명이 이 병에 걸린 것으로 추정되었다. 만일 지금 추세가 지속된다면 2050년에는 1,500만 명이 알츠하이머병 환자가 될 것으로 예상된다.

사람들이 치매에 걸리게demented―글자 그대로 "정신이(ment-) 나간다(de-)"는 뜻이다―되는 상황들은 나이가 들어가면서 점점 보편화된다. 70

세 노인들 중에서 3퍼센트가 알츠하이머병이나 다른 유형의 치매에 걸리며 77세가 되면 이 수치는 13퍼센트까지 올라간다. 막대한 경제적 비용이 들며 간병인들의 신체적, 정신적 부담 또한 막대하다.

정상적인 정신 상태를 지닌 사람들은 기억력, 지능, 자아 자체가 유아기 같은 혼돈 속으로 녹아 사라지는 것을 무기력하게 지켜보는 치매 당사자의 고통을 상상하기 힘들다. 감정 표현, 말하기 능력, 신체 기능에 대한 통제력이 서서히 사라지면서 알츠하이머병이 자연스러운 진행 과정을 밟게 되면, 결국 몸을 쓸 수 없게 되고 죽음이 뒤따른다.

"이 질병이야말로 사고 능력을 지닌 사람에게 생길 수 있는 최악의 병입니다"고 한 알츠하이머병 환자가 말했다. "자신의 온 존재, 정신적, 신체적 온 존재가 망가져가는 것을 스스로 느낄 수 있습니다." 그가 알츠하이머병의 역사에 관해 많은 사실을 알려주는 책《망각The Forgetting》의 저자 데이비드 셴크David Shenk에게 했다는 말이다.

셴크는 조너선 스위프트Jonathan Swift에 대해서도 인용한다. 이 17세기의 아일랜드 작가, 풍자가, 지식인은, 지적 거인이었지만 만년에 이르러서는 기억력이 사라지고 사고 기능에 혼란이 일어나 정신적인 소인국 사람으로 전락해버렸다. 스위프트는 치매 초기 단계에서 썼던 한 편지에서 자신이 "이제 읽지도, 쓰지도, 기억하지도, 대화를 나누지도 못하게 되었다"고 슬퍼했다. 그는 다른 편지에서는 "보다시피 열 줄만 쓰면 실수가 나오는 바람에 편지를 완성하려면 잘못 쓴 부분들을 무수히 긁어내 지우고, 잉크로 뭉개서 지워야 하네. 그리고 나에겐 단 한 조각의 기억도 남아 있지 않네"라고 말했다.

알츠하이머병에 걸렸을 때 가장 먼저 망가지는 조직 중 하나가 해마인데, 회색 물질로 이루어진 해마는 양쪽 귀 측면에 위치하면서 뇌의 측두엽 중심부를 담당한다. 해마는 기억력 형성에 적극적으로 관여하며 스트레스 조절 면에서 중요한 기능을 수행한다. 스트레스 호르몬인 코르티솔의 수치가 만성적으로 높아지면 해마가 위축될 수 있다는 사실은 잘 알려져 있다.

아동기의 삶의 경험, 감정의 억압, 평생 동안 지속되는 스트레스가 알츠하이머병에 더 쉽게 걸리게 만드는 것은 아닐까? 과학적인 연구 결과들은 "그렇다"고 말하며, 실제 알츠하이머병 환자들—평범한 사람들이건 스위프트나 미국 전직 대통령 로널드 레이건Ronald Wilson Reagan 같은 유명 인사건 간에—의 삶을 깊이 들여다봐도 "그렇다"는 대답이 돌아온다. 동물실험에서는 아동기의 대인 관계가 성인기의 치매 발생에 결정적인 기여를 할 수 있다는 흥미로운 단서가 나온다. 새끼 시절 부드럽게 다루어진 쥐들은 어른이 되어서 어떤 해마 세포 손실도 겪지 않는다.[124] 그들의 기억 능력도 손상되지 않은 채 그대로 남아 있다. 이에 비해 부드럽게 다루어지지 않은 쥐들은 해마 부위가 훨씬 더 위축되며 성체가 되었을 때 기억력 손상도 훨씬 더 많이 보인다.

인간의 경우는 널리 알려진 '수녀 연구'를 통해, 인생 초반부의 열등한 언어 능력이 인생 후반부의 치매나 조기 사망과 강력한 연관 관계가 있다는 사실이 밝혀졌다. 이 연구에서는 먼저 나이 어린 수녀 지원자들이 수녀원에 들어온 첫해에 썼던 자전 기록을 검토했다. 자전을 쓸 당시 이들의 평균 연령은 23세였다. 그 후 60년 이상의 세월이 흐른 시점인 현재 시점에서 연구진은 각각의 수녀들이 썼던 자전을 다시 보여달라고 부탁했다.

이어서 연구진은 이제 연로한 노수녀가 된 이들의 정신 건강과 분별력에 대해 살펴보았다. 각각의 수녀들에게 연구의 일환으로 사후 부검을 해도 좋겠느냐는 부탁을 했고 그들은 허락했다. 청년기에 썼던 자필 자전에서 아이디어 표현력이 부족했고 생생한 언어 표현력도 부족했던 수녀들은, 나이가 든 후에 뇌에 특징적인 병리학적 결과가 나타났고 아울러 알츠하이머병에 더 많이 걸린 것으로 판명되었다.[125]

언어 표현력은 여러 요인에 의해 결정되지만, 그중에서 가장 우세한 요인이 아동기에 겪는 정서적 관계의 질이다. 얼핏 보면 세계적인 고전《걸리버 여행기 _Gulliver's Travels_》의 저자에게는 이런 언어 표현 능력이 결코 부족했던 것처럼 보이지 않는다. 그러나 더 깊이 들여다보면, 조너선 스위프트의 생애와 글 모두 절실하게 느낀 정서적 경험과 직접적인 정서 표현이 빈약하다는 사실을 알 수 있다. 그의 경이적인 능력은 주로 지적인 사고 영역에만 국한되었으며, 그 유머도 워낙 차가워서 세련된 지적 능력이 낮은 사람들에게는 와 닿지 않는 신랄할 위트에만 국한되었다. 앞에서 나온 코미디언 질다 래드너의 사례에서 살펴보았듯이, 위트는 의식적으로 정서적 고통을 차단하고, 화를 은폐하고, 다른 사람들로부터 인정받으려는 대처 방식일 수 있다.

수동적이면서 공격적이었던 스위프트의 불경스러운 풍자 방식과 그의 이야기 속의 노골적인 묘사에서, 우리는 그의 마음을 교란시켰던 지극히 부정적인 감정들을 추측해낼 수 있다. 스위프트는 거인국에 간 걸리버가 여성의 젖가슴과 마주하게 된 장면에서 가장 역겨운 육체적 경험을 그려낸다. 이 장면에서 걸리버는 젖이 나는 보모가 아기에게 젖먹이는 모습을 목격한다. "지금까지 그녀의 기괴한 젖가슴보다 혐오감을 주었던 물체는 없었다고 고백하겠다…… 비교 대상을 찾을 수 없을 정도였다. 그녀의 젖은 6피트나 솟아 있었으며, 지름은 적어도 16피트 이상이었다. 젖꼭지만 해도 내 머리통 절반만 했으며, 젖꼭지와 젖통 색깔은 수많은 반점들과 주근깨들로 얼룩덜룩해 보였는데 이보다 구역질나는 모습은 있을 수 없었다."

유아기 시절 스위프트가 쓰라린 정신적 상처(나중에 그는 그것이 보모로 인한 상처였다고 설명했다)를 입었다는 것을 알고 나면, 우리는 이 거북한 묘사를 더 깊은 차원에서 이해하게 된다. 역시 조너선이라는 이름을 지녔던 스위프트의 아버지는 장남이자 외아들인 스위프트가 태어나기 여섯 달 전에 세상을 떠났다. 겨우 한 살밖에 안 됐을 때 스위프트는 어머니 애비게일 Abigaile Swift과도 헤어졌다. 그는 오랫동안 어머니와 만날 수 없었다. 자전적인 토막글에서 스위프트는 보모가 자기를 유괴했다고 주장하고 있지만, 전기 작가들에게는 그 주장이 그저 "위안 삼아 꾸며낸" 이야기처럼 들릴 뿐이다. 아들과 잠시 재회한 어머니가 다시 그를 떠났다는 사실을 볼 때, 버려졌다는 것이 더 가능성이 높은 일일 것이다.

걸리버와 기괴한 젖가슴과의 만남은, 의심의 여지없이, 내면에 본질적으로 박혀 있는 어떤 정서적인 기억을 상징한다. 여기서 우리는 갑작스러운 어머니의 부재에 대한 유아 스위프트의 절망과 분노를 발견할 수 있다―스위프트의 어머니가 설명할 수 없는 이유로 혐오스러운 거인국 보모와 그녀의 끔찍한 젖꼭지로 대체된 것이다.

어머니를 다시 만났을 때 스위프트는 20세였다. 그리고 그 만남은 그가 먼저 나서서 성사시킨 만남이었다. 그는 어머니와 최소한의 모자 관계를 맺고 있었음에도 불구하고, 정서적으로 억압받는 사람들이 종종 보이는 방식으로 그 어머니와의 관계를 이상화했다. 그는 어머니를 위해 쓴 찬사에서 "만약 천국으로 가는 길이 경건함, 진리, 정의, 자비로 나 있다면 어머니께서 그곳에 계실 것"이라고 말했다.

오랫동안 억압되어온 어머니에 대한 스위프트의 화는 나중에 여성 혐오적인 글들을 통해서뿐만 아니라 실제 여성들과의 관계를 통해서도 분출되곤 했다. 그는 여성들에게 "차갑고 무표정하게 화를 내기도 했고" 물리적인 폭력을 행사하기도 했다. 그는 성적으로도 억압되어 있었다. 최근에 그의 전기를 펴낸 빅토리아 글렌디닝Victoria Glendinning은 이렇게 쓰고 있다. "그는 곁에 가까이 있는 여성들을 북극 지방의 영구 동토층처럼 냉랭하게 대했다. 감히 그것을 녹여보려는 시도는 할 수 없는 일이었다. 그를 압도하는 힘—그의 냉정함을 녹이는 힘, 그에게 상처를 주는 힘—은 누구도 가져서는 안 됐다⋯⋯ 무기력하고 순종적인 여성들이 할 수 있었던 유일한 감정 배출은, 그저 제한적이고 위협적이지 않은 감정 배출뿐이었다."[126]

친밀 관계에 대한 스위프트의 평생의 혐오감, 정서적 접촉이나 정서적 취약성에 대한 근원적 두려움은 감정 발달 과정을 박탈당한 아이, 즉 신속히 혼자 힘으로 살아야 하는 법을 배워야 하는 아이가 보이는 방어 반응이다. "조녀선을 특별히 보살펴준 어른이나 조녀선이 특별히 보살펴준 어른은 단 한 명도 없었던 것 같다."

극히 예민한 사람들에게 자신의 신체-정신 속에서 작동하고 있는, 깊숙이 감추어진 과정들에 대한 섬뜩한 예지가 생겨나는 수가 있다. 우리는 앞에서 나온 재클린 뒤 프레와 근위축성 측색 경화증으로 사망한 무용가 조앤의 사례에서 이런 예지에 대해 주목한 바 있다. 건강했던 시절인 세상을 떠나기 13년 전, 스위프트는 자신의 치매를 예견했다. 그는 '스위프트 박사의 죽음에 부치는 시'에서 이렇게 썼다.

> 가엾은 신사, 그가 급속히 쇠약해지네,
> 그의 얼굴에서 분명히 그게 보이네:
> 그의 머릿속 해묵은 어지럼증이,
> 그가 죽을 때까지 결코 그를 떠나지 않네:
> 더불어 그의 기억도 쇠퇴해가네,
> 그는 자신이 한 말도 기억 못하네:
> 그는 친구들도 생각해낼 수 없네:
> 마지막 식사 장소도 잊어버리네……

그는 친구와 산책을 하러 나갔다가 썩어가는 나무를 보고도 이와 비슷한 예감을 표현했다. "나도 저 나무같이 될 거 같네. 나는 머리에서부터 먼저 죽어갈 거네."

스위프트는 당대로 봐서는 꽤 많은 나이인 67세에 세상을 떠났다. 그의 만년은 치매를 향한 가혹한 몰락의 과정이었다. 그는 마지막 순간까지도—무의식적으로 암송하듯 한 것이긴 하지만—신랄한 지혜를 보여주었다. 글레디닝은 이렇게 적고 있다. "애처롭게 보내던 마지막 달들 중 어느 날—정확히 1744년 3월 17일 일요일이다—의자에 앉아 있던 조너선이

별안간 손을 내밀어 탁자 위에 놓인 칼을 움켜쥐려 했다. 앤 리지웨이Anne Ridgeway가 그의 손이 닿지 않는 곳으로 칼을 옮겼다. 조너선은 어깨를 으쓱하더니 몸을 좌우로 흔들며 말했다. '지금의 내 모습이 나야.' 그는 이 말을 반복해서 했다. '지금의 내 모습이 나야. 지금의 내 모습이 나야.'"

진단 시부터 사망 시까지 알츠하이머병 환자의 잔여 수명은 나이에 상관없이 평균 8년이다. 드물게 발병 시점이 50대의 이른 나이일 수도 있다. 1901년 설명할 수 없는 기이한 행동과 감정의 폭발, 기억력 상실 증상으로 프랑크푸르트 정신병원에 입원했던 51세 여성 환자 프라우 아우구스트 D.Frau Auguste D.의 경우가 이런 케이스였다. 그녀의 돌이킬 수 없는 정신적, 신체적 쇠퇴 과정은 4년 후 죽음으로 절정을 맞았다. 알려진 진단명은 없었다. 그러나 프라우 D.가 죽고 난 후 그녀를 담당했던 명민한 정신건강의학과 의사 알로이스 알츠하이머Alois Alzheimer의 이름을 따서 병명을 붙이게 되었다.

프라우 D.의 악화된 증상은, 예전부터 불행하기는 하지만 정상적인 노화 과정의 결과라고 생각되던 노인성 치매와 비슷했다. 하지만 알츠하이머가 보기에는, 비교적 젊은 편이었던 프라우 D.의 나이가 그녀가 아직 확인되지 않은 질병 과정을 겪고 있다는 암시를 주고 있었다.

당시 새로운 실험실 기법이 도입되면서 프라우 D.의 사후 부검이 가능해졌고, 지금 이 병의 진단 기준으로 인정받고 있는 결과물, 즉 이 병에서 특이하게 나타나는 뇌 조직의 병리학적 병변이 나왔다. 뇌에서 정상적인 신경섬유들이 사라지고 파이브릴(소섬유)이라 불리는 기이한 가닥들이 뒤엉킨 뭉치와 플라크들이 대신했던 것인데, 셴크 박사는 "갈색 피각질 덩어리와…… 잔 낱알과 구부러진 실 같은 물질들이, 미세한 폐기물을 들러붙게 하는 자석처럼 뒤범벅되어 뭉친 모양"이라고 묘사했다.[127]

알츠하이머의 선구적인 연구에 힘입어 우리는 이제 치매가 냉혹한 노화 과정의 일부가 아니라 질병을 의미한다는 것을 알고 있다. 알츠하이머병의 원인을 설명하려는 다양한 가설들이 존재했지만, 지금까지 그 어떤 가설도 설득력을 지닌 것이 없었다. 몇 년 전 알츠하이머병에 걸린 뇌가 정상보다 더 높은 수치의 알루미늄을 함유하고 있다는 결과가 나온 적이 있다. 이에 자극받은 사람들이 이 병을 피할 수 있다는 바람으로 알루미늄 용기를 버리기도 했다. 나중에서야 뇌 안에 있는 알루미늄의 존재가, 퇴행성 과정의 원인이 아니라 결과라는 사실이 알려졌다. 흥미로운 사실은 뒤엉킨 뭉치와 플라크들이 평생 알츠하이머병 징후를 전혀 보이지 않았던 정상인의 뇌에서도 발견된다는 것이다. (악성종양이 없는 여성의 유방이나 건강한 노년을 보내다가 사망한 남성의 전립선에서 암세포가 발견되었던 연구를 상기해보라) 가장 인상적인 사례가 최근 결론이 나온 '수녀들과 알츠하이머병에 관한 연구'에 등장한다. "수녀 연구의 표준 사례였던 메리 수녀는 101세의 나이로 사망하기 전 인지 검사에서 고득점을 올린 놀라운 여성이었다. 더 놀라운 것은 그녀의 뇌 속에 알츠하이머병의 전형적인 병변인 뒤엉킨 신경섬유 뭉치와 노인성 플라크들이 엄청나게 많았음에도 불구하고 그녀가 양질의 인지 상태를 유지했다는 것이다."[128]

지금 국제 과학계에서는 알츠하이머병이 다발성 경화증, 천식, 류머티즘 관절염, 궤양성 대장염, 기타 질환들과 함께 자가면역질환 스펙트럼에 속하는 질병 중 하나라는 근거가 꾸준히 증가하고 있다. 거듭 말하지만, 이런 자가면역질환들은 신체의 면역계가 자기(주인)에게 반기를 드는 질병들이다. 자가면역질환에 걸리면 자기와 비非자기—공격 대상이 되어야 할 외래 물질—의 경계가 흐려지는 일이 발생한다(비자기는 자기 항원과 대비하여 자기 성분과 다른 개체에서 유래되는 외래 항원을 말한다. 다음 장에서 자세히 다루어진다—옮긴이).

최근 러시아의 연구진은 '자가면역 공격'이 알츠하이머병의 특징적인 병리학적 과정이라고 설명했다.[129] 캐나다 의사들은 알츠하이머병 환자 가족들에게 다른 자가면역질환이 더 자주 발생하며 이것은 공통적인 발병 소인이 존재하다는 것을 암시한다고 밝혔다.[130] 알츠하이머병 환자의 뇌 조직 염증—일부 이탈리아 과학자들은 염증성 노화라고 부른다—은 관절염 치료에 쓰이는 약물과 같은 항염증 약물에 의해 성공적으로 진행이 지연되었다. 스페인 연구진은 알츠하이머병 환자의 뇌에서 특이한 면역 세포와 화학물질들이 포함되는 면역계 성분들을 발견했다.[131] 과학자들은 교란이 일어난 면역계가 만들어내는, 뇌에 적대적인 항체들을 확인했다. 오스트리아 연구진에 의하면 "면역계가 알츠하이머병의 신경 퇴행 과정에서 일정한 역할을 수행한다는 점에는 의심의 여지가 거의 없다."[132]

모든 자가면역질환은 생리적 스트레스 조절 체계에 불균형을 일으키면서, 특히 시상하부에 의한 호르몬 방출 반응을 촉발시킨다. 이렇게 쏟아져 나온 호르몬들은 부신이 분비하는 코르티솔과 아드레날린의 방출로 절정을 이룬다. 알츠하이머병에 걸리면 시상하부와 뇌하수체의 호르몬들, 그리고 코르티솔의 비정상적인 생산을 포함하여, 스트레스 반응 조절에 장애가 생긴다는 사실이 많은 연구를 통해 밝혀지고 있다. 알츠하이머병에 걸린 인간과 치매에 걸린 동물 모두에서 코르티솔이 과도하게 생산되고 있으며, 이 현상은 시상하부의 손상 정도와 비례한다.

브리티시컬럼비아대학교의 케이 송Cai Song 박사는 국제적으로 저명한 알츠하이머병 연구자이자 최근에 나온 의학 교과서《정신신경면역학 원리 *Fundamentals of Psychoneuroimmunology*》의 공저자다. 송 박사는 "나는 알츠하이머병이 자가면역질환이라고 확신한다"며 "이 병은 아마도 노화해가는 면역계에 작용하는 만성 스트레스가 일으키는 병일 것"이라고 말한다.

앞에서 살펴보았듯이 뇌의 감정 중심부는 스트레스 반응의 신경학적 과정과 호르몬 생산 과정에 깊은 영향을 미친다. 부정적인 감정─예를 들어 아동기의 애정 결핍으로 스위프트가 경험했던 무의식적인 슬픔과 분노, 혐오감 같은 감정─의 억압은 만성적이며 유해한 스트레스의 주요 원인이다. 오하이오대학교 연구진은 알츠하이머병의 경우에서도 다른 자가면역질환들처럼 부정적인 감정이 병 발생의 주요 위험 요인을 제공한다고 주장했다.[133]

세계에서 가장 유명한 알츠하이머병 환자는 로널드 레이건이다. 두 번째 대통령 임기를 마치고 나서 6년이 지난 후인 83세에 처음 알츠하이머병 진단을 받은 레이건은 비통한 심정으로 미국인들에게 보낸 작별 메시지에 이렇게 썼다. "저는 이제 저물어가는 제 인생의 일몰로 저를 이끌고 갈 여행을 시작하려고 합니다." 그 여행은 길고도 슬픈 몰락의 여행이었다.

레이건도 스위프트와 마찬가지로 어린 시절 트라우마를 겪었다. 아버지 잭은 알코올중독자였다. 에드먼드 모리스Edmund Morris는 비공인 전기《더치 : 로널드 레이건 전기*Dutch: A Memoir of Ronald Reagan*》에서 "그는 네 살 때 아버지가 사람들 앞에서 술주정을 부린 죄로 체포되었던 일을 도무지 이해할 수 없었다"고 주장한다. "온순하고 꿈 많은 꼬마 더치는 알코올중독의 값비싼 대가를 모르고 있었다. 그는 자기와 넬(그의 형)이 프로야구가 열리는 토요일이면 팝콘 봉지들을 꽃줄 장식처럼 목에 두르고 그것들을 '놀이공원에 가서 팔아라'라는 말을 들어야 하는지 이유를 이해할 수 없었다."[134]

모리스는 예리한 통찰력을 지닌 전기 작가였지만 이 부분에서 잘못을 범한다―혹은 부분적으로만 옳다. 아이는 인지적으로는 가족이 당하는 불명예스러운 일을 인식하지 않을 수 있다. 그러나 정서적으로는 스트레스를 받는 가족 전체의 심리적 동요를 모두 흡수한다. 그런 아이의 뇌가 가장 쉽게 이용할 수 있는 방어 수단이 감정을 폐쇄하거나 현실을 배척하는 것이다. 이런 까닭에 이 위대한 연설의 달인은 감상적인 언어는 구사할 수 있었을지언정 진정한 감정이 밴 언어는 구사할 수 없었다. "정말이지 적절한 단어가 없군요"라는 말이 레이건이 주문처럼 되뇌며 "필요한 감정을 표현하기 위해 썼던 상투적인 표현이었다"고 모리스는 적고 있다.

만약 감정 폐쇄가 너무 어린 나이에, 지극히 중요한 뇌 발달 단계에서 일어나면 현실 인지 능력이 영원히 손상될 수 있다. 레이건은 평생 사실과 허구를 구분하는 데 어려움을 겪었다. "그에게는 사실과 환상을 구분하는 능력이 없었다"고 그의 전 약혼자가 회상한 적이 있는데, 이것은 아이 레이건과 성인이 된 레이건의 마음속에 고통스러운 현실 대신 환상이 자리 잡고 있었다는 것을 말해준다. 1999년에 출판된 레이건의 자서전《또 다른 인생Another Life》의 출판인 겸 편집자였던 마이클 코더Michael Korda도 "레이건의 기억은 선택적이었다"고 쓰고 있다.

그는 허구와 현실을 혼동한다고 알려지기도 했다. 그가 명예 훈장 수훈자들에게 말했다는 제8공군 부대의 폭격기 조종사에 관한 일화가 있다. 이 조종사는 그의 B-17 폭격기가 치명적인 대공포 포격을 당하자 부하들에게 낙하산을 타고 탈출하라고 명령했다. 차례가 되어 화염에 휩싸인 폭격기에서 막 뛰어내리려는 순간, 그는 기총 사수가 부상을 당해 해치를 젖히고 나오지 못한 채 죽음의 공포에 싸여 총좌에 갇혀 있는 걸 발견했다. 그는 낙하산을 벗었다…… 그리고 그는 팔을 총좌 속으로 넣었고, 죽어가는 어린 기총 사수의 손이 잡히게 폭격기 바닥에 누웠다. "이보게, 걱정 말게." 폭격기가 지상으로 곤두박질치는 상황에서 그가 기총 사수에게 말했다. "우리 함께 내려갈 테니."

이 이야기는 레이건과 훈장 수훈자들의 눈에 눈물이 맺히게 했다. 유일한 문제는 언론이 곧 밝혀냈듯이, 그런 일이 실제로 일어나지 않았다는 것이었다. 영화의 한 장면이었는데 대통령이 자기도 모르게 실제 현실에다 갖다 붙인 것이었다.[135]

레이건에게는 이와 비슷한 일화들이 무수히 많았다. 그의 형편없는 대인 관계 기억에 관한 일화도 있다. "아빠, 저예요. 아빠 아들 마이크라고요." 레이건이 웬일인지 동료 학생들 사이에 있던 장남을 못 알아보고 그냥 지나치자 그의 장남이 애태우며 했다는 말이다.

장차 대통령이 될 사람이었던 그는 자신에 대해 "고요한 허리케인의 텅 빈 눈"이라고 묘사한 적이 있다. 모리스는 로널드 레이건의 성격에는 늘 "고립된 섬 같은 면모가 강하게" 배어 있었다면서 "이 아이는 일찍부터 기이한 정적에 싸여 있었고…… 섬세한 감수성이 마비되어 있었다"고 쓰고 있다. 그가 그처럼 방어적이었고, 스스로 초래한 마비적인 면모를 지녔던 목적은 명백하다. 청년 레이건의 구애를 거절했던 한 여성이 말했던 대로였다. "나는 늘 더치가 상처를 받을 수 없는 사람이라는 것을 알고 있었다."

사실 더치—라디오 아나운서 시절 붙여진 레이건의 청년 시절 별명이다—도 상처를 받을 수 있는 사람이었다. 다만 그는 고통과 화를 깊이 묻어버린 사람이었다. 그가 열한 살 때 대취한 아버지가 집 밖에 뻗어 있는 광경을 목격한 사건은 그의 감정 억압을 생생하게 보여준다. "아버지가 눈밭에 두 팔을 대자로 벌리고 뻗어 있었다. 아버지는 만취해 세상모르고 자고 있었다. 나는 1~2분 동안 가만히 내려다보며 서 있었다…… 아버지가 불쌍하다는 서글픈 생각이 밀려왔다. 아버지가 십자가에 매달린 사람처럼—정말 그렇게 보였다—팔다리를 벌리고 있고, 머리는 녹아내리는 눈에 흠뻑 젖어 있고, 숨을 쉴 때마다 드르렁거리며 코를 고는 모습을 내려다보면서 나는 그에게 아무런 분노도 느낄 수 없었다."

"나는 그에게 아무런 분노도 느낄 수 없었다"는 말은 이 소년이 실제로 아버지에 대해 느꼈던 격노의 감정을 암시한다. 심리 치료를 하다 보면 종종 이런 식의 '부정을 통한 긍정'을 만나게 된다. 화자가 자발적으로, 치료사가 먼저 물어보지도 않은 어떤 감정—대개 화 감정—을 느끼지 않는다고 말하는 경우다. 이런 자발적인 자기 진술은 그가 알고 있는 것보다 훨씬 강력한 유효 발언일 수 있다. 그가 아무런 화도 느낄 수 없다는 것이 사실이긴 하지만, 그것은 그의 감정 인지 능력이 오래 전에 손상을 입었기 때문이다. 자신도 모르는 사이에, 그는 의식의 바운더리 너머에는 격분감이 도사리고 있음을 고백하고 있는 것인지도 모른다. "나는 그에게 아무런 분노도 느낄 수 없었다"는 부정적인 주장은, 그런 격분감과 억압하는 힘 사이의 갈등을 암시하는 것이었다.

레이건의 어머니는 지나칠 정도로 자기 생각에만 골똘해 있었으며, 부정을 일삼으면서 알코올중독에 빠져 있는 남편으로 인한 스트레스에 압도된 여성이었다. 그녀는 자녀들에게 도움이 안 되는 사람—훗날 레이건이 자녀들에게 도움이 안 된 것과 같다—이었다. 종종 어머니에게 무시를 당한 아이는 그 어머니를 이상화함으로써 화를 해소하는데, 레이건도 그렇게 했던 것 같다. 레이건이 가진 극기심의 깊이는 어머니의 대역으로서 그를 헌신적으로 보살핀 두 번째 아내 낸시Nancy Reagan에게 유방암이 발생했을 때 극명하게 드러났다. 대통령에게 영부인의 발병 사실을 알리는 임무가 대통령 부부의 주치의였던 존 허튼John Hutton에게 맡겨졌다. 에드먼드 모리스의 전기에는 1987년 10월의 상황이 이렇게 기록되어 있다.

NR이 유방암에 걸리다.

존 허튼은 국무회의가 끝나고 RR에게 사실을 말하겠노라고 마음을 다잡았다. 10월 5일 면담이 있었다—"대통령 각하, 유감스럽지만 영부인의 유방 엑스선 사진에 대해 안 좋은 소식이 있습니다." 그는 더치의 극기심을 그전에는 결코 실감한 적이 없었다고 말한다. 대통령은 손에 펜을 든 채 책상에 앉아 경청하더니 부드럽고 차갑게 말했다. "알았네. 자네들이 의사 아닌가. 그러니 나는 자네들이 문제를 잘 해결할 거라고 확신하네." 그것으로 면담은 끝이었다.

존은 당혹해하며 거처로 돌아갔다. "낸시 여사님, 각하께서 너무 놀라셨는지 아무 말씀도 안 하셨습니다." 그는 RR이 일거리를 들고 나타날 때까지 그곳에 머물러 있었다. 어색한 인사가 오갔지만 아내의 발병에 관한 언급은 단 한 마디도 없었다. 허튼은 더욱 당혹해하며 그곳을 떠났다.

이런 일화들은 당사자가 아무 감정도 가지고 있지 않다는 것을 보여주는 것이 아니다. 정말로 애착 감정이 결여된 사람이라면 적어도 약간의 공감이라도 하는 척한다. 반면에 감정이 너무 억압당하면 그 감정은 아예 의식적으로 경험되지 못할 수 있다—그러나 이렇게 억압된 감정은 생리적으로는 훨씬 더 왕성하게 활동하는 법이다. 우리는 다시 한 번 감정의 회피가 사람들을 더 심하고 오래 지속되는 생리적 스트레스에 노출시킨다는 사실을 확인하게 된다. 이런 사람들은 자신의 체내 상태를 모르기 때문에 점점 더 스트레스의 영향으로부터 스스로를 보호할 수 없게 된다. 더욱이 건강한 감정 표출은 그 자체가 스트레스를 감소시킨다. 스트레스에 의해 유발되는 만성적인 호르몬 변화와 면역력의 변화는 알츠하이머병 같은 질환들의 생리적인 터전을 준비한다.

레이건이 대학 시절에 쓴 자전적인 글은 감상으로 위장되긴 했지만 그 정서적 빈곤함으로 인해, 알츠하이머병에 걸리지 않고 노령까지 생존했던 수녀들의 풍성한 감정 언어와 극적으로 대비된다. 풍부한 감정이 넘쳐났던 수녀들의 자전 기록과 훗날 그들이 치매에 걸리지 않은 것의 상관관계는 놀라운 일이었다. 레이건의 경우와 비슷하게 감정이 결핍된 글을 썼던 수녀들은 알츠하이머병에 걸려 생을 마감했다.

가정의 시절 내가 돌봤던 모든 알츠하이머병 환자들의 인생 사연들은 감정의 억압이라는 특징을 지니고 있었다. 나는 알츠하이머병에 걸린 연로한 부모들을 보살피고 있는 몇몇 성인들을 인터뷰했다. 그들은 모두 부모들의 인생에 부모를 일찍 여의거나 애정이 부재했던 일들이 있었다고 진술했다. "어머니가 아주 어렸을 때 외할아버지가 돌아가셨답니다"고 한 남자가 내게 말했다. "1930년대로 거슬러 올라간 시절의 일입니다. 외갓집 식구들은 밴쿠버에 살고 있었대요. 그해 여름 외조부모가 어느 집에 가서 일을 하라고 어머니를 깁슨 읍으로 보내셨다고 합니다. 어머니가 열 살에서 열한 살 때가 아니었나 싶습니다.

　어머니가 깁슨 읍에 가서 일하고 있는데 외할아버지가 돌아가셨습니다. 큰 이모가 찾아와서 어머니를 밴쿠버로 데리고 돌아갔는데, 집에 도착하니 외할머니가 이모에게 이렇게 말했다더군요. '아니 얘는 왜 데려왔니?' 어머니 면전에서요. 정말 무지막지하게 잔인한 말이었죠."

　"제가 자라던 동안 늘 엄청난 긴장이 존재했습니다." 역시 어머니가 알츠하이머병 환자인 한 남자가 회상했다. "여러 문제가 수면 아래 도사리고 있었습니다. 어머니가 말씀하시는 모든 말은 늘 '최고로 좋다'뿐이었습니다. 하지만 어머니의 몸짓은 늘 '저리 가라'였습니다. 어머니는 속마음을 전혀 드러내지 않았습니다. 저는 늘 대체 무슨 일이 일어나고 있는지 모른다는 느낌을 받으며 자랐습니다."

　감정을 억압하는 사람이 스스로에게 감추고 있는 감정을 다른 사람들이 관찰할 수도 있다. 한 유명한 할리우드 여배우는 떠오르는 스타였던 레이건을 알아봤지만 그의 매력에는 전혀 동요되지 않았다. 그러나 그녀는 "신경과민증 환자처럼 끊임없이 떨어대는 레이건의 익살 이면에 숨어 있는 절망을 인상 깊게 받아들였다"고 모리스는 말한다.

한번은 모리스가 대통령에게 젊은 시절 가장 갈망했던 일이 무엇이냐고 질문한 적이 있었다. "그가 질문을 애써 외면하는 동안 한동안 침묵이 흘렀다"고 이 전기 작가는 쓰고 있다. 마침내 레이건은 가장 유감스러워하는 일은 자신을 사랑해주는 사람이 없었던 일이 아니라고 대답했다. 레이건은 이렇게 말했다. "나는 내가 사랑할 사람이 없었던 점이 아쉬웠네." 모리스는 이렇게 적고 있다. "나는 그 말을 받아 적었다. 그리고 전기 작가들이 유용하게 쓰는 소용돌이 모양의 장식체를 사용하여 이런 의미의 말을 덧붙였다. '이 분은 자신이 말하는 내용과 정반대로 느끼는 사람이다.'"

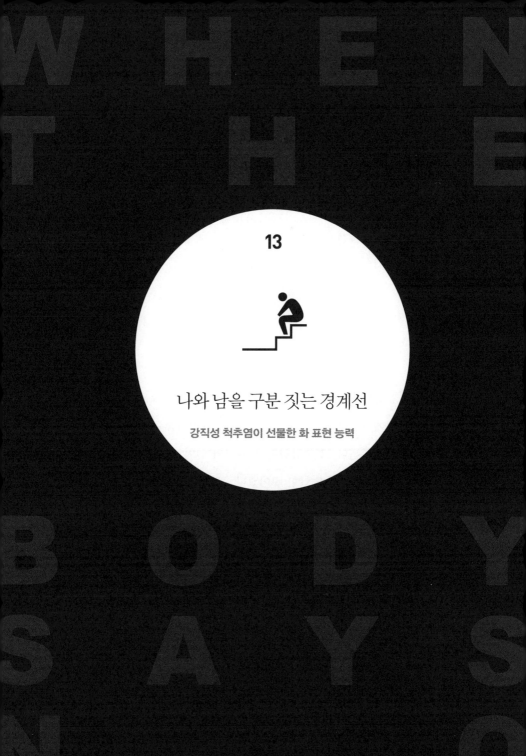

13

나와 남을 구분 짓는 경계선

강직성 척추염이 선물한 화 표현 능력

1892년에 출간된 고전적인 명저《의학의 원리와 실제*Principles and Practice of Medicine*》초판에서 윌리엄 오슬러William Osler는 류머티즘 관절염은 "십중 팔구 신경에서 비롯된다"고 주장했다. 오늘날의 언어로 말한다면 오슬러 는 심리정서적 스트레스를 언급한 것이었다. 그는 이 질병과 정신적 충격, 근심, 슬픔 같은 감정들의 연관성을 주목했다.

윌리엄 오슬러는 영어권에서 가장 잘 알려진 의사이며 결코 애매모호한 이론을 내세우는 사람이 아니었다. 내과 의사이자 작가인 셔윈 B. 뉴랜드 Sherwin B. Nuland의 말에 따르면 오슬러는 "시대와 국가를 불문하고 가장 위 대한 임상의학의 스승일 수 있는 사람"이다. 오슬러는 몬트리올 맥길대학 교와 볼티모어 존스홉킨스대학교 의과대학, 그리고 옥스퍼드대학교에서 교 직 생활을 했다. 오슬러는 치료 기술에 기여한 공로로 영국에서 기사 작위까지 받았다. 널리 사용되고 있는 그의 교과서는 16판까지 개정판이 나왔다—마지막 개정판은 그가 세상을 떠난 지 28년 후인 1947년에 나왔다.

밴쿠버의 내과 전문의 C. E. G. 로빈슨C. E. G. Robinson은 1957년 〈캐나다 의학협회저널Canadian Medical Assocation Journal〉에 발표한 짧은 논문에서 오슬러의 말을 인용했다. 그는 이렇게 쓰고 있다. "나는 만성 스트레스나 장기간 지속되는 스트레스가 류머티즘 관절염 발병에 앞서 얼마나 빈번히 발생하는지, 그 발생 빈도에 깊은 인상을 받았다…… 나는 많은 류머티즘 관절염 환자들에게 정서적, 심리적 측면이 무엇보다 중요하다고 생각한다."[136]

로빈슨 박사의 의학적 교육은 오슬러의 인도주의적, 전체관적 접근 방식에서 많은 영향을 받은 것이었다. 그러나 21세기를 시작하는 지금에서는, 류머티즘 관절염이나 다른 자가면역질환들, 즉 면역계가 신체에 반란을 일으키는 내전으로 특징지을 수 있는 모든 질환과 스트레스의 연관 관계에 대한 내용을 찾기 위해 주류 의학 교과서들을 뒤져도 허탕만 칠 것이다. 각종 류머티즘 질환으로 고생하는 수백만 명의 환자들에게는 비극이라고 할 수 있는 이런 누락은, 오래 전부터 여러 연구들을 통해 스트레스와 자가면역의 연관 관계가 입증되고 있고, 그 관계에 작용하는 수많은 생리적 경로들이 알려지고 있는 까닭에 더욱 정당화될 수 없다.

류머티즘 질환이라 불리는, 광범위한 종류의 의학적 질환에는 류머티즘 관절염, 피부 경화증, 강직성 척추염, 전신 홍반성 루프스(SLE) 등이 포함된다. 이런 질환이나 다른 류머티즘 질환들에 걸리면 교란이 일어난 면역계가 신체 조직에 대해, 특히 연골, 힘줄 덮개, 관절 내부 같은 결합 조직과 혈관 내벽에 반기를 든다. 이런 질환들은 팔다리의 관절과 척추, 피부 같은 표면 조직, 눈의 내부, 심장과 폐 같은 내장 기관—루프스의 경우는 심지어 뇌까지—등을 공격하는 다양한 형태의 염증이 주요 특징이다.

류머티즘 관절염에 걸린 많은 사람들의 특징은 극단적일 정도로 극기적인 태도, 즉 도움을 받는 일을 삼가는 태도가 몸에 깊이 배어 있다는 것이다. 그들은 종종 고통스러울 정도로 불편을 묵묵히 참으며, 다른 사람들이 충분히 들을 수 있게 큰 소리로 불평을 하려 하지도 않으며, 증상 완화제를 먹지 않겠다고 거부하기도 한다.

30대 여성 실리아는 자가면역질환 과정인 동맥염(혹은 일반 동맥염)의 발병을 경험했다. 통증은 극심했다. "이틀 동안 통증이 너무 심해서 복용 중인 타이레놀과 이부프로펜(항염증제)을 토할 지경이었습니다. 제 친구가 '너 이제 포기할거니?'라고 말하며 응급실로 저를 데려갔습니다."

"'너 이제 포기할거니?'—그게 무슨 뜻이죠?" 나는 궁금했다.

"저는 고집불통이었습니다. 아플 때마다 늘 사람들이 제 말을 믿지 않고 건강 염려증 환자로 여길 거라는 잠재적인 두려움을 갖고 있었습니다."

"그래서 고통스러운 통증으로 몸을 움직일 수 없는 지경까지 이른 거군요. 사람들이 건강 염려증 환자라고 생각할지 모른다는 걱정 때문에요. 잠시 상황을 바꿔 생각해봅시다. 통증을 겪는 사람이 당신의 친구이거나, 남편이거나, 자식이라고 상상해봅시다. 그러면 더 빨리 행동하지 않았을까요?"

"그렇습니다."

"왜 이중 잣대를 적용하나요?"

"모르겠습니다. 아마 그 이유는 먼 과거로 거슬러 올라갈 겁니다. 제가 자라났던 방식 말입니다."

　류머티즘 환자들이 보이는 불평 없는 극기적인 태도는 아주 어린 시절부터 습득되는 대처 방식이다. 실리아의 걱정은 늘 다른 사람들에게만 초점이 맞춰져 있었다. 그녀는 어린 시절, 자신도 학대받던 처지였음에도 불구하고 오로지 학대를 가하는 남성들로부터 엄마를 보호하는 일에만 관심을 가졌다. 그녀는 가족이 충분한 수입을 벌지 못하게 되는 것이 아닌가, 혹시 세상 사람들이 자기 가족의 폭력에 대해 알게 되는 것이 아닌가 두려워했다.

　"저는 무엇보다도 남동생이 비행 청소년이 되는 것이 아닌지, 그리고 그애에게 끔찍한 일이 일어나는 것이 아닌지 무척 걱정했습니다."

　"당신 자신에 대해서는 어땠나요?"

　"저는 늘 어떻게 해서든 상황을 잘 헤쳐나갈 수 있을 거라고 느꼈습니다. 사실 저는 상황이 얼마나 곤란한 것인지 받아들이지 않고 싶어 하는 편입니다. 저는 받아들여 처리할 수 있을 만큼 상황을 합리화시킵니다. 최소화시키는 겁니다."

　1996년 '관절염 및 류머티즘 재단' 메릴랜드 지부에서 류머티즘 관절염 환자들을 대상으로 실시한 의학적-정신건강의학과적 연구에서 "대상 환자들의 다양한 차이점에도 불구하고 환자들의 심리적 특성이나 취약성, 생애에 일어난 갈등이 놀랄 만큼 비슷했다"는 연구 결과가 나왔다.[137] 한 가지 공통적인 특징은 연구진이 '보상적 과잉 독립성'이라는 어구로 표현한 가假-독립성이었다. 혼자 힘으로 모든 상황을 헤쳐나갈 수 있다고 믿었던 실리아의 고집스러운 믿음은, 일종의 대처 방식이자 아동기에 무시당한 정서적 욕구에 대한 보상 심리였다. 그녀 같은 상황에 처한 아이는 혼자 힘으로 해결할 수 없는 욕구는 갖고 있지 않은 척하는 방식으로 생존한다. 그런 가식적인 태도의 한 양상이 정서적 스트레스가 감지될 때 자신에게 맞는 크기로 축소시키는 것이다. 이런 태도는 이후 평생 동안 지속될 수 있는 습관이다.

아동기 시절의 부모와 자식 간의 역할 역전에서 생겨나는 이 보상적 과잉 독립성이, 실리아의 친구가 그녀에게 "너 이제 포기할거니?"라고 말하며 응급실로 끌고 갈 만큼 그녀가 이를 악물며 통증을 견딘 이유를 설명해 준다.

1969년 영국의 정신건강의학 연구자 존 보울비John Bowlby는 부모-자식 간의 관계가 성격 발달에 미치는 영향을 연구한 그의 3부작 중 제1권《애착Attachment》을 출간했다. 그는 "아이 혹은 청소년과 부모의 역할 역전은 일시적인 경우가 아닌 한, 거의 언제나 부모의 병리학적 이상 신호일 뿐만 아니라 아이의 병리학적 이상의 원인이기도 하다"고 썼다.[138] 부모와의 역할 역전은 아이와 온 세상과의 관계를 왜곡시킨다. 그것은 스트레스 소인이 되어 훗날의 정신 질환이나 신체 질환의 잠재적 원인이 되기도 한다.

류머티즘 관절염 환자들의 심리 연구에서 확인된 그들의 또 다른 특징으로는 완벽주의, 화 충동에 대한 두려움, 적개심의 부정, 자신이 무능하다는 강렬한 생각 등이 있다. 앞에서 살펴보았듯이 이와 비슷한 특징들은 '암에 잘 걸리는 성격'이나 다발성 경화증, 근위축성 측색 경화증, 혹은 다른 만성질환에 걸릴 위험성이 높은 사람들의 성격과 관련이 있다. 이런 성격적 특성들 중 그 어느 것도 선천적으로 타고나는 특성이 아니며 불치병처럼 사람에게 붙박여 있는 것도 아니다.

메릴랜드 연구에 따르면, "이런 환자들의 발달 과정 내력에서 발견되는 놀라운 사실은 어린 시절 양친 부모 중 한 명 혹은 두 명 모두가 실질적으로 부재했다는 점이 공통적으로 눈에 띈다는 것이다." 독자들도 이 책에서 다루어진 사람들의 개인 내력에서 어린 시절 부모와 결별했거나, 부모에게 버림을 받았거나, 어머니나 아버지가 돌아가셨던 사연이 얼마나 자주 등장했는지 알고 있을 것이다.

한층 더 보편적으로 등장하는 내용, 즉 많은 연구 문헌들에서 공통적으로 반복해서 등장하는 다른 소재는 정서(애정) 결핍이다. 1967년 호주에서 전신 홍반성 루프스 환자들을 대상으로 실시한 연구에서는 "대조군에 비해 더 많은 환자들이, 비록 가정이 '깨어지지는 않았더라도' 가족 내에서 부모-자식 간의 관계에 혼란이 일어난 사건 등 아동기의 정서 결핍에 대해 진술했다"고 보고하고 있다.[139]

보상적 과잉 독립성처럼 화의 억압도 성격 분열의 한 형태로서 아동기에 기원이 있는 심리적 과정이다. 나이 어린 인간은 의식 차원에서 경험될 경우 해결할 수 없는 문제를 일으킬 수 있는 느낌이나 정보는 무의식적으로 의식에서 배제시킨다. 보울비는 이런 현상을 '방어적 배제'라고 명명했다. 이렇게 방어적으로 배제될 가능성이 높은 정보가, 과거에 처리하려고 받아들였다가 자신을 다소 심각한 고통에 빠뜨렸던 정보다.[140]

다시 말하자면, 화가 난 아이는 혼란에 빠지며 거부감을 경험하는데, 이 화와 거부감이 부모와의 애착 관계를 계속 보존하기 위해 내면적으로 굴절되어 자신의 자아를 향해 가야 했다는 것이다. 이렇게 되면 류머티즘 관절염 환자들에게서 발견된 바 있는 자신에 대한 강력한 무능감과 빈약한 자아 개념이 생겨난다. 보울비는 "화는 종종 그것을 불러일으킨 애착 대상 인물로부터 방향을 전환하여 자신을 겨냥한다"면서 "그 결과 부적절한 자기비판이 생겨난다"고 설명한다.[141]

자가면역질환에 걸리면 신체의 방어 체계가 반기를 든다. 사회생활—정치체제—에서라면 그런 행동은 반역 행위로 고발당한다. 개인의 몸 안에서 일어나는 신체적 반역 행위는 자기와 비非자기에 대한 무의식적인 혼란을 완벽하게 반영하는 면역계의 혼란에서 비롯된다. 이렇게 경계선에 혼란이 일어나면 면역 세포들은 자기 몸이 외래 물질이라도 되는 양 공격하게 되는데, 이것은 내면으로 방향 전환된 화와 비난이 심리적 자아를 공격하는 일과 정확히 일치한다.

이런 교차 혼란은 우리가 PNI계라고 불러온 감정-신경-면역-호르몬 슈퍼계 내에서 서로 연결된 정신 신체 메커니즘에 혼란이 일어났다는 것을 의미한다.

감정은 PNI 네트워크를 구성하는 다른 요소들과 정확히 평행 관계를 이루며 그것들을 보완하는 역할을 수행한다. 면역계나 신경계처럼 감정은 외부의 위협으로부터 생체를 안전히 보호한다. 신경계와 호르몬계처럼 감정은 필수적인 식욕과 욕구의 충족을 책임진다. 그리고 다른 모든 계들처럼 감정은 체내의 환경을 유지하거나 바로잡는 데 도움을 준다.

감정—두려움, 화, 사랑 같은—은 신경 충동, 면역 세포, 또는 호르몬 활동이 꼭 필요한 것만큼 생체의 생존에 필요하다. 진화 과정의 초기 단계부터 이끌림과 반감이라는 원시적 반응은 생명체의 삶과 번식에 필수적인 요소들이었다. 감정, 그리고 그 감정을 가능하게 하는 신체의 세포와 조직들은 생존에 지극히 중요한 기관 중 일부로 진화했다. 따라서 신체의 모든 항상성 체계와 방어 체계들을 연결시키는 기본 분자들이 감정 반응에도 참여한다는 것은 놀라운 사실이 아니다. 엔도르핀을 포함한 메신저 물질은, 초보적인 신경계조차 없는 가장 원시적인 생명체에서도 발견할 수 있다. 감정 담당 기관들은 PNI계와 단순히 상호작용만 하는 것이 아니다—그것들은 이 슈퍼계의 핵심 부분을 형성한다.

제7장에서 우리는 면역 세포에 의해 생산되는 메신저 분자인 사이토카인이 뇌세포의 수용체에 달라붙어 신체 상태, 기분, 행동에 변화를 불러일으킬 수 있다는 사실에 주목한 바 있다. 감정이 면역 활동에 변화를 불러올 수 있다는 것은 사실은 같은 동전의 아면에 불과한 것이다. 감정 시스템(계)과 면역 기관의 평행적이고 보완적인 보호 임무를 설명하기 위해, 우리는 면역 세포의 역할과 감정의 역할—예를 들어 화 감정의 역할—을 비교해볼 수 있다.

우리는 왜 화를 낼까? 동물의 세계에서는 화가 '부정적인 감정'이 아니다. 동물은 필수적인 욕구가 위협받거나 좌절될 때 화를 경험한다. 동물은 감정 현상에 대한 의식적인 지식이 없더라도 감정을 느끼며, 제1형 감정에 의한 생리적 변화를 경험한다. 그리고 물론 그들은 제2형 감정으로 분류되는 행동상의 과시를 보인다. 제1형 감정에 의한 생물학적 변화의 구체적인 목적은 동물에게 응전 반응이나 도주 반응을 준비시키는 것이다. 그러나 응전 혹은 도주 반응은 모두 큰 에너지 비용을 요구하고 부상이나 죽음이라는 위험을 강요하기 때문에, 제2형 감정의 과시가 지극히 중요한 중간 기능을 담당한다. 종종 그런 감정의 과시가 해당 동물들 어느 편에도 해를 입히지 않고 갈등을 해소시킨다.

동물은 추격을 당하다가 코너에 몰리면 몸을 돌려 추격자에 맞서 맹렬히 분노를 드러낸다. 그런 화는 사냥꾼을 겁먹게 하거나 동물이 성공적으로 저항할 수 있게 해줌으로써 목숨을 살릴 수 있다. 화는 같은 종이더라도 가족이나 무리에 속하지 않은 외부 동물로부터 영역을 침범당한 동물에게서도 발생한다. 만약 분란이 일어난 영역을 놓고 몸을 부딪치는 싸움을 벌여야 하는 상황이 되면, 그중 한 마리 혹은 모두가 화를 과시하기 시작하여 이빨을 드러내고, 겁을 주는 몸짓을 하고, 위협적인 울음소리를 낸다. 그중에서 좀 더 그럴듯하게 화를 과시하는 놈이 종종 싸움에서 이기며, 그렇게 해서 양자 모두 피해를 입지 않게 된다.

화가 적절히 전개되려면 생체는 위협과 비非위협을 구분해야 한다. 이때 꼭 해야 할 구분이 자기와 비非자기의 구분이다. 만약 자신의 영역 경계선이 어디서 시작되고 어디서 끝나는지를 모른다면, 나는 어떠한 잠재적 위험이 경계선 안을 침범해도 그것을 알 수가 없다. 친숙한 것과 낯선 것, 또는 유익한 것과 유해한 것 사이의 필수적인 구분은 자기와 비자기에 대한 정확한 판단을 요구한다. 화는 외부로부터 오는 위험을 식별하는 일과 그것에 대해 반응하는 일 모두를 의미한다.

면역계가 수행하는 가장 첫 번째 임무도 자기와 비자기를 구분하는 것이다. 따라서 면역 활동도 식별부터 시작한다. 식별은 신경계 내의 감각기관들이 수행하는 감각 기능이다. 면역계도 당연히 감각기관이라고 말할 수 있다. 면역계가 식별 책임을 조금이라도 소홀히 하여 실수를 저지르면 우리는 보고, 듣고, 느끼고, 맛보는 능력이 손상되었을 때와 마찬가지의 위험에 노출될 것이다. 신경계의 또 다른 기능은 기억이다. 면역계 또한 분명 기억을 갖고 있다. 면역계는 외부 세계의 어떤 것이 유익하거나 자양분이 되고, 어떤 것이 중립적이고, 어떤 것이 잠재적 독성이 있는지 기억할 필요가 있다.

주의 깊게 지켜보는 부모의 시선하에서 갓난아기나 걸음마 단계의 유아는 주변 환경을 탐색하면서, 무엇을 먹을 수 있고 먹을 수 없는지, 무엇이 편안하고 불편한지, 무엇이 위험하고 안전한지 학습한다. 이렇게 학습된 정보는 발달 과정 중인 뇌의 기억 장치에 저장된다. 면역은 또한 학습의 재료다. 면역계는 예전에 경험한 적이 있는 위협은 어떤 것이든 즉시 기억해내라고 프로그램된 세포들 속에 그 기억을 저장한다. 그리고 신경계가 평생 동안 학습 잠재 능력을 보유하는 것처럼, 면역계도 새로운 위협을 인지하도록 특별히 훈련된 면역 복제 세포들을 만들어냄으로써 새로운 '기억들'을 발현시키는 능력을 보유한다.

혈류와 신체의 모든 조직, 모든 공간에 면역 세포들이 존재하고 있으므로, 우리는 면역계를 비자기 탐지를 위해 준비된 '떠다니는 뇌'라고 생각할 수 있다. 이 '떠다니는 뇌'를 위한 감각기관—눈과 귀와 미각기관에 해당한다—이 바로 유해 물질과 유익 물질을 구분하기 위해 배치된 면역 세포 표면 위 수용체들이다. 자기의 존재는 신체의 정상 세포 세포막에 있는 이른바 자기 항원에 의해 식별되며, 이 자기 항원은 면역 세포의 수용체가 확실히 인지하고 있는 분자다. 자기 항원은 모든 세포 유형에서 발견되는 단백질이다. 외래의 생명체나 물질들은 그런 자기 표지물을 갖고 있지 못하며 그 때문에 면역계의 공격 대상이 된다. 다양한 자기 항원들이 이제 겨우 발견되기 시작하고 있다. 과학 잡지 〈사이언스Science〉에 의하면 "앞으로 더 많은 자기 표지물들이 등장할 가능성이 있다."[142]

외래 항원을 '기억하는 일'이 주 임무인 림프구는 흉선에서 성숙 단계에 도달하는 T세포들이다. 인간에게는 1조 개에 이르는 림프구가 존재한다. 이 림프구들과 동료 면역 혈구들은 "체내의 모든 조직과 세포들, 모든 단백질들을 허용하는 법을 반드시 학습해야 한다. 또한 이들은 혈액에서 발견되는 헤모글로빈, 췌장에서 분비되는 인슐린, 눈물에 함유된 유리액, 기타 모든 물질들을 반드시 구분할 수 있어야 한다. 이들은 신체에 침입하는 온갖 종류의 수많은 생명체들을 어떻게 해서든 축출해야 하며 그 과정에서 자기 신체는 절대로 공격하지 말아야 한다."[143]

적대적인 미생물이나 다른 독성 물질에 대한 면역 세포의 다양한 인식 메커니즘에 관한 논의라든가, 면역 세포가 어떤 식으로 그런 침입자들을 제거하도록 프로그램되어 있는가에 관한 논의는 이 책의 범위를 벗어나는 것이다. 아직 많은 사실들이 발견되지 못했으며, 이미 알려진 내용만 하더라도 지극히 복잡한 생화학적 사건과 상호작용, 영향들을 포함한다. 이 자리에서 이해해야 할 핵심 요점은 면역과 감정이 분담하는 다음의 세 가지 기능일 것이다. 첫째는 비자기의 인식과 동시에 일어나는 자기 '인식' 기능이고, 둘째는 유익한 유입 물질을 식별하고 판단하는 기능이고, 마지막은 위험 요인을 제약하고 제거하는 능력과 함께 삶을 고양시키는 영향은 수용하는 기능이다.

자기와 비자기를 구분하는 심리적 능력에 손상이 일어나면 그 손상은 반드시 생리적 기능으로까지 확대된다. 화를 억압하면 면역의 교란이라는 결과가 초래된다. 감정을 효과적으로 처리하거나 표출하지 못하는 무능감과 자신의 욕구를 생각하기 전에 다른 사람들의 욕구부터 충족시키려는 성향은 만성질환 환자들의 공통적인 패턴이다. 이런 대처 방식은 바운더리가 흐려지고, 심리적 차원에서 자기와 비자기의 혼동이 일어난다는 것을 의미한다. 같은 혼동이 세포, 조직, 그리고 신체 기관 차원에서도 뒤따른다. 그렇게 되면 면역계는 너무 혼란스러워서 자기와 비자기를 구분할 수 없게 되고, 너무 무력해져서 위험에 대해 방어할 수 없게 된다.

　대개 신체의 자기 생성물에 반기를 드는 면역 세포들이 있으면 즉시 살해되거나 비활성화된다. 그런데 이처럼 자기에 대해 반란을 일으키는 면역 세포들이 파괴되거나 무해한 존재가 되지 않으면, 그 면역 세포들이 자신들이 방어하기로 되어 있는 신체 조직을 공격한다. 그 결과로 알레르기 반응이나 자가면역질환이 발생하는 것이다. 만약 방사선이나 약물, 혹은 예를 들어 HIV 바이러스 등에 의해 건강한 면역 세포가 파괴되면, 신체는 감염이나 또는 종양이 억제되지 않고 마구 성장하는 현상으로부터 보호받지 못하는 상태가 된다. 만성적인 정신적 스트레스를 통한 면역계의 손상도 이와 같은 결과를 초래할 수 있다.

　자기 억압과 면역계 반란의 연관 관계는 류머티즘 관절염을 앓는 여성들의 건강한 친척들을 대상으로 실시했던 1965년의 한 연구에서 입증되었다. 보통의 경우 항체는 병원균이나 잠재적으로 유해한 외래 분자들의 침입에 대한 반응에 의해서만 만들어진다. 실험실에서 류머티즘 관절염을 판별하는 기준 중 하나가 면역계의 교란으로 자기를 공격하게 된 항체가 발견되느냐의 여부다. 이런 항체를 류머티즘 인자rheumatoid factor, 혹은 RF 라고 부른다. RF는 질환이 없는 사람들에게도 존재할 수 있다. 이 연구의 목적은 특정한 성격과 이 항체의 존재 사이에 연관 관계가 있는지, 심지어 병이 발생하지 않은 경우에도 그런 것인지 알아보려는 것이었다.

실험 대상자들은 류머티즘 관절염에 전혀 걸리지 않은 36명의 성인 여성 및 청소년기 소녀들이었다. 그들 중 14명이 RF를 갖고 있었다. 이 항체가 없는 여성들과 비교해볼 때, RF 양성 반응이 나온 군은 화를 억압하거나 자신의 행동이 사회적으로 어떻게 받아들여지는지 걱정하는 정도를 반영하는 심리 능력 척도에서 의미 있는 높은 점수를 기록했다. 그들은 또한 '유순함, 수줍음, 양심 바름, 신앙심, 도덕성' 같은 성격 특성을 가리키는 척도에서도 높은 점수를 기록했다.

이런 실험 대상자들에게 RF 항체가 존재하고 있다는 사실은, 비록 임상 질환 수준에 이르진 않았더라도 감정의 억압이 이미 자신에 대한 면역의 반란을 일으킨 상태라는 것을 암시한다. 만약 이 여성들의 생활에 스트레스를 주는 사건들이 추가적으로 발생한다면, 이 사건들이 면역의 반란을 더욱 부추기고, 염증을 더욱 활성화시키고, 임상적으로 확실한 질병을 더욱 유발하게 될 것이라고 예상할 수 있다. 연구진은 "류머티즘 인자와 감정 장애가 합동으로 작용하면 류머티즘성 질환이라는 결과를 야기할 수 있다"는 결론을 내렸다.[144] 비자기 항체 RF가 없이도 류머티즘 관절염은 발생할 수 있다. 우리가 예상할 수 있듯이, 그런 경우는 스트레스의 정도가 한층 더 심해야 할 것이다―이 사실은 다른 연구에서 밝혀진 결과와 정확

히 일치한다.[145]

1987년에 이루어진 기존 연구 문헌 검토 연구에서는 "다양한 연구들에서 나온 유력한 증거들은, 정신적 스트레스가 류머티즘 관절염을 유발하고, 악화시키고, 최종 결과를 불러오는 데 일정 역할을 수행하고 있다고 강력히 암시한다"고 결론지었다.[146]

자가면역질환 발생에 스트레스가 얼마나 구체적인 영향을 미칠 수 있는지는 젊은 유대인 여성 레이첼의 경험을 통해 확인된다. 그녀의 첫 류머티즘 관절염 발작은 어린 시절에 겪었던 정서적 트라우마를 재현한 사건에 대한 반응으로 일어났다.

레이첼은 늘 편애받는 형제라고 느끼던 오빠와 불화를 겪으며 성장했다. 부모가 결별한 후, 그녀는 특히 아버지에게 배척당하고 있다고 느꼈다. "저는 늘 2류 시민이었습니다"고 그녀는 말한다. "아버지가 원하는 사람은 오빠였습니다. 아버지가 오빠 어깨에 팔을 두르고 길거리를 걸어갈 때 두 사람으로부터 한참 떨어져 뒤따라갔던 일이 아직도 기억납니다. 제가 늘 뒷자리로 가야 했던 일도요. 오래 전 어머니한테서 제가 오빠와 아버지가 사는 시카고를 찾아간 이유가 겨우 어머니가 '두 아이 모두 데려가세요. 그렇지 않으면 두 아이 중 한 명도 못 데려갈 테니'라고 말했기 때문이라는 소리를 들었습니다. 저는 아버지의 집에서 결코 원하는 아이가 아니었습니다."

레이첼은 아이 시절 자신이 결코 문제를 일으키지 않는 평범한 '착한 소녀'였다고 말한다. 이런 태도는 어른이 될 때까지 쭉 유지해온 대처 방식이었다. 2년 전 유대인들의 새해 명절 '로쉬 하셔너' 날, 그녀는 어머니 집에서 가족을 위해 식사를 준비했다. 그녀는 급히 서둘렀는데 이유는 제일 마지막으로 합류하기로 한 오빠와 마주치는 일을 미리 피하기 위해서였다. "오빠는 어머니 집에 저와 함께 있는 걸 원하지 않았습니다. 그래서 제가 먼저 어머니 집에 가서 요리를 돕기로 약속했던 것입니다. 제가 4시에 떠나면 그다음에 오빠와 새언니와 조카가 와서 어머니와 나머지 명절 시간을 함께 보내기로 했었습니다."

"제가 이렇게 말하는 것이 제대로 이해한 것인가요?" 내가 불쑥 끼어들었다. "당신 말뜻은 당신이 어머니 집에 가서 요리와 모든 일을 다 해놓은 다음, 다른 가족들이 와서 명절을 즐기며 함께 식사하도록 당신이 먼저 떠났다는 것인가요? 아니, 어떻게 그런 일을 받아들였습니까?"

"로쉬 하셔너 명절이니까요. 그리고 가족들이 함께 모여야 한다고 생각하니까요."

"그 후 무슨 일이 벌어졌습니까?"

"아직 어머니 집에 머무르고 있을 때, 선생님께서 믿지 못하실 정도로 몸이 아프기 시작했습니다. 저는 병원에 실려갔습니다. 한쪽 다리에 관절염이 발생한 것인데 그 다리를 전혀 쓰지 못할 정도였습니다. 저는 평소에는 아파도 소리를 지르지 않는 편입니다. 그날은 응급실에 있는 모든 사람들이 제 비명 소리를 들었을 것이라고 확신합니다. 다음 날 저는 병원으로 다시 실려갔습니다. 통증이 온몸으로 퍼졌기 때문입니다. 저는 꼼짝도 못했습니다. 휠체어를 타고 있었는데도 저는 죽어라고 비명을 내질렀습니다."

류머티즘 질환의 발생과 재발뿐만 아니라 위중 정도 또한 스트레스와 관련이 있다. 1967년에 시작된 한 연구에서 새롭게 류머티즘 관절염을 진단받은 50명의 젊은 성인 환자들을 대상으로 5년에 걸친 추적 조사를 실시했다. 연구를 맨 처음 시작할 때 발병 전에 이들에게 있었던 사회심리적 요인들을 평가했다. 모든 환자들은 1년에 두 번 검진을 받았고, 1년에 한 번 질병이 가장 흔하게 발생하는 부위인 손목과 손을 엑스레이로 촬영했다. 연구가 끝날 무렵 연구 대상자들은 조직 손상 정도에 따라 분류되었다. 카테고리 1에서는 어느 대상자도 부어오른 부위가 없었으며, 엑스레이상 '미란糜爛(뼈가 썩어 문드러지는 증상-옮긴이)'이라고 부르는 뼈 손상 증거도 없었다. 카테고리 2의 대상자들에게는 가볍게 부어오르는 증상이 있었지만 미란 증상은 없었다. 카테고리 3에서는 손목과 손의 뼈 미란 증상이 있었다. 이 연구 결과는 〈미국의학저널The American Journal of Medicine〉에 발표되었다. 연구진은 최종적으로 카테고리 3으로 분류된 환자들이 연구를 처음 시작한 시점부터 "발병과 연관이 있는 심리적 스트레스 요인 발생 빈도가, 다른 카테고리로 최종적으로 분류된 환자들에 비해 현저히 높은 것으로 판단되었다"는 점을 주목했다.[147]

내가 이 책을 준비하며 진행했던 대부분의 인터뷰는 당사자의 집에서 이루어졌다. 그런데 류머티즘 관절염에 걸린 51세의 여성 환자 질러는 굳이 집 근처에 있는 맥도널드 가게에서 만나자고 고집했다. 그녀는 심리학 책에 나오는 '자기희생적이고, 순응적이고, 자의식이 강하고, 수줍어하고, 자제심이 강하고, 완벽주의적인' 류머티즘 환자의 전형적인 케이스였다.

질러는 1976년 다발성 근염, 즉 일반 근육 염증이 발생했던 동안 진단을 받았다. 의사에게 도움을 얻으러 갔을 때 이미 어깨와 엉덩이 근육 상당 부분이 소실된 상태였다. 그녀는 호흡기 근육이 너무 약해져서 얕은 호흡만 하고 있었다. 그녀는 팔과 다리를 들어 올릴 수 없었고 마른 음식은 어느 것 하나도 삼킬 수 없었다. 전문의의 진찰을 받은 후 그녀는 곧바로 병원에 입원했고 정맥주사를 통해 코르티코스테로이드 약물 치료를 받았다. "의사가 제가 걸어 다니는 송장이라고 말씀하시더군요. 저는 주변을 걷는 일조차 하면 안 되는 상황이었습니다. 폐 기능 검사를 하며 검사기에 숨을 불어넣었더니 바늘이 움직이지 않았습니다. 아예 미동조차 하지 않았습니다. 하지만 성과는 있었습니다. 아시겠지만…… 저는 몰랐었습니다. 제가 걸음을 걸을 때 다리를 들어 올리는 것이 아니라 좌우로 흔들어대고 있었다는 것을요."

"왜 몰랐다고 생각하십니까?"

"아마 바빠서 그랬을 겁니다. 저는 피곤했습니다. 제겐 돌봐야 할 아이가 두 명이나 있었습니다. 저는 늘 종종거리며 다녔습니다."

"왜 저를 맥도널드에서 만나자고 했는지 궁금하군요."

"제 집이 남에게 어떻게 보일지 이목이 의식되어서 그랬습니다. 집은 늘 깨끗하게 정돈되어 있어야 합니다. 만약 누군가가 제 집에 왔는데 이곳저곳 먼지가 쌓여 있는 모습을 보기라도 한다면……"

"정리정돈에 대해 말씀하시는 것이 아니군요. 완벽주의에 대해 말씀하시는 거예요. 먼지를 피해 살 수는 없는 노릇이죠, 안 그래요? 먼지도 생활의 일부입니다. 그것을 받아들이지 못한다면 모든 것이 완벽해야 하지요. 모든 일이 그런 식이세요?"

"네. 사실 류머티즘 관절염을 앓기 전에는 훨씬 더 심했다고…… 이모들이 저를 슈퍼우먼이라고 불렀습니다. 남편은 종종 시내를 떠나 있었습니다. 남편은 제재소에서 견습생으로 일해야 했습니다. 저 혼자 두 아이와 이곳에 남았습니다. 저는 일도 했습니다. 집을 산 지 얼마 안 돼서 초과 근무까지 했습니다. 어떤 때는 일주일에 꼬박 7일을 하루 10시간씩 일한 적도 있습니다."

"무슨 일을 하셨지요?"

"주로 우체국에서 일했습니다. 하지만 저는 일이 즐거웠습니다."

"하루에 10시간 일주일에 7일을 꼬박 일하시는 것이 즐거웠다고요?"

"출근이 꼭 휴일을 즐기러 가는 것 같았습니다. 저는 직장 동료들과 즐겁게 지냈습니다. 상사하고도 친하게 지냈습니다. 누구도 저를 힘들게 하지 않았습니다. 주변의 모든 동료들이 우체국 업무를 지겨워하는 듯했지만, 저는 그들이 왜 그렇게 업무를 지겨워하며 투덜대는지 이해할 수 없었습니다. 저는 좋은 시간을 보냈거든요. 맨 처음 류머티즘에 걸린 이유 중 하나가 저의 그런 태도 때문이었다고 생각합니다. 저 자신을 혹사시켰다는 생각이 듭니다. 저는 휴식을 충분히 취하지 않았습니다. 잠도 부족했고요."

직장 생활과 집안일 외에도 질러는 정원과 뒷마당까지 나무랄 데 없이 완벽함을 유지해야 한다고 생각했다. 그녀의 집은 은퇴한 부부들이 사는 집들 사이에 끼어 있었는데, 그들은 마당을 완벽한 상태로 유지하고 있었다. 그녀는 자기 집 정원을 소홀히 관리하면 이웃집들의 집값이 떨어질 거라고 걱정했다. "그래요, 흠잡을 데가 없었죠. 그분들은 매주 잔디밭을 깎았어요. 저도 그들과 보조를 맞추기 위해 매주 잔디를 깎아야 했습니다."

그녀는 자기가 갖지 못했던 기회들을 아이들이 접하도록 하는 일에도 열성을 보였다. 그녀는 주말마다 손수 운전해서 아이들을 피아노 수업, 노래 수업, 발레 수업, 포크 댄싱 수업, 스포츠 행사 등에 데리고 다녔다.

질러는 이 모든 일을 남편의 어떤 도움도 없이 해나갔다. 그리고 그 와중에 오후 4시부터 새벽 1시까지 우체국 오후 근무조에서 일했다. 그녀는 여러 해 동안 하루에 4시간 정도밖에 못 잤다. "류머티즘 관절염에 걸리자 물리치료사가 '통증이 있으면 하는 일을 그만 멈춰야 합니다. 휴식을 취해야 해요. 통증이 있다는 건 몸이 당신에게 그만 멈출 필요가 있다고 말하는 소리입니다'라고 말하더군요. 그래서 저는 그렇게 했습니다. 그러나 문제는 집안일이 예전처럼 돌아가지 않는다는 것이었습니다. 예전에는 이틀 걸러 한 번씩 청소기를 돌렸고 어떤 때는 심지어 하루에 두 번 돌리기도 했습니다. 지금은 더 이상 그 일을 할 수 없으니 남편이 청소기 담당입니다. 그런데 남편의 청소 방식이 영 마뜩치 않습니다. 그래서 가끔 남편이 청소하고 난 다음에 다시 하곤 합니다. 물론 남편에게는 알리지 않지요. 그저 끝손질만 하는 겁니다. 그래도 집이 옛날 모습처럼 깨끗하고, 깔끔하고, 정돈되어 있지 않아요."

질러는 지금쯤은 독자들도 짐작하게 되었을 법한 환경 속에서 자랐다. 필리핀에서 자란 그녀는 8명의 아이들 중 장녀였고 동생들 모두를 보살폈다. 부모는 그녀를 사정없이 혼냈다. 무슨 일이 잘못되면 그녀가 두들겨 맞았다.

"제게는 천식이 있었습니다. 그런데 두들겨 맞을 때마다 천식 발작이 일어났습니다. 천식 발작이 일어날 때면 엄마는 '거 봐라. 말 안 들어서 천벌이 내린 거다. 맡은 일도 안 하고 꼬박꼬박 말대꾸나 하니 그런 천벌이 내린 거다'라고 말하곤 했습니다. 그래서 발작이 멈추면 저는 모든 일을 다 하려고 노력했습니다. 저는 일부러 말을 안 들으려고 하지 않았습니다. 저는 최선을 다했습니다. 그런데도 깜빡 잊으면 여전히 벌을 받았습니다. 가끔은 아무리 애를 써도 엄마가 원하는 대로 할 수 없을 때도 있었습니다. 제 엄마 또한 완벽주의자였거든요."

질러의 남편은 결혼 생활 초기에 그녀를 때렸다. 나중에는 학대가 정서적 무관심으로 바뀌었다. 그러나 그는 계속해서 병적인 질투심을 내보이며 아내를 통제하려고 했다.

몇몇 물리치료사들이 질러를 치료하면서 그녀의 스트레스 문제를 집어낸 적이 있긴 했지만, 그녀의 류머티즘 관절염을 치료했던 의사들 중에서 사생활이나 정서 생활에 관해 물어본 사람은 없었다. 현대적 의료 행위라는 거대한 버뮤다삼각지대에서 윌리엄 오슬러 경의 지혜가 실종된 것이다.

병이 발생한 이후 질러는 심리 치료를 받을 필요가 있다고 느꼈다. 그녀는 병이 비록 달가운 존재는 아니었지만 아마도 자신에게 뭔가 교훈을 주려고 애쓰고 있는 것이라고 이해했다. 의료 시스템은 도움을 줄 수 없었다. 그녀는 스스로의 요청에 따라 정신건강의학과 의사에게 보내졌다. "의사 선생님께서는 그렇게 혼란스러워하지 말고 남편을 큰아들처럼 대해보라고 말씀하셨습니다. 그러나 저는 다시 돌아가지 않았습니다. 저는 세 번째 아들을 원하지 않았습니다. 제가 원하는 건 남편이었습니다."

류머티즘 관절염에 걸린 여성들은 스트레스를 겪는 동안 면역계의 교란이 증가하는 것처럼 보인다. 그러나 더 행복한 결혼 생활을 즐기는 여성들에게는 염증이나 통증 같은 악화된 질병 활동이 존재하지 않는다.[148] 한 연구에서 대인 관계에서의 스트레스 증가가 관절 염증의 증가와 관련이 있다는 사실이 밝혀졌다.[149]

이런 연구 결과는 놀라운 것이 아니다. 스트레스가 감지된 위협에 대한 반응이라는 사실을 상기해보라. 위협이 감지되는 시기 동안이나 그 이후에 많은 기관과 조직들이 염증과 손상에 더 취약해진다는 사실이 실험실 연구를 통해 밝혀졌다.[150] 잠재적으로 위험하다고 해석된 자극들은, 곧바로 혈관의 확장과 팽창, 출혈, 취약해진 조직의 손상 가능성 증가, 통증 식역의 저하 등을 유발할 수 있다. 이런 변화들은 단순히 위협의 감지를 증가시키는 인터뷰만으로도 신속히 일으킬 수 있다.

심리적 압박이 관절, 결합 조직, 신체 기관의 염증으로 발현될 수 있는 잠재적 경로는 몇 가지가 존재한다. 신체의 어떤 부위에도 신경 연결을 통해 다른 부위에 영향을 미칠 수 있다는 것은 2세기의 로마 의사 갈레노스 Claudios Galenos의 가르침 중 하나였다. 스트레스 반응에 의한 급속한 신체적 변화는 의심의 여지 없이 신경계의 즉각적인 활동을 통해 이루어진다. 뇌에서 나온 방출 물질들은 멀리 떨어진 곳에 있는 말단 신경 부위들을 자극함으로써, 관절 손상을 유발하는 강력한 친염증 분자들을 방출하도록 만들 수 있다. 신경에서 나온 몇몇 화학물질들 또한 통증을 유발하는 강력한 염증 유발 물질들이다. 자가면역질환에 걸리면 염증이 일어난 관절이나 순환계 내에서 이런 물질들이 수치가 부쩍 올라간다. 극적으로 신속히 진행되는 이런 메커니즘이, 결국 자기는 참석도 못할 명절 저녁을 준비하던 레이첼에게 발생한 급성 관절염 증상의 원인이었을 것이다. 발작이 처음 일어났을 때 일어난 극심한 증상은, 오빠와의 관계에 대한 그녀의 억눌린 정서 반응도 극심하다는 것을 암시한다.

자가면역질환의 만성적인 특징들은 전체 PNI 슈퍼계와 관련되며, 특히 뇌-호르몬-면역 연결체와 깊은 관련이 있다. 그리고 스트레스에 의해 유발된 PNI계의 불균형이, 자가면역질환의 발생과 재발의 생리적 원인이라는 설을 뒷받침하는 풍부한 연구 증거들이 존재한다.

스트레스가 PNI계를 통해 자가면역질환을 일으키는 수많은 잠재적 메커니즘들에 관한 상세한 설명 역시, 우리의 목적에서 본다면 너무 많은 과학적 세부 사항들을 포함할 것이다. 여기서는 신체의 스트레스 기관, 특히 핵심 호르몬인 코르티솔의 생산이 만성적인 과잉 자극을 통해 불균형 상태가 될 수 있다는 말만 해두면 충분할 것이다. 부신의 정상적인 코르티솔 분비가 면역계를 제어하고, 면역 세포 생산 물질에 의해 유발되는 염증 반응을 위축시킨다는 사실을 상기해보라. 류머티즘 관절염에 걸리면 스트레스를 받았을 때 정상보다 낮은 코르티솔 반응이 일어난다. 따라서 우리는 면역 활동의 교란과 과도한 염증이 왜 발생하는지 알 수 있다. 한편에서는 면역계가 정상적인 통제를 벗어나 신체를 공격하여 염증을 유발하고, 다른 한편에서는 필수적인 항염증 반응이 약해지면서 효력을 발휘하지 못하게 된다.

모든 자가면역질환 치료에 일관되게 쓰이는 한 가지 약물이 바로 부신 코르티코스테로이드인 코르티솔—더 정확히 말하면 그것과 비슷한 합성 물질—이라는 사실은 우연이 아니다. 코르티솔은 스트레스 반응에 가장 핵심적인 호르몬이며, 많은 연구들에 의해 만성 스트레스를 겪고 난 이후 가장 조절이 안 되는 것으로 밝혀진 호르몬이다. 루프스와 류머티즘 관절염에서 피부 경화증과 강직성 척추염에 이르기까지, 자가면역 결합 조직 질환들은 생체의 정상적인 스트레스 조절 메커니즘이 고갈되고 교란되었다는 사실을 반영한다.

강직성 척추염에 걸린 내 예전 환자가 병 발생 이전과 이후의 자신의 삶에 대해 설명했을 때 그에게 문득 떠오른 단어가 '고갈Exhaustion'이라는 단어였다.

로버트는 브리티시컬럼비아 주의 유명한 노조 지도자다. 나는 그의 사무실에서 인터뷰를 진행했다. 큰 몸집에 성격이 서글서글한 40대 후반의 로버트는 낭랑한 목소리와 쾌활한 유머를 구사하며 말한다. 전화를 받거나 다른 각도에서 상대방을 바라보기 위해 머리를 돌릴 필요가 있을 때면 그는 몸 전체를 돌린다. 그의 척추는 사실상 움직임이 거의 없다. 그는 "목에서 엉덩이까지 몽땅 굳었다"고 말한다.

로버트는 25세 무렵부터 발뒤꿈치에서도 통증을 느끼기 시작했으며, 그후 12년 동안 어깨 관절과 쇄골 부위에서 지속적인 통증을 느꼈다. 그는 몇 차례 의사들을 찾았지만 이내 포기했다. "그들은 제 통증이 이런저런 이유에서 생겼다는 둥, 이런저런 이유는 아니라는 둥의 이야기만 계속했습니다. 위로가 될 만한 이야기는 하나도 해주지 않았지요. 제 병에 대해 그 밖에 무슨 일을 할 수 있었겠습니까?" 그는 엉덩이와 다리 통증을 5년간 더 겪다가 마침내 류머티즘 의사를 찾았다.

"저는 제 왼쪽 다리를 소중히 다루곤 했습니다. 어느 날 밤 침대에 누웠을 때 아내가 제 한쪽 다리가 다른 쪽보다 짧다는 걸 눈치챌 때까지 그랬습니다—그 다리를 사용하지 않아서 근육이 쪼그라들었던 것이죠. 당연히 아내는 히스테리를 부리며 빨리 의사에게 가보라고 야단법석을 떨었습니다.”

증상 발생과 진단 사이의 12년간 로버트는 일을 소홀히 한 적이 결코 없었다. 그의 사연은 많은 점에서 전형적인 케이스다. 개업의 활동을 하던 동안 내가 치료했던 노조 임원들은 모두 과로 수준 이상으로 일하는 사람들이었다. 업무 자체의 고유한 스트레스는 말할 것도 없고 끊임없는 갈등, 정략, 예상할 수 없는 긴 시간, 회의, 끝도 없는 임무들로 인해 그들에게는 너무 많은 근무 시간이 필요했다. “우리 노조 운동계의 연금제도는 사실 대단히, 대단히 훌륭합니다”라고 로버트는 말했다. “우리가 왜 그렇게 훌륭한 연금제도를 갖고 있느냐 하면 말입니다, 연금 수령 연령인 65세까지 사는 사람이 없기 때문입니다—아니, 극소수는 있다고 해야 하나? 그런 이유로 노조 활동 종사자를 위한 연금제도가 그렇게 튼실한 겁니다. 도대체 제때 은퇴하는 사람이 없으니까요.”

류머티즘 질환이 시작되었을 때 로버트는 항공편을 이용하여 북미 지역 전역에 걸쳐 연간 10만 마일가량을 출장 다니고 있었다. 그가 최악의 해라고 부른 1976년에는 넉 달 반을 계속 출장을 다녔다. “그러는 동안 한 번도 집에 들르지 못했습니다. 당시 저는 필요한 기술을 지닌 사람이 아무도 없는 국제 노조에서 일하고 있었습니다. 그 때문에 제가 미국 남부에서 일어난 파업 현장에 가서 일해야 했습니다. 하루에 12시간에서 14시간, 일주일에 6일을 일하면서 아칸소 주, 오클라호마 주, 조지아 주를 누비고 다녔습니다." 그는 "조금이라도 시간이 나면 그때마다" 쪽잠을 자곤 했다.

"사생활은 어떻게 되어가고 있었습니까?"

"아내와 두 아이가 있지요. 노조 활동은 늘 결혼 생활을 파탄시킵니다. 제 친구들 중에서 원래의 아내와 지금도 살고 있는 친구가 몇 명이나 되는지 모르겠습니다. 1973년에 노조 활동을 같이 시작한 친구들이 있습니다—몇몇은 세상을 떠났고 몇몇은 결혼은 두세 번 했습니다. 무려 다섯 번이나 결혼한 친구도 있고요. 노조 활동이 그들을 씹다 뱉어버린 꼴이라고나 할까요.

집에는 좀처럼 못 들어가고 도움도 주지 못합니다. 저는 이제야 그것을 유감스럽게 생각하고 있습니다. 당시는 너무 어리석어서 유감스러워하지도 못했습니다. 제가 뭘 갖고 있는지 알지도 못했던 겁니다. 지금은 아이들과 친하게 지냅니다—아이들이 이미 다 컸지만요. 아들의 아이 시절이나 10대 시절 모습은 별로 기억이 없습니다. 하지만 사진은 있지요. 저는 딸아이가 스무 살이 될 때까지, 제게 딸이 있다는 사실조차 잊고 살았습니다.

그런 제 태도에 의문을 품은 적도 없는 것 같습니다. 다른 동료들도 모두 저와 똑같이 행동했으니까요. 그게 그냥 우리들 문화 중 일부였습니다. 결혼 파탄과 술잔치가 그저 흔한 일이기만 했습니다. 동료들 중에서 제가 최초로 술을 끊은 사람입니다."

로버트는 자신이 중독적인 성격을 갖고 있다고 말한다. "일에만 중독된 것이 아닙니다. 술, 약물, 여자, 도박 모두에 대한 중독입니다—9년 내내 그랬습니다. 1980년 9월 2일 오후 7시 40분부터는 술을 한 방울도 마시지 않았습니다. 그때가 제가 맥주를 마신 마지막 시간입니다. 카펫에 혀를 대고 바닥에 널브러져 있는 저 자신이 꼭 똥자루 같다고 느껴지고 일어나는 일에 신물이 났습니다. 담배도 132번이나 끊었지요. 문제는 133번이나 다시 시작한다는 겁니다. 지금까지 못 끊고 있는 유일한 중독이 바로 담배입니다."

로버트가 노조를 조직하고 여전히 그 일에 전념하는 이유는 사람들의 삶을 향상시키고, 더 공평하고 공정한 사회를 위해 일할 수 있는 기회 때문이다. "바로 그것 때문에 못하겠다는 말을 결코 못하는 겁니다. 해야 할 일이 늘 너무 많습니다. 불공평한 일들의 명단이 줄어드는 법은 좀처럼 없으니까요. 저는 이 세상을 더 좋은 세상으로 만드는 데 기여할 수 있다는 게 큰 행운처럼 느껴집니다."

로버트는 이제야 과도한 요구에 대해 "아니오"라고 말하는 능력을 계발했다. 흥미롭게도─그리고 우연의 일치라고 말할 수 없게도─그는 갈비뼈와 척추골을 들러붙게 만든 강직성 척추염이 뜻하지 않게 감정 표현에서의 이점을 제공했다는 사실을 발견했다.

"저는 화를 내는 면에서 다른 사람들보다 유리합니다. 저는 언어를 제 마음대로 구사할 수 있습니다. 저는 누구에게도 결코 고함을 지르지 않습니다. 그저 호흡만 가다듬어도 상대방에게 확실한 말로 제 뜻을 전할 수 있으니 고함을 지를 필요가 없습니다. AS(강직성 척추염)의 장점 중 하나는, 그 병이 갈비뼈를 굳게 만들고, 그래서 앞쪽과 뒤쪽 갈비뼈가 모두 고정되어버린다는 것입니다." 로버트는 사람들이 흥분해서 화 반응을 억제하지 못하면, 얕은 호흡을 하며 갈비뼈 사이의 근육을 이용해 흉강을 넓혀서 폐 안으로 공기가 들어오게 한다고 설명한다. 그는 AS 때문에 그런 일을 할 수 없다.

"목소리를 더 강하게 내거나 말하는 모습을 더 제어하려면 횡격막으로 호흡해야 합니다. 정상인들은 그곳으로 호흡할 수 없습니다—얕은 호흡을 하면 갈비뼈가 들락날락합니다. 저는 불가피하게 횡격막으로 호흡해야 하기 때문에 제 장이 오르락내리락 합니다. 갈비뼈 위쪽보다 횡격막 쪽 근육 조절이 더 필요하지요." 이런 상태는 감정 조절을 더 많이 할 수 있게 해주고, 사고를 담당하는 뇌 부위에 더 많은 산소가 공급되게 해준다.

"예전에는 이런 상태가 되려면 연습을 해야 했습니다. 그런데 이제 갈비뼈가 굳으면서 다른 선택의 여지가 없게 되었습니다."

"참 흥미로운 일이군요. 요가 호흡법 선생들이 늘 건강에 좋다면서 횡격막을 이용하여 호흡하라고 권합니다. 그런데 당신의 경우 AS 때문에 어쩔 수 없이 그런 호흡을 하게 된 것이군요."

"제 병이 제게 명료한 의사 표현 능력을 제공한 것이지요. 사람들이 화가 났다는 걸 아는 것은 대개 그들이 고함을 지르기 때문입니다. 그게 말을 통해 자신들이 화가 났다는 걸 표현하는 방법입니다. 저는 제 평상시 호흡법대로 호흡하면 부득이 보다 짧은 문장으로 말해야 합니다. 그리고 저는 고함을 지르지 않고 단어를 딱딱 끊으면서 목소리를 낼 수 있습니다. 호흡을 조절하면 성질을 조절하고 화를 조절할 수 있습니다—조절이라는 것이 무슨 의미냐 하면, 그것을 이용해서 내가 원하는 방향으로 대화를 이끌고 간다는 것입니다."

로버트가 이 말을 하는 동안, 나는 더 나은 세상을 살았더라면 아동기 시절 건강할 때에 배웠어야 할 교훈을 성인기가 되어 병을 통해 가르치는 자연의 능력에 깊은 인상을 받았다.

한 연구는 류머티즘 관절염의 고통스러운 염증조차도 신체를 보호하는 기능으로 쓰일 수 있다는 흥미로운 가능성을 지적했다. 관절의 유연성이 일주일 뒤 스트레스 사건이 감소한 일과 연관이 있다는 것이었다. "이 결과는 중요한 임상적 의미를 지닌다"고 연구진은 결론지었다. "사회적 갈등을 일으키는 사건과 관절 통증의 역동적인 상호 관계가, 병의 악화를 통해 부정적인 사회관계가 조절되는 항상성 체계를 설명해준다"[151]는 것이다.

다시 말하자면 병의 재발이 환자들에게 스트레스를 주는 대인 관계를 피하라고 강요한다는 것이다. 몸이 아니라고 말한다는 것이다.

14

대인 관계의 생물학

천식 발작은 어떤 스트레스를 암시하는가?

일곱 살짜리 여자아이 환자가 브리티시컬럼비아 아동 병원에서 심장 수술을 받을 예정이었다. 아이는 이미 선천성 심장 이상으로 두 차례 수술받은 적이 있었다. 수술 과정을 잘 알고 있던 부모는 수술실 수칙 한 가지를 바꿔달라고 부탁했다. 지난번 수술 때 수술대에 묶여 있던 딸이 마스크를 쓴 낯선 사람들이 둘러싸고 있고, 팔이 억지로 들려진 채 정맥주사를 통해 카테터가 삽입되는 광경을 목격하고는 불안해하며 발버둥을 쳤다는 것이었다. 그들은 이번에는 마취가 효력을 발휘해서 딸이 완전히 잠들 때까지 딸 곁에 있고 싶어 했다. 의료진은 수술 현장에 부모가 있으면 아이가 그들에게 매달리며 더 완강히 반항할 것이라고 생각했지만 결국 마음이 약해졌다. 마취 절차는 별다른 어려움 없이 이루어졌다.

수술 현장에 부모가 들어오지 못하게 하는 전통적인 관행은 아이의 감정, 행동, 생리 기능에 대한 조절기로서의 애착 관계의 중요성을 무시한 결과였다. 부모가 곁에 있느냐 없느냐에 따라 아이의 생물학적인 상태는 크게 달라질 수 있다. 아이의 신경화학적 생성 물질, 뇌 감정 중심부의 전기적인 활동, 맥박, 혈압, 그리고 스트레스와 관련 있는 다양한 호르몬들의 혈청 농도가 모두 의미 있는 변화를 보일 수 있다.

생명이란 내부적인 한계든 외부적인 한계든 명확히 규정된 한계 내에서만 가능하다. 예를 들어 우리는 핵폭발에 의해 방출된 고농도 방사능을 견딜 수 없는 것처럼, 혈류 내의 고농도 혈당을 견디며 생존할 수 없다. 감정적이든 신체적이든 스스로를 조절하는 자기 조절은, 극단적인 바깥 날씨에도 불구하고 늘 일정한 집안 온도를 유지하게 하는 자동 온도 조절 장치에 비유할 수 있다. 바깥 환경이 너무 추워지면 난방 장치 스위치가 켜진다. 공기가 너무 과열되면 에어컨 작동이 시작된다. 동물의 세계에서 자기 조절은 광범위한 환경에서 생존할 수 있는 온혈동물의 능력에 의해 입증된다. 온혈동물은 냉혈동물에 비해 극단적으로 덥거나 추운 기후에서도 몸이 과열되거나 냉각되는 일 없이 생존할 수 있다. 냉혈동물은 체내 환경을 자체 조절하는 능력이 없기 때문에 서식지가 훨씬 더 좁다.

인간의 아이들과 동물의 새끼들은 아직 실질적인 자기 조절 능력을 갖고 있지 않다. 그들의 몸의 생물학적 상태—맥박, 호르몬 수치, 신경계 활동—는 전적으로 자신을 돌봐주는 어른이나 성체와의 관계에 의존한다. 사랑, 두려움, 혹은 화 같은 감정은 부모나 다른 보호자들과의 본질적인 관계를 유지시켜주면서 자기 보호 욕구에도 도움을 준다. 어린 생명에게 어른들과 안전한 관계를 맺고 있다는 인식을 위협하는 것은 무엇이든 심리적 스트레스다. 그 관계가 조금이라도 교란되면 어린 생명의 체내 환경에 혼란이 일어난다.

정서적, 사회적 관계는 아동기를 넘어선 이후에도 중요한 생물학적 영향으로 남는다. 뉴욕 앨버트아인슈타인의과대학 정신건강의학과 및 신경과학과에서 근무하던 마이런 호퍼Myron Hofer 박사는 1984년 "독립적인 자기 조절은 성인기가 되어서도 존재하지 않을 수 있다"면서 "사회적 상호 관계는 체내의 생물학적 체계들을 일상적으로 조절하는 면에서 평생에 걸쳐 중요한 역할을 수행할 수 있다"고 썼다.[152] 환경 변화에 대한 우리의 생물학적 반응은 우리와 다른 인간을 연결하는 대인 관계 상황으로부터 깊은 영향을 받는다. 한 저명한 연구자가 적절하게 표현했듯이 "적응이란 전적으로 개인의 내부에서만 일어나는 일은 아니다."[153]

종種으로서의 인간은 독립생활을 하는 동물이 아니라, 가족이나 종족과의 강력한 정서적 유대 관계를 생존 요건으로 삼는 사회(군집)생활 동물로 진화했다. 사회적, 정서적 유대 관계는 우리의 신경학적, 화학적 체질 구성에 필수적인 부분이다. 우리는 모두 매일 다른 사람들과 상호작용을 할 때 체내에서 극적인 생리적 변화가 일어나는 것을 경험하면서 이 사실을 알게 된다. "토스트를 또 태웠느냐?"라는 말은 화를 내며 고함치듯 하느냐, 아니면 미소를 띠면서 하느냐에 따라 현저히 다른 신체 반응을 일으킨다. 인간의 진화사와 이용 가능한 과학적 증거들을 염두에 둘 때, 질병과 건강이 심리정서적 네트워크들과 분리되어 이해될 수 있다는 생각은 그 자체가 어리석은 것이다. "군집 생활을 하는 다른 동물들처럼 인간의 생리적 항상성과 궁극적인 건강 상태는, 물리적 환경뿐 아니라 사회적 환경에 의해서도 영향을 받는다는 것이 기본 전제다."[154]

그 같은 생물심리사회적 관점으로 볼 때, 개인의 생물학적 과정, 심리적 기능, 그리고 대인 관계 및 사회적 관계는 서로 영향을 주고받으며 함께 작용한다.

조이스는 44세의 응용언어학 교수다. 그녀는 스스로 강요한 스트레스가 자신의 천식 발작의 주요 원인이라는 것을 알아냈다. "발작이 일어났던 모든 시점이 제가 감당할 수 있는 일 이상의 일을 맡았을 때였다고 생각합니다. 저는 그 일을 할 수 있다고 생각하지만 제 몸은 할 수 없다고 말하는 것이죠.

저는 10년 동안 대학교수로 근무했습니다. 여러 해 동안 제가 유일한 여교수였습니다. 지금은 정말 변했습니다. 제 노력이 보답받았다는 생각이 듭니다. 지금은 여교수가 4명이나 되니까요. 잘된 일이죠. 하지만 저는 늘 정신적으로 많은 부담을 짊어져야 했습니다. 저는 제 존재 가치를 증명해야 했습니다. 우리 과에서는 여성에게 종신 교수직을 준 적이 없었습니다. 여성들의 생각에 대해, 혹은 여교수들에 대해 그다지 도움이 안 되는 분위기가 상존해 있었습니다.

저는 '내가 해야 해'라는 생각을 수도 없이 내면화시켰습니다. 몹시 힘든 일이었죠. '아니오'라고 말하지 못하는 것이 제 문제였습니다. 제게 '아니오'라고 말하는 건 엄청난 공허감을 의미했고, 그건 제가 두려워하는 일이었습니다. 저는 그 공허감을 메우기 위해 많은 일을 했습니다."

지난 가을과 겨울, 조이스의 천식은 특히 더 문제가 되었다. 그녀는 기도를 열어서 폐의 염증을 치료하기 위해 평소보다 더 많은 양의 흡입용 약제를 써야 했다. "제 병이 저더러 '아니오'라고 말하라고 하고 있다는 것을 깨달았습니다. 학술 교류의 일환으로 제가 볼티모어로 가게 되어 있었습니다. 그런데 저는 '아닙니다. 갈 수 없습니다'라고 말했습니다. 이런 식의 거절이 다른 때도 종종 있긴 했지요. 저는 '천식 발작이 도져서 그 일을 할 수 없겠네요'라고 말하면서 일을 취소했습니다. 저는 지금도 뭔가 구실을 대며 뒤로 숨습니다. 그냥 '안 하겠습니다'라는 말은 내키지 않았습니다."

그리스어로 '힘들게 숨쉬다'라는 단어가 어원인 천식asthma에 걸리면 폐의 작은 기도인 세기관지가 가역적可逆的으로 좁아지는 현상이 발생한다. 그것을 에워싸고 있는 근육 섬유들이 긴장하기 시작하기 때문이다. 이와 동시에 세기관지의 내벽이 팽창하면서 염증이 생기기 시작한다. 천식에는 PNI 기관의 모든 구성 요소—감정, 신경, 면역 세포, 호르몬—가 관여한다. 신경계 방출 물질들은 감정을 포함한 수많은 자극들에 대한 반응으로 기도를 좁아지게 할 수 있다. 천식의 또 다른 특징인 세기관지 내벽 염증은 면역계가 원인이다. 기도 내벽의 팽창과 세기관지 내의 염증성 잔해 물질이 그 최종적인 결과물이다.

천식에 걸리면, 좁아진 세기관지로 숨을 들이마시는 일이 아니라 숨을 내쉬는 일이 어려워진다. 천식 환자는 숨을 내쉬는 데 어려움을 겪으며 가슴이 답답하다고 느낀다. 폐는 기침 반사작용을 작동시켜 막힌 기도를 깨끗이 뚫으려고 한다. 급성 발작의 경우 숨을 내쉬는 일이 어렵다 보니, 휘파람을 불 때 입술에서 나오는 소리처럼, 좁아진 세기관지에서 '시근거리는 소리'가 난다. 경증 발작의 경우는 유일한 증상이 짜증스러운 기침일 것이다. 어떤 사람에게는 천식이 만성질환이지만 다른 사람에게는 그저 간헐적인 경험일 뿐이다.

천식은 개인의 소인에 따라 알레르기 유발 물질부터 운동, 추운 날씨, 아스피린 같은 약물, 울거나 웃는 일, 바이러스성 호흡기 감염, 정서적 흥분에 이르기까지 온갖 원인들에 의해 발생할 수 있다. 천식은 주류 의학계에서 정신 신체적 요인을 갖고 있다고 인정되는 몇 안 되는 질병 중 하나다.

직접적인 유발 요인이 무엇이든―아스피린이든, 추운 날씨든, 불안감이든―천식에 잘 걸리는 데는 감정이 중요한 역할을 할 수 있다. 만성적인 정서적 스트레스는 면역계를 민감하게 만든다. 그 결과 면역계는 어떠한 천식 유발 요인에 대해서도 과민 상태가 된다.

감정이 천식 염증에 영향을 미치는 또 다른 방식은 호르몬을 통한 방식이다. 뇌의 시상하부-뇌하수체 계로부터 신호를 받으면 글루코코르티코이드 호르몬―항염증성 호르몬, 특히 코르티솔―이 부신에 의해 분비된다. HPA 축이 손상되어서 이 코르티솔 반응이 감소하게 되면 염증이 촉발된다. 독일 트리어대학교에서 진행한 연구에서 아토피성 피부염(습진, 가려움증을 동반하는 알레르기성 발진)을 앓는 아이들에게서 스트레스 반응에 의해 코르티솔 생산이 감소한다는 사실이 밝혀졌다. "이 아이들에게 이야기를 시키거나 암산을 해보라고 하자 건강한 또래들보다 침 속의 글루코코르티코이드 농도가 낮아지는 현상이 나타났다."[155] 실제로 인위적인 코르티솔성 호르몬제는 천식 치료에서 중요한 역할을 한다.

아동 천식 환자와 성인 천식 환자들을 대상으로 한 많은 연구들에서 병의 위중 정도와 대인 관계에 의한 감정 사이의 강력한 상관관계가 입증되었다.[156] 부모와 천식 아동의 상호 관계를 살펴본 연구진은 특수한 불안정 애착 패턴을 확인했다. 건강한 대조군 아이들과 비교할 때뿐만 아니라 훨씬 더 심각한 질병인 선천성 폐 질환 낭포성 섬유증을 앓고 있는 아이들과 비교할 때도, 천식 아동들에게서 더 높은 수준의 분리 불안이 관찰되었다.[157] 다시 말하자면 병의 위중함이 불안의 원인이 아니었다.

한 연구에서는 건강한 대조군 아동들과의 비교를 통하여 2세에서 13세에 이르는 천식 아동들의 호흡 패턴을 조사했다. 각각의 아이가 엄마의 목소리를 녹음한 내용과 낯선 사람의 목소리를 녹음한 내용을 들었다. "천식 아동은 낯선 여자의 목소리를 들었을 때보다 엄마의 목소리를 들었을 때 더 비정상적인 호흡 패턴을 보였다. 이런 흥미로운 결과는 감정이 호흡에 미치는 구체적인 영향을 암시했으며, 이것은 엄마가 자기를 안심시키고 있다는 걸 알게 되었을 때 보일 것이라고 예측했던 호흡 패턴과 상반되는 결과였다."[158]

독일의 연구에서는 천식 아동들이 건강한 대조군에 비해, 부모와 오랜 기간 동안 지속되면서 점점 더 심해지는 부정적 상호 관계를 맺고 있을 가능성이 높게 나타났다. 이런 아동들의 부모는 다른 부모들보다 아이에게 더 비판적인 행동을 보이는 경향이 있었다.[159] 객관적으로 측정해보니 천식 아동들이 좌절감을 느끼거나 비판을 받는다고 느낄 때 폐에서 나오는 공기의 흐름이 감소했으며, 기도가 좁아지는 모습이 보였다. 공기 흐름의 감소는 천식 아동들에게 극도로 화가 나거나 두려움을 불러일으키는 사건을 기억해보라고 했을 때도 나타났다.

아이에게 천식을 유발할 수 있는 스트레스는, 부모에 의해서건 가족에 의해서건 반드시 있는 그대로의 모습으로만 인식되는 것이 아니다. 필라델피아 차일드 가이던스 클리닉의 살바도르 미누친Salvador Minuchin 박사는 천식과 다른 아동 질환들에 대해 연구했다. 그의 견해에 의하면 극도로 예민한 아이들은 주변 환경에서, 특히 부모의 감정에서 무의식적인 실마리를 포착한다고 한다. 그는 아이들이 질병에 걸리는 가족의 체계에는 네 가지 공통적인 특징이 있다는 점을 주목했다. 그런 가족 체계는 곤란한 상황에 빠져 있고, 과잉보호를 하고, 엄하고, 갈등의 해소가 부재하다는 것이다. "병리학적으로 곤경에 빠진 가족 체계의 특징은 높은 수준의 반응 민감성과 개입이다. 이런 특징은 상호 의존적인 가족 관계, 심리적인 바운더리의 침해, 다른 가족 구성원들로부터의 미숙한 분화, 취약한…… 바운더리 등으로 나타날 수 있다."[160]

가족 모임 이후에 재발했던 조이스의 천식은 발생 이후 몇 달을 질질 끌며 좀처럼 사라지지 않았다. 오빠의 공격을 받고 발생한 것이라 생각했던 발작은, 그녀가 어린 시절부터 느껴왔던 두려움과 억눌린 화를 되살아나게 했다.

"어린 시절 저는 누군가가 화를 내는 것을 두려워하며 살았습니다. 저는 매를 맞은 적은 없습니다. 하지만 우리 가족에게는 불같이 화를 내는 일—주로 아버지 아니면 오빠였지요—이 비일비재했습니다. 엄마는 그런 상황에서 무언의 공조자였습니다. 엄마는 그런 화로부터 저를 보호해주지 않았습니다. 화가 꼭 저를 향했던 것만은 아니었지만, 어쨌든 늘 제 가까이 있었습니다. 저는 모든 상황 속에서 무기력했습니다. '아니오'라고 말하지 못하는 제 태도 중 일부는 누군가를 불쾌하게 만들 거라는 두려움,

힘든 상황에 처하게 될지 모른다는 두려움 때문에 생긴 것이었습니다. 저는 지금까지도 문제 상황을 해결하는 일이 몹시 힘겹게 느껴집니다.

항상 그 같은 수준의 화가 존재하고 있었습니다. 아버지는 도덕적으로 올바른 분이었지요. 하지만 아버지의 얼굴과 목소리에는 단 한 가지 표정과 어조만 있었습니다. 아버지의 얼굴과 목소리는 어린아이가 세상에 반응할 때처럼 분별력이 없어 보였습니다. 그건 어른답지 못한 태도였습니다.

저는 아버지의 그런 모습을 받아들일 수 없었습니다─두렵기만 했을 뿐입니다. 저는 한 번도 안전하다는 느낌을 못 받았습니다. 아버지는 지금 82세입니다. 너무 연로하셔서 옛날만큼 폭언을 퍼붓지는 못하십니다. 오빠도 화를 잘 내는 사람입니다. 오빠는 늘 폭언을 일삼습니다. 정말 치명적일 수 있는 태도지요.

올 가을에 일어났던 일만 이야기하자면…… 11월 30일이 제 아들의 생일이었습니다─여섯 살배기인데 아들에게는 중요한 일이었지요. 부모님이 시애틀에서 오시고 오빠도 함께 왔습니다. 모두 모여 함께 식사를 했습니다. 그날 오빠는 저만 공격했습니다─오빠는 저를 겨냥하면서 비판하고 화를 냈습니다. 금요일에 일어난 일입니다. 다음 날인 토요일이 제 아들 생일이었습니다. 저는 혼란스럽기 그지없었습니다. 월요일 아침 잠에서 깨어나니 말을 할 수도, 걸을 수도 없었고, 아무 일도 할 수 없었습니다."

호주에서 실시된 최근의 한 연구는 긍정적인 사회적 관계가 스트레스 조절에 미치는 중요성을 지적했다. 인터뷰 대상은 유방 조직 검사가 필요한 514명의 여성들이었다. 조직 검사 결과 절반이 조금 안 되는 대상자들이 암 진단을 받았으며, 나머지는 양성 종양 진단을 받았다. 연구 결과 "매우 위협적인 생활 스트레스 요인들과 사회적 지지 사이에 의미 있는 상호 관계가 있다는 사실이 밝혀졌다. 객관적으로 봤을 때 매우 위협적이라고 여겨지는 스트레스 요인을 경험하면서 친밀한 정서적, 사회적 지지를 받지 못하는 여성들에게서 유방암 발생 위험이 9배나 증가했다."[161]

연구진은 놀라움에 사로잡혔다. 그들은 이렇게 쓰고 있다. "심각하게 위협적인 생활 사건들과 사회적 지지의 부재 사이에 상호 관계가 있다는 우리의 연구 결과는, 독립된 영향이 부재하다는 사실을 감안하면 다소 뜻밖이었다."

그러나 이 연구의 결과는 수영할 줄 모르는 사람이 구명조끼를 입지 않았는데도 익사의 위험에 빠지지 않는—적어도 깊은 물속에 빠지기 전까지는—것처럼 놀라운 일이 아니다. 독자들은 제1장에서 기말시험 스트레스에 빠진 의과대학생들의 면역계 활동이 저하되었고, 특히 가장 고립된 생활을 하는 학생들의 면역력이 가장 약했던 사실이 기억날 것이다. 인간의 생리적 기능은—실제로는 물론이고 이론적으로도—생명 유지에 도움을 주는 정서적, 사회적 유대 관계와 불가분의 관계에 있다.

캘리포니아 주 앨러미더 군 거주자들을 대상으로 17년간에 걸쳐 추적 조사한 연구는 사람들의 사회적 유대 관계나 소외감과 암 발병 사이의 잠재적 연관성에 대해 살펴보았다. 예측 연구의 시작 단계에서 참가자들 중 암에 걸린 사람은 한 명도 없었다. "여성들에게 매우 흥미로운 위험 요인은 사회적 고립인 듯했다. 실제 고립뿐 아니라 고립되어 있다는 느낌까지 그랬다…… 감정이 호르몬 조절에 미치는 영향을 감안할 때, 고립감이 다음과 같은 암의 발생을 직접적으로 촉진시키는 영향을 미칠 가능성이 있었다."[162] 연구진은 유방암, 난소암, 자궁암 등을 이런 호르몬 관련 암으로 분류했다.

사회적 스트레스나 대인 관계 스트레스, 또는 다른 외부 압력으로부터 생리적 영향을 받는 방식 면에서 우리 모두가 똑같은 것은 아니다. 그렇다면 타고난 기질을 제외할 때 이런 개인차는 어떻게 설명할 수 있을까?

핵심적인 요소는 정서 발달이다. 이번 장 첫머리에 예시되었던 여자아이가 스무 살 나이에 다시 수술을 받을 필요가 있다면, 그때는 마취가 이루어지는 동안 자신의 손을 잡아줄 엄마나 아빠가 필요하지 않을 것이다. 어른이 된 아이는 이제 부모가 옆에 없어도 충분한 자기 조절을 할 수 있는 능력을 지니고 있기 때문에, 신경전달물질의 활동도, 스트레스 호르몬들도 불균형 상태에 빠지지 않을 것이다. 그러나 우리는 세월이 흘러 어른이 되면 자동적으로 정서적 독립에 이른다는 것을 당연하게 받아들일 수 없다. 나이가 어떻든 잠재적 스트레스 요인에 대한 우리의 반응은 정서적 기능이 애착 욕구, 두려움, 불안에 지속적으로 지배받는 정도에 깊은 영향을 받는다.

미국의 정신건강의학자 고故 머리 보웬Murray Bowen 박사가 명확하게 정립한 가족 체계 이론에 의하면, 질병은 개별 인간에게 일어나는 단순한 생물학적 사건이 아니다. 가족 체계 이론 관점에서는 개별 인간들의 생리적 기능들이 시시각각 상호 관련을 맺는다고 본다. 엄마와 태아의 관계에서 자명하게 드러나는 이 생리적 상호 관련성은 출생, 혹은 신체적 성숙과 함께 끝나는 것이 아니다. 우리가 살펴봐왔듯이, 대인 관계는 평생 동안 작용하는 중요한 생물학적 조절기이다.

가족 체계 이론의 근본 개념은 '다른 사람들과 정서적 접촉을 하면서 정서 기능을 자율적으로 작동시킬 수 있는 능력'이라고 정의되는 '분화' 개념이다. 분화가 빈약하게 이루어진 사람은 "자신과 다른 사람들 간의 정서적 경계가 부재하며, 사고 과정이 다른 이들의 정서 감지 과정에 압도당하는 것을 막아주는 '바운더리'가 부재하게 된다. 그런 사람은 다른 사람의 불안을 자동적으로 흡수하여 내면에 상당한 불안감을 발생시킨다."[163]

분화가 잘 된 사람은 자기 감정을 솔직하게 인정하는 식으로 반응할 수 있으며, 그 감정을 다른 사람의 기대에 억지로 조화시키거나 반발하도록 맞추지 않는다. 분화가 잘 된 사람은 자기 감정을 억압하지도 않고 충동적으로 거짓 연출을 하지도 않는다. 머리 보웬 박사의 동료였던 마이클 커 Michael Kerr 박사는 분화를 기능적인 분화와 기본적인 분화 두 가지로 구분한다. 겉으로 보기에는 이 둘은 같은 것처럼 보이지만 건강과 스트레스라는 관점에서 보면 큰 차이가 난다.

기능적인 분화는 어떤 사람이 기능을 수행할 때 다른 사람과의 관계에 근거하여 그 기능을 수행하는 능력을 가리킨다. 예를 들어 나라는 사람은 다른 사람들—내 직원들, 내 배우자, 내 아이들—이 내 못된 성질머리와 신뢰할 수 없는 버릇, 정서적인 매력의 결핍, 심지어 나의 학대적인 행동을 참아내며 미해결 상태의 불안감을 흡수해줄 때만 일을 잘할 수 있을지도 모른다. 만약 그들이 내가 부여한 역할을 거부하면 나는 허물어질 수 있다. 이것이 기능적인 분화의 한 예일 것이다. 반면에 내 기능 수행 능력이 다른 사람들이 내 정서적인 면모를 참아야 하는 일 없이 독립적으로 이루어진다면—다시 말해 내가 다른 사람들과 자신에게 정서적으로 열린 태도를 유지하면서 관계를 맺어나갈 수 있다면—나는 기본적인 분화가 이루어진 사람이라고 할 수 있다. 기본적인 분화가 덜 이루어진 사람일수록 정신적 스트레스와 신체적 질병을 겪을 가능성이 높다.

스트레스, 적응력, 면역력에 관한 한 연구에서는 1,400명의 미국육군사관학교 생도들을 4년간에 걸쳐 추적 조사했다. 생도들은 심리 검사를 받았고 전염성 단핵증 발병 인자인 엡스타인바(E-B) 바이러스에 대한 취약성 연구를 위해 정기적인 혈액검사도 받았다. 이 바이러스에 가장 잘 전염되고 임상적 질병에도 가장 취약했던 생도들은, 야망이 매우 크고, 학업 성취를 위해 애쓰고, 크게 성공한 아버지를 두고 있다는 공통점을 갖고 있었다.[164] 여기서 우리는 스트레스와 부모의 기대에 맞춰 살아야 한다는 욕구 사이에—즉, 체내의 생물학적 환경과 인정을 받고자 하는 아이의 지속적인 욕구 사이에—연관 관계가 있음을 알 수 있다.

다른 연구에서는 기혼 여성들을 이혼하거나 별거 상태인 같은 수의 여성들과 대조했다. 기혼 여성군의 경우 결혼 생활의 질과 만족감은 자체 진술에 의해 평가되었다. 면역계 활동은 각 참가자에게서 뽑아낸 혈액 샘플을 통해 검사했다. 연구 결과, 결혼 생활의 질이 낮은 것은 빈약한 면역 반응과 '강력하고 명확한' 관련이 있었다. 이혼을 하거나 별거 상태인 여성군의 경우는, 결별 이후 경과한 시간(결혼 실패가 최근의 일일수록 면역 억압이 더 컸다)과 전 배우자에 대한 애착의 정도(애착이 클수록 면역 기능이 더 악화되었다)가 면역 기능의 감소와 매우 밀접한 관련이 있는 심리적 요인이었다.[165] 자기 조절을 더 잘하고, 제 기능을 발휘하지 못했던 두 사람의 관계에서 정서적으로 덜 의존적이었던 여성들이 더 강한 면역력을 갖고 있었다. 분화가 더 잘 된 사람일수록 더 건강하다는 의미다.

어떤 관계에서든 힘이 약한 쪽이 양자가 공유한 불안들에서 불균형 상태에 이를 정도로 많은 양의 불안을 흡수한다(여기서 문제가 되는 것은 물리적인 힘이 아니라 정신적인 힘이다. 즉 누가 누구의 욕구를 위해 봉사하느냐가 문제이다)—이런 이유 때문에 남성들보다 더 많은 여성들이 이를테면 불안증이나 우울증 치료를 받는다. 남편들이 좀 더 높은 수준에서 기능을 수행하고 있는 것처럼 보이지만, 여성들이 남편들보다 심리적으로 더 불균형 상태에 있는 것이 아니다. 두 사람의 관계가 불균형 상태에 있는 것이고, 여성들은 자신의 스트레스와 불안을 가지면서 동시에 남편의 스트레스와 불안까지 흡수하는 것이다.

궤양성 대장염에 걸린 남자의 아내인 낸시가 남편의 집착적이고 지배적인 태도로 유발된 스트레스 때문에 분노에 사로잡혀 있던 것을 상기해보자(제10장에 나온다). 남편 팀의 병은 여러 해가 흐르면서 무리 없이 조절되고 있었다. 사실은 낸시가 팀의 불안증의 상당 부분을 흡수했던 것이었다. 그러나 그것은 희생이 뒤따르는 일이었다. 지금은 오히려 낸시가 우울증과 불안증 치료를 받고 있다. 그녀는 자신이 막다른 골목에 이르렀다고 말한다. "꼭 아이 하나를 더 키우는 느낌이었습니다." 그녀의 말이다. "남편은 관계를 유지하는 데 정말 많은 노력이 필요한 사람이었습니다. 저는 이제야 책임져야 할 아이들이 넷이었다는 걸 깨달았습니다. 제가 우리 둘 모두의 부모 역할을 맡았던 것입니다. 저는 그런 줄도 모르고 오랜 세월 동안 제 정서적 욕구를 억압해왔습니다. 단기성 신경쇠약증에 걸릴 때까지 이런 사실을 모르고 있었으니 끔찍할 뿐입니다." 만약 낸시가 일방적으로 남편을 돌보기만 하는 역할에서 손을 놓았다면 팀이 대장염 재발을 겪었을지도 모른다—그가 스스로 정서적 책임을 더 많이 지는 법을 배우지 않는 한 말이다.

여성 쪽이든 남성 쪽이든 부부간의 관계를 위해서 욕구를 더 많이 억압하는 쪽이 신체 질환에 걸릴 가능성이 더 높다—이런 이유 때문에 자가면역질환이나 흡연과 무관한 암들이 여성에게 더 자주 발생한다. 커 박사는 "정신과 신체가 서로 연결되어 있고 사람과 사람도 서로 연결되어 있다는 사실은, 한 사람의 불안이 다른 사람의 신체적 증상으로 나타날 수 있다는 걸 의미한다"고 썼다. "정서적 기능 장애에서 발생하는 일이지만, 부부 관계에서 증상이 더 쉽게 발생하는 쪽은 조화로운 부부 관계를 위해 적응을 더 많이 하는 배우자다."[166]

자연의 궁극적인 목표는 한 개인이 절대적 의존 상태에서 독립적 상태로 성장하도록 촉진시키는 일—더 정확히 말하면 성숙한 성인들이 공동체 내에서 상호 의존하며 살아가는 상태로 성장하도록 촉진시키는 일—이다. 그리고 발달이란 유전적 프로그래밍이 허용하는 한계 안에서 완전한 외부 조절에서 자기 조절로 이동해가는 과정이다. 자기 조절이 잘 되는 사람은 공동체 안에서 다른 사람들과 유익한 상호작용을 하는 능력이 많은 사람이며, 자기 조절이 잘 되는 어른으로 성장하도록 아이들을 양육하는 능력도 많은 사람이다. 이 같은 자연의 목표를 방해하는 것이 있다면, 무엇이든 간에 생체의 장기적인 생존 가능성을 위협한다. 우리는 거의 생명의 초기 단계부터 상호 보완적인 안정 욕구와 자율 욕구 사이의 긴장을 목격한다. 발달은 안정 욕구에서 자율 충동을 향해, 그리고 애착에서 개성적인 존재를 향해 나이에 맞게 서서히 변화하는 일을 필요로 한다. 양측면 중에서 어느 것도 완전히 사라지는 법은 없다. 또한 양 측면 중에서 어느 것도 한쪽을 완전히 희생시키며 주도하지 않는다.

성인기에 접어들어 자기 조절 능력이 더 커지게 되면 자율에 대한 욕구가 고조된다—진정한 선택의 자유에 대한 욕구가 고조되는 것이다. 이런 자율을 해치는 것이 있으면 어떤 것이든 스트레스의 원인으로 경험된다. 사회적 환경이나 신체적 환경에 효과적으로 반응하는 능력이 결핍될 때마다, 혹은 의미 있는 선택을 하지 못하고 무력감을 느낄 때마다—다시 말해 자율성이 방해를 받을 때마다 스트레스는 확대된다.

그러나 자율이란 감정을 나누는 친한 친구들이건 다른 중요한 사람들이건 간에—예를 들어 직장 상사, 직장 동료, 사회적 권위를 지닌 사람들이건 간에—우리의 삶이 의존하는 타인과의 사회적 관계가 훼손되지 않는 방식으로 행사될 필요가 있다. 유아기와 아동기 시절 정서적인 자기 조절 능력이 덜 발달된 사람일수록, 성인이 되었을 때 항상성 유지를 위해서 대인 관계에 더 많이 의존한다. 그 같은 의존이 크면 클수록 사회적 관계가 상실되거나 불안정해질 위험성도 커진다. 결국 주관적이며 생리적인 스트레스에 대한 취약성이 정서적 의존 정도와 비례하게 된다.

위협적인 대인 관계에 의한 스트레스를 최소화시키기 위해 사람들은 일정 부분 자율을 포기하기도 한다. 그러나 이런 방식은 건강의 공식이 아니다. 자율의 부재는 그 자체가 스트레스의 원인이기 때문이다. 자율의 포기는 스트레스 수치를 올린다. 얼핏 봐서 자율의 포기가 대인 관계의 '안정'

을 위해 필요한 것처럼 보이고, 또 그런 식으로 '안정'이 확보될 때 주관적으로 안도감이 느껴지는 것처럼 보여도 그렇다. 만약 다른 사람들에게 나를 '인정받게' 만들겠다는 목적으로 정서적 욕구를 만성적으로 억압한다면, 질병이라는 형태로 대가를 치를 위험성이 증가한다.

위협적인 대인 관계에 의한 스트레스로부터 자신을 보호하는 또 다른 방식이 아예 감정을 차단시키는 것이다. 상처를 쉽게 받는 사람은 안전하다는 느낌을 얻기 위해 다른 사람들로부터 벗어나 아예 친교 관계를 접어버린다. 이런 대처 방식은 불안을 피할 수 있게 해주고 주관적인 스트레스 경험을 차단할 수 있게 해줄지도 모른다. 그러나 그런 방식은 그로 인한 생리적 현상까지 차단하지는 못한다. 정서적 친교 관계는 심리적으로, 생물학적으로 필수 불가결한 사항이다. 친교 관계에 담을 쌓는 사람들은 자기 조절이 안 되는 사람들이며, 정서적으로 꽁꽁 얼어붙은 사람들에 불과하다. 충족되지 못한 욕구들로 인해 그들의 스트레스 수치는 높아질 것이다.

사회적 지지는 생리적인 스트레스의 개선에 도움이 된다. 건강과 사회적 환경의 밀접한 연관 관계는 충분히 입증되어왔다. 앨러미더 군 연구에서도 사회적으로 더 고립된 사람들이 많은 유형의 질병들에 더 취약했다. 노화 단계에 접어든 사람들을 대상으로 실시한 세 가지 개별 연구들에서는, 그들의 5년 생존 위험 요인이 사회적 통합과 직접적인 관련이 있었다. 사회적으로 더 많이 연결될수록 사망 위험이 더 낮아진다는 것이다. 한 연구진은 "사회적 연결과 지지는…… 다른 위험 요인과의 어떤 관련성과도 무관하게, 그 자체로 질병율과 사망률의 강력한 예측 지표"라는 결론을 내렸다.[167]

결국 성인에게 생물학적 스트레스의 조절이란 사회적, 대인 관계적 안정과 진정한 자율 사이의 멋진 균형에 달려 있다. 개인이 의식을 하든 안 하든 이런 균형을 깨뜨리는 것이 있다면 무엇이든 스트레스의 원인이 된다.

15

결핍의 생물학

스킨십에서 근접 분리까지 사랑의 공백

명절 전날 밤 류머티즘 관절염이 재발했던 레이첼은 키가 5피트 정도밖에 안 되는 가냘픈 여성이다. 거실 소파에 앉아 있던 그녀를 옆에 기대어 있는 큰 곰 인형과 비교해보니 왜소해 보였다. 그녀에게는 무언가 허기져 보이는 면이 있어서 영양 부족에 정서적 결핍까지 겪었다는 미숙아 시절을 상기시켰다.

"저는 태어날 때 폐에 양수가 가득 차서 질식 상태였습니다. 그래서 태어난 후 4주 동안 오븐 토스터처럼 생긴 인큐베이터에서 자랐습니다. 1961년에는 갓난아기의 인큐베이터라도 어루만져줄 필요가 있다는 인식이 없었습니다. 제 생애의 첫 달은 오로지 주사기로 찌르고 쑤시는 일뿐이었습니다. 엄마는 오빠를 보살펴야 했기 때문에 병원에 오지도 않았습니다. 아버지라도 왔다면…… 잘 모르겠습니다."

생애 첫 달부터 겪어야 했던 정서적 결핍과 촉각 결핍의 영향은 이후 레이첼이 애정 어린 양육을 받았더라면 극복될 수 있었을 것이다. 그러나 그런 축복은 레이첼의 몫이 아니었다. 그녀는 거의 잉태될 때부터 주어진 생명의 목적 자체에 결함이 있었다. 레이첼의 어머니는 딸을 임신하는 일이 결혼 생활을 굳게 지켜줄 거라는 바람으로 그녀를 임신했다. 그러나 레이첼이 미처 태어나기도 전에 그녀의 어머니는 남편에게 버림을 받았다. 레이철의 어머니는 결국 홀로 남겨진 채 아직 걸음마도 못 뗀 레이첼의 오빠와 신생아 레이첼을 돌봐야 했다. 당시 어머니의 심리 상태는 누구든 쉽게 상상할 수 있을 것이다.

그 같은 상황에서 존재를 증명하는 일이 레이첼의 제2의 천성이 되어버렸다—그런 일은 누구의 제1의 천성도 아닐 것이다. 그녀는 자신이 버려질 것이라는 근본적인 예감을 갖고 있다. 그녀는 "저는 누구든 저를 알게 되는 사람은 분명히 나중에 저를 버릴 거라고 믿습니다"고 말한다. 그녀는 지난 명절 놀러오라는 초대를 여러 차례 받고 깜짝 놀랐다. 아무것도 기대하는 것 없이 누군가가 그녀를 초대한다는 것은 그녀로서는 의미 파악이 불가능한 일이었다.

류머티즘 관절염 진단 후 레이첼은 심리 치료를 시작했다. 그 결과 그녀는 어느 때건 자기 감정이 어떤 상태인지를 예전보다 더 잘 알게 되었다. 하지만 아직 화의 감정은 감지하는 데는 어려움이 있다. 그녀의 화는 대개 자신이 늘 무시된다거나 품위가 깎인다는 느낌을 받을 때 생겨난다. 예를 들면 얼마 전 레이첼의 어머니가 심리 치료를 시작했다며 질책했을 때 같은 경우다. "엄마는 왜 의료보험으로 치료비가 보장되는 정신과 의사에게 가지 않고, 제 복지 카드로 치료비를 지불해야 하는 심리 치료를 받으러 갔는지 이해하지 못했습니다. 그러나 저는 심리 치료를 받으면서 마침내 저와 소통할 수 있는 사람을 발견했습니다. 엄마는 제 치료를 오직 돈 문제로만 생각하고 있습니다." 하지만 레이첼은 그 결정이 스스로의 선택이었음을 차분히 설득하는 대신 엄마와 말다툼을 벌였고, 이해를 구하기 위한 항변만 했다. 결국 화로 가득 찬 말다툼은 그녀가 자신을 향해 분노를 표출하던 방식인 일주일간의 거식증으로 이어졌다.

레이첼은 자기주장이 요구되는 상황이 오면 화를 억누르면서 자신을 정당화했고, '이해해달라고' 다른 사람들과 의도적인 상호작용을 하는 데 열중했다. 이런 노력은 부모로부터 욕구를 지지받기 위해 열심히 노력하는 유약한 아이가 보이는 자동적인 반응이다. 버림받을지 모른다는 불안감과 두려움은 그녀에게 버림의 원인이 될 수 있는 모든 감정들을 억압해버릴 것을 강요했다.

이에 반해 레이첼의 애완용 토끼는 주인의 감정 상태에 민감하다. 레이첼이 화가 나면 토끼는 단순히 그녀가 만지는 일조차 거부한다. "제가 화가 났다는 걸 스스로 느낄 때 저는 토끼를 그냥 놔둡니다. 제가 화가 났는데 제가 모를 때는, 토끼 녀석이 몸을 못 만지게 합니다—토끼가 제게 말을 건네는 것이죠. 그러면 저는 마음을 점검합니다. 그러면 제가 틀림없이 무슨 일인가에 화가 나 있습니다." 어떤 사람들에게는 이런 일이 이상하게 보이겠지만 그 이유는 분명하게 설명된다. 사람들과 그들의 애완동물은 언어와 합리성을 관장하는 대뇌 피질 전부보다 우선적으로 발달하는 뇌 조직을 공유함으로써 서로 연결된다. 다시 말해 동물과 인간은 뇌의 감정 담당 부위인 각자의 변연계를 통해 상호 반응한다. 사람과 달리 동물은 변연계에서 나오는 메시지—자신과 주인의 메시지 모두를 포함한다—에 예리할 정도로 민감하다. 토끼는 레이첼이 무의적으로 내보이는 화에서 위협을 감지한 것이다.

심리적인 동요가 일어났는데도 그것을 인식하지 못하고 대신 알려줄 토끼를 필요로 하는 상황은 왜 벌어지는 것일까? 이에 대한 단순한 대답은 아동기의 프로그래밍(길들임) 때문이라는 것이다. 어떤 아기도 처음부터 감정 표현을 억압하는 성향을 가지고 태어나지는 않는다—오히려 그 반대다. 아기에게 싫어하는 음식을 억지로 삼키라고 강요해본 사람, 혹은 걸음마를 배우는 아이에게 먹기 싫다는 음식을 먹이기 위해 억지로 입을 벌리라고 강요해본 사람은, 그 같은 강요에 저항하며 불쾌감을 표현하는 능력이 아기에게 있다는 것을 증언할 수 있을 것이다. 그렇다면 우리는 왜, 결국 원하지 않는 음식을 삼키기 시작하고, 부모가 원하지 않는 감정을 삼키기 시작하는 것일까? 아마 그것은 타고난 성향 때문이 아니라 생존 욕구 때문일 것이다.

아동기에 겪는 경험들 중에서 일부분의 경험만이 의식적인 복구가 가능하다. 예를 들어 레이첼은 멀찌감치 어깨동무를 하고 걸어가는 아버지와 오빠 뒤에서 느꼈던 소외감과 굴욕감을 기억한다. 직접 기억하는 것은 아니지만 출생의 내력에 대해서도 알고 있다. 그러나 이런 정보들이 없다고 하더라도 우리는 그녀의 아동기 경험을 증명해줄 수 있는 절대적인 증거를 갖고 있다. 그녀가 친밀 관계에서 좌절을 겪고 있다는 것, 엄마의 이해를 얻기 위해 40년 동안 애쓰며 살아왔지만 결국 무위로 끝났다는 것, 자

신이 화가 났는지를 감지하는 도구로서 토끼에 의존하고 있다는 것 등이
다. 이 같은 그녀의 행동들은 지극히 정확한 기억 장치, 즉 그녀의 발달기
초기에 뇌에 각인된 기억 장치의 존재를 드러낸다. 그 기억 장치는 그녀의
행동을 평생 동안 지배해왔으며 결국 자가면역질환이 발생할 수 있는 터
전을 마련했다.

잠재적 질병이 발생하는 생물학적 과정은 아동기부터 시작된다. 뇌의
스트레스 반응 메커니즘은 유아기부터 시작되는 경험들에 의해 프로그램
된다. 이 점은 자신이나 다른 사람들에 대한 태도와 행동을 지배하는 잠재
적이며 무의식적인 기억들에서도 마찬가지다. 암, 다발성 경화증, 류머티
즘 관절염, 그리고 우리가 살펴본 다른 질환들은 성인기의 삶에 느닷없이
발생한 것이 아니라 평생에 걸친 과정이 절정을 이룬 결과물이다. 이런 과
정을 형성했던 상호작용이나 생물학적인 각인 작용은 의식적으로 기억하
지 못할 수 있는 인생의 시기에 발생한다.

부모와 자식 간의 불만스러운 정서적 상호 관계는 내가 이 책을 위해 진
행했던 100여 건의 심층 인터뷰를 관통하는 주제였다. 이 책에 등장하는
환자들은 별개의 질환에 걸린 사람들이었지만, 그들의 생애 이력이나 사
연의 공통 줄거리는 생애 초기의 결핍 또는 정서적 차원에서 심각히 불만
스러웠던 아동기의 대인 관계였다. 성인 중증 질환 환자들의 생애 이력에
등장하는 아동기 초기의 정서적인 결핍은, 의학 연구 문헌이나 심리학 연
구 문헌에 등장하는 수많은 연구들에 의해서도 입증된다.

이탈리아의 한 연구는 생식기 암에 걸린 여성들이 건강한 대조군보다
부모와 친밀감을 덜 느낀다고 보고했다. 이 여성들은 감정 표현도 덜 하는

편이었다.[168]

유럽에서 실시한 한 대규모 연구에서는 357명의 암 환자들을 330명의 대조군과 비교했다. 여성 암 환자들은 어린 시절의 집안 상황을 떠올리면서 대조군에 비해 긍정적인 감정을 훨씬 보였다. 40퍼센트에 이르는 환자들이 열일곱 살 이전에 부모의 죽음을 경험했는데—이것은 대조군에 비해 2.5배나 높은 부모 사망률이었다.[169]

앞에서 존스홉킨스대학교 의과대학생들을 대상으로 30여 년에 걸쳐 진행한 추적 연구를 인용한 바 있다. 특히 최초의 인터뷰에서 부모와 낮은 친밀도를 보인 졸업생들의 건강이 위험했다. 그들은 중년기에 이르러 자살하거나, 병에 걸리거나, 고혈압이나 관상동맥 질환, 암에 걸릴 가능성이 훨씬 더 높았다. 하버드대학교 학부생들을 대상으로 부모의 양육 방식에 대해 인터뷰를 하고, 35년 후에 학생들의 건강 상태를 재조사한 연구도 있었다. 부모의 양육에 대해 "매우 좋다"고 긍정적으로 답변한 학생들은 중년에 이르렀을 때 1/4만 병에 걸려 있었다. 이에 비해 부모의 정서적 양육 방식에 대해 부정적인 생각을 지녔던 학생들은 거의 90퍼센트가 병에 걸려 있었다. 연구진은 "자신이 사랑받고 있다는 느낌의 단순한 비율이 건강 상태와 매우 중요한 관련이 있다"는 결론을 내렸다.[170]

촉각 접촉은 아기가 세상에 태어나서 가장 먼저 경험하는 일이다. 그것은 우리가 처음으로 사랑을 받아들이는 방식이다. 포유류의 어미는 새끼에게 반드시 촉각 자극을 제공한다. 예를 들어 쥐는 새끼 쥐를 핥아주고 영장류는 새끼를 쓰다듬어준다. 에슐리 몬태그Ashley Montague는 그의 명저 《접촉: 피부의 인간적 의미Touching: The Human Significance of the Skin》에서 이렇게 쓰고 있다. "신생아와 어린아이가 접촉을 받아들이는 다양한 방식은, 그들의 신체 발달과 행동 발달에 무엇보다 중요하다. 인간에게는 건강한 정서 관계와 애정 관계의 발달을 위해 촉각 자극이 근원적으로 중요하며, 그 결과 실질적인 의미에서와 비유적인 의미에서 모두 '핥아주기'와 사랑이 밀접한 연관이 있는 듯 보인다. 요컨대 사랑은 가르침을 통해서가 아니라 직접 사랑을 받음으로써 습득할 수 있는 듯하다."

동물실험을 통해 신체적 접촉이 성장 호르몬 생산을 유발하고 체중 증가와 발달의 향상을 촉진시킨다는 사실이 알려졌다. 이런 연구 결과는 인간에게도 적용된다. 미숙아를 대상으로 실시한 한 연구에서는 인큐베이터의 영아들을 두 군으로 분류했는데, 두 군은 영양학적 조건이나 다른 조건들이 모두 같았다. 다만 한 가지 변수, 한 군에만 2주일에 걸쳐 하루에 15분씩 촉각 자극이 제공되었다는 점만 달랐다. 연구 결과 대조군 아기들에 비해 "이런 식으로 촉각 자극을 제공받은 아기들이 체중이 더 증가하고, 머리 둘레가 더 커지고, 행동 지표가 더 향상된 것으로 밝혀졌다."[171] 레이첼이 경험했던 접촉의 결핍은 신체 발달을 손상시켰고, 동시에 부모가 원치 않고 사랑스럽지 못한 아이라는 최초의 암시를 그녀에게 주었다. 훗날 일어난 사건들은 아동기에 받았던 이런 인상을 더 강화시켰다.

세상과의 상호작용이 우리의 생리적, 심리적 발달을 프로그래밍한다. 정서적 접촉은 신체적 접촉만큼이나 중요하다. 이 둘은 만져지는 느낌에 대한 정서적 경험을 이야기할 때 우리가 알게 되는 것처럼, 상당히 유사하다. 우리의 감각기관과 뇌는 아동기에서 성인기로의 성장 과정을 이끄는 대인관계들을 통해 접속 장치를 제공한다. 사회적-정서적 상호작용은 뇌 발달에 결정적인 영향을 미친다. 그런 상호작용들이 탄생의 순간부터 PNI 슈퍼계의 상태와 활동, 발달을 조절한다. 정신적, 신체적 스트레스를 다루는 우리의 방식은 아동기 초기에 결정된다.

하버드대학교의 신경과학자들은 차우세스쿠 정권하의 루마니아에서 끔찍할 정도로 소홀히 운영되었던 탁아 시설 고아들의 코르티솔 수치에 대해 연구했다. 이 시설의 보모 대 탁아 비율은 1대 20이었다. 아동들은 양육에 필요한 기본적인 조건만 제공받았을 뿐 신체적으로 만져지는 일을 결코 경험하지 못했다. 그들은 버려진 아이들이나 영장류에서 보이는 특징적인 행동, 즉 스스로 자기 몸을 안는 행동이나 우울 행동을 보였다. 타액 검사 결과 그들의 코르티솔 수치는 비정상으로 판명되었는데 이것은 그들의 시상하부-뇌하수체-부신 축이 이미 손상되었음을 보여주는 것이었다.[172] 앞에서 살펴보았듯이 자가면역질환, 암, 기타 질환에 걸리면 HPA 축이 손상된다.

아동기의 학대, 트라우마, 극단적인 방치가 부정적인 영향을 미치는지는 직관적인 차원에서 쉽게 이해된다. 그러나 학대를 당하거나 트라우마를 겪은 적이 없는 많은 사람들이 스트레스 관련 질환을 앓는 것은 무슨 이유에서일까? 이런 사람들은 그들에게 무언가 부정적인 일이 행해졌기 때문이 아니라 긍정적인 일이 행해지지 않았기 때문에 병을 앓는다. 컬럼비아대학교 발달심리학부 학부장 마이런 호퍼 박사가 1996년 〈정신신체의학Psychosomatic Medicine〉 특별호에 썼듯이, "어떤 조건이나 사람의 부재가 어떻게 그 같은 교란을 발생시키는가 하는 역설이 존재한다…… 결핍으로 인한 생물학적인 과정이 존재하는 것이 틀림없으며 우리는 반드시 그것을 발견해야 한다."[173]

앞에서 우리가 스트레스에 대해 논의했던 내용을 기억한다면, 어떤 사항이나 사람의 부재가 생리적인 교란을 발생시키는 방식은 분명해진다. 모든 스트레스 요인들은 주변 환경에 있어야 하는 필수 요소들의 부재(그 부재가 실질적인 차원이건 위협적인 차원이건), 즉 우리의 신체가 생존에 꼭 필요하다고 느끼는 요소들의 부재를 의미한다. "스트레스란 무엇인가"에서 S. 리바인S. Levine과 H. 얼신H. Ursin은 "스트레스 자극은…… 무언가가 결핍되어 있거나 사라지기 직전의 상태라는 사실, 그리고 이 무언가가 생체와 깊은 연관이 있고 생체에 바람직한 것이라는 사실을 말해준다"고 적고 있다.[174]

온혈동물의 새끼는 부모 없이는 생존이 불가능하다. 인간의 아이는 직접적인 신체적 욕구를 넘어서는 이유들로 인해 다른 종의 새끼보다 훨씬 오랜 기간 동안 어른에게 의존한다. 양육을 담당하는 사람은 음식, 안식처, 생존 기술 정보, 약탈자들에 대한 방어 지식을 제공하는 존재 이상의 존재다. 가엾은 루마니아 고아들의 사례가 보여주듯이, 부모는 아이의 미성숙한 생리 체계와 감정 체계를 조절해주는 생물학적 조절자이기도 하다. 부모의 사랑은 따뜻하고 쾌적한 정서적 경험일 뿐만 아니라, 건강한 생리적, 심리적 발달에 필수적인 생물학적 조건이기도 하다. 부모의 사랑과 관심은 뇌 회로, PNI계, HPA 축의 최적의 성숙을 촉진시킨다.

신생아의 뇌는 성인의 뇌와 관련지어 볼 때 어느 포유류보다 작고 미숙하다. 한편 말은 태어난 첫날부터 달릴 수 있다―인간은 생후 1년 반가량 동안은 달리기 행동에 필요한 신경 회로와 시공간 기술, 근육 조절 작용이 부재하기 때문에 도저히 할 수 없다. 해부학적으로 볼 때 인간이 세상에 태어날 때 머리의 크기는 큰 문제를 갖고 있다. 인간의 머리는 몸에서 가장 지름이 커서 산도에 끼어 고착될 가능성이 가장 높다. 머리가 더 커져서 점점 복잡해지는 뇌의 지적 능력과 손동작 조절 능력을 감당하게 되는 것과 동시에, 골반은 점점 좁아져 균형 잡힌 다리 동작을 허용하게 된다. 말의 골반과 같은 골반으로는 두 다리로 걸을 수 없다. 머리가 점점 커지는 일과 골반이 좁아지는 일은 공진화했다. 만약 우리의 뇌가 임신 기간 말기에 더 커진다면 어느 누구도 세상에 태어날 수 없을 것이다.

뇌 성장의 3/4과 뇌 발달의 거의 90퍼센트가 출생 이후 처음 3년 안에 대부분 이루어진다. 인간의 뇌는 포유동물의 뇌 중 유일하게, 자궁 안에서와 같은 속도로 계속 성장한다. 처음 몇 달 동안, 그리고 그 이후 놀랄 만큼 빠르고 복잡하게 신경 연결부(시냅스)가 발달한다. 얼마 동안은 초당 수백만 개씩 시냅스를 형성한다.

어떤 발달 과정이든 그 전개는 물려받은 유전적인 잠재 능력뿐만 아니라 환경적인 조건에도 의존한다. 가장 강하고 훌륭한 고급 품종의 밀도 메마른 불모의 토양에서는 자라지 못할 것이다. 수십 년에 걸친 신경과학계의 연구를 통해 부모와의 애정 어린 정서적 상호작용이 인간의 뇌 발달에 필수 불가결한 조건이라는 사실이 분명하게 증명되었다. 정서적 상호작용은 천연 화학물질의 방출을 포함하는 복잡한 과정들을 통해 신경세포와 신경 회로의 성장을 자극하기도 하고 억제하기도 한다. 다소 단순화시킨 예를 들자면, 아기가 '행복한' 일을 경험하면 엔도르핀 — 뇌의 자연 오피오이드(아편과 비슷한 작용을 하는 합성 마취제-옮긴이)인 '보상성 화학물질'이다—이 방출된다. 엔도르핀은 신경세포의 성장과 연결을 촉진시킨다. 이와는 반대로 코르티솔 같은 스트레스 호르몬 수치가 만성적으로 높으면 뇌의 주요 부위들이 위축되는 것이 동물 연구를 통해 밝혀졌다.

뇌의 신경 회로들과 신경 화학작용은 주어진 환경에 반응하며 발달한다. 태어날 때 훌륭한 눈을 갖고 있는 아기라도 5년 동안 계속 어두운 방 안에 갇혀 있으면 회복 불능 상태로 눈이 멀게 될 것이다. 시각 회로가 발달하려면 빛에 의한 자극이 필요하다. '다윈의' 생존 경쟁이 뉴런(신경 단위)이나 시냅스의 생존을 결정한다. 환경에 적응하는 존재들만 생존하고 성장하는 것이다. 적절한 환경의 자극을 박탈당한 존재들은 위축되거나, 죽어버리거나, 적절한 발달을 하지 못한다. 인간 발달의 근본적인 목적은 사회 내에서 동료 인간들과 협력하며 살아갈 수 있는, 자립적이며 자기 조절적인 인간의 출현이다. 그리고 자기 조절과 관련해서 아이의 건강한 신경생물학적 발달에 지극히 중요한 것이, 부모가 아이의 감정을 이해하고 아이의 감정 신호에 맞춰 공감하며 반응할 수 있는 관계다. 감정은 "이걸 더 원해요" 같은 긍정적인 감정이든 "이걸 덜 원해요" 같은 부정적인 감정이든, 생리적인 흥분 상태다. 유아와 어린아이들은 감정 상태를 조절하는 능력이 없으며, 이 때문에 부모와의 상호작용을 통해 그것이 조절되지 않으면 생리적으로 고갈되거나 심지어 죽음에 이를 수도 있다. 따라서 부모와의 친밀 관계는 유아의 생물학적 균형을 유지하는 데 기여한다.

자기 조절을 위해서는 해부학적으로 각각 분리되어 있는 뇌의 각 영역들의 활동 조절이 필요하다. 아울러 더 상부에 있으며 나중에 발달하는 뇌의 영역들이 더 하부에 있는 영역들을 유익하게 지배하는 일도 필요하다.

뇌에서 가장 먼저 만들어지는 부위—그리고 생명에 가장 필수적인 부위—는 뇌간이다. '파충류 뇌'의 원시적 생존 충동들이 생겨나는 곳이 바로 이곳이고, 기본적인 자율 기능들—무엇보다도 허기, 갈증, 심혈관이나 호흡기의 작동, 체온 같은 기능들—이 조절되는 곳도 이곳이다. 인간의 뇌에서 가장 나중에 만들어지는 부위는 뇌의 전부에 위치한 신피질이다. 피질Cortex은 나무껍질 같은 껍질이라는 뜻으로, 뇌의 백질을 에워싸고 있는 회색 물질로 이루어진 얇은 테두리를 말한다. 피질은 주로 신경세포나 뉴런의 세포체들로 구성되며, 뇌에서 가장 높은 차원의 활동들을 담당한다. 피질은 원시적 충동과 관련해서뿐만 아니라, 무엇이 우호적이고, 중립적이고, 적대적이고, 사회적으로 유익하고 그렇지 못한가에 관한 정보 학습과 관련하여 세상에 대한 우리의 반응을 조절한다. 피질의 기능 속에는 충동 조절, 사회-정서적 지능, 동기부여 등도 포함된다. 피질의 조절 기능 중 많은 부분은 행동의 촉발이 아니라 뇌 하부 중심부에서 발생하는 충동의 억제와 관련된다.

피질의 조절 과정과 뇌간의 기본 생존 기능 사이에서 중재 역할을 하는 곳이 대뇌 변연계의 감정 기관이다. 변연계는 피질과 뇌간 사이에 위치한 조직을 포함하기도 하지만 피질의 일부 부위도 포함한다. 변연계는 생존에 필수적인 부위다. 변연계가 없으면 피질의 조절 능력과 사고 능력은 마치 '천재 백치(특수한 재능을 지닌 정신박약자-옮긴이)'의 뇌처럼 기능하게 된다. 즉, 지적 지식이 세상에 대한 실제 지식과 괴리되는 현상이 발생한다.

감정은 우리를 위해 세상을 해석한다. 감정은 신호 기능을 갖고 있어서, 우리의 몸이 외부에서 유입되는 내용에 영향받게 될 때 그 상태가 어떤지 말해준다. 감정은 현재의 자극에 대한 반응―과거 경험에 대한 기억의 여과 장치를 통해 걸러진다―이며, 과거에 감지했던 내용에 근거해 미래를 예측한다.

감정의 경험과 조절을 책임지는 뇌 조직―피질이건 중뇌부이건―은 시각 회로가 빛에 반응하며 발달하는 것처럼, 부모가 보여주는 내용에 반응하며 발달한다. 변연계는 부모의 감정 메시지를 '해독'하고 흡수하는 일을 통해 성숙한다. 의식적인 기억이든 무의식적인 기억이든 기억을 담당하는 기억 중심부는, 부모와의 상호작용에 의존하여 강화되기도 하고 앞으로의 세상에 대한 해석을 하게 되기도 한다. 세로토닌, 노르에피네프린 (부신 수질 호르몬), 도파민 같은 주요 신경전달물질들―안정된 기분, 흥분, 동기부여, 관심에 필수적인 물질들이다―의 분비를 책임지는 회로들은 아이와 양육자의 관계라는 맥락하에서 자극되고 조정된다. 새끼 원숭이들을 어미와 겨우 며칠 떨어지게 했는데도 다양한 신경 화학물질들이 심각한 불균형 상태에 빠진 것으로 측정되었다.

부모-자식 간의 상호작용을 통하여 세상에 대한 아이의 인식, 즉 이 세상이 사랑할 만하고 인정할 만한 것인지, 아니면 자신의 욕구 충족을 위해 뿌리를 내리고 상처를 내야 하는 무관심의 대상인지, 아니면 걱정스러운 과잉 경계 상태를 영원히 유지해야 하는 적대적인 대상인지에 관한 관점이 만들어진다. 그리고 미래의 대인 관계는 아동기 양육자와의 관계에 의해 결정된 신경 회로들을 형판으로 삼는다. 우리는 우리가 이해받고 있다고 느끼는 대로 자신을 이해하게 되고, 가장 깊은 무의식 차원에서 우리가 사랑받고 있다고 감지하는 대로 자신을 사랑하게 되고, 우리의 가장 깊은 속마음으로 감지하는 연민만큼의 연민을 가지고 자신에 대해 신경 쓰게 된다.

유아기와 아동기의 애착 관계 손상은 스트레스에 반응하는 뇌 기관과 면역계에 장기적인 영향을 미칠 수 있다. 많은 동물실험들을 통해 아동기의 애착 교란과 성인기에 발생한 스트레스에 대한 반응 능력 사이의 강력한 연관 관계가 입증되었다. 이런 연구들의 요점은 유아기의 애착 교란이 비상식적으로 확대되는 성인기의 생리적 스트레스 반응을 일으킨다는 것이다. 반대로 애정 어린 보살핌 속에서 이루어지는 유아기의 애착적 상호작용은 성인기가 되어서도 생물학적 스트레스 반응이 잘 조절되게 한다.

애착 욕구의 충족을 위해서는 물리적인 근접성이나 촉각 접촉 이상의 것이 요구된다. 애정으로 보살피는 정서적인 유대 관계, 특히 '동조'의 질이 중요하다. 부모가 아이의 정서적 욕구에 '맞춰주는' 과정인 동조는 복잡 미묘한 과정이다. 동조는 지극히 본능적인 과정이며 부모가 스트레스를 받을 때, 정서적으로나 재정적으로 또는 다른 이유로 정신이 산만해질 때 쉽게 훼손된다. 동조는 부모가 아동기에 그것을 받아본 적이 없는 사람들일 때도 부재할 수 있다. 강력한 애착과 사랑은, 많은 부모-자식 간의 관계에서 동조 없이도 존재할 수 있다. 부모와 동조가 이루어지지 않는 관계를 맺고 있는 아이들도 사랑을 받는다는 느낌을 받을 수 있다. 그러나 이런 아이들은 보다 깊은 차원에서 인정받고 있다는 느낌은 경험하지 못한다. 그들은 오직 부모가 '마음에 들어 하는' 모습만 보여주게 되며, 부모가 부정하는 정서 반응은 억압해버리고, 그런 정서 반응을 가졌다는 이유만으로 자신을 부정하는 법을 배운다.

이유가 무엇이든 양육자가 스트레스를 너무 심하게 받고 있어서 아이에게 필요한 동조 접촉을 해주지 못하는 유아들은, 자기 감정을 혼자만 간직하며 느끼는 경향을 가진 채 자라난다. 그리고—옳건 틀리건 간에—자기 감정을 누구도 공유해주지 않는다는 생각, 누구도 '이해'해주지 못한다는 생각을 가지고 자라난다. 여기서 우리는 부모의 사랑의 결핍이라든가 부모와 자식 간의 물리적인 소원 상태에 대해 이야기하고 있는 것이 아니다. 자신이 보이고, 이해되고, 공감되고, 정서적 차원에서 '받아들여지고 있다'는 아이의 인식에 생겨난 공백에 대해 이야기하는 것이다. 물리적으로는 근접해 있지만 정서적으로는 분리되는 현상은 '근접 분리'라는 용어로 불려왔다. 근접 분리는 상호 관계에서 부모의 관심을 빼앗는 스트레스로 인해 부모 자식 간의 동조 접촉이 부재하거나 방해받을 때 발생한다.

부모와 아이가 강렬한 기쁨을 느끼며 눈과 눈을 마주하는 응시 상호작용 도중에 부모가 눈길을 돌려 다른 곳을 볼 때 동조 단절 현상이 발생한다. 그리고 아이가 강렬한 상호 반응에서 벗어나 쉬고 싶어 하는데도, 상호 간의 관심 끌기를 원한다는 이유로 부모가 계속 고집스럽게 아이를 자극할 때도 동조 단절 현상이 발생한다.

UCLA의 심리학자이자 이론가이며 연구자인 앨런 쇼어Allan Schore는 "영장류의 동물실험을 통해 어미가 시각적으로 옆에 있어도 새끼들이 심리적인 도움을 받을 수 없으면 심각한 분리 반응을 겪을 수 있는 것으로 밝혀졌다"고 쓰고 있다. 그는 "나는 근접 분리가 아동기의 성격 발달에 공통적이며 중요한 현상이라고 주장하겠다"고 말했다.[175]

근접 분리가 발생하면 부모는 물리적으로는 옆에 존재하지만 정서적으로는 부재한 상태가 된다. 바로 이런 부모 자식 간의 상호 관계가 스트레스 과잉인 현대 사회에서 점점 더 표준적인 관계가 되어가고 있다. 근접 분리가 발생하는 동안 아이가 겪는 생리적인 스트레스 수준은, 물리적인 분리가 발생하는 동안 아이가 겪는 생리적인 스트레스 수준과 거의 비슷하다. 근접 분리는 의식적인 사고-감정 차원이 아니라 무의식적인 생리적 차원에서 아이에게 영향을 미친다. 근접 분리는 아이가 훗날 어른이 되어 어린 시절 경험을 되돌아볼 때 기억되지 않을 것이다. 그러나 그것은 결핍의 생물학적 과정으로서 그에게 견고하게 각인된다.

근접 분리 경험은 인간의 심리적 프로그래밍의 일부가 된다. 아동기에 이런 식으로 '훈련받은' 사람들은 근접 분리 작동 방식을 반복적으로 재연하는 성인기의 대인 관계를 선택할 가능성이 높다. 예를 들어 그들은 자신들을 있는 그대로의 모습으로 이해하거나, 받아들이거나, 인정하지 않는 파트너를 선택할 수도 있다. 이런 식으로 근접 분리에 의해 유발된 생리적 스트레스는 성인기의 삶에서도 지속적으로―그리고 의식적인 자각 없이―반복될 것이다.

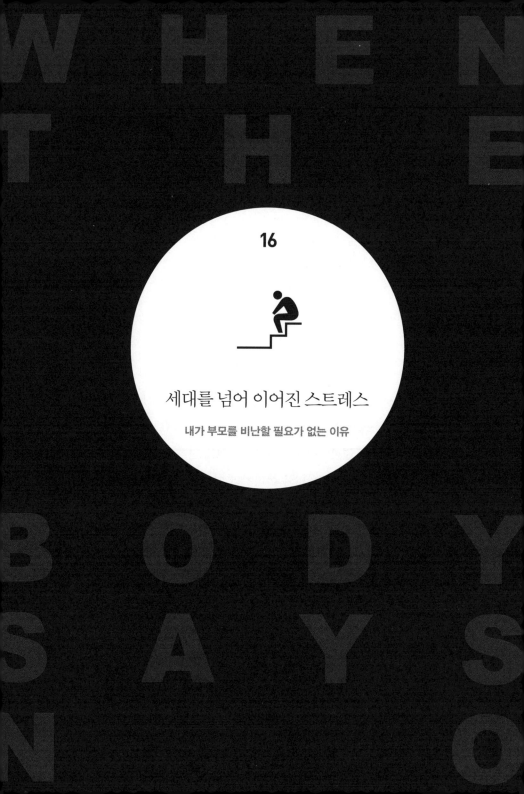

16

세대를 넘어 이어진 스트레스

내가 부모를 비난할 필요가 없는 이유

앞 장에서 제시된 정보들을 고려한다면 성인이 된 자식에게 발생하는 질병의 책임이 부모에게 있는 것처럼 보일 수 있다. 그런 결론은 내 의도와는 완전히 상반된 결론이며 과학적인 증거와도 전적으로 일치하지 않는다. 부모의 양육 방식은 어머니와 아버지의 가슴속에 있는 사랑이 더 큰 것인가 더 작은 것인가의 정도를 반영하지 않는다. 더 평범한 다른 요인들이 작용한다. 부모의 사랑은 무한하며, 그것은 매우 실질적인 이유 때문에 그렇다. 사심 없는 애정으로 어린 자식을 양육해야 한다는 생각은 포유동물의 뇌의 애착 담당 기관에 깊숙이 박혀 있다.

만약 어떤 부모의 사랑의 감정이 억압되고 있다면, 그것은 오로지 부모인 그(녀) 자신이 깊은 상처를 경험했기 때문이다. 밴쿠버 중심가 이스트사이드의 마약중독자들을 담당하면서, 나는 약물에 의존하는 많은 남성들과 여성들을 치료했다. 그들은 비록 상습 중독자들이긴 했지만─그들은 전과 기록이 있었고, 계속 마약을 찾아다녔고, HIV에 감염되어 있었고, 지치고 힘든 사회적 변방 생활을 하고 있었다─그들 모두에게는 너무나 큰 고통이 있었다. 자신들이 버렸거나 타의에 의해 빼앗긴 자식에 관한 고통이었다. 그들은 예외 없이 어린 시절에 학대를 당하거나 버려진 자들이었다.

부모가 양육을 하면서 아이에게 무조건적으로 받아들인다는 태도를 전달하는 데 실패하는 경우, 그것은 아이가 부모의 사랑을 부모가 바라는 방식이 아니라 부모의 성격을 통해 굴절된 방식으로 받아들이기 때문에 생겨난다. 부모가 스트레스를 받고 있고, 해결되지 않은 불안감을 품고 있고, 충족되지 않은 정서적 욕구로 심리적 동요를 겪고 있다면, 아이는 부모의 의도와 무관하게 근접 방치 상황에 놓여 있다고 생각할 가능성이 높다.

좋건 싫건 우리의 부모로서의 양육 태도와 반응 중에서 많은 부분이 어린 시절 경험과 관련이 있다. 부모의 양육 방식이 그들이 어린 시절 어떻게 길들여졌느냐를 반영한다는 점은 동물 관찰과 인간을 대상으로 한 복잡한 심리 연구들을 통해 분명히 드러난다.

붉은털원숭이는 상대적으로 작은 크기와 관리의 용이성 때문에 심리학 연구자들이 선호하는 영장류 동물이다. 이 원숭이 집단 중 약 20퍼센트가 '과잉 반응 원숭이'로서, 어미와 분리되면 다른 원숭이들보다 우울증 행동을 더 많이 보이고, 아울러 HPA 축이 더 강하고 오래 활성화되고, 교감신경계의 흥분이 비정상적으로 확대되고, 면역계의 활동이 더 심하게 억제된다. 인간에게 사용하는 용어로 말한다면, 과잉 반응 원숭이들이 '기질적 과민 반응'을 보인다고 말할 수 있을 것이다. 과민 반응을 보이는 인간과 다르지 않게, 이 원숭이들은 결과적으로 사회적 위계 서열에서 가장 밑바닥에 위치하는 경향이 있다. 그리고 그들의 새끼들도 행동, 반응성, 사회적 지위 면에서 그들을 닮는다.

"체질적으로 타고나는 과민 반응 운명이 환경의 변화를 통해 억제될 수 있다"는 사실이 연구를 통해 밝혀지고 있다. 긍정적인 변화는 미래 세대에 전승된다. "각별히 애정을 쏟으며 양육하는 어미가 기르는 새끼는 통상적인 행동 장애 징후를 보이지 않았다. 대신 조숙한 행동 발달 징후를 보였으며, 어른이 되었을 때 위계 서열에서 윗자리로 올라갔다. 암컷들은 각별히 애정을 쏟으며 양육하는 어미의 전형적인 양육 방식을 그대로 따라 했다."[176]

엄밀히 말한다면 이런 관찰은 학습 행동에 관한 관찰은 아니다. 대부분의 경우, 양육 방식 면에서 부모 자식 간의 유사성은 동물이건 사람이건 인지적인 학습을 반영하지는 않는다. 양육 방식의 세대 간 전승은 주로 생리적인 발달, 아동기에 뇌의 변연계 회로가 프로그램되는 방식, PNI 슈퍼계 내의 연결이 확립되는 방식의 문제이다. 앞 장에서 논의한 것처럼, 아이의 감정 담당 뇌는 부모의 감정 담당 뇌의 영향을 받으며 발달한다. 아이는 어머니나 아버지의 양육 방식을 모방에 의한 방식으로 학습하지 않는다―혹시 하더라도 부분적으로 학습할 뿐이다. 아이의 미래의 양육 방식에 가장 큰 영향을 미치는 것은 부모와의 관계라는 맥락하에서 감정 회로와 애착 회로가 발달하는 일이다. 아이의 스트레스 반응 기관의 발달도 마찬가지라고 할 수 있다.

이런 원칙을 입증하기 위해서는 극적인 동물실험 사례 하나면 충분할 것이다. 바륨이나 액티반 같은 진정제는 벤조디아제핀이라고 부르는 약물류에 속한다. 정신 기능에 영향을 미치는 다른 모든 약물들처럼, 이 약물류는, 뇌에서 제조되는 것과 비슷한 천연 진정 물질을 수용하는 수용체들이 뇌의 특정 영역에 있기 때문에 약효가 발생한다. 뇌의 측두엽에 위치한 아몬드 모양의 조직 '편도체'는 공포 및 불안 반응을 조절하는 주요 조절 기관 중 하나다. 편도체에는 천연 벤조디아제핀 수용체들이 구비되어 있는데, 이 수용체들이 활성화되면 우리의 공포 반응이 진정된다. 애정 어린 양육을 덜 받고 자란 어른 쥐들에 비해, 어미가 더 많이 핥아주고 쓰다듬어 주었던 어른 쥐들에게 더 많은 벤조디아제핀 수용체들이 있다는 사실이 밝혀졌다. 어미의 보살핌이 성인기에 불안을 조절하는 생리적 작용에 영향을 미친 것이다. 이런 차이들은 유전적 요인으로는 설명되지 않았다.[177]

물론 인간의 심리 발달이 동물의 심리 발달보다 더 복잡하긴 하지만, 양육 행동이나 스트레스의 세대 간 전승은 일반적인 원칙이다. 이것은 아이의 스트레스 반응 발달과도 비슷하다. 캐나다의 한 연구진의 지적처럼 "유아기의 어머니의 양육은, 두려움을 조절하는 신경 시스템의 발달에 변화를 줌으로써 자녀의 스트레스 행동 반응을 '프로그램'하는 데 도움을 준다."[178] 요컨대, 불안에 시달리는 어머니들은 불안에 시달리는 자손들을 양육해낼 가능성이 높으며, 이것은 세대를 통해 전승된다.

부모 자식 간의 유대 관계의 질을 측정하는 척도를 개발한 연구자들도 있다. 그들은 부모와의 유대를 나타내는 점수를, 어른이 된 어머니들과 그들의 어머니들 사이, 그리고 어른이 된 어머니들과 그들의 딸들 사이 3세대에 걸쳐 측정했다. 어머니들과 딸들 사이의 유대 관계의 질을 측정한 수

치는 세대를 관통하며 일관된 수치를 보였다.[179]

외상 후 스트레스 장애(PTSD)를 가진 유대인 대학살 생존자들의 성인 자녀들에게서는 HPA 축과 코르티솔 생산의 교란이 발견되었다. 부모의 PTSD가 심각하면 심각할수록 자녀의 코르티솔 메커니즘 손상도 심각했다.[180]

존 보울비의 초창기 동료였고 후에 샬럿빌에 있는 버지니아대학교 발달 심리학과 교수가 된 메리 에인즈워스Mary Ainsworth는 부모 자식 간의 애착의 질을 평가하는 검사법을 고안했다. 연구진은 우선 아이의 생애 첫해 동안 가정 내에서의 엄마와 아기의 상호 반응을 관찰하면서 그들의 지각 작용을 기록했다. 연구진은 아기가 한 살이 되자 각각의 엄마-아기 쌍들을 실험실로 데려와 '낯선 상황'이라고 부르는 간단한 실험을 실시했다. "20분간 지속된 실험 과정에서 각기 다른 시간에 3분 정도씩 아기를 엄마와 있게 하고, 아기를 엄마와 낯선 사람과 있게 하고, 아기를 낯선 사람하고만 있게 하고, 끝으로 아무도 없이 혼자만 있게 해보았다. 한 살배기 아기를 낯선 환경 속에서 애착 인물과 분리시키면 아기의 애착 시스템이 활성화될 것이라는 것이 실험의 발상이었다(지금도 그렇다). 그렇게 되면 엄마와 분리되었다가 재회하게 되었을 때의 아기의 반응을 연구할 수 있을 것이라는 생각이었다. 이 실험 사례에서 가장 유익한 결과는 엄마와의 재회 시간에서 얻어졌다."[181]

돌아온 엄마에 대한 아기의 반응은 생애 첫해 동안 그 아기가 엄마와 어떤 상호 관계를 맺어왔느냐에 의해 프로그램된 것으로 판명되었다. 가정에서 엄마로부터 동조적인 관심을 받았던 아기들은 엄마와 분리되어 있던 동안 엄마를 찾는 몸짓을 보였다. 그들은 신체 접촉을 먼저 시작하는 식으로 돌아온 엄마를 반겼다. 그들은 쉽게 달랠 수 있었으며 신속히 자연스럽게 노는 모습으로 되돌아왔다. 이런 행동 패턴은 안정 패턴으로 불렸다. 회피적인 패턴, 양면적인 패턴, 산만한 패턴 등 다양한 명칭으로 불린 다수의 불안정한 패턴들도 있었다. 회피적인 아기들은 엄마와 분리되어 있어도 괴로워하지 않았으며 엄마와 재회하자 엄마를 회피하거나 무시했다. 이런 행동은 진정한 자기 의존이 아니라, 우리가 류머티즘 환자들에게서 주목한 바 있는 가假-자율성을 나타냈다. 즉, 부모로부터 도움을 얻으려고 애써봤자 아무 소용 없으니 오직 자신에게 의존해야 한다는 믿음이다. 그러나 이들 회피적인 아기들은 엄마가 돌아왔을 때 신체 내부적으로는 심장 박동의 증가 같은 생리적인 스트레스를 겪고 있었다. 불안정 범주에 들어가는 아기들은 가정에서 동조가 이루어지지 않은 양육을 받은 아기들이었다. 그들은 엄마의 정서적 부재라는 무언의 메시지를 접한 아기들이었거나, 접촉과 분리의 반복을 통해 혼란스러운 메시지를 받은 아기들이었다.

아기들은 한 살인데도 벌써 미래에 자신들의 성격과 행동을 특징짓게 될 관계 반응을 나타냈다. '낯선 상황' 실험은 많은 국가들에서 수백 차례 재현되었다. 한 살 때 관찰된 내용은 정서적 성숙, 또래 집단과의 관계, 학업 성취도 같은 청소년기 행동의 정확한 선행 지표였다. 이 모든 지표들에 있어서 안정적인 애착 관계를 경험한 아이들이 불안정한 애착 관계를 경험한 아이들보다 일관되게 좋은 점수를 기록했다.

그러나 대니얼 시겔Daniel Siegel이 저서 《발달하는 정신*The Developing Mind*》에서 설명했듯이 부모 양육의 세대 간 전승과 관련한 가장 핵심적인 발견은, '낯선 상황' 실험 속 아기의 행동이 아기가 태어나기도 전에 미리 예측될 수 있다는 것이었다.

에인즈워스 교수의 제자였던 버클리 소재 캘리포니아대학교의 메리 메인Mary Main 교수는 성인이 된 사람에게서 아동기 시절의 부모와의 애착 관계 패턴을 정확히 측정하는 수단을 개발했다. 그녀의 측정 기법에서는 사람들이 말하는 내용이 아니라 그들이 말하는 방식을 우선적으로 고려한다. 사람들이 말하는 패턴과 그들이 '별 뜻 없이' 사용하는 핵심 단어들은, 그들이 전달하고 있다고 의식적으로 믿고 있는 내용보다 그들의 아동기를 더 잘 설명해주는 의미 있는 지표들이다. 단어들을 통해 의도되는 의미란 단지 말하는 사람의 의식적인 믿음을 반영할 뿐이다. 그런 믿음에는 종종 고통스러운 기억이 배제된다. 진짜 하고 싶은 이야기는 이야기를 하는 서술 패턴―즉, 유창한지 더듬거리는지, 자세한지 아닌지, 단어의 사용이 빈약한지 아닌지, 조리가 있는지 자기 모순적인지, 나아가 프로이트심리학적인(무의식적인) 말실수는 없는지, 새로운 사실을 암시하는 혼잣말은 없는지, 대화 주제와 무관한 말을 노골적으로 하고 있지는 않은지 등―이 말해준다는 것이다.

메리 메인이 개발한 검사법은 '성인 애착 인터뷰(AAI, Adult Attachment Interview)'라고 불린다. '낯선 상황' 실험의 아기들의 반응과 마찬가지로, 어른들의 이야기도 아동기 시절 부모와의 상호작용에서 겪었던 안정감을 반영하는 스타일에 따라 분류될 수 있었다.

"AAI는 아기들이 앞으로 부모와 어떤 애착 관계를 형성하게 될지를 말해주는 가장 확고한 예측 지표"로 판명된다. 다시 말하면 어떤 성인이 애착 인터뷰를 하면서 아동기에 대해 무의식적으로 드러내는 내용이, 그와 자녀들의 애착 패턴을 예견할 수 있게 해준다는 것이다. 어떤 아기가 태어나기 전에 부모를 대상으로 실시한 AAI에서는, 앞으로 아기가 태어나 한 살이 되었을 때 '낯선 상황'에서 어떻게 행동할지 정확히 예측해낼 수 있었다. 나아가 20년 후에 그 아기들을 추적 조사해보았더니, 아기 때 '낯선 상황'에서 보여준 행동들이, 그들이 성인이 되었을 때 AAI에서 서술하는 패턴을 정확히 예측하게 해주고 있었다.

이처럼 성인이 된 사람의 아동기에 대한 AAI 서술은 종종 그 사람이 미래의 아이를 어떻게 양육할 것인지, 그리고 그 아이가 한 살 때 '낯선 상황'에서 어떻게 반응할 것인지를 예측하게 해준다. 그리고 '낯선 상황'에서 그 아이가 보이는 행동은, 20년 후 그 아이가 AAI에서 보일 아동기 서술 패턴을 예고해주기까지 한다!

요컨대, 부모의 양육이란 세대를 통해 전승되는 무도회와 같은 것이다. 어느 한 세대에 영향을 미치면서 그 세대에서 완전히 해결되지 않은 모든 것들이 다음 세대로 전승된다. 기자이자 작가인 랜스 머로우Lance Morrow는 치명적일 수 있는 심장병으로 불쑥 찾아온 죽음과의 대면을 고통스럽고 아름답게 이야기한 저서《마음Heart》에서, 여러 세대에 걸쳐 전승되는 스트레스의 본질을 다음과 같이 간명하게 표현했다. "세대들이란 상자들 안에 담겨 있는 또 다른 상자들이다. 어머니의 폭력 안에서 당신은 할아버지의 폭력이 담겨 있는 또 다른 상자를 발견한다. 그리고 그 또 다른 상자(의심은 가지만 확실히 알지는 못하는) 안에서 당신은 뭔가 음험하고 은밀한 에너지를 지닌 상자를 발견하게 될지 모른다─사연과 사연이 세월을 거슬러 올라가며 계속 이어지고 있는 것이다."

가족사가 세대를 거슬러 올라가며 이어지고 있다고 이해한다면 비난은 무의미한 개념이 된다. 유아기와 아동기의 애착의 중요성에 대해 과학적 해명을 했던 영국의 정신건강의학자 존 보울비는 "이런 사실을 인지하면 부모를 나쁜 사람으로 보려는 생각이 신속히 사라진다"고 썼다. 우리가 누구를 비난하겠는가?

스트레스가 세대를 가로질러 전승된다는 사실을 안다면, 우리는 이 책에서 등장한 많은 사연들이 왜 여러 세대에 걸쳐 질환을 겪는 가족들에 대해 말해주었던 것인지, 혹은 같은 세대의 가족 구성원들이 왜 그렇게 확연히 다르고 서로 관계가 없는 질병들에 걸리는 것인지 더 잘 이해할 수 있다. 무작위로 몇 가지 사례를 들어보자.

나탈리 : 다발성 경화증. 큰오빠가 알코올중독자였고 후두암으로 사망했다. 여동생은 정신분열증 환자였다. 삼촌들과 숙모들이 알코올중독자였다. 외할아버지가 알코올중독자였다. 남편 빌은 대장암으로 사망했다. 아들은 주의력 결핍(과잉 행동) 장애를 갖고 있으며 약물중독으로 고생하고 있다.

베로니크 : 다발성 경화증. 자신이 근친상간에 의해 임신되었다고 믿고 있다. 입양된 가정에서 외할아버지가 알코올중독자였고 외할머니는 60대에 알츠하이머병에 걸렸다. 그 밖의 의학적 문제로는 아버지가 이른 나이에 고혈압에 걸렸다는 사실도 있다.

수 로드리게스 : 근위축성 측색 경화증. 아버지가 알코올성 간 질환으로 사망했다. 숙모 한 분은 뇌동맥류로 사망했으며 다른 한 분은 자택 화재로

사망했다.

애너 : 유방암. 어머니와 외할머니가 유방암으로 사망했다―그러나 누구도 유전 때문에 유방암에 걸리지 않았다. 애너는 아버지 쪽을 통해 유방암 유전자를 물려받았다. 자매가 두 명 있는데 한 명은 알코올중독자고 다른 한 명은 정신 질환자다.

게브리엘 : 류머티즘 관절염 증상을 동반한 피부 경화증. 양쪽 부모 모두 알코올중독자였다. 남동생이 대장암으로 결장 절제술을 받았다. 여동생이 최근에 유방암 진단을 받았다.

재클린 뒤 프레 : 다발성 경화증. 외할머니는 어머니가 태어나던 무렵 다른 자식들의 죽음으로 트라우마를 겪었다. 재클린의 어머니는 암에 걸려 그녀보다 먼저 사망했고, 아버지는 파킨슨병에 걸렸다.

로널드 레이건 : 결장암, 알츠하이머병. 아버지와 형이 알코올중독자였다. 두 번째 부인에게 유방암이 발생했다. 딸이 전이성 악성 흑색종으로 사망했다.

독자들은 제1장에서 내가 메리에 대해 썼던 신문 칼럼에 대한 응수였던, 여성 류머티즘 전문의가 보내온 분노에 찬 편지를 기억할 것이다. 나는 그 칼럼에서 메리가 어린 시절에 겪었던 학대와 방치가 감정 억압이라는 대처 방식을 만들어냈고, 그녀의 피부 경화증은 부분적으로 그런 개인 이력의 결과물이라고 주장했다. 이 전문의는 피부 경화증은 유전병이며 내 주장에 '신빙성'이 없다고 주장했다. 그녀는 "이 칼럼은 일반 대중에게 피부 경화증 발병의 책임을 병의 피해자들과 그들의 가족에게 그릇되게 전가하고 있다"고 썼다. 우리는 이제 '책임 전가'—이 류머티즘 전문의는 질병의 책임을 전가한다는 의미로 이 말을 썼다—가 문제가 아니라는 것을 알 수 있다. 핵심적인 문제는 스트레스와 불안이 의도와 무관하게 세대에 걸쳐 전승된다는 것이다.

내 또 다른 환자였던 케이틀린 역시 피부 경화증으로 사망했다. 그녀의 병은 메리보다 훨씬 더 급속히 진행되었다. 그녀는 진단을 받고 1년도 채 안 돼 사망했다. 나는 그녀의 생애 마지막 몇 달이 되어서야 그녀를 잘 알게 되었다. 내가 그녀의 아이들을 담당했던 그들 가족의 가정의였어도, 그녀는 피부 경화증 진단을 받을 때까지 자신의 의학적인 문제를 다른 여자 전문의에게 가지고 다녔었다.

메리와 마찬가지로 케이틀린도 자신을 제외한 모든 사람들에게 신경을 쓰는 친절하고 조용한 심성의 소유자였다. 어떻게 지내느냐고 물으면 그녀의 대답에는 늘 따뜻하고 겸손한 미소가 함께했는데, 그 미소가 말을 듣는 사람들이 그녀가 겪던 신체적, 정신적 고통을 못 알아보도록 방해했다. 그녀는 재빨리 대화의 방향을 자신의 어려움에서 다른 사람에게 관심사가 될 수 있는 일들로 돌리곤 했다.

케이틀린의 병상 곁에서 그녀와 마지막으로 나눈 대화를 나는 잊지 못할 것이다. 그녀의 폐와 심장은 가까스로 기능하고 있었고 죽음이 24시간도 채 남지 않은 상황이었다. 나는 그녀에게 기분이 어떠냐고 물었다. 그녀는 곧바로 관심을 내게 돌리며 오히려 내 생활에 무슨 일이 있느냐고 물었다. 나는 다소 실망하는 태도로 그동안 일주일에 한 번씩 지역신문에 써오던 의학 칼럼이 그날 아침 편집진에 의해 게재 취소를 당했다고 말했다. "세상에!" 그녀가 동정을 표하며 슬픈 표정을 지으면서 속삭였다. "정말 괴로우셨겠네요. 선생님께서 칼럼 쓰는 일을 얼마나 좋아하시는데." 42세의 나이에 네 아이와 남편을 두고 온몸의 기력을 빼앗아간 병 때문에 죽음의 문턱에 있으면서도 그녀는 자신의 상태가 얼마나 고통스러운지에 대해서는 한 마디도 꺼내지 않았다.

"자기가 아프건 건강하건 관계없이 늘 명랑하고, 늘 사람들을 환대하는 태도가 오랜 세월 동안 굳어진 아내의 천성이었습니다"고 남편 랜디는 최근 인터뷰에서 말했다. 랜디에 의하면 케이틀린은 "많은 감정들을 밀봉해 버린 사람"이었으며 심적 동요를 겪을 때면 특히 더 그랬다고 했다. 그녀가 드물게나마 이야기하던 사항이 두 가지 있기는 했다. 자신의 말기 질환과 어린 시절에 관한 이야기였다. "아내가 어린 시절 이야기를 조금이라도 했다면, 그건 자신이 보낸 얼마 안 되는 좋은 시간에 관한 이야기뿐이었습니다."

랜디가 보기에는 대부분의 이야기가 케이틀린의 어린 시절에 좋은 시간이 지극히 적었다는 표지들이었다. 성공한 사업가였던 그녀의 아버지는 자기 말이 곧 법인, 거칠고 독단적인 엄한 주인 같은 사람이었다. 그는 두 자녀 중 맏이였던 케이틀린에게 특히 더 비판적이었다. "아내는 부모님이 자기를 임신했을 때 몹시 불편해하셨다고 생각하는 것 같았습니다. 부모님에게 자기는 너무 빨리 태어난 아이였고, 그래서 그분들이 사실은 그녀를 원하지 않았다는 생각이었습니다."

랜디의 말은 내 생각과도 일치했다. 케이틀린은 열성적인 낙태 반대 운동 지지자였지만 적의나 격분에 차 있던 사람은 아니었다. 그녀는 임신을 지켜나갈 것인지 낙태를 할 것인지를 결정하는 여성들의 권리를 내가 지지한다는 것을 알고 있었다. 그녀와 내가 서로 존중하는 관계였기 때문에 그녀가 한번은 내게 편지를 써서 환자들을 낙태 전문 병원으로 보내는 일을 그만두라고 촉구하기도 했다. 그녀는 그 편지에 "만약 제가 태어날 당시에 낙태가 합법이었다면 저는 낙태되었을 것입니다"고 썼다. 랜디는 부모님이 자신을 원치 않았다는 생각을 케이틀린이 마음속 깊이 간직하고 있었다고 말했다.

케이틀린의 투병 생활 말기에 일어났던 한 사건을 회상하는 랜디의 눈가에는 눈물이 맺혀 있었다. "아내가 먹어야 하는 온갖 알약들이 있는 이곳 부엌에 함께 앉아 있었을 때입니다. 아내는 비참한 기분을 느끼고 있었습니다. 갑자기 아내가 벌컥 울음을 터뜨렸습니다. 그녀가 말하더군요. '아아, 엄마가 있었으면!'이라고요. 사실 장모님은 겨우 몇 블록 떨어진 곳에 살고 계셨습니다. 그들 모녀는 어머니가 딸을 찾아와 위로해주고, 도움을 주고, 안아줄 만큼 정서적으로 가깝지 않았습니다. 당시 우리 집에는 가정부가 있었습니다. 그날 그 자리에 가정부가 냉장고 청소를 하고 있었죠. 그 가정부가 아내 말을 듣고 너무 슬펐는지 다가와서 케이틀린을 꼭 안아주었습니다. 저는 속으로 생각했습니다. '아내를 잘 모르는 가정부조차 친엄마보다 더 많은 연민을 느끼고 있구나. 세상에 이렇게 부끄러운 일이 또 있을까.'

그러나 저는 장인, 장모님을 비난하고 싶진 않습니다. 처가의 가족사를 생각하면 그렇습니다―그래요, 장모님이 아직 소녀였을 때 장모님의 아버지가 갑자기 가족을 버리고 떠났답니다. 결국 장모님에게는 아버지가 없었고, 장모님의 어머니—케이틀린의 외할머니죠—가 혼자 갖은 고생을 다 겪어내셔야 했답니다."

케이틀린의 어린 시절에 대한 랜디의 생각은 그 뒤에 이어진 그녀의 남동생과의 인터뷰에서도 확인되었다. "우리 가족에게는 정서적 지지와 사랑이 거의 없었습니다." 남동생의 말이다. "아버지는 우리 남매에게 난폭하게 구셨고 어머니는 그저 두려워하기만 했습니다. 어머니는 참 착하신 분—그리고 훌륭하신 분—이었지만 결코 가족 문제를 해결하려고 들지 않았습니다.

아버지는 고압적이기만 한 사람이었습니다. 우리 남매는 매주 토요일만 되면 지하실 청소를 하러 내려보내졌는데, 아마 우리가 대여섯 살이 될까 말까 하는 나이였을 때였던 것 같습니다. 우리는 청소를 마칠 때까지 올라올 수 없었습니다. 우리는 청소를 하는 와중에 아버지의 군화까지 닦곤 했습니다. 군화는 늘 반짝반짝 광이 나야 했습니다."

남동생 말에 의하면 케이틀린은 "예쁘고 온순한" 아이였다. 그러나 그녀는 아버지에게는 "그저 멍청한 아이"였을 뿐이었다고 한다. "누나가 대학에 입학했다는 사실 자체가 아버지를 화나게 했습니다. 아버지는 누나가 하는 일은 무엇이든 존중하지 않았습니다. 누나는 '라 레체 연맹'—모유 수유 장려 운동 단체죠—활동을 했습니다. 아버지는 그것을 조롱했습니다. '대체 언제까지 아이들을 모유 수유하겠다는 거냐? 아이들이 10대가 될 때까지라도 하겠다는 거냐?'라고 하시면서요."

케이틀린의 남동생은 오랜 세월 동안—심지어 성인이 될 때까지—아버지에게 지배당하고 있다는 생각을 꾹 참고 지내다가 마침내 아버지와 관계를 끊었고, 지금은 대화조차 거부하고 있는 상태다. "누나는 제가 가족을 떠나자 몹시 걱정했습니다. 누나는 제가 왜 그런 행동을 했는지 이해하지 못했습니다. 저는 그런 행동이 할 수 있는 최선이었으며, 그랬기 때문에 더 나은 사람이 될 수 있었다고 누나를 이해시키려고 애썼습니다. 누나는 제 말을 이해하지 못했습니다."

케이틀린의 남동생 역시 남편 랜디가 말한 사건을 이야기하면서 울었다. "누나가 숨을 거두기 전날 밤 임종 침상에 누워 제 아내에게 말했답니다―아아, 그 모습을 떠올리기만 해도 가슴이 너무 아픕니다―아내가 누나의 손을 잡고 앉아 있는데 이렇게 말했답니다. '내게 올케 같은 엄마가 있다면 얼마나 좋을까. 내겐 엄마가 없어.' 저는 어머니를 높이 평가하긴 합니다. 그러나 어머니는 결코 좋은 어머니가 아니었습니다. 어머니에게는 사랑이 없었습니다."

남동생은 자신들의 가족사에 대해서도 자세하게 고백했는데 그 내용은 다시 한 번 세대에 걸쳐 전승되는 고통의 본질을 증명해주었다. 케이틀린과 남동생은 외할아버지에게 일어난 일의 진실을 나중에 알게 되었고, 그것은 그들에게 충격이었다. 케이틀린의 외할머니 장례식에 나타난 삼촌한 분이, 외할아버지가 케이틀린의 어머니가 어렸을 때 돌아가신 것이 아니라 사실은 아내를 버린 것이었고, 나중에 정식으로 이혼했다고 털어놓았던 것이다.

케이틀린과 남동생은 평생 동안 외할아버지가 갑자기 세상을 떠나셨다는 말만 듣고 살아온 터였다. "어머니에게 외할아버지에게 무슨 일이 있었느냐고 물으면 늘 이런 대답만 해주셨을 뿐이었습니다. '내가 일곱 살 때 심장마비로 돌아가셨다.' 외할머니도 같은 취지의 대답만 해주셨습니다. 우리는 너무나 사랑하고 존경하던 외할머니마저 그런 대답을 했기 때문에 무척 당황스러웠습니다. 진실을 알게 된 일은 우리 자신에게, 그리고 우리와 할머니의 관계에 너무 큰 의미를 지닌 일이었습니다. 하지만 늘 그래왔습니다. 우리 가족은 난처한 일은 이야기하지 않습니다. 그저 감추기만 합니다."

아무리 악의가 없었다 해도 그런 거짓말은 결코 아이의 고통을 막아주지 못한다. 거짓말을 들으면 우리의 내부에는 그것이 거짓말이라는 것을 알아차리는 무언가가 존재한다. 그 무언가가 의식의 차원에 다다르지 못한다 해도 그렇다. 거짓말을 듣는 대상이 된다는 것은 거짓말을 하는 사람과의 관계가 단절된다는 것을 의미한다. 그런 대접은 자신이 배척당하거나 거부당하고 있다는 불안감을 낳는다. 케이틀린의 경우는, 그녀가 들었던 거짓말이 아버지의 난폭한 태도와 어머니와의 정서적 관계 결핍에서 비롯된 생각, 즉 자신이 부모가 원하는 아이가 아니라는 생각을 더욱 강화시켰다.

피부 경화증 발병을 1년도 안 남겨놓았던 시점에서 케이틀린은 가족의 일에서 소외당하며 가족의 손길로부터 철저히 버림받았다는 생각에 괴로워했다. "누나는 결코 우리 가족의 고려의 대상이 아니었습니다." 남동생의 말이다. "그때는 그게 비정상적으로 보이지 않았습니다." 케이틀린은 자신이 배척당하고 있다는 생각에 깊은 상처를 입었다. 그녀는 세상을 떠나기 직전 남동생에게만 이 일을 살며시 고백했을 뿐 그 밖의 누구에게도 말하지 않았다. 그리고 그녀는 동생에게 가족에게 다시 돌아가라는 주장만 했다. "누나는 상황을 제자리로 돌려놓는 일을 자신의 임무이자 의무로 여겼습니다. 그 일—가족 관계를 개선하려고 노력하는 일—이 누나가 하고자 했던 유일한 일 같습니다."

케이틀린은 가족 체계 내에서 특수한 역할, 즉 수세대에 걸친 가족사를 통해 그녀에게 전승된 역할을 부여받고 있었다. 그녀의 어머니는 어린 나이 때부터 동조적 양육을 박탈당한 사람이었다. 이 가족의 문제가 외할아버지가 아내와 자식들을 버리고 떠난 순간 처음 시작된 것이 아니라는 것을 우리는 추측할 수 있다. 우리는 케이틀린의 아버지의 난폭한 양육 방식도 사실은 자신의 고통스러웠던 어린 시절 때문이었음을 추측할 수 있다. 양쪽 부모 모두의 충족되지 못한 욕구가 합쳐져서, 케이틀린을 사랑받고자 필사적으로 노력하는 아이로 만든 것이었고, 결코 자기주장을 펴지 않고, 친절하고, 온순하고, 불평하지 않고, 그저 남을 보살피기만 하는 역할을 하게 만든 것이었다. 이처럼 아이가 부모의 욕구를 감지한 뒤 보이는 적응 반응이 무수히 반복되면, 그것은 아이의 성격적 특성이 된다.

케이틀린은 자신에게 부여된 역할을 성공적으로 받아들였다. 그러나 그것은 건강을 대가로 치러야 하는 일이었다. 그녀는 평생에 걸쳐 스트레스를 경험해야 했다. 그녀의 삶과 역할은 더 이상 해결할 수 없는 소외감을 느낀 지 1년도 채 안 되어 치명적인 급성 자가면역질환으로 끝이 났다.

스트레스 연구의 창시자 한스 셀리에는 적응 에너지라는 개념을 개발했다. "우리는 몸 구석구석에 적응력, 즉 적응 에너지를 비축해놓고 있는 것과 같다…… 우리의 그런 적응력이 모두 고갈될 때만 돌이킬 수 없는 전반

적인 고갈과 죽음이 뒤따른다."[182] 노화 과정은 비축된 적응 에너지가 고
갈되어가는 정상적인 과정이다. 그러나 생리학적으로 본다면 스트레스도
우리를 노화시킨다—사람들이 '하룻밤 사이에 폭삭 늙어버렸다'는 말을
할 때, 그 말 속에는 이런 의미가 담겨 있다. 케이틀린은 평생 동안 적응 에
너지의 상당 부분을 자신을 돌보는 일에서 다른 사람들을 돌보는 일로 전
환하여 써온 사람이었다. 그녀의 역할은 어린 시절의 가족의 역학 관계에
의해 이미 결정되어 있었다. 그녀에게 병이 발생했을 때 에너지는 모두 고
갈되고 남은 것이 하나도 없었다.

스트레스, 건강, 질병에 관한 논의에서 핵심이 되는 사항이 바로 적응력
개념이다. 적응력은 외부의 스트레스에 대해 경직되지 않고 유연하게, 창
의적으로, 과도한 불안감 없이, 감정에 압도되지 않고 반응하는 능력이다.
적응력이 없는 사람들은 자신들을 방해하는 요인들이 없을 때는 기능을
잘 발휘하는 사람처럼 보일지 모른다. 그러나 그들은 어떤 결핍이나 어려
움에 봉착하면 다양한 수준의 좌절감과 무력감을 보이며 반응하게 된다.
그들을 자책하거나 다른 사람들을 비난한다. 인간의 적응력은 상당 부분
이전 가족 세대들의 (심리적) 분화나 적응력의 정도에 의존하며, 그 가족에
게 어떤 외부적 스트레스 요인이 영향을 미칠 수 있는지에도 의존한다. 예
를 들어 대공황기는 수백만 명의 사람들에게 힘든 시기였다. 여러 세대에
걸친 특정한 가족사를 따라 가다 보면, 어떤 후손들은 적응과 극복을 잘하
는 있었던 반면 어떤 후손들은 같은 경제적 궁핍에 직면하여 심리적으로
도 황폐화되는 것을 목격할 수 있다.

마이클 커 박사는 "적응력이 높은 사람과 가족들은 평균적으로 신체 질환에 더 적게 걸리며, 질환이 실제로 발생한다 해도 위중 정도로 볼 때 온건한 경중 질환이기가 쉽다"고 썼다.

신체 질환 발생의 한 가지 중요한 변수가 개인의 적응력 정도이기 때문에, 그리고 적응력의 정도는 여러 세대에 걸친 정서적 과정에 의해 결정되기 때문에, 신체 질환은 정신 질환과 마찬가지로 개별 '환자'의 경계를 넘어서서 확장되는 대인 관계 과정 중 한 증상이다. 다시 말하자면 신체 질환은, 현재의 세대와 과거의 세대들을 포괄하는 가족 정서 체계 질환이다.[183]

부모를 돌보는 역할을 부여받는 아이들은 억압적인 삶을 맞이할 준비를 하는 셈이다. 그리고 아이들이 부여받는 역할은 부모의 충족되지 못한 아동기 욕구와 관련이 있다—그리고 이런 역할은 세대를 가로질러 전승된다. "아이들은 꼭 구타를 당해야만 손상을 입는 것이 아니다"고 맥길대학교 연구진은 지적했다.[184] 부모와 자식 간의 부적절한 공생 관계가 수많은 병리적 이상 현상의 원인이다.

가족 체계에 대한 아이의 습관적 적응 반응은 세월이 흐르면서 그 아이의 '성격'과 동일시되는 특성이 된다. 우리는 성격이 병을 일으키는 것이 아니라, 스트레스가 병을 일으킨다는 점에 이미 주목한 바 있다. 만약 병에 잘 걸리는 성격이 있다고 말할 수 있다면 그것은 특정한 성격적 특성—특히 화를 억압하는 특성—이 개인의 삶에서 스트레스의 양을 증가시킨다는 의미에서만 그렇다. 이제 우리는 '류머티즘(에 잘 걸리는) 성격'이라든가

'암(에 잘 걸리는) 성격'과 같은 개념이 또 다른 이유로 오해를 불러일으킨다는 것을 알고 있다. 이런 개념은, 개인이 여러 세대에 걸친 가족 체계 안에 위치해 있으며 그 체계에 의해 인성이 형성된다는 사실은 인정하지 않은 채, 그 개인이 독립된 존재라는 가정을 전제하고 있다. 마이클 커 박사의 주장처럼 암(에 잘 걸리는) 성격보다 암(에 잘 걸리는) 상황을 가정하는 것이 더 큰 의미가 있다. 암(에 잘 걸리는) 성격이라는 개념도 분명히 어느 정도 타당성을 지니고 있긴 하지만, 암(에 잘 걸리는) 상황이라는 개념은 인간의 기능 작용에 관한 체계 이론에 근거를 둔다. 개별 인간의 기능 작용은 가족 체계 안에서 다른 모든 가족 구성원들의 기능 작용에 영향을 받으며 조절된다.[185]

개별 인간들이 여러 세대에 걸친 가족 체계의 일부라면, 개인과 가족들은 그들보다 훨씬 더 큰 단위, 즉 그들이 소속되어 살고 있는 사회와 문화의 일부이기도 하다. 인간의 기능 작용은 벌통 안의 한 마리 벌처럼 더 큰 사회적 배경으로부터 분리될 수 없다. 따라서 가족생활을 형성하는 사회적, 경제적, 문화적 영향에 대한 고려 없이, 가족 체계만이 구성원들의 건강을 결정짓는 요인이라는 식으로 생각한다면 불충분할 것이다.

암이나 다양한 종류의 자가면역질환들은 대개 문명병이다. 자본주의 모델을 따라 조직된 산업사회는 구성원들 다수를 위해 많은 문제들—예를 들어 주택, 식량 공급, 위생 문제 같은—을 해결해주기는 했지만, 생존에 필요한 필수품을 얻기 위해 발버둥 칠 필요가 없는 사람들에게조차 무수히 많은 새로운 압력을 만들어내기도 했다. 우리는 마치 인간의 생활이 그 생활을 살아내는 인간과 분리되어 추상적인 형태로 존재하는 것처럼, 이런 스트레스들을 불가피한 결과물로 당연시해왔다. 최근 들어 뒤늦게 도시 문명을 경험하게 된 사람들을 살펴보면, 진보의 혜택이 정서적, 정신적 만족이라는 관점에서의 숨겨진 대가는 물론, 생리적 균형의 관점에서도 숨겨진 대가를 요구하고 있다는 것을 분명히 알 수 있다. 한스 셀리에는 이렇게 썼다. "남아프리카 줄루족의 경우 도시화로 인한 스트레스가 고혈압 발생 사례를 증가시켰고, 심장 질환에도 더 잘 걸리게 만들었다. 베두인족이나 다른 아랍 유목민의 경우도 쿠웨이트에 정착한 이후 궤양성 대장염의 발병이 주목을 끌었는데 아마도 도시화의 영향 때문일 것이다."[186]

현재의 주도적인 사회경제 체제하에서 최근의 추세가 가족에게 미치는 중요한 영향은 '세계화'를 지향하는 최근의 경향에 의해 가속화되고 있다. 그리고 그 영향이 가족 구조의 토대를 훼손하고 있고 인간에게 의미와 소속감을 제공하던 유대 관계를 갈가리 찢어놓고 있다. 아이들은 발달 과정 동안 양육을 담당하는 어른 주변에서 과거보다 훨씬 더 적은 시간을 보낸다. 예전 같으면 확장된 가족, 마을, 공동체, 이웃에 기반을 두고 있던 연계 수단들이 탁아 시설이나 학교 같은 시설들로 대체되고 있다. 이런 시설에서 아이들은 믿을 수 있는 부모나 부모를 대신하는 사람들보다 또래들에게 더 기울어진다. 사회구조의 핵심 단위라고 생각되는 핵가족조차 견뎌낼 수 없는 압박을 받고 있다. 지금은 많은 가족들이 수십 년 전만 하더라도 한쪽 부모의 급여만으로도 확보할 수 있었던 기본 생필품을 확보하기 위해 부모 모두가 일을 해야 하는 상황이다. 한스 셀리에는 "아기와 엄마의 분리나 대인 접촉의 가능성을 거의 남겨두지 않는 온갖 유형의 자리바꿈들이, 감각 결핍의 흔한 형태들이다. 이런 것들은 주요 발병 요인이 될 수 있다"는 선견지명을 보였다.

미치 앨봄Mitch Albom은 《모리와 함께한 화요일》에서 근위축성 측색 경화증 말기 환자이자 자신의 전前 교수였던 모리 슈워츠가 "'죽어간다'는 말이 '쓸모없다'는 말과 동의어가 아니라는 걸 증명하기 위해 무진 애를 썼다"고 말한다. 당장 떠오르는 의문이 있다. 왜 그것을 증명할 필요가 있었느냐는 것이다. 무력한 아기든 무기력한 환자든 죽어가는 어른이든, 그 어떤 인간도 '쓸모없는' 인간은 없다. 핵심은 죽어가는 사람들도 쓸모가 있다는 것을 증명하는 것이 아니라, '가치를 인정받으려면 쓸모가 있을 필요가 있다'는 그럴듯한 개념을 거부하는 것이다. 모리는 자신의 '가치'가 다른 사람들의 욕구를 충족시키는 능력에 달려 있다는 것을 어린 나이에 배웠다. 많은 사람들이 생애 초반부터 가슴속에 새기는 똑같은 메시지가 우리 사회에 만연된 윤리에 의해 과도하게 강조된다. 사람들은 너무 자주 자신의 가치가 공리적인 기여에 의해서만 평가된다는 느낌을 받고 있으며, 만약 자신의 경제적 가치가 상실되면 희생될 수 있다는 느낌을 받고 있다.

의료 행위의 주요 특징이 되어가고 있는 정신과 신체의 분리 또한 우리문화의 주요 이데올로기다. 우리는 종종 사회경제적 구조나 관행을 질병과 건강한 삶을 결정짓는 요인으로 생각하지 않는다. 그것들은 대체로 '등식을 구성하는 요소들'이 아니다. 그러나 사회경제적 관계들이 건강에 심각한 영향을 미치고 있다는 과학적 자료들이 의심의 여지 없이 존재한다. 언론 매체나 의료계가—약학의 연구에 고무되어—콜레스테롤이 고혈압과 흡연 다음으로 중요한 심장 질환 요인이라는 견해를 끊임없이 퍼뜨리고 있지만, 증거를 놓고 보면 생업의 긴장이 다른 모든 위험 요인들을 합

친 것보다 더 중요하다. 더구나 전반적인 스트레스와 구체적인 생업의 긴
장은 고혈압과 콜레스테롤 수치의 상승을 불러오는 심각한 요인들이다.

경제적 관계들은 너무나 명백히, 소득이 많은 사람들이 건강에 유익한
음식과 생활 조건과 근무 조건을 누릴 능력이 되고, 또한 스트레스를 줄이
기 위한 건강한 노력을 감당할 능력이 된다는 이유로 건강에 영향을 미친
다. 토론토 요크대학교 보건정책관리대학원 부교수 데니스 라파엘Dennis
Raphael은 최근 캐나다와 다른 나라들에서 사회적 요인이 심장 질환에 어떤
영향을 미쳤는가에 관한 연구 결과를 발표했다. 그의 결론은 이렇다. "건
강을 유지하느냐 아니면 병에 걸리느냐를 결정짓는 가장 중요한 삶의 조
건 중 하나가 바로 수입이다. 아울러 북미 사회의 전반적인 건강은 사회의
총체적인 부富보다 구성원들의 수입 배분에 의해 더 많이 결정된다…… 의
학적인 위험 요인이나 생활 방식상의 위험 요인보다, 오히려 사회경제적
인 상황이 심혈관 질환의 주요 원인이며, 특히 아동기 시절의 상황이 중요
하다는 것이 많은 연구들에서 밝혀지고 있다."[187]

눈에 덜 띄기는 하지만 사회적, 직업적 측면에서의 지배력은 건강의 요
소로서 중요하다. 자신의 지배력에 대한 인식이 줄어들면 스트레스 수치
가 올라가므로, 업무나 생활에서 더 큰 지배력을 발휘하는 사람일수록 더
나은 건강을 누린다. 이런 원리는 급여는 비슷한데도 하위직 공무원이 상
급자보다 더 큰 심장 질환 위험에 처해 있음을 밝힌 영국의 화이트홀(런던
의 관청 소재지-옮긴이) 연구에서 입증되었다.[188]

행동과 질병이 여러 세대에 걸쳐 판형을 찍듯이 전승된다는 사실을 인
식한다면, 또한 가족과 인간의 삶에 미치는 사회적인 영향을 인식한다면,

우리는 도움이 안 될 뿐더러 비과학적이기까지 한 비난 문제에서 벗어날 수 있다. 비난을 내던지는 일이야말로 꼭 필요한 책임을 지는 일로 자유롭게 나아갈 수 있게 준다. 이 문제는 마지막 장에서 치유에 대해 숙고할 때 집중적으로 다루어질 것이다.

17

믿음의 생물학

유전자보다 강력한 감정의 생리 작용

캘리포니아 스탠포드대학교에서 일했던 분자생물학자 브루스 립턴Bruce Lipton의 질병, 건강, 치유에 대한 과학적 통찰은 깊은 의미를 담고 있다. 그는 대중 강연 때마다 개인 인터뷰에서 그러듯이 "개별 세포의 뇌는 무엇일까요?"라는 질문으로 과학적으로 청중의 의표를 찌르기를 좋아한다. 그가 청중들에게 듣는 전형적인 대답은 내 인터뷰에서 들었던 대답과 똑같이 "당연히 핵입니다"이다.

세포의 뇌는 핵이 아니다. 뇌는 우리의 의사 결정 기관이다. 환경과 의사소통을 하는 접점으로 작용하는 곳이 바로 뇌다. 개별 세포의 일생에서 뇌 활동과 비슷한 기능을 수행하는 곳은 핵이 아니라 세포막이다.

인간의 발달 과정에서 신경계와 피부는 모두 외배엽이라는 동일 조직에서 발생한다. 개별 세포는 세포막을 피부 겸 신경계로 사용한다. 세포막은 피부처럼 세포의 내부 환경을 에워싸며 보호한다. 동시에 세포막은 표면에 세포의 감각기관으로서 작용하는 수백만 개의 분자 수용체를 갖고 있다. 이 수용체들이 '보고' '듣고' '느끼고' 그리고—뇌처럼—세포의 외부 환경으로부터 도달되는 메시지들을 해석한다. 세포막은 여러 물질과 메시지들을 외부 세계와 교환하는 일을 촉진하기도 한다. 세포의 '의사 결정' 또한 유전자 물질이 위치하고 있는 핵이 아니라 세포막에서 이루어진다.

이 같은 기본적인 생물학적 진실을 이해하면, 인간의 행동과 건강은 유전자가 모든 것을 결정한다는 대중적인 억측을 넘어서 생각할 수 있게 된다. 그런 그릇된 믿음에 대해 사람들은 용서받을 여지가 있다. 2000년 인간의 게놈, 즉 인체 유전자 지도를 해독해내기 직전의 상황에 근접했다는 발표가 나오자, 과학자와 정치인들로부터 종교적인 경외심에 가까운 표현들과, 극적인 의학적 발전에 대한 예언들이 쏟아져 나왔다. 당시의 미국 대통령 빌 클린턴Bill Clinton은 게놈 완성을 위해 경쟁을 벌이던 두 과학자 집단의 휴전을 축하하는 행사를 백악관에서 열고 "우리는 오늘 신께서 생명을 창조하신 언어를 읽게 되었습니다"고 말했다. 미국의 의료유전학자이며 〈인간유전학아메리칸저널The American Journal of Human Genetics〉의 편집자인 스티븐 워런Stephen Warren 박사는 "저는 진심으로 이번 일이 의학에 혁명을 가져다줄 것이라고 생각합니다. 이제 무엇이 병을 일으키는지에 대해서뿐 아니라 무엇이 병을 예방하는지에 대해서도 알게 되었기 때문입니다"고 감격에 겨워 말했다.

게놈 프로젝트의 실제 결과는 실망스러울 수밖에 없는 운명이었다. 게놈 프로젝트에 의해 밝혀진 과학적 정보는 나름의 중요성을 지니고 있긴 하지만, 그 안에 가까운 장래에 광범위한 의학적 이익을 가져다줄 수 있는 내용은, 혹시 있다 해도, 거의 미미한 수준이다.

첫째, 아직 해결되지 않은 기술적 문제들이 산적해 있다. 인간의 유전자 구성에 관한 현재의 지식수준은 옥스퍼드 영어 소사전 한 질을 가지고 셰익스피어의 극작품이나 찰스 디킨스의 소설을 창작해내는 일에 비유될 수 있을 것이다. 지금 그들의 작품들을 복제해내기 위해 남아 있는 '모든 일들'은 전치사, 문법 규칙, 음성 기호를 찾아내는 일이고, 그런 다음에 두 작가가 작품 속 줄거리, 대화, 최고 수준의 문학적 기법에 어떻게 도달했는지를 이해하는 일이다. 좀 더 분별력이 있던 한 과학 담당 기자는 이렇게 썼다. "게놈은 생물학적인 프로그래밍이다. 그러나 진화 과정은 유전자들이 어디서 시작하고 어디서 끝나는지를 보여주는 구두점 사용법 제공조차 소홀히 했다. 개별 유전자가 무슨 일을 하게 되어 있는지에 관해 도움이 될 만한 기록은 더 말할 필요도 없다."

둘째, 최근 의료계의 사고방식과 대중들의 의식의 특징이 되어가고 있는 유전자 근본주의적인 주장과 달리, 유전자만으로는 인간의 복잡한 심리적 특성, 행동, 건강, 질병을 도저히 설명할 수 없다. 유전자는 단순한 암호 규약에 불과하다. 그것은 정해진 규칙으로서 작용할 뿐이며, 개별 세포에 특징적인 구조와 기능을 제공하는 단백질 합성에 필요한 본뜨기 형판으로서만 작용할 뿐이다. 말하자면 유전자란 활기차고 역동적인 건축 계획이며 기계 설계 계획이다. 그 계획이 실현되느냐 실현되지 않느냐 여부는 유전자 자체보다 훨씬 더 많은 다른 사항들에 의존한다. 유전자는 생체라는 환경과 관련하여 존재하고 기능을 발휘한다. 세포 활동은 단순히 세포핵 속에 들어 있는 유전자들에 의해서가 아니라, 생체 전체의 필요성에 의해—그리고 그 생체와 생존해나가는 환경의 상호작용에 의해 활동 범위가 규정된다. 유전자는 환경에 의해 작동 스위치가 켜지고 꺼진다. 이런 이유 때문에 인간의 발달, 건강, 행동에 가장 큰 영향을 미치는 것은 바로 양육 환경이라고 할 수 있다.

동물이나 식물을 키우는 사람이라면, 동식물의 유전적 자질과 잠재력의 발현에는 무엇보다도 초기의 보살핌이 중요하다는 점에 이의를 달지 않을 것이다. 그런데 많은 사람들이 과학과 거의 무관한 이유로, 인간의 발달에 동식물을 키울 때와 같은 개념이 적용된다는 것을 잘 이해하지 못한다. 이런 사고의 마비가 한층 더 아이러니한 것은, 모든 동물 중에서 장기간에 걸친 기능 작용이 아동기의 환경에 가장 극심하게 통제받는 동물이 바로 인간이기 때문이다.

질병, 그리고 건강과 관련된 문제들 대부분에서 유전적 요인이 결정적인 역할을 한다는 증거가 불충분하다는 것을 감안한다면, 도대체 게놈 프로젝트와 관련된 야단법석은 왜 일어났던 것일까? 또한 만연한 유전자 근본주의는 도대체 왜 생겨난 것일까?

우리는 사회적 존재이다. 그리고 과학도 다른 학문 분야들처럼 그 나름의 이데올로기적 특성과 정치적 특성을 갖는다. 한스 셸리에의 지적처럼, 종종 과학자의 공인되지 않은 가정이 미래에 발견될 사실들을 제한하고 한정한다. 정신적 질병이든 신체적 질병이든 질병이란 우선적으로 유전에 영향을 받는다는 견해를 받아들이면, 우리가 살고 있는 사회의 특성에 관한 곤란한 질문을 회피하게 된다. 만약 '과학'이 빈곤, 인공적인 독소, 광적인 스트레스로 가득 찬 사회가 질병의 원인이 아니라고 무시하게 만든다면, 우리는 단순한 해결책에만 의존할 수 있을 뿐이다. 약리학적인 해결책이나 생물학적인 해결책 말이다. 이런 식의 접근 방식은 우리 사회에 널리 만연한 사회적 가치와 구조를 정당화하거나 보존하는 데 일조한다. 물론 이런 접근 방식이 이익이 될 수도 있을 것이다. 게놈 프로젝트에 참여한 개인 기업체 셀레라 사의 주식 가치는 1999년에서 2000년 사이에 무려 1,400퍼센트나 치솟았다.

게놈 과열 현상은 불충분한 과학일 뿐만 아니라 신학적으로도 의심스럽다. 창세기의 창조 이야기 속에서 신은 세상을 먼저 만들고, 그다음에 자연을 만들고, 그런 다음에야 비로소 지상의 물질인 흙으로 인간을 빚었다. 빌 클린턴은 몰랐을지 모르지만, 신은 인간이 처음 창조되는 순간부터 결코 주변 환경과 떨어져서 이해될 수 없는 존재라는 것을 알고 있었다.

인간의 생체 환경은 신체적, 정신적 환경이며, 이 환경이 평생 동안 우리의 발달을 구체화시키고, 세상과 우리의 상호작용에 영향을 미친다. 개별 세포의 환경은 그 세포의 직접적인 주변 환경이며, 세포는 주변 환경을 통해서 근처의 세포들과, 멀리서 통제되는 신경 끝자락들과, 화학물질을 분비하는 먼 곳의 기관들에서 만들어지는 메신저 물질들을 받아들인다. 이런 정보 물질들은 세포의 표면에 있는 수용체에 달라붙는다. 그런 다음 세포막에서—그 순간 세포가 얼마나 수용적이냐에 따라서—작동 인자 물질이 생산되고, 이 물질이 세포핵으로 들어가 유전자들에게 특별 기능 수행을 위한 특수 단백질을 합성하라고 지시한다. 브루스 립턴의 설명에 의하면 이런 단백질 합성물—지각知覺 단백질이라고 불린다—이 세포의 기능을 주변 환경과 통합시키는 '스위치' 역할을 한다.

지각 단백질은 분자 유전자 메커니즘을 통해 만들어지지만, 지각 단백질의 활성화는 주변 환경의 신호들에 의해 '통제'되거나 촉발된다…… 환경의 통제적인 영향은 줄기 세포(아직 특정한 조직 형태로 분화되지 않은 다중 잠재력을 지닌 배아 세포-옮긴이)에 대한 최근의 연구들에서 강조되고 있다. 줄기 세포는 자신의 운명을 통제하지 못한다. 줄기 세포의 분화는, 그 세포가 위치하게 되는 환경에 근거한다. 예를 들어 각기 다른 세 가지 배양 환경이 만들어질 수 있다. 만약 줄기 세포가 1번 배양 접시에 놓이면 그것은 골세포가 될 수 있다. 같은 줄기 세포가 2번 배양 접시에 놓이면 그것은 신경 세포가 될 것이고, 3번 배양 접시에 놓이면 간세포가 될 것이다. 세포의 운명은 자체 내에 함유된 유전자 프로그램이 아니라, 그 세포와 주변 환경의 상호작용에 의해 '통제'된다.[189]

생물학적 활동에 관한 립턴 박사의 날카로운 설명의 결론은, 세포는 어떤 주어진 시간에 —인간의 전체 생체처럼— 방어 모드에 들어가거나 성장 모드에 들어가지만, 동시에 두 가지 모드로 들어갈 수는 없다는 것이다. 환경에 대해 우리가 지각한 내용은 세포의 기억 장치에 저장된다. 아동기의 환경이 미친 영향이 만성 스트레스가 되면, 발달 과정 중인 신경계와 PNI 슈퍼계의 다른 기관들은 '세상은 안전하지 못하며 심지어 적대적인 곳'이라는 전기적, 호르몬적, 화학적 메시지들을 반복적으로 받아들인다. 그렇게 지각된 내용은 분자 수준에서 우리의 세포 속에 프로그램된다. 아동기에 겪는 경험들이 세상에 대한 태도를 좌우하고, 세상과 관계를 맺게 될 자신에 대한 무의식적인 믿음을 결정하는 것이다. 립턴 박사는 그런 과정을 '믿음의 생물학'이라고 부른다. 다행히 인간의 경험과, 영원히 펼쳐지는 인간의 잠재력은 이런 믿음의 생물학이 생리적으로 깊이 뿌리박혀 있더라도 돌이킬 수 없는 것은 아니라고 보증한다.

우리는 스트레스가 스트레스 요인과 처리 시스템 사이의 상호작용의 결과라는 사실을 살펴본 바 있다. 그런 처리 기관이 바로 뇌의 감정 중심부의 영향을 받으며 작동하는 신경계다. 생애 초기에 그런 처리 기관에 의해 주입되는 믿음의 생물학이, 평생 동안 우리의 스트레스 반응에 결정적인 영향을 미친다. 우리는 과연 스트레스 요인들을 인지하고 있는가? 건강한 삶에 대한 잠재적인 위협을 확대하고 있는가, 아니면 최소화하고 있는가? 자신이 외롭다고 느끼고 있는가? 무기력하다고 느끼고 있는가? 도움이 필요 없다고 느끼고 있는가? 도움을 받을 만한 자격이 없다고 느끼고 있는가? 사랑받는다고 느끼고 있는가? 사랑을 받을 자격을 얻기 위해 열심히 노력해야 한다고 느끼고 있는가? 절망에 빠져 자신이 사랑스럽지 못한 존재라고 느끼고 있는가? 이런 자문들이 세포 차원에 깊숙이 박혀 있는 무의식적인 믿음들이다. 의식의 차원에서 우리가 무슨 생각을 하든, 바로 이런 무의식적인 믿음들이 우리의 행동을 '통제'한다. 이런 믿음들은 우리를 폐쇄적인 방어 모드로 유지시키기도 하고, 열린 태도로 성장과 건강을 받아들이게 하기도 한다. 이제 이처럼 마음속 깊은 곳에 깊게 박혀 있는 믿음들에 대해 좀 더 자세히 들여다보기로 하겠다.

1. 나는 강해야 해

예술가이자 탐독가인 아이리스는 대단히 지적이다. 그녀는 10년 전 42세의 나이에 루푸스 진단을 받았다. 아이리스는 유럽에서 성장했고 20대 초반에 가족들과 미국으로 이민 왔다. 그녀의 아버지는 고압적인데다 예측할 수 없는 사람이었고, 어머니는 그녀의 말에 의하면 그런 "아버지와 떨어져 살 수 없는 사람"이었다.

"저도 마음이 아니라고 말하지 못할 때 몸이 대신 말한다는 이 이론에 대해 생각해본 적이 있었어요"라고 그녀는 말한다. "전에 그런 이야기를 들어봤습니다. 그리고 예전부터 그런 원칙에 동의했지요. 다만 그 원칙을 나와 관련지어 생각하고 싶지 않았던 것뿐입니다."

"왜 그랬죠?" 내가 그녀에게 물었다.

"나 자신이 충분히 강하지 못하다는 뜻이죠…… 충분히 강해지기 위해 어떤 일도 할 능력이 없다는 뜻이죠." 이 말이 내 이론을 탐탁해하지 않던 한 난소암 환자를 떠오르게 했다. 그 환자의 말은 내 이론이 자기를 '겁쟁이'처럼 보이게 만든다는 것이었다.

"실제로 '충분히 강하지' 않다 한들 그게 무슨 상관입니까?" 내가 말했다. "만약 1만 파운드짜리 무게를 들어 올리려고 애쓰고 있는데 누군가가 '당신은 그 일을 할 만큼 충분히 강하지 못해'라고 말한다면 저는 그냥 그 사람 말에 동의할 겁니다."

"저는 그런 상황이라면 그 사람에게 '당신 뭐야, 바보야?' 하고 말할 겁니다."

"바로 그게 핵심 요점입니다. 문제는 힘이 없는 것이 아니라, 자신에게 불가능한 요구를 하는 것입니다. 충분히 강하지 못하다고 해서 뭐가 잘못된 것입니까?"

만성질환에 걸린 많은 사람들의 특징, 즉 마음속 깊은 곳에 자신이 충분히 강해야 한다는 믿음을 갖는 태도는 방어적인 태도다. 부모가 자신을 정서적으로 지지할 수 없다는 것을 감지한 아이는 "그래, 그럼 나 스스로 모든 일을 처리할 수 있어" 하는 태도를 개발하는 편이 더 낫다고 생각한다. 그렇지 않으면 그 아이는 자신이 거부된다고 느낄 수 있다. 거부된다는 느낌을 가지지 않는 방법 중 하나는 결코 도움을 청하지 않고, 자신이 '나약하다'는 사실을 결코 인정하지 않고—오직 나 혼자 힘으로 모든 고난을 견뎌낼 수 있다고 믿는 것이다.

아이리스는 친구들이 문제가 생겨 자신을 찾아오면 그때 그들이 나약하다고 비난하지 않는다고 선뜻 인정했다. 그러면 친구들이 편안해하며 의지하고, 그녀를 공감하며 지지해주는 사람으로 생각한다는 것이다. 그녀의 이중 잣대—다른 사람들보다 자신에게 더 높은 기대치를 부여하는—는 체력적인 힘과 아무런 관계가 없는 것이 분명했다. 그것은 아이가 경험하는 것 같은 정신적인 힘의 결핍과 관계가 있었다. 아이는 정신적인 힘이 부재하기 때문에, 자신이 마땅히 그래야 하는 것보다 오히려 더 강할 수 있다.

2. 화를 내는 건 내게 옳은 일이 아니야

시즈코는 장성한 두 자녀를 둔 49세의 어머니다. 그녀는 유학생 신분으로 캐나다에 도착한 직후였던 21세 때 류머티즘 관절염 진단을 받았다. 친어머니는 그녀가 네 살 때 돌아가셨다. 그 후 아버지는 그녀의 이모, 즉 엄마의 여동생과 재혼했다. "새어머니는 자식들보다 일을 더 좋아했습니다"고 그녀는 말한다. 그녀의 아버지는 아내의 물질적 욕구와 욕망은 모두 충족시켜주었지만 집을 떠나 있기 일쑤인 사람이었다.

시즈코는 5년 전 정신적으로 소원한 관계였던 남편과 이혼했다. "결혼 생활이 끔찍했습니다. 남편과 함께 사는 동안 저는 아이들을 키우느라고 늘 피곤했습니다(피곤함은 류머티즘 질환의 흔한 증상이다). 저는 오후 3시도 안 되어 침대에 눕곤 했습니다. 그러면 남편이 늘 제게 '당신은 도대체 아무 일도 안 하는 사람이야, 아무 일도'라고 불평했습니다. 남편은 제가 자기를 무료 급식표처럼 이용해 먹는다고 말했습니다."

"화가 났던 적이 없었나요?"

"있었지요. 저는 그에게 화가 났습니다."

"그 화를 표현하셨나요?"

"아니요…… 새어머니가 저를 키우신 방식이, 화를 내는 사람이 되어서는 안 된다는 것이었다고 생각합니다."

3. 만약 내가 화를 낸다면 사랑스러운 사람이 못 될 거야

식도암에 걸린 앨런은 불행한 결혼 생활을 해왔다. 그가 아내에 대해 "아내는 제가 원하는 낭만적이고 친밀한 모습을 지닐 수 없는 사람이었습니다"고 느꼈던 것을 독자들이 기억할지 모르겠다.

"불만은 어떻게 표현하십니까? 혹시 부인의 그런 모습에 화를 내시나요? 그런 모습에 화가 난다고 느끼십니까?"

"요즘은 늘 화가 나기 때문에 대답하기 곤란하네요. 요즘은 아내의 그런 모습에 대해 더 많이 이야기합니다."

"암 진단 이전에는 화를 어떻게 처리하셨습니까?"

"모르겠습니다. 무슨 말씀을 하시는지는 알겠습니다. 아마 선생님 짐작이 맞을 겁니다."

"화를 억압하는 건 어디서 배우셨죠?"

"좋은 질문이군요—그 점에 대해 충분히 숙고해봤다고 생각하지는 않습니다. 아마 화를 억압하는 제 태도는 다른 사람들이 저를 좋아해주었으면 좋겠다는 욕망에서 생겨났을 겁니다. 화를 내면 사람들이 좋아하지 않잖아요."

4. 내가 온 세상을 다 책임져야 해

55세의 사회사업가 레슬리도 자신의 병—궤양성 대장염—이 대인 관계의 스트레스 때문에 생겼다고 생각했다. "첫 번째 결혼 생활을 하는 동안 병이 시작되었습니다. 스트레스가 엄청 많았지요. 그리고 바로 그 무렵이 최악의 상황이었습니다. 지금도 가끔 출혈이 조금 있지만 아주 제한적입니다.

첫 번째 아내와 제 관계는 늘 부침이 심했습니다. 아내는 매사에 시큰둥한 사람이었다는 생각이 듭니다. 그건 결코 동반자 관계가 아니었습니다. 아내 대신 제가 생각을 해야 했습니다. 둘이 함께 할 수 있는 일을 저 혼자 생각해야 했으니 정말 짜증이 났습니다. 아내는 뭘 하고 싶어 하는지 결코 말하지 않았습니다. 제가 우리 둘 다 좋아할 거라고 생각되는 영화, 즉 함께 가서 행복하게 관람할 수 있는 영화까지 제안해야 했습니다."

"그런 역할을 맡는 것이 불편하지 않았나요?"

"왜 아니겠습니까?"

"그렇게 화가 나면 그 화를 어떻게 했습니까?"

"삭여버렸지요—별 문제 없어요. 싸움을 할 수 없었습니다. 그랬다간 아내가 '당신도 알다시피 이건 끔찍한 결혼 생활이야'라고 말했을 테니까요. 아내와의 갈등은 우리의 관계가 나쁘다는 지표로 여겨졌습니다.

저는 아주, 아주 조심해야 했습니다. 저는 현재의 아내인 이버와 교제를 시작하고 나서, 그리고 가끔 그녀와 다툼을 벌이면서 비로소 미소를 되찾기 시작했습니다. 저는 이버에게 우리가 실제로 다투고 견해 차이를 보이는 것이 정말 즐겁다고, 그리고 그런 일을 하는데도 그녀가 내 곁을 떠나지 않을 거라는 것이 기쁘다고 말했습니다. 저는 사람들이 저를 버리고 떠나는 것이 정말 두렵습니다."

레슬리는 병의 증상이 처음 나타나고 나서 몇 달이 흐른 뒤에야 도움을 받으러 의사를 찾았다. "저는 문제가 발생한 제 약한 모습을 받아들일 준비가 안 되어 있었습니다. 제 이런 태도는 제게 잘못된 점이 하나도 없어야 하고 제 모습이 완벽하게 바른 모습이기만을 바라는 완벽주의와 관계가 있었습니다."

레슬리가 아홉 살 때 아버지가 갑자기 심장마비로 돌아가셨다. 그리고 그로부터 2년 뒤 형이 뇌동맥류로 급사하는 일도 지켜봐야 했다. "그런 일들을 겪고 나서 저는 매일 밤 강박적으로 어떤 의식을 치렀습니다. 더 이상은 사람들이 죽지 않을 것이라고 확신하기 위한 일과였습니다. '죽지 마세요, 죽지 마세요……'라고요. 그런 의식은 제 생전에 더 이상 사람들이 죽지 않게 하는 제 나름의 단속 방식이었습니다.

어느 날 제 담당 정신건강의학과 의사와 이야기를 나눌 때였습니다. 저는 그에게 '그 의식을 그만두었습니다. 그런데 그 의식 때문에 무슨 일이 생겼었는지는 모르겠습니다'라고 말했습니다. 그 순간 마치 '아하' 하며 깨닫는 것 같은 경험을 했습니다—그런 깨달음이 불현듯 찾아왔습니다. '무슨 일이 생겼는지 알겠다. 그래서 내가 사회사업가가 된 거구나. 그래서 지금 내가 세상을 구하려고 노력하고 있는 거구나!'

그런데 세상을 구하겠다고 아무리 노력해도 성공하지 못하고 있다는 것이 큰 스트레스를 일으켰습니다. 저는 2~3년 전 스트레스 휴가를 떠났습니다. 결국 저는 세상을 구할 수 없다는 걸 깨달았습니다. 저는 정신건강의학과 의사와 함께 만든 주문까지 외웠습니다. '신이 아니라 안내자가 되자'라고요. 그 주문이 제게 효과가 있었습니다."

"저기 온통 사악하고 엉망진창인 바깥세상이 레슬리 씨 탓이라고 생각했다는 겁니까?"

"제 탓이든 아니든, 한때 제가 그런 세상을 고치는 사람이 되겠다고 믿었지요."

"그게 레슬리 씨가 하던 일에 어떻게 구현되었나요?"

"글쎄요. 만약 제 '부모들'—제 클라이언트들을 이렇게 부르는 겁니다—이 잘 지내지 못하면 저는 지식이 부족한 거라고 생각했습니다. 저는 더 많이 알고 더 많은 기술을 가져야 할 필요가 있었습니다. 올바른 해결책을 찾고, 더 열심히 일하고, 더 많은 것을 읽고, 연수회에 참가할 필요가 있었습니다." 레슬리가 클라이언트라는 단어 대신 부모라는 단어를 쓴 것이 프로이트심리학적으로 무슨 의미가 있는지는 깊이 따져볼 필요도 없었다. 그는 아버지와 형이 죽고 난 후 어머니의 으뜸 동반자이자 위안이었다. 그런데 그것만이 아니었다. 사실 그는 태어날 때부터 그런 역할을 맡아온 것으로 판명되었다.

"어머니는 진심으로 제 행복을 바라셨습니다. 어머니는 늘 제가 행복해지는 데만 신경 쓰셨습니다. 그러니 행복해지는 일이 제가 늘 하려고 노력하던 일이었습니다. 저는 어린 시절부터 행복해지려고 노력했습니다. 저는 우울하다는 것이 뭔지도 몰랐습니다. 저는 심지어 슬픈 감정이 뭔지도 몰랐습니다.

어머니는 제가 참 착한 아이라고 말씀하시곤 했습니다. 형은 그러지 못했죠. 저는 너무 착해서 어머니가 한밤중에 저를 깨우면 한동안 함께 놀다 다시 잠자리로 돌아가 잠들 정도였습니다."

"대체 어머니가 왜 그러셨던 거죠?"

"아마 외로우셨거나 뭔가 관심이 필요하셨던 것 아닌가 싶습니다."

"그러니까 유아 시절부터…… 그런 노력을 했어야 했다는 겁니까?"

"아버지와 어머니의 결혼 생활은 끔찍했습니다. 두 분은 자주 다투셨습니다―아버지가 돌아가시기 직전의 상황은 나빴습니다. 어머니를 행복하게 만드는 것은 제 임무였습니다."

5. 나는 무슨 일이든 처리할 수 있어

55세의 공무원 돈은 대장암으로 인해 결장 일부분을 떼어냈다. 그의 만성 스트레스 중에는 직장 생활을 과도할 정도로 성실히 해야 한다는 강박관념이 있었다. "저는 업무량과 관련하여 문제가 생기면 화가 났습니다." 그의 말이다. "화가 적절한 말인지 모르겠습니다. 그냥 좌절했다고 하겠습니다. 책상 위에 수북이 쌓인 일거리를 처리할 수 없다는 좌절감 말입니다."

"그런 좌절감을 어떻게 했습니까?"

"긴장의 끈을 조인 뒤 산책을 나가 마음을 진정시키고, 그런 다음 돌아와 일에 파묻혀 결국 다 해냈습니다."

"일을 배분해준 사람을 찾아가 당신이 맡은 일이 한 사람이 처리하기에는 너무 과중한 양이라고 말하지 그러셨습니까?"

"저는 그런 일은 결코 하지 않았습니다. 제가 무슨 일이든 처리할 수 있는 사람이라는 것이 그 이유입니다. 부서 내에서 가장 많은 서류를 가장 훌륭히 처리하는 사람이 되자는 것이 제 결심이었습니다."

"왜죠?"

"두 가지 이유가 있습니다. 첫째, 경쟁 본능입니다. 둘째, 보수를 많이 받습니다. 그래서 제가 최선을 다해 일을 하는 겁니다. 제가 늘 택하는 방식은 '일만 줘봐, 내가 다 해낼 테니. 더 많은 일을 내게 줘봐, 내가 일을 더 많이 할 테니. 내게 일을 적게 주면, 그러면 일을 적게 하는 거지, 뭐'라는 방식입니다."

"직원 감축이 있어서 예전과 같은 분량의 일을 더 적은 수의 직원들이 하게 되는 상황에서는요?"

"그래도 제가 더 많은 일을 할 겁니다. 실제로 저는 종종 업무량에 대해 불평하는 사람이 있으면 가서 일을 빼앗아왔습니다. 물론 늘 이런저런 서류 일을 좀 더 잘할 수 있었을 거라는 일말의 죄책감은 있었습니다. 저는 늘 감당할 수 있는 것보다 조금 더 많은 일을 했지요. 저는 누구보다도 더 많은 일을, 누구보다도 더 빠른 시간 안에 할 수 있는 사람이라는 이미지를 내보이는 데 자부심을 느꼈습니다."

"혹시 그런 태도가 어린 시절과 관련이 있나요?"

"어머니가 부분적인 이유일 겁니다. 제가 A학점 3개, B학점 3개짜리 성적표를 집에 갖고 와도 어머니는 '왜 A학점이 6개가 아니니?'는 식으로 반응하시곤 했습니다. 제가 하는 어떤 일도 충분히 훌륭하지 않았던 겁니다. 어머니는 늘 제가 당연히 전문직 종사자가 될 거라고 생각하셨습니다. 그랬던 제가 건설 노무자로 직장 생활을 시작했으니 크게 실망스러운 일이었을 겁니다."

6. 나는 다른 사람들이 원하지 않아 — 나는 사랑스러운 사람이 아니야

질다 래드너는 평생 다른 사람들이 자신을 원하지 않는다는 느낌을 지니고 살았다. 질다의 절망감이 얼마나 깊었는지를 보여주는 증거가 세상을 떠난 후 남편 진 와일더Gene Wilder가 찾아낸 글들 속에서 나왔다. 그중 '오른손 질문 — 왼손 대답'이란 제목의 글 속에는 질다의 오른손으로 쓴 질문과 왼손으로 쓴 대답들이 적혀 있었다. 이런 글쓰기 기법과 제목은 특히 의미가 깊다. 왼손은 전체관적이고 감정적인 뇌 부위인 우뇌가 지배하기 때문이다. 오른손 질문은 이렇게 묻는다. "암이 네 몸 안에 있는 엄마 같은 존재니?" 왼손 답은 이렇다. "그 엄마가 내가 살아 있는 걸 바라지 않아."

7. 나는 뭔가 일을 안 하면 존재하지 않아. 나는 내 존재를 증명해야 해

천식 환자였던 대학교수 조이스는 무슨 일이든 바쁘게 하며 지내지 않을 때 찾아오는 무서운 공허감에 대해 이야기했다. 나는 그녀에게 그런 공허감이 무엇을 말하는 것이냐고 물었다.

"제가 일거리나 요구된 일들을 완수하지 못하면 진정으로 존재하는 것이 아니라는 공포감과 관련된 공허감입니다. 저는 어렸을 때 가족이라는 온전한 방정식의 구성 요소가 아니었습니다. 저는 아버지, 어머니, 오빠에게 일어났던 그 모든 긴장 관계의 일원이 아니었습니다. 저는 오빠보다 여덟 살이나 어린데다 딸이었습니다. 저는 완벽한 소녀였습니다. 이런 상황이 쭉 계속되었습니다. 저는 제가 세상에서 무슨 일인가를 하지 않으면 그건 존재하는 것이 아니라는 느낌이 들었습니다."

8. 보살핌을 받을 자격이 있으려면 몸이 아주 아파야 해

엔젤라는 2년 전 45세의 나이에 자궁암 진단을 받았다. 진단이 있기 전에 이미 그녀는 알코올중독, 거식증-폭식증, 우울증, 섬유 근육통으로 갖은 고생을 하고 있었다. 그녀는 체중 감소를 위해 장 우회 수술까지 받았다. 체중은 1년 만에 150파운드(약 68킬로그램)나 빠졌지만 이내 다시 불어났다. 스트레스 수치도 식습관도 변화가 없었기 때문이었다. 나는 악성종양이나 다른 만성질환에 걸린 사람들을 위한 밴쿠버의 상담 및 지원 센터 '희망의 집'에서 엔젤라를 인터뷰했다.

"저는 왠지 암이 선물처럼 느껴집니다. 그게 저를 '레브뉴 캐나다(캐나다 연방 정부 국세청-옮긴이)'에서 벗어나게 해주었기 때문이죠. 저는 지난 12년간 회계 감사관으로 일했습니다. 저는 제 직업이 너무 싫었습니다. 저는 어린 시절부터 대립이나 갈등이 있으면 그것을 제 개인 일로 받아들이지 않는 일이 불가능한 사람이었습니다. 회계 감사를 받게 되면 사람들은 흥분해서 정부나 세금에 관한 온갖 증오를 감사관에게 투사시킵니다. 그러면 저는 그것을 다 받아들였습니다."

"엔젤라 씨가 그토록 싫어하고 불편해하던 직업을 벗어나기 위해 암이 필요했던 이유는 뭡니까?"

"저는 대부분의 시간 동안 우울했습니다. 하지만 대안이 없다고 생각했습니다. 저는 열일곱 살 때부터 일을 해왔습니다. 저는 다른 종류의 직업이었다면 몸이 지독히 아픈 것이 용인되지 않았을 거라는 걸 알았습니다. 저는 몸이 몹시 아팠습니다. 정부에서 일하면 바퀴살 같은 존재가 됩니다. 수백 명이 자기와 똑같은 일을 합니다. 따라서 자기가 하는 일이 완결되지 못해도 그 일을 다른 사람에게 돌릴 수 있습니다. 그런 이유로 별다른 걱정 없이 제가 그곳에 계속 머무를 수 있었던 겁니다."

"암이 어떻게 엔젤라 씨가 그곳에서 벗어나게 해준 겁니까?"

"암 진단을 받고 나서 저는 이곳 '희망의 집'에 다니며 카운슬러들과 이야기를 나누기 시작했습니다. 그들에게서 제 감정과 삶을 들여다보라는 권유를 받았습니다. 저는 애초부터 제가 진정으로 해야 할 일이 아니었던 일에 꿰맞추려고 애써왔다는 사실을 깨달았습니다."

"그들이 제 책의 제목을 말해주었나요?"

"그렇습니다. 제 몸도 아니라고 말했습니다. 저는 지난 2년간 심각한 출혈을 겪었고 검사도 계속 받고 있었습니다. 조직 검사도 두 번 했는데—두 번째 검사에서 암세포가 발견되었습니다.

의사들이 제게 암이라는 단어를 말하는 순간 제 직관이 1/1,000초의 몇 분의 1이나 될까 말까 하는 찰나적인 순간에 '레브뉴 캐나다 때문이야'라고 말했습니다. 그것이 너무나 명백했습니다. 사실 저는 지난 12년간 그런 메시지를 받고 있었습니다. 그런데 그것을 무시하고 살았던 겁니다."

"그게 바로 제가 묻는 내용입니다. 마음먹은 일을 하기 위해 왜 암이 필요했던 겁니까?"

"암이 구체적인 병이었기 때문입니다. 저는 오로지 '기분 장애만으론 충분하지 않아'라는 생각만 하고 있었습니다. 폭식증만으론 충분하지 않았습니다. 기분 장애를 대하면 사람들은 모두 당사자에게는 아무 문제가 없다는 식으로 생각합니다. 이러쿵저러쿵 말들만 많지요."

"하지만 뇌가 관련되잖아요. 뇌는 신체 기관입니다. 기분 장애도 자궁암만큼이나 생리적인 질환입니다."

"저도 동의합니다. 하지만 그건 그것을 바라보는 저의 판단이죠. 저는 가족과 사회에 의해 길들여진 내용만 믿고 있었습니다.

제가 우울증을 겪고 있고 제 직업이 저를 아프게 만들고 있다는 사실은 제 마음속으로는 충분치 않았습니다. 저는 다른 사람들—가장 중요하게는 제 가족들—이 어떻게 생각하느냐가 너무 신경 쓰였습니다."

암 진단 이후 엔젤라가 찾은 지원 시스템이 그녀가 문제를 직면할 수 있게 해주었다. "저는 전에는 결코 느껴보지 못한 안도감을 느꼈습니다"고 그녀는 말한다. "특히 레브뉴 캐나다 퇴직을 마무리 지을 때 그랬습니다. 이후 저는 다양한 일을 해보고, 자신을 위해 일을 해보고, 열정을 느끼는 일을 해보라는 격려를 받았습니다."

인간에게는 어떤 일도 일어날 수 있다고 한다지만, 질다의 어머니가 딸이 세상에 존재하지 않기를 진심으로 바랐다거나, 레슬리의 어머니가 아들이 자신의 행복을 책임져주기를 진심으로 바랐다거나, 앨런의 부모가 그에게 화를 안 낼 때만 사랑스럽다는 뜻을 전했다거나 하는 일들은 인정하기 힘든 일일 것이다. 대부분의 부모들은 자기 아이들에 대해 무조건적인 사랑을 느끼며, 그런 사랑을 아이들에게 전달하고 싶어 한다. 이런 사실을 아는 것은 물론 중요하다. 그러나 그것이 핵심은 아니다. 핵심은, 세상과 상호작용한 것들을 마음속 깊은 곳에서 해석한 내용에 근거하여 생겨난, 아이의 무의식적인 믿음이다. 세포 차원에서 깊숙이 박혀 있는 이런 해석이 무엇을 느끼고, 무슨 일을 하고, 사건에 어떻게 반응하는지를 너무나 많이 지배하는 '믿음의 생물학'을 구성한다.

우리가 살펴본 모든 사례들 속의 수많은 질병들을 발생시키는 주요 원인이 바로 무의식적인 믿음들이 유발하는 과도한 스트레스다. 만약 우리가 치유를 원한다면, 어린 시절부터 받아들여온 '믿음의 생물학'을 고통스럽지만 서서히 뒤집어나가는 일부터 시작하는 것이 필수적이다. 어떠한 외부적인 치료 행위가 행해지든 간에 치유의 주요 동인은 우리 내부에 존재한다. 반드시 내부의 환경이 변화해야 한다. 건강을 찾는 일과 건강을 완전히 이해하는 일은, 자신의 '믿음의 생물학'의 핵심을 탐색하고 여행하는 일을 필요로 한다. 그리고 그런 일은 우리의 삶을 재고하고 재인식하는 일 — 글자 그대로 재再-인식re-cognizing, 즉 '다시 알게 되는 일' — 을 의미한다.

사람들이 어떤 치료 방식을 선택하든 간에 — 보완 치료와 병행되기도 하고 병행되지 않기도 하는 전통적인 의료를 선택하든, 에너지의학이나 다양한 정신 신체 기법 같은 대안적 치료 방식을 선택하든, 아유르베다의학이나 요가나 중국의 침술 같은 오랜 전통의 동양적 치료 행위를 선택하든, 보편적인 명상 수련법을 선택하든, 심리 치료를 선택하든, 영양학적 치료를 선택하든 간에 — 치유의 핵심은 개인의 적극적인 선택, 자유로운 선택, 정보에 근거한 선택이다. 자유를 향한 인간의 그런 타고난 능력을 발견하는 방법은 무수히 많이 존재하며, 수많은 가르침과 책과 다른 자료들 속에 안내되어 있다. 스트레스로 가득 차 있는 억압적인 외부 상황으로부터의 해방은 필수적인 일이다. 그러나 그런 해방은 먼저 우리에게 뿌리 깊게 박혀 있는 '믿음의 생물학'의 억압으로부터 자신을 해방시킬 때만 가능하다.

18

부정적인 사고의 힘

장밋빛 안경을 벗고 진실을 직면하라

밴쿠버의 종양학자 캐런 겔먼Karen Gelmon은 암에 종종 사용되는 전쟁에 관한 비유를 좋아하지 않는다. 그녀는 그런 비유가 "충분한 위력만 있으면 억제할 수 있고 쫓아낼 수 있다는 생각에서 나온 것"이라고 말한다. "그런 생각은 모든 일이 전투라고 주장합니다. 저는 그게 암을 바라보는 데 있어 도움이 되는 방식이라고 생각하지 않습니다. 첫째, 그런 생각은 생리학적으로 타당하지 않습니다. 둘째, 저는 그런 생각이 심리적으로 건강에 유익하다고 보지 않습니다.

우리의 몸에서 일어나는 일은 물이 흘러나는 것과 같습니다─유입이 있으면 유출이 있습니다. 그리고 그런 흐름의 모든 양상이 다 통제될 수 없습니다. 우리는 그 흐름을 이해할 필요가 있습니다. 우리가 영향을 줄 수 있는 것이 있고, 영향을 줄 수 없는 것이 있다는 사실을 알 필요가 있습니다. 그런 일은 전투가 아닙니다. 그건 균형과 조화를 찾기 위한 밀고-당기기 현상이고, 상충하는 힘들을 반죽해서 하나의 덩어리로 만들어내는 일입니다."

질병의 군사 이론이라고 부를 수 있는 가설에서는, 질병을 생체가 전투를 벌여 패퇴시켜야 하는 외래 집단, 즉 적군으로 간주한다. 그런데 이런 시각은 한 가지 중요한 질문에 대한 대답을 내놓지 못하게 한다. 그것은 심지어 몸을 침공한 미생물을 확인하여 항생제로 죽이는 일이 가능한 급성 염증 치료의 경우에서도 그렇다. 질문은 "왜 같은 박테리아나 바이러스가 어떤 사람은 그냥 놔두고 어떤 사람은 쓰러뜨리는 것인가?"이다. 흔히 말하는 '살을 파먹는 질병'의 원인균인 연쇄상구균 같은 미생물은 수많은 사람들의 몸속에 살고 있으면서도 오직 소수의 사람들에게만 병을 일으킨다. 또한 이 미생물은 같은 사람의 몸속에 살고 있으면서도, 그 사람의 생애의 어떤 특정한 시점에서는 문제를 일으키지 않고 다른 특정한 시점에서는 치명적인 공격을 개시한다. 이런 차이는 어떻게 설명될 수 있을까?

19세기는 의학사상 가장 뛰어난 두 인물이었던 선구자적 미생물학자 루이 파스퇴르Louis Pasteur와 생리학자 클로드 바르나르Claude Barnard가 앞의 질문을 놓고, 수십 년간 열띤 논쟁을 벌이던 시기였다. 파스퇴르는 병원균의 독성이 병의 진행 과정을 결정한다고 주장했고, 바르나르는 숙주의 질병 취약성에 가장 큰 문제가 있다고 주장했다. 파스퇴르는 임종의 자리에서 자신의 주장을 철회했다. 그는 "바르나르가 옳았다. 병원균은 아무것도 아니다. 활동 무대(즉 숙주의 신체)가 모든 것이다"고 말했다.

죽어가는 파스퇴르가 반대편 쪽으로 너무 멀리 나가 입장을 바꾼 것인지도 모르지만, 그에게는 미래를 내다보는 눈이 있었던 것 같다. 그런데 그의 시대 이래로, 특히 20세기 중반에 항생제의 시대가 도래하면서, 우리는 질병의 무대가 특정한 인생사에서 특정한 시점의 인간 자체라는 사실을 거의 잊고 지내왔다. 1977년 의학계의 정신 신체 연합체 연구자 조지 엔젤George Engel은 "왜 이 환자가 이 질병에 지금 걸린 것인가?"라고 물었다.[190] 현대 의학은 어떤 면에서 보나 '원인과 결과'라는 단순주의적인 관점을 채택해왔다. 현대 의학은 명백한 외부 발병 요인이 발견되지 않으면—대부분의 중증 질환에서 그러는 것처럼—두 손을 들고 그저 '원인 미상'이라고 선언해버린다. '발병 원인 미상'이라는 구절은 아마도 내과학 교과서에서 가장 자주 볼 수 있는 구절일 것이다.

이것이 과학적인 겸손함의 결과라면 기꺼이 받아들일 것이다. 하지만 질병의 원인에 대한 원인-결과식 설명 모델은 그 자체가 오해의 원천이다. 이런 모델은 건강이 질병에 의해 변형되는 방식이라든가 질병이 건강함으로 방향을 전환하는 방식을 설명하지 못한다. 수피(이슬람교 신비주의-옮긴이) 전통에 12세기의 율법학자인 바보 현자 나스루딘Nasruddin에 관한 유명한 이야기가 등장한다. 어느 날 나스루딘이 두 손과 두 무릎을 땅에 대고 무언가를 찾고 있었다. "대체 무얼 찾고 있는 거요?" 이웃들이 물었다. "내 열쇠요." 그가 대답했다. 이웃들이 모두 조심스럽게, 그리고 조직적으로 열쇠를 찾는 일에 동참하며 가로등 근처의 땅바닥을 샅샅이 살펴봤지만 누구도 열쇠를 찾지 못했다. "이보시오, 나스루딘." 마침내 누군가가 말했다. "대체 열쇠를 어디서 잃어버린 거요?" "내 집이오." "아니, 그럼 왜 여기 나와서 그것을 찾고 있단 말이오?" "그 이유는 여기 가로등 밑이 더 환히 잘 보이기 때문이오." 병원균이나 유전자처럼 독립된 발병 원인을 찾는 일이 훨씬 더 쉬운(그리고 금전적으로 더 많은 보상이 생기는) 일일 것이다. 그러나 더 광범위한 관점을 무시한다면 질병은 늘 발병 원인 미상 상태일 것이다. 가로등이 비치는 바깥만 살피는 일은 우리에게 건강을 여는 열쇠를 가져 다주지 못할 것이다. 우리는 어둡고 침침한 안쪽도 살펴봐야 한다.

어떤 질병도 단일한 원인만으로는 발생하지 않는다. 핵심 위험 요인이 확인되는 경우조차도―예를 들어 몇몇 자가면역질환에서 생물학적인 유전 요인이라든가 폐암에서 흡연 요인 같은 경우―질병 취약 요인은 별개로 고립되어 존재하지 않는다. 성격 또한 그 자체만으로는 질병을 유발하지 않는다. 단순히 화를 억압한다고 해서 무조건 암에 걸리는 것은 아니며, 단순히 너무 착하다고 해서 근위축성 측색 경화증에 걸리는 것은 아니라는 말이다. '시스템 모델'에서는 질병이 발생하거나 건강이 구축되는 일에 수많은 과정과 요인들이 함께 작용한다는 사실을 인정한다. 우리는 이 책에서 생물심리사회적 의학 모델을 논증해왔다. 생물심리사회적 관점에 따르면 개별 인간의 생물학적 상태는, 그 사람의 생체가 평생 동안 주변 환경과 맺어온 상호작용, 즉 심리적 요인과 사회적 요인이 신체적 요인만큼이나 중요한 역할을 하는 에너지 교환 작용을 반영한다. 겔먼 박사의 주장처럼 치유란 균형과 조화를 발견하는 현상이다.

치유healing라는 단어가 '온전한whole'이라는 의미를 지닌 고어 어원에서 나왔다는 사실은 아무리 많이 상기해도 지나치지 않을 것이다―이런 까닭에 '건강에 좋은wholesome'이라는 단어와 '건강한healthy'이라는 단어가 같은 말처럼 쓰이고 있는 것이다. 치유한다는 것은 온전한 상태가 되는 것이다. 그러나 우리는 어떻게 현재 모습보다 더 온전한 모습이 될 수 있을까? 혹은 우리는 어떻게 온전한 모습보다 더 못한 모습이 되는 것일까?

온전하고 완벽한 존재는 두 가지 가능한 방식으로 결함이 생겨날 수 있다. 첫째, 그 완벽한 상태에서 무언가 뺄셈이 일어날 수 있다. 둘째, 내부의 조화 상태에 교란이 일어나, 함께 협동하던 존재의 부분들이 더 이상 협동하지 못할 수 있다. 우리가 살펴보았듯이 스트레스는, 무언가 본질적인 욕구가 거부되고 있다는 위협을 포함하는 어떤 위협이 감지되면 그에 대한 반응으로 몸 안의 균형에 교란이 일어나는 것을 말한다. 신체적인 배고픔도 그런 욕구 결핍 중 하나일 수 있지만, 우리 사회에서는 대개 그런 위협이 정서적 보살핌의 결핍이나 심리적 조화의 교란 같은 심리적 위협이다.

"제가 왜 암에 걸렸는지 도무지 이해가 안 됩니다." 어느 여성 난소암 환자가 한 말이다. "저는 건강한 삶을 살았고, 잘 먹었고, 규칙적으로 운동도 했습니다. 저는 늘 제 몸을 잘 관리했습니다. 만약 건강의 화신이 있다면 바로 저일 겁니다." 그녀가 간과했던 영역은 그녀의 눈에는 보이지 않았다. 바로 감정 억압과 관련된 스트레스다. 자신을 적절히 돌보고자 했던 그녀의 세심했던 (그리고 의식적이었던) 최선의 노력은, 그녀가 존재한다는 사실조차 몰랐던 무대로까지 확장될 수 없었다. 바로 이것이 통찰이나 지식이 변화의 힘을 가지고 있으며, 사람들에게 조언보다도 통찰이 더 도움이 되는 까닭이다. 정직한 태도로, 연민을 품고, 모호하지 않은 밝은 눈으로 내면을 들여다볼 능력을 갖출 수 있다면, 우리는 자신을 돌보는 데 필요한 방법들을 확인할 수 있을 것이다. 그렇게 되면 그 전까지는 캄캄한 어둠 속에 숨겨져 있었던 자아의 영역들을 볼 수 있을 것이다.

온전한 모습과 건강을 갖출 수 있는 잠재적 가능성은, 질병이나 부조화에 빠질 수 있는 잠재적 가능성처럼, 우리들 모두에게 존재한다. 질병이란 부조화다. 더 정확히 말하면 질병은 내부의 부조화가 표출된 것이다. 만약 질병을 외부적이고 외래적인 것으로 생각한다면 우리는 자기 자신과 맞서 싸우는 일을 그만둘지도 모른다.

건강했던 상태로 돌아가는 길을 향한 첫걸음은, 소위 긍정적인 사고라고 부르는 것에 대한 집착을 버리는 일이다. 통증 완화 의료를 하는 과정에서 나는 너무나 자주 암 발병 사실에 당혹해하며 낙담하는 사람들과 자리를 함께했다. "저는 늘 긍정적인 사고를 하는 사람이었습니다." 40대 후반의 남자가 내게 한 말이다. "저는 비관적인 생각에 굴복한 적이 한 번도 없었습니다. 그런 제가 왜 암에 걸려야 하나요?"

나는 심각한 낙관주의의 해독제로서 부정적인 사고의 힘을 권장해왔다. "물론 제 말은 농담조로 하는 말입니다." 나는 재빨리 덧붙인다. "제가 진짜로 믿는 건 사고思考의 힘입니다." 우리는 사고라는 단어에 '긍정적'이란 수식어를 붙이자마자 우리에게 '부정적'이라고 생각되는 현실 부분을 배제시켜버린다. 그것이 긍정적인 사고를 신봉하는 사람들 대부분이 행하는 것처럼 보이는 양상이다. 진정한 의미의 긍정적 사고는 우리의 모든 현실을 포함하는 일부터 시작한다. 그런 사고는 우리가 스스로를 신뢰하면서 온전한 진실을 직면할 수 있다는 확신감―그 온전한 진실이 결과적으로 무슨 진실로 판명되든 간에―에 의해 통제된다.

마이클 커 박사의 지적처럼, 강박적인 낙관주의는 불안을 직면하는 일을 회피하려고 그 불안을 꽁꽁 묶어버리는 방법 중 하나다. 그리고 그런 형태의 긍정적인 사고가 상처받은 아이들이 보이는 대처 방식이다. 자기도 모르게 계속 상처받은 상태로 남아 있는 어른은, 이처럼 어린아이 식으로, 앙금같이 남아 있는 방어적인 태도를 삶의 원칙으로 삼는다.

증상이 발발하거나 병이 진단되면 다음과 같은 두 가지 질문이 일어나야 한다. "이 병은 내 과거와 현재에 대해 무엇을 말해주고 있는가?"와 "앞으로 무엇이 도움이 될 것인가?"라는 질문이다. 그런데 많은 치유 방식들이 무엇이 병을 발생시켰는가에 대해서는 고려하지 않은 채, 이 두 갈래 치유 방식 중 오로지 후자에만 초점을 맞춘다. 그런 '긍정적인' 방식들이 책장과 방송들을 가득 채우고 있다.

치유를 원한다면 부정적인 사고의 힘을 모으는 것이 필수적이다. 부정적인 사고는 현실주의를 가장한 슬프고 비관적인 시각이 아니다. 그것보다는 "무엇이 작동하지 않고 있는가?", "내가 무엇을 무시했는가?", "내 몸이 무엇에 대해 아니라고 거부하고 있는가?" 같은 질문들을 기꺼이 고려하겠다는 시각이다. 이런 질문을 던지지 않는다면 균형 부재의 원인인 스트레스들이 계속 모습을 숨긴 채 남아 있을 것이다.

더 근본적으로는, 이런 질문들을 제기하지 않는 것 자체가 스트레스의 원천이다. 첫째, '긍정적인 사고'는 우리가 현실을 충분히 다룰 만큼 강하지 않다는 무의식적인 믿음에 근거를 둔다. 이런 두려움의 지배를 허용하면 아동기의 불안 상태를 촉발한다. 이런 불안은 의식적인 것이든 아니든 스트레스 상태다. 둘째, 우리 자신과 상황에 대한 필수적인 정보의 부재가 스트레스의 주요 원인 중 하나이며, 시상하부-뇌하수체-부신(HPA) 축을 강력히 활성화시키는 원인 중 하나이다. 셋째, 독립적이며 자율적인 조절력이 증가할수록 스트레스는 점점 더 감소한다.

대인 관계의 역학, 죄의식이나 애착 욕구, 성공에 대한 갈망, 상사나 권태에 대한 두려움 등에 내몰리는 사람은, 그렇게 내몰리는 한 자율성을 발휘할 수 없다. 이유는 간단하다. 무엇인가에 내몰리는 한 자율이란 성립 불가능하기 때문이다. 바람에 날리는 나뭇잎처럼 이리저리 내몰리는 사람은 자기보다 더 강력한 힘들의 지배를 받는다. 스트레스를 받는 생활 방식을 자기가 '선택'한 것이라고 믿는다고 해도, 그리고 자신의 활동을 즐긴다고 해도, 그것은 자율 의지가 사용되는 것이 아니다. 그가 하는 선택들은 보이지 않는 끈들에 매달려 있다. 그는 그런 상황이 자신이 내몰리며 살았던 탓에 생겨난 것인데도, 여전히 "아니오"라고 말하지 못한다. 마침내 자신의 처지를 자각하게 되면 그는 그제야 고개를 저으면서 피노키오처럼 말한다. "도대체 내가 얼마나 꼭두각시처럼 굴며 바보 같이 살았던 거야?"

천식 환자인 대학 강사 조이스는 아니라고 말하는 일이 불가능하다고 생각하는 사람이다. 그런데 그 말을 그녀 대신 그녀의 폐가 대신한다. "아니오"라는 말에 대한 그녀의 두려움은 다른 사람들에 대한 두려움이 아니라, 자신을 몰아치지 못할 때 느끼는 공허감에 대한 두려움이다. 그녀는 그 공허감이 "요구되는 일을 완수하지 못하면 진정으로 존재하는 것이 아니라는 두려움" 때문에 생기는 공허감이라고 설명한다. 만약 그녀가 부정적인 사고의 힘을 불러낸다면, 내면의 두려운 공허감을 기꺼이 받아들일 수 있을 것이다. 그리고 적극적인 행동으로 그 공허감을 채우려고 하기보다는 그 공허감을 직접 경험하는 일을 모색할 것이다.

39세에 유방암 진단을 받은 미셸은 평생 이어진 공상의 습관 속에서 위안을 찾곤 했다. 그녀는 어린 시절의 불행을 떠올리며 "제가 공상의 세계 속에서 살았던 것은 지금도 이상한 일이 아니었습니다"고 말했다. "그 세계가 훨씬 더 안전합니다. 자기만의 규칙을 만들 수 있고, 그 세계를 안전하게 보호할 수 있고, 원하는 만큼 행복하게 만들 수 있습니다. 바깥 세계는 완전히 다르죠."

2년여에 걸쳐 실시된 한 연구는 즐거운 공상에 몰입하는 경향이 있는 유방암 환자들이 현실 세계에 기반을 더 많이 둔 환자들보다 예후가 더 안 좋다는 사실을 밝혀냈다. 부정적인 감정을 더 적게 말하는 여성들도 마찬가지였다.[191]

재발성 여성 유방암 환자들을 대상으로 했던 다른 연구 보고서에 의하면 "심리적 스트레스에 관한 이야기를 많이 하지 않은 환자들과…… 다른 사람들이 정서적으로 안정되었다고 평가한 환자들이, 1년 후 추적 조사를 해보니 더 많이 사망하는 경향이 있었다."[192]

더 행복하고 덜 고통스러운 사고 패턴의 소유자들이 더 많은 질병에 걸린다는 거듭된 연구 결과들은 상식에 반하는 것처럼 보인다. 긍정적인 감정이 분명 건강에 이바지한다는 것이 일반적인 믿음이다. 진정한 기쁨과 만족이 신체의 웰빙을 고양시킨다는 것은 물론 사실이다. 그러나 심리적인 불편함을 회피할 목적으로 생겨나는 '긍정적인' 정신 상태는 질병 저항력을 감소시킨다.

뇌는 몸의 모든 기관들과 계들의 활동을 지배하고 통합하며, 동시에 환경과 우리 사이의 상호작용을 조절한다. 이런 조절 기능은 부정적인 영향, 위험 신호, 내부의 고통 신호들을 분명히 인식하는 일에 의존한다. 주변 환경으로부터 혼란스러운 메시지를 만성적으로 전달받는 아이들은 뇌 발달 기관에 손상이 생긴다. 무엇이 자양분이고 무엇이 유독한 것인지를 구분하는 능력을 포함하여, 주변 환경을 평가하는 뇌의 능력이 감소한다. 이런 식으로 손상을 입는 사람들은, 미셸이 어린 시절에 그랬던 것처럼, 더 많은 스트레스를 불러오는 결정을 내릴 가능성이 많다. 그들이 긍정적인 생각이나 극기심, 몽상 등을 통하여 불안감을 더 많이 회피하면 회피할수록, 스트레스는 더 오랫동안 그들에게 영향을 미치고 더 위험해진다. 열 감지 능력이 결핍되면 화상의 위험이 더 높아지는 것과 마찬가지다.

필연적으로, 진솔한 종류의 부정적인 사고는 우리가 회피해온 고통과 갈등의 영역들 속으로 우리를 이끌고 들어갈 것이다. 고통과 갈등을 회피하려는 아이의 극단적인 욕구가, 훗날 그 아이가 어른이 되었을 때 병에 쉽게 걸리는 만드는 성격적 특성과 대처 방식의 원인이다.

다발성 경화증 환자 나탈리는 자신을 정신적으로 학대하던 알코올중독자 남편을 참고 견디며 지냈다. 그녀는 남편이 두 차례에 걸쳐 암 수술을 받고 회복하는 동안 헌신적으로 간병했고 까다로운 요구들도 모두 참아냈다. 그러나 남편은 그녀를 배신했다. 하지만 그녀는 남편이 죽고 여러 해가 지난 지금까지도 다른 사람들이 그녀에게 바라는 일들에 대해 "아니오"라는 말을 못한다. "저는 5년 동안 내리막길을 탔습니다. 그런데 지금도 저는 페이스를 조절하는 법을 알지 못합니다. 제 몸이 종종 아니라고 말하는데도 저는 계속 가고 있습니다. 멈추는 법을 못 배운 겁니다." 이 말은 과연 나탈리 자신의 설명일까? "제 마음속에 있는 간호사가 제게 멈추라고 허락하질 않습니다." 자기 행동을 지배하는 강력한 힘을 지닌 '간호사'가 내부에 정말로 있기라도 하듯이 그녀가 하는 말이다. 나탈리는 "아니오"라는 말을 하지 않을 때 스트레스를 받으며 다발성 경화증도 재발한다는 것을 잘 알고 있다. 그러나 그런 스트레스로부터 해방되려면 어린 시절의 믿음에 근거한 그녀의 선택들이 그저 자신의 욕구를 주장하지 못하게 만들고 있을 뿐이라는, 고통스러운 현실을 인정해야 할 것이다.

많은 사람들이 '행복한 어린 시절'을 보냈다는 잘못된 믿음—어쩔 수 없이 고수해야만 한다고 느끼고 있는 믿음—때문에 자기 인식과 개인적인 성장을 방해받는다. 부정적인 사고를 조금만 할 수 있어도 그들은, 자신을 자해적인 행동에 가두고 헤어 나오지 못하게 만드는 자기기만을 꿰뚫어볼 수 있을 것이다.

법률 사무소에서 비서로 일하는 35세의 진은 전신 쇠약증, 어지럼증, 피로, 방광의 문제, 일시적인 시력 상실 등을 겪다가 24세 때 다발성 경화증 진단을 받았다. 그녀는 거의 1년을 의료 기관, 급성 환자 치료 전문 병원, 재활 시설 등에서 보냈다. 그 이후 몇 차례 더 병이 재발했지만 병은 더 온건해지고 있다.

진은 19세에 결혼했다. 그녀의 첫 남편은 지배적인데다 학대까지 일삼는 늙은 남자였다. "대개 정신적이고 언어적인 학대였지만 결국은 신체적인 학대로 이어졌습니다. 남편이 저를 때렸습니다. 저는 그런 일이 벌어지자 떠났습니다. 그 사람은 저와 제 친구들의 대화까지 녹음하곤 했습니다. 저는 두 가지 일—밤에는 밴드에서 음악을 연주했고 낮에는 탁아 일을 했습니다—을 하고 있었습니다. 저는 제 급료 수표를 그에게 건넸습니다. 더 이상 그의 밴드에서 일하고 싶지 않았습니다. 여행도 너무 많았습니다. 저는 외로웠습니다.

저는 제 생애의 많은 시간 동안 섭식 장애도 겪었습니다. 병원을 찾았을 때 제 체중은 89파운드(약 40.3킬로그램)였습니다. 제 키는 5피트 6인치(약 167센티미터)입니다. 저는 거식증 환자였습니다. 어느 날 남편과 헤어졌고 그 다음 날 병원에 입원했습니다."

"5년 동안이나 학대를 가했다는 늙은 남편을 참고 산 일이 우연한 일 같지 않군요. 그게 당신의 친정 가족에 관해 많은 걸 말해주고 있다는 생각이 드는군요."

"결코 동의할 수 없는 말씀입니다. 제 친정 가족은 세상에 어떤 사람들보다 학대와 거리가 먼 사람들이었습니다. 제겐 남자 형제 2명과 언니 1명, 그리고 45년간 행복한 결혼 생활을 해오신 부모님이 계십니다. 저는 보살핌과 사랑과 다정한 대접 말고는 어떤 대접도 받아본 적이 없습니다."

"당신의 친정 가족에 대해 학대라는 말을 쓰지 않았어요. 그저 당신의 이야기가 친정 식구들에 대해 많은 걸 말해주고 있다고만 말했지요."

"아!…… (오랜 침묵이 이어졌다) 모르겠습니다. 그래, 제 이야기가 뭘 말해주고 있나요?"

"우선 혹시 어렸을 때 성적인 학대를 받았던 적이 있는지 묻겠습니다."

"아니요, 혹시…… 열한 살 언저리 무렵 아빠와 함께 일하던 동료 분이 제 몸을 다소 부적절하게 만지려고 했던 일이 있긴 했습니다. 사람들과 캠핑을 갔을 때죠. 부모님께 말씀드렸어요. 부모님께 그때 즉시 말씀드린 건 아니고 몇 년 뒤에 말씀드렸어요.

캠프파이어 중이었어요. 저는 반바지를 입고 있었죠. 그 사람이 제게 참 예쁘게 생겼다는 말을 했고 그 말을 듣고 우쭐했습니다. 그가 제 다리 안 쪽으로 손을 움직였습니다. 모든 일이 반시간쯤에 걸쳐 일어났다고 생각 합니다. 하지만 그가 제 몸을 만지기 시작하자마자 저는 핑계를 대고 그 자리를 떠났습니다. 저는 그 일로 제가 무척 화가 났다는 걸 알았습니다.

제게는 아주 흐릿한 기억입니다. 그런 일이 정말 있었나 스스로 의심이 들 정도지요. 비록 지금 그 이야기를 하고 있긴 하지만 그다지 대단한 일 처럼 생각되지는 않습니다. 하지만 제 마음속에 확실히 자리 잡고 있긴 하 네요. 그때 일과 관련된 느낌도 생생합니다. 뭔가 더럽고, 불편하고, 끔찍 한 느낌이었죠."

"만약 당신에게 열한 살짜리 딸이 있는데 그런 일이 일어난다면 그 애가 어떻게 하길 바라겠습니까?"

"저런, 그 애가 몇 년을 기다렸다가 이야기를 하는 건 바라지 않습니다. 그건 확실합니다."

"왜 그것을 바라지 않죠?"

"우선 제가 그 애와 그 일을 상의할 수 있기를 바랄 것이고, 그 애가 느 낀 모든 감정을 스스로 이해하는 데 제가 도움을 줄 수 있을 것이기 때문 입니다."

"그런데 딸이 말하지 않는다면 어쩌죠?"

"그 애가 그 일을 제게 털어놓는 일을 두려워한다고 생각하겠죠. 제가 그런 일을 어떻게 생각해야 할지 모르겠군요……." 진은 눈물을 참고 있었 지만 인터뷰를 계속하기를 원했다.

"어린 시절이 행복했다고 회상하시나요?"

"그렇고말고요."

"거식증에 대해 말씀해보세요."

"열다섯 살 무렵이었다고 생각합니다. 제 병은 나중에 폭식증으로 이어질 때까지 결코 거식증이라는 명칭으로 불리지 않았습니다. 저는 아침 식사는 결코 원하지 않았고 점심 식사를 내던졌습니다. 저는 정말 앙상했습니다. 부모님께서 무척 걱정하셨죠."

"당신의 마음속에 무슨 생각이 있었는지 아시겠나요?"

"모든 10대 소녀들이 경험하는 몸매에 대한 불안이 제 생각의 대부분을 차지했습니다. 제가 뚱뚱하다고 생각했다는 기억은 없습니다―저는 결코 뚱뚱하지 않았어요. 저는 그저 호리호리한 몸매를 가지면 인기가 더 많을 거라는 생각만 했습니다. 제 자존감은 사람들이 저를 좋아하느냐 좋아하지 않느냐에 근거를 두고 있었습니다. 저는 모든 사람들이 저를 좋아해주기를 바랐습니다."

"자존감이 생겨나는 방식을 말씀드리자면, 자존감이란 부모가 자기를 얼마나 귀하게 여긴다고 생각하느냐 하는 데서 생겨난다는 것이 제 믿음입니다."

"저는 올 A학점을 못 받으면 부모님이 저를 사랑하지 않을 것이라고 생각했습니다. 제게 언니가 있었는데 그 언니가 당시 부모님 속을 어지간히 썩였습니다. 그 언니가 부모님의 관심을 온통 차지했습니다. 언니에게는 출혈 장애까지 있어서 우리가 어렸을 때 많은 관심의 초점이 언니에게 맞춰졌습니다. 언니는 입원을 했고 부모님은 꽤 오랫동안 언니가 백혈병에 걸렸다고 생각하셨습니다."

"자, 당신의 과거를 다시 맞춰보겠습니다. 당신은 올 A학점을 받지 못하면 부모에게 사랑받지 못한다고 느끼는 아이였고, 열한 살 때 부적절한 성적 괴롭힘을 당한 아이였습니다. 그 아이는 그 일이 역겨웠지만 부모에게 말하지 않았습니다. 열다섯 살 때 당신은 거식증 환자가 되었습니다. 그런데 당신은 전적으로 행복한 어린 시절을 보냈다고 합니다. 이 그림에서 대체 무엇이 잘못된 것일까요?"

진은 웃었다. "글쎄요. 10대 시절을 돌이켜보면, 그게 지옥 같은 시절이 아니었기 때문일까요. 결코 그런 시절이 아니었습니다. 섭식 장애가 모습을 드러내기 시작한 건 단지……."

"일부러 제 질문을 회피하고 계신다는 걸 알고 계시죠?"

"제 어린 시절 그림에서 대체 무엇이 잘못된 것이었냐는 질문이요? 그 말씀은 제 어린 시절이 사실은 행복했던 시절이 아니었다는 소리처럼 들리는군요. 그러나 저는 불행한 어린 시절을 보냈다는 생각은 안 합니다."

어린 시절을 회상하면서 다 어두웠던 기억을 배제하려고 하는 진의 태도는 전형적인 케이스다. 한 연구에서 다발성 경화증 환자들이 감지하고 있는 생각들과 그 병에 걸리지 않은 대조군이 감지하고 있는 생각들을 비교해보았다. 대상자들에게 어린 시절의 가정생활이 '불행했는지,' '다소 행복했는지,' '매우 행복했는지' 평가해보라고 질문했다.[193] 양쪽 군 모두에서 80퍼센트 이상이 가정생활이 다소 행복했거나 매우 행복했다고 대답했다. 양쪽 군의 절대 다수가, '오즈의 마법사'에 나오는 나라에서 자란 기억을 갖고 있는 것처럼 보인다. 그러나 방금 전 진의 경우에서처럼, 자신의 감정과 삶을 솔직하게 열어 보이기만 하면, 이상화된 어린 시절 이미지가 손상되지 않은 모습으로 남는 경우가 좀처럼 없었다.

"거식증은 제가 제 감정을 제대로 느끼지 않으려고 했던 나름의 방식이었습니다. 그러나 제가 왜 그것을 그런 식으로 처리했는지는 모르겠습니다."

"아마 부모님이 언니 때문에 고통을 겪고 있다고 생각했던 것이겠죠. 그래서 그분들을 보호해주고 싶은 마음이 들었던 것이겠죠. 당신이 오히려 보살핌을 제공하는 역할을 맡았던 것입니다. 아마 당신은 지금도, 심지어 의식하고 있지 않을 때도, 여전히 다른 사람들을 보살피고 있는지도 모릅니다…… 부모님이든, 형제들이든, 남편이든 간에요."

"혹은 그들 모두겠지요. 남편과의 관계에서 만약 그가 화가 나 있거나 속이 뒤틀려 있으면 가장 먼저 드는 생각은 '어떻게 하면 이 사람을 진정시키지?'입니다. 그런데 저 자신한테는 그런 생각을 아예 하지도 않습니다. 그런 생각은 자동적으로 나옵니다. 지금 당장도 저는 남편의 전립선암을 치료하려고 전력을 쏟는 중입니다(진의 남편 에드는 전립선암과 관련하여 나와 인터뷰를 했던 사람이다. 제8장을 참고하길 바란다). 제가 참 멍청하죠?"

"그 일을 그만두시죠. 그렇게 애쓰시다가 당신의 병이 재발하는 쪽으로 나아갈지도 모릅니다."

"작년에 남편이 처음 진단받았을 때 실제로 제 병이 재발했습니다. 그리고 시어머니께서 편찮으시다가 돌아가셨을 때 또 재발했고요—남편이 너무 걱정되어서 나를 돌보는 일을 소홀히 했던 거지요. 제대로 먹지도 못하고 충분히 쉬지도 못했습니다. 그런데 저는 제 부모님들께 또 똑같은 일을 하고 있습니다. 혹시 그분들이 아시면 상처를 받을 거라고 걱정하는 온갖 일들을 저는 그분들께 말씀드리지 않습니다. 그분들께 제 섭식 장애에 관한 모든 내용을 결코 말씀드리지 않았습니다. 제 다발성 경화증이 재발할 때도 그분들께 말씀드리지는 않습니다. 워낙 걱정을 하시니 별것 아닌 것처럼 줄여서 말을 하지요."

여성이 어른이 된 후 친정 가족과의 생활에 대해 회상을 할 때면, 종종 아이 시절 그녀가 부모에게 인정받거나 받아들여지기 위해 치러야 했던 숨은 대가가 고려되지 않곤 한다. 2001년에 대장암 진단을 받은 캐나다 언론인 패멀러 월린Pamela Wallin의 자서전 《당신이 물어보시니Since You Asked》에는 이런 사례가 훌륭히 제시되고 있다. 우리는 그 책 속에서 어른이 되어서 하는 회상과 아이 시절의 정서적 현실 사이의 괴리를 본다. 그녀는 책의 서두에서 독자에게 경고한다. "여기서 여러분께 말해둡니다. 이제부터 시작되는 내용은 어느 소도시를 방문한 여행담으로 읽혀도 좋고, 유료 가족 광고로 읽혀도 좋습니다. 그러나 저와 관련된 이야기에 한해 말씀드린다면, 그건 진실입니다. 저는 완벽에 가까운 어린 시절을 보냈습니다." 이렇게 이상화된 모습을 월린(현재 뉴욕 주재 캐나다 고등 판무관으로 근무 중이다)이 진솔하게 묘사하고 있는 삶의 장면들과 조화시킨다는 것은 불가능한 일이다.

책 속의 한 구절에서 패멀러는 언니에게 상습적으로 위협당했던 일을 회상한다. 한번은 억눌린 분노가 부글부글 끓어오를 정도로 극에 달한 그녀가 언니의 팔에 상처를 입혔다. "보니 언니는 다음 날 민소매 옷을 입고 중요한 데이트를 하러 나가기로 되어 있었다. 그런데 하필이면 그날 내가 언니의 팔에 상처를 냈던 것이다. 언니는 지금도 그 상처를 갖고 있다. 언니는 내가 저지른 보기 흉한 복수의 흔적을 숨기기 위해 숄을 빌려야 했다." 월린은 지금까지도 언니가 자신에게 어둠에 대한 공포를 심어주었다고 비난한다. 남자 친구가 집을 방문하러 오자 보니는 동생 패틀러를 눈앞에 안 보이게 하려고 침실로 쫓은 후 전등 스위치를 끄고 문을 닫고 나가 버렸다. "언니는 내가 침대 밑에 있을지 모르는 괴물이 너무 무서워 깜깜한 어둠 속에서 방을 가로질러 가서 전등을 켜지 못할 것이라는 것, 그렇게 되면 저녁 내내 자기들을 방해하지 않고 공포에 떨며 침실에 남아 있을 것이라는 것이 거의 확실하다는 걸 너무나 잘 알고 있었다." 이야기의 어조가 왠지 다소 명랑하다.

이 이야기의 이면에는 일종의 '허위 기억 증후군'이 작동하고 있다. 사람들은 종종 의식 수준에서는 어린 시절의 행복했던 시간들만 기억한다. 고통스러웠던 사건이 기억난다 하더라도 그 사건이 지닌 정서적인 측면은 억압된다. 부모의 사랑은 올바로 기억되지만 자신이 이해받지 못했다거나 정서적인 지지를 받지 못했다는 느낌은 기억되지 않는다. 패틀러의 경우, 어두운 방에 반복적으로 홀로 갇혔던 공포와 분노를 부모에게 안심하고 털어놓지 못하는 아이가 느낀 감정에 대해서는 그 어떤 기억도 존재하지 않는다. 이런 안도감의 부재는 청소년기에 발생했던 더 괴로운 사건에서도 확인된다. 패틀러는 교실에서 일어났던 고통스러운 상황에 대해 엄마에게 도움과 개입을 요청했다. 패틀러의 엄마는 딸이 다니는 학교의 교사였다. "엄마는 딱 한 차례 나를 혼내시기만 했다. 초등학교 선생님 한 분이 수업 시간 중에 이제 막 봉긋 솟아나기 시작한 여학생들의 젖가슴을 만지작거리며 희롱하는 일이 일어났다. 엄마는 존경하는 동료 교사가 그런 짓을 했다는 비난을 믿으려 하지 않았다. 엄마는 내게, 단지 다른 여학생들에게 그 선생의 희롱이 불가능한 자리에 앉으라는 조언만 해주라고 말씀하셨다. 나는 엄마의 그 말씀이 그 시절을 반영한다고 생각한다. 우리는 엄마의 말대로 했고 빨리 그해가 지나가고 다음 학년으로 진급하여 그의 손길을 벗어나게 되기만을 기다렸다…… 어쨌든 우리는 아무런 정신적 상처 없이 그 경험을 무사히 견뎌낸 것처럼 보였다." 문제는 '견뎌낸 것처럼 보였다'는 데 있다. 정신적인 상처는 자주 눈에 보이지 않는다. 그러나 어느 형태의 상처든, 상처란 그것이 대신하는 원래의 조직보다 덜 강하고 회복력도 덜한 법이다. 상처는 제대로 인지되고 보살펴지지 않으면, 미래의 고통과 손상이 생겨날 수 있는 잠재적 장소로 남는다.

패플러가 아이 시절 부모에게 할 말을 제대로 못하고 살았던 것에 대한 유일한 언급은 "아이들은 종종 부모에게 솔직히 말한다는 것이 불가능하다는 걸 알고 있다"고 에둘러 말한 것이다. 자신에게 의미가 있는 어른이 말을 귀담아 듣는 법을 모를 때, 아이가 느끼는 좌절감에 관한 설명 같은 것은, 책 속에 전혀 등장하지 않는다. 그녀는 대체로 자신에게는 "악마처럼 쫓아내야 할 악한 사람들"이 한 명도 없었다고 주장한다. 이 말은 암 환자 연구에서 끊임없이 보고되는 불안이나 화 같은 부정적인 감정들을 부인하는 태도의 전형적인 사례다.

감정을 내쫓는 일—예를 들어 몽상 같은 방법을 통해—은, 그렇게 하지 않는다면 아이를 곤경에 빠뜨릴 수 있는 반응을 유발할 수 있는 경험을 견뎌내게 해준다. 어떤 사람이 과거의 사건들에 대한 의식적인 기억은 보유하고 있으면서도 그 사건들이 갖는 트라우마적인 정서적 영향에 대한 기억은 보유하지 못할 때, 이런 종류의 분열이 일어난다. 이런 분열은 많은 '행복했던 어린 시절'들, 예를 들어 루프스 환자 아이리스가 아버지의 폭압과 어머니의 정서적 지지 부재에도 불구하고 경험했다고 강변하는 '행복했던 어린 시절'의 진실을 말해준다.

"아버지는 자기 성격을 전혀 제어하지 못하는 분이었습니다. 아버지가 화가 나면 무슨 일이 벌어질지 알 수 없었습니다. 접시들이 날아다닐 수도 있었고 누군가가 발길질을 당할 수도 있었습니다."

"그런 발길질을 직접 당한 적이 있었습니까?"

"한 번도 없었습니다. 저는 아버지가 편애하는 자식이었습니다."

"어떻게 그런 위치에 도달했습니까?"

"저는 아버지 눈앞에 얼씬거리지 않았습니다. 일찌감치 그런 능력을 개발했지요."

"어릴 때 불행한 감정을 느꼈던 기억이 있습니까?"

"불행한 감정이요? 없습니다."

"그런 상황에 처한 아이가 그 상황이 슬프다거나 불행하다고 느끼지 않을 수 있나요?"

"무감각해지는 거지요."

"그럼 그런 상황을 무감각하게 넘겼기 때문에 불행하다거나 슬프다는 감정을 느꼈는지 정말로 모른다는 거군요."

"맞습니다. 저는 어린 시절의 큰 덩어리 기억들은 기억나지 않습니다."

"왜 무감각하게 넘어가야 하는 걸까요? 왜 누군가에게 가서 그 일을 이야기할 수 없었습니까? 어머니는 어떠셨나요?"

"글쎄요, 이야기 못했죠. 어머니에게는 말할 수 없었습니다. 우선 제가 불행하다는 사실을 어머니가 알게 하고 싶지 않았습니다. 그다음은, 어머니는 정말이지, 아버지와 떨어진 별개의 존재로 존재하지 않았습니다. 어머니는 무색무취한 사람이었습니다.

아이는 어휘 구사력이 몹시 부족하지요. 저는 그저 무감각한 상태로 있었습니다. 그렇게 그저 무감각한 상태로 있으면 정말 행복했습니다."

"그래요?"

"저는 인형들과 놀았습니다…… 그리고 제 이런 말을 신경 쓰지 마세요…… 인형들을 씹었다고 말할 참이었어요."

"인형들을 씹다니, 대체 그게 무슨 소립니까?"

"인형들이 플라스틱으로 만들어져 있었죠. 그래서 그것들의 손가락과 발가락을 씹어 떼어냈다는 소리예요!"

"분노를 억누르며 인형들의 팔과 다리를 절단한 거군요. 제 말을 곰곰이 생각해보세요―우리가 처한 상황을 무감각하게 흘려버려야 할 때가 언제일까요?"

"고통에 빠져 있을 때겠죠……."

"그런 고통을 충분히 무감각하게 넘기고 나면 자신이 행복하다고 상상할 수 있습니다. 그런데 당신은 현실의 엄청나게 많은 부분을 무감각하게 넘겼기 때문에 행복한 것일 뿐입니다. 그건 사실은 당신이 인생을 전혀 충만하게 살고 있지 않다는 말과 같습니다."

"동의합니다."

끝으로 불임 검사를 하던 중 우연찮게 난소암 진단을 받았던 보험 중개사 다를렌 이야기로 돌아가보자. 그녀의 생애에 조금이라도 고통스러웠다고 묘사될 수 있는 사건은 하나도 없었다. 그녀의 이야기에 의하면 유일하게 부정적인 경험은 난소암 발병과 매우 초기에 진단받고 치료받았음에도 불구하고 예상치 않게 암이 재발한 일이었다. 그녀는 최초의 예후가 '축하를 받을 만한 성격'의 예후였기 때문에 암 재발이 그만큼 자신을 망연자실하게 만들었고 말했다.

"저는 늘 삶을 통제하며 살고 싶었던 사람이었습니다. 그래서 늘 나 자신에게 신경 쓰며 살아왔습니다. 저는 잘 먹고, 운동하고, 건강도 아주 좋은 사람이었습니다. 나쁜 생활 습관 같은 건 가져본 적도 없습니다." 그녀의 유일한 위험 요인은 불임이었다. 다를렌은 너무 훌륭해서 내 귀에는 도무지 사실처럼 들리지 않는 말들로 자기 인생을 설명했다. 그녀는 어린 시절을 통틀어서 불행했던 사건은 단 하나도 기억할 수 없었으며, 두렵고, 화가 나고, 불안하고, 슬펐던 순간도 단 하나도 기억할 수 없었다.

"저는 세 자매 중 맏이였습니다. 우리 세 자매는 믿기지 않을 만큼 친했습니다. 아직도 생존해 계시고 지극히 건강하신 우리 엄마와 아빠처럼 말입니다. 거기에 더해 저는 시댁 식구들과도 아주 친합니다. 저는 가족이라는 축복을 받았고, 정말 선하고 속 깊은 친구들이라는 축복도 받은 사람입니다―그중 몇 명은 다섯 살 때부터 사건 애들이지요. 제 가족과 친구들이 제게 격려가 되는 크나큰 원천입니다. 제 생각에는 저는 그 점에서 무척 행운아 같습니다."

암에 걸린 다를렌의 오른쪽 난소는 1991년에 제거되었다. 그녀는 장차 임신할 수 있을 것이라는 바람으로 왼쪽 난소는 계속 간직했다. 1년 뒤 그녀는 실제로 임신에 성공했다.

"우리는 모두 5년 생존 기준에 대해 이야기합니다. 저는 그 기간을 무사히 보냈습니다. 그런데 난소 절제술을 받고 5년 반이 지난 후 아들이 네 살이 되었을 무렵, 제게 그다지 해로워 보이지 않는 증상이 시작되었습니다. 몸이 피곤하고 체중이 조금 빠지는 겁니다―하지만 그래봤자 겨우 5파운드(약 2.3킬로그램)에 불과해서 대수롭지 않게 생각했습니다. 제게는 아장아장 걷는 아이와, 직업과, 바쁜 집안일이 있었습니다. 허리도 아프기 시작했지만 저는 다시 '아이에게 방한복을 입히고 벗기느라고 애쓰다 그런 거겠지' 하며 넘겼습니다.

1996년 다시 진단을 받았을 때, 그리고 암이 전이까지 되었을 때 저는 너무나 망연자실했습니다―그리고 예후가 지난번과 아주, 아주 달랐습니다. 암이 제 다른 쪽 난소와 자궁, 그리고 하복부 곳곳에 퍼져 있었습니다."

"난소암 전력을 감안한다면 왜 그런 증상들이 당신에게 더 일찍 경고로 작용하지 않는지 궁금하군요. 당신과 같은 병력을 가진 친구에게 그런 증상들이 나타났다면 그 친구에게 뭐라고 조언했겠습니까?"

"오, 맞아요. 만약 제 친구들 이야기라면 발톱이 살을 파고드는 일만 생겼다고 해도 당장 부인과 의사를 찾아가라고 법석을 떨었을 겁니다."

"당신 자신을 대하는 방식과 다른 사람들을 대하는 방식에 그런 차이가 난다는 것은, 이야기하신 것처럼 당신의 생애에 일어났던 모든 일들이 지극히 행복한 일들만은 아니었다는 걸 암시하는 하나의 징표입니다. 다른 징표는 당신이 다른 사람들과의 관계에 대해 설명하면서 사용했던 '제 생각에는'이라는 표현입니다. '제 생각에는'이라는 표현은 수식어입니다—제게는 그 표현이 불확실성을 가리킵니다. 내면의 갈등을 반영한다는 것입니다. 아마 당신이 생각하는 내용과 당신이 느끼는 감정은 다를지 모릅니다. 그렇지 않다면 당신은 수식어 없이 그냥 당신이 행복하다고 느낀다고 주장했을 것입니다.

저는 당신이 당신의 고통과 통증을 이야기하면서 마치 자신이 하는 말의 충격을 누그러뜨리려고 노력하듯 미소를 짓고 있던 모습에도 주목했습니다. 그런 내용의 말을 하면서 그렇게 미소 짓는 법을 당신은 왜, 어떻게, 배울 수 있었을까요? 저는 사람들이 자신의 신체적 고통에 대해 말을 할 때, 혹은 고통스러웠던 일이나 사건, 생각에 대해 말을 할 때 반사적으로 미소 짓는 모습을 자주 봅니다. 그러나 세상에 갓 태어난 아기들은 어떤 감정이든 그 감정을 숨기는 능력이 없습니다. 갓난아기는 자기가 불편하거나 불행하다고 생각하면 울든지, 슬픔을 표현하든지, 화를 내든지 합니다. 우리가 고통이나 슬픔을 숨기기 위해 하는 일은 무슨 일이든지 다 후천적으로 습득한 반응입니다. 물론 어떤 상황에서는 부정적인 감정을 숨기는 일이 의미 있을 수 있습니다. 그러나 우리들 중 많은 사람들이 늘 이런 일을 합니다. 게다가 기계적으로 합니다.

웬일인지 사람들은—어떤 사람들은 다른 사람들보다 특히 더 그렇습니다—부지불식간에 다른 사람들의 정서적 욕구에는 신경을 쓰면서 자신의 정서적 욕구는 무시하는 식으로 훈련됩니다. 그들은 자신의 고통과 슬픔을 자신에게조차 숨깁니다."

다를렌은 곰곰이 생각에 잠긴 모습으로 내 말을 경청했다. 그녀는 동의

하지도 부인하지도 않았다. "참 흥미로운 관점이네요. 난소암 지원 단체 사람들과 꼭 그 이야기를 나눠봐야겠어요. 지금 당장은 선생님 말씀에 어떻게 대답해야 할지 모르겠습니다. 그리고 선생님께서 지금 당장 제 대답이 필요한 것도 아니실 거고요. 선생님 말씀은 직관적인 말씀이기도 하고, 참으로 생각을 자극하는 말씀이기도 합니다. 그 점에 감사드립니다."

부정적으로 사고하는 용기를 발달시키면 우리의 참모습을 볼 수 있게 된다. 우리가 살펴본 그 많은 질병들에 걸린 환자들의 대처 방식에는 주목할 만한 일관성이 있었다. 화를 억누르고, 자신의 취약성을 부인하고, '보상적인 과잉 독립성'을 보인다는 것이다. 그들 중 어느 누구도 이런 성격 특성을 일부러 선택하거나 의식적으로 개발한 사람은 없었다. 부정적인 사고는 우리의 삶의 진실한 상황이 어땠는지, 그리고 이런 성격적 특성이 주변 환경에 대한 우리의 생각들에 의해 어떻게 형성되었는지 이해하는 데 도움을 준다. 정서적으로 고갈된 가족 관계야말로 퇴행성 신경 질환에서 시작해서 암과 자가면역질환에 이르기까지, 사실상 모든 범주의 주요 질병들의 위험 요인이었던 것으로 확인되었다. 부정적인 사고를 하는 목적은 부모, 과거의 세대들, 배우자를 비난하자는 것이 아니라, 우리의 건강에 위험한 것으로 판명된 그릇된 믿음들을 버릴 수 있게 만들자는 것이다.

'부정적인 사고의 힘'은 낙관적인 장밋빛 안경을 벗어버릴 것을 요구한다. 다른 사람들을 비난하는 것이 아니라 대인 관계에 있어서 자신의 몫을 인정하는 것이 그 열쇠다.

질병을 새로이 진단받은 사람들에게 병을 이해하는 방법으로서 자신의 대인 관계를 점검해보기 시작하라고 말한다는 것은 쉬운 일이 아니다. 감정 표현이나 정서적인 욕구 인지에 익숙하지 않은 사람들에게는, 자신이 사랑하는 사람들에게 교감을 나누고 자기주장을 펴면서 다가가기 위한 자신감과 적절한 말을 찾는 일이 지극히 어려운 일이다. 이런 어려움은 특히 그들이 예전보다 더 약해져 있거나 지지를 받기 위해 다른 사람들에게 더 많이 의존을 해야 할 때 더 크다.

이런 딜레마에 대한 손쉬운 해결책은 없다. 그러나 그렇다고 그런 상황을 그냥 미해결인 상태로 놔두면 지속적인 스트레스의 원천이 될 것이고, 결국 더 많은 질병을 발생시킬 것이다. 환자가 자신을 위해 무슨 일을 시도하든 간에, 우선 자신의 인생에서 가장 중요한 관계들이 무엇이었는지 동정심을 갖고 명료하게 평가해보지 않는다면, 그가 짊어진 심리적인 부담은 결코 해소될 수 없을 것이다.

우리가 살펴보았듯이, 다른 사람들의 기대나 의도 자체가 아니라 그 기대와 의도를 우리가 어떻게 감지하느냐 하는 것이 스트레스 요인으로 작용한다. 다발성 경화증 환자 진은 남편의 전립선암에 대한 걱정 때문에, 그리고 남편이 적절한 치료를 찾아나서는 일을 책임졌다가 자기 병의 재발로 내몰렸다. 남편 에드는 진이 자신을 '지배'한다고 화를 냈지만 그녀에게 자신의 감정을 표현할 수 없었다. 자신이 에드를 책임질 필요가 있다고 믿었던 진의 믿음—그리고 진이 자신을 지배하려고 한다고 믿었던 에드의 믿음—은 그들 각자가 어린 시절에 구축했던 대인 관계의 형판에 근거해 감지했던 믿음들이었다.

한스 셀리에는 "우리가 느끼는 대부분의 정신적 긴장과 좌절은, 실제의 우리가 아닌 다른 사람의 역할을 수행하려는 강박 욕구에서 생겨난다"고 썼다. 부정적인 사고의 힘은, 우리가 믿고 싶어 하는 것만큼 강하지 않다는 사실을 인정하는 능력을 요구한다. 고집스럽게 강하기만 한 우리의 자기 이미지는 사실은 나약한 모습―아이의 상대적인 나약함 같은 모습―을 숨기기 위해 만들어진 것이다. 나약함은 결코 부끄러워할 모습이 아니다. 사람은 강하면서도 도움을 필요로 할 수 있으며, 어떤 삶의 영역에서는 강한 힘을 발휘할 수 있지만 다른 영역에서는 무기력하고 혼란스러워할 수 있다. 우리는 할 수 있다고 생각하는 모든 일들을 다할 수 없다. 질병에 걸린 많은 사람들이 깨닫게 되는 바와 같이―이따금 너무 뒤늦게―자신이 강하고 약하지 않다는 이미지에 꿰맞춰 살려고 하면 스트레스가 발생하고 체내의 조화가 깨진다. 대장암 환자 돈은 병 발생 이전의 삶의 자세를 설명하면서 "저는 무슨 일이든 처리할 수 있는 사람입니다"라는 표현을 썼다. 질다 래드너는 병이 재발한 후에야 "난소암에 걸린 모든 여성들을 다 도울 수는 없었다"는 사실을 깨달았다. "더구나 나는 받은 모든 편지들을 다 읽어볼 수도 없었다. 마음이 갈기갈기 찢어졌기 때문이다."

부정적으로 사고하는 법을 배우면 우리는 결핍으로 인해 생겨난 우리의 감정을 과소평가하는 태도를 그만둘 수 있다. 이 책을 쓰기 위해 진행했던 많은 인터뷰들에서 사람들은 자신이 받았던 상처와 스트레스를 '그저 조금'이나 '아마도'라는 말로 수식했다. 다발성 경화증 환자 베로니크를 떠올려보자. 그녀는 알코올중독자였던 남자 친구와의 결별, 경제적 궁핍, 힘들었던 여러 가지 중요한 생활 사건들로 인해 쌓인 스트레스를 "반드시 나쁜 것만은 아니었다"는 말로 경시했다.

나는 나의 가장 깊은 내면에 있는 진실에 따라 내 삶을 살고 있을까, 아니면 누군가 다른 사람의 기대를 충족시키기 위해 살고 있을까? 내가 믿어 왔거나 해온 일들 중에서 얼마나 많은 부분이 진정으로 내 것이며, 얼마나 많은 부분이 부모를 즐겁게 하기 위해 필요하다는 믿음에 의해 만들어졌을 뿐인 자기 이미지를 위해 쓰인 것일까? 심한 복통으로 고생하던 맥더는—어머니와 아버지의 노골적인 요구나 간청 때문이 아니라 부모의 믿음을 자신의 믿음으로 만들어버림으로써—본심에 반하여 내과 의사가 되었다. 게다가 그녀는 인생을 어떻게 일구어나갈 것인지 결정할 만큼 충분히 성장하지도 못한 오래 전에, 결정을 내렸다. 근위축성 측색 경화증으로 사망한 데니스 케이는 "내가 이룬 거의 모든 성취는 내 열망과 관련되었던 것이 아니라, 아버지의 열망과 이런 저런 식으로 관련이 있었다"고 썼다.

　미국의 전 퍼스트레이디 베티 포드는 "나는 내 어머니의 반에도 못 미치는 여자였다"고 썼다. "내 어머니는 강인하고, 친절하고, 원칙주의자이고, 나를 한 번도 실망시킨 적이 없는 훌륭한 분이었다. 어머니는 또한 완벽주의자였고, 자식들을 완벽하게 프로그램하려고 애를 쓰셨다."[194] 부정적으로 사고하는 능력을 가졌었다면 포드 여사는 자식을 완벽하게 '프로그램' 하는 일이 과연 얼마나 친절한 일이었는지 자문할 수 있었을 것이다. 얼마쯤이라도 부정적인 사고로 무장되어 있었더라면, 베티는 알코올중독과 유방암으로 절정을 이룬 평생의 스트레스에 빠져들며 자기 판단으로부터 도망치는 대신, 완벽주의라는 불가능한 기준을 거부할 수 있었을 것이다. 그리고 "나는 어머니의 반에도 못 미치는 여자였다"는 말을 기쁜 마음으로 할 수 있었을 것이며 "나는 어머니의 1/4밖에 안 되는 여자는 되고 싶지 않다. 나는 그냥 나 자신이고 싶다"고 말할 수 있었을 것이다.

근위축성 측색 경화증 환자 로라는 가정부가 휴가를 떠나 있던 동안에 민박 손님들에게 직접 아침 식사를 제공할 수 없어서 죄책감을 느꼈다. 결국 그녀는 몸이 불편하면서도 손님들을 보살펴야 하는 스트레스에 대한 두려움보다, 죄책감에 대한 두려움이 더 컸기 때문에 민박집 주인 일을 계속 떠맡고 말았다.

전립선암 환자 에드는 "저는 늘 다른 사람들을 도우려고 노력합니다"고 말했다. 만약 그가 그렇게 하지 못한다면? "기분이 안 좋습니다. 죄책감을 느낍니다"라는 것이었다. 많은 사람들에게 있어 죄책감은 그들이 자신을 위해 어떤 일을 선택했다는 신호다. 나는 심각한 의학적 질환을 앓고 있는 대부분의 사람들에게, 그들이 죄책감을 느끼지 않는다면 무언가 균형이 깨지는 일이 발생하고 있는 것이라고 조언한다. 그들이 여전히 자신의 욕구나 감정, 이익은 맨 마지막으로 미뤄놓고 있다는 것이다. 부정적인 사고의 힘이 사람들에게 죄책감을 회피하기보다 그것을 환영하라고 허락할 수 있을 것이다. 에드는 이렇게 말할 수 있었을 것이다. "원더풀! 할렐루야! 그럼 제가 분명히 뭔가 올바른 일을 한 거군요. 제가 변화를 위해서, 저 자신을 위해서 행동한 거로군요."

"가장 큰 문제는 지배적인 성격입니다." 에드는 아내 진이 마치 어머니처럼 전력을 다해 자신을 보살피는 일에 대해 말했다. "저는 화가 납니다." 그렇다면 그는 그것을 어떻게 처리할까? "숨깁니다." 부정적인 사고의 힘이 있었더라면, 에드는 아내가 아무리 좋은 의도였다 해도 개인적인 결정에 일일이 간섭하는 것을 반대했을 것이고, 자기주장을 펴는 일을 죄책감 없이 받아들일 수 있었을 것이다. 한번은 어느 심리 치료사가 내게 "죄책감을 느끼는 일과 분노 중에서 하나를 선택해야 하는 상황에 직면하면 언제든 죄책감 쪽을 선택하세요"라고 말한 적이 있다. 이 말은 그 후 내가 다른 많은 사람들에게 전해온 지혜다. 만일 거절이 당신에게 죄책감을 지우고 반면에 동의가 그 여파로 분노를 남기는 것이라면, 차라리 죄책감 쪽을 선택하라. 분노는 영혼의 자살이다.

부정적인 사고는 우리 자신을 위해서 무엇이 효과가 없는지를 움츠림 없이 당당히 응시할 수 있게 해준다. 우리는 계속 이어지는 연구들을 통하여 사실은 강박적인 긍정적 사고가 질병을 더 잘 일으키며, 생존 가능성을 더 줄인다는 사실을 목격해왔다. 진정한 의미의 긍정적인 사고는―혹은 더 깊이 있게 말한다면 긍정적인 삶은―우리에게 진실에서 두려워할 것은 아무것도 없다는 것을 깨닫는 힘을 부여한다.

분자연구학자 캔디스 퍼트는 "건강은 그저 행복한 생각들만 하는 문제가 아니다"고 적고 있다. "가끔은 오랫동안 억눌려온 화를 폭발시켜 면역계를 점프-스타트jump-start(시동)하는 데서 치유를 향한 가장 강력한 추진력이 발생할 수도 있다"[195]는 것이다

화, 혹은 건강한 화 경험은 치유를 위한 7가지 A들 중 하나다. 이 7가지 A들 하나하나는, 질병에 쉽게 걸리게 만들고 치유를 방해하는 뿌리 깊은 믿음들을 다루는 방식들이다. 다음의 마지막 장에서 이 7가지 방식들을 살펴보기로 하자.

19

치유를 위한 7가지 A들

인정에서 확인까지 빛을 향한 여행

악성 흑색종의 발병과 그것을 이겨내는 신체 능력은 모두 면역계와 깊이 관련된다. 어쩌면 치명적일 수도 있는 예후에도 불구하고 이 질병은 자연 발생적인 증상 완화 사례들—의학적인 치료 없이 암이 사라진 사례들—에 관한 기록이 많다. 모든 암들을 놓고 보면 자연 발생적인 소멸 사례들이 겨우 1퍼센트에 불과하지만, 악성 흑색종에서는 11퍼센트에 이르는 사례들이 나타난다.[196]

학술지 〈암Cancer〉은 한 74세 남성의 자연 치유 사례를 보고했다. 그의 암은 1965년 흉곽 외벽에서 떼어낸 검은 사마귀에서 발견되었다. 7년 뒤 그는 가슴에서 여러 개의 작고 검은 사마귀 형태로 암이 재발했다는 사실을 발견했다. 이 새로운 병소들은 처음에 자리 잡고 있었던 흑색종이 국부적으로 번져서 생긴 결과물들이었다. 그러나 이 환자는 이번에는 모든 치료를 더 이상 받지 않겠다고 거부했다. 8개월 뒤 추적 조사를 위해 방문해 보니 병소들에 박혀 있던 조그만 종양들이 납작해지고 색깔도 연해져 있었다. 이 환자는 간단한 조직 검사를 허락했다. 그의 병소에는 색소 침착만 있었을 뿐 암은 없었다. 다음 해에는 더 많은 임상적 치유의 징후들이 보였다.

면역학적으로 밝혀진 결과는 분명했다. 세 가지 사건이 발생했다. 첫째, 림프구들이 종양을 공격했다. 그다음 대식세포라고 부르는 더 큰 세포들이 말 그대로 흑색종을 먹어치우는 데 일조했다. 끝으로, 역시 악성종양을 파괴하는 일에 참여한 항체들의 유입이 있었다. 이 남성의 신체는 암을 물리치기 위해 강력한 면역 자원을 동원한 것이었다.

자연 발생적인 증상 완화는 두 가지 중요한 질문을 제기한다. "왜 어떤 사람들은 흑색종이 임상적으로 발현하기 이전에, 면역 자원이 암세포들을 파괴할 만큼 강력한 힘을 발휘하지 못하는 것인가?"라는 질문과 "어떤 사람들의 경우, 치명적일 수 있는 이 질병을 면역계가 병 발병 이후라도 극복하는 이유는 무엇인가?"라는 질문이다. 우리는 다른 질병들에서도, 관련된 병리 현상이 분명히 비슷한데도 사람들마다 지극히 다른 결과가 나오는 현상에 대해 같은 질문들을 제기한 바 있다.

샌프란시스코의 한 연구진은 연이어진 세 차례의 연구들을 통해 흑색종 환자들 중에서 부정적인 감정을 억압하는 C형 패턴에 대해 조사했다. 그들은 8개월간의 추적 조사를 통해 그런 억압과 병의 재발 가능성 및 사망 사이에 강력한 상관관계가 있음을 발견했다. 자연 살해(NK) 세포들은 비정상 세포들을 공격하며 암과 맞서 싸우는 방어선을 제공한다. NK 세포들은 흑색종을 소화하는 입증된 능력을 갖추고 있다. 그런데 유방암에서처럼 이 세포들은 감정이 억압된 사람들에게서 훨씬 덜 활동적이다.

앞의 세 차례 연구들 중 한 연구에서 맨 처음 발생했던 흑색종의 두께를 성격과 관련지어 조사해보았다. 최초 조직 검사 시의 암의 두께는 예후와 상관관계가 있었다. 병소가 더 두꺼울수록 겉모습은 더 좋지 않았다. C형 흑색종 대처 방식 척도에서 받은 높은 점수가 더 두꺼운 병소들과 관련이 있는 것으로 밝혀졌다. "C형 흑색종 대처 방식은 환자들이 흑색종에 걸렸다는 사실을 인정하고 난 후에도, 자신보다 가족들을 더 염려하고, 애써 병을 잊으려고 하고, 인내심을 갖고 대처하려고 하고, 바쁘게 살려고 애쓰고, 감정을 내면에 간직하려고 하고, 자신은 강한 사람이며 상황을 해결할 능력이 있는 것으로 보이고 싶어 하는 태도가 그 특징이었다"는 것이다.[197]

샌프란시스코 연구진의 이런 연구 결과는, 그보다 앞선 1979년의 한 연구에서, 진단에 대한 적응에 더 어려운 시간을 보낸 환자들이—다시 말하자면 진단을 덜 인정하는 반응을 보였던 환자들—병의 재발을 덜 경험하는 경향이 있다고 했던 결론을 입증해주었다.[198]

UCLA 의과대학에서 정신건강의학자 F. I. 포지F. I. Fawzy에 의해 시행된 시험적인 연구는 기본적인 심리적 지지만으로도 변화를 만들어낼 수 있다고 주장한다. 비교 가능한 1단계 흑색종 환자 34명이 두 군으로 나뉘어, 실험 대상 부문군과 대조군 부문에 등록되었다. "포지의 개입은 놀랄 정도로 미미했다. 연구는 6주간에 걸쳐 실시된 단 6차례의 조직적인 단체 교육 시간으로 구성되었으며, 한 차례의 교육은 1시간 반 동안 진행되었다. 이 단체 교육 시간에 제공된 교육 내용은 (1) 흑색종에 대한 교육과 기본적인 영양학적 조언, (2) 스트레스 관리 기법, (3) 대처 방식 강화 기술, (4) 연구진과 군 내 다른 성원들의 심리적 지지 등이었다." 6년 후 결과를 보니 심리적 지지를 받지 않은 대조군은 원래 34명의 환자들 중에서 10명이 사망했고 3명에게서 병이 재발했다. 심리적 지지를 받은 군은 34명 중 단 3명만 사망했고 4명에게서 병이 재발했다.[199] 연구의 초기 단계에서도 지지군에 속한 환자들의 면역 기능이 향상되었다는 사실이 입증된 바 있었다.[200]

흑색종이나 다른 암에 걸린 사람들이 자신에 대한 이해를 더 많이 할 수 있도록 도움을 받고, 정서적 대처 방식에 있어 자기 인정과 자기주장을 더 많이 하게 되면, 악성종양 진행 과정을 역전시키는 능력이 강화된다는 주장은 이치에 맞는 주장이다. 50세의 작가 해리어트는 집중 심리 치료를 포함하여 자기 나름의 방식으로 암과 맞서고자 했던 결심이 오른쪽 정강이에 생긴 악성 흑색종을 사라지게 한 원인이라고 확신한다.

"저는 의사들을 그다지 신뢰하지 않았습니다. 제가 직접 알아보다가 멕시코 티후아나에 있는 대체의학 클리닉을 발견했죠. 그들은 흑색종을 전신 질환으로 여기며 치료했는데 그게 맘에 들었습니다. 다리만 수술하고 다른 후속 치료는 전혀 하지 않는다는 것이 제겐 올바른 일로 생각되지 않았거든요. 저는 멕시코로 갔습니다. 그들은 백신, 식이요법, 강장제, 약초 반죽을 사용한 다리 뜸 등 모든 치료법들로 저를 치료했습니다. 저는 그곳을 매달 찾다가 이후 3개월마다, 그리고 6개월마다 다시 찾았습니다. 그러나 저는 제 문제 해결 방식에 뭔가 잘못된 것이 있다는 사실을 깨닫기 시작했습니다. 우선 캐나다에는 제 담당 일반의가 없었습니다. 저는 의사들의 권위를 거부했습니다. 그런데 그런 제가 그곳 멕시코에서는 의사들의 치료를 받고 있었습니다.

저는 최소한 일반의의 진료는 받아봐야겠다고 생각했습니다—그래서 그때 선생님을 만나게 된 겁니다. 선생님은 저에 대해 전혀 모르셨지만, 제가 흑색종이라는 말을 하자마자 이렇게 말씀하셨습니다. '흑색종 환자들에게 특유의 심리적 특성이 있다는 걸 알고 계시겠죠. 그렇죠?' 예전에는 제게 그런 말을 한 사람이 단 한 명도 없었습니다. 그러나 선생님께서 그 말씀을 하셨을 때 그 구도에 제가 완벽하게 들어맞는다고 느꼈습니다. 선생님께서는 또한 제게 수술을 받아야 한다고, 그러니 수술을 주선해주시겠다고 말씀하셨습니다. 하지만 제게 감정을 솔직하게 느끼지 못하는 일이나 다른 문제들을 모두 해결하지 못하면, 수술만 가지고는 도움이 안 될 수도 있다고도 말씀하셨습니다.

그래서 6개월 동안 심리 치료를 받았습니다. 아주 집중적인 치료였지요. 저는 심리 치료 이후에 수술을 받았습니다. 성형외과 의사가 저를 보더니 깜짝 놀라더군요. 그가 원래 진행했던 제 조직 검사에서는 꽤 깊게 진행된 침윤성 악성 흑색종이 보였습니다. 그는 최악의 상황을 예상하고 있었습니다. 그런데 그는 실제로 수술하는 동안 그것이 더 이상 악성 흑색종이 아니며 그저 비정상적인 색소 침착 조직일 뿐이라는 사실을 발견했습니다."

나는 그런 차이를 만들어낸 원인이 멕시코에서의 치료 때문인지 아니면 심리 치료 때문인지 궁금했다. 멕시코에서의 구체적인 치료 내용을 모르기는 했지만, 그 치료에 BCG 백신이 포함되어 있었으니 면역계가 자극받 있을 가능성—어떤 경우는 이것이 성공적인 흑색종 치료 방법이다—이 있었다. 헤리어트는 모든 치료법들이 조화를 이룬 덕분이라고 믿고 있다. "저는 멕시코에서의 치료가 효과를 본 거라고 굳게 믿습니다. 하지만 병소가 계속 쑤시고 있었고, 여전히 그곳에 뭔가가 도사리고 있다는 느낌—피부 밑이 따끔거리고 시커멓게 변해가고 있다는 느낌—을 받고 있었습니다."

"심리 치료를 통해서 뭘 알아냈나요?"

"저는 곧장 어린 시절로 돌아가야 했습니다. 제가 걸음마를 하는 아이였을 때 어머니가 돌아가셨습니다. 저는 모두 네 살 미만이었던 세 자매 중 둘째였습니다. 두 명이 아직 기저귀를 차고 있었지요. 막내는 겨우 여덟 달밖에 안 됐고 배앓이로 고생하고 있었습니다. 우리들 중 누구도 많은 관심을 받지 못했습니다. 그나마 남은 쥐꼬리만큼의 관심은 막내 차지였습니다. 아버지의 직업이 외판 영업이었던 까닭에 우리 집은 이곳저곳을 돌아다녀야 했습니다. 아버지는 어머니가 돌아가신 지 1년도 안 돼서 어머니를 많이 닮은 여성과 재혼했습니다. 새어머니는 꼭 '사악한 서쪽 마녀'('오즈의 마법사'에 나오는 사악한 동쪽 마녀의 자매 마녀-옮긴이) 같았습니다. 게다가 새어머니는 그녀 자신의 문제를 갖고 있었습니다. 그녀는 우리에게 무서운 존재였습니다. 그녀는 결국 우리를 프랑스계 캐나다 수녀원으로 보내버렸습니다.

새어머니는 아이들을 좋아하지 않았습니다—새어머니는 14명의 형제자매들 중 맏이였는데 남동생과 여동생들을 모두 자기가 키웠답니다. 그녀는 집을 떠나 독립할 시간을 기다리고 있을 수 없었습니다. 그녀는 코스타리카 주재 캐나다 대사관 비서의 자리까지 올라갔습니다. 그녀는 아주 똑똑한 여자였지만 33세의 노처녀가 되어가고 있었습니다. 아버지는 어머니가 돌아가신 지 1년이 채 안 됐는데도 코스타리카 영어권 사회의, 기회가 닿는 모든 여성들에게 결혼을 하자고 노골적으로 지분거렸습니다. 하지만 모두 거절당했지요. 그런데 새어머니가 좋다고 한 겁니다—그녀는 아이들은 원하지 않았습니다. 그녀는 아이들을 좋아하지 않았습니다. 그건 악마와의 계약처럼 그녀의 철석같은 신념이었습니다. 그러면 아버지는 어땠느냐고요? 아버지는 재혼 첫해에 52일만 집에 있었습니다. 그런 집에 새어머니가 차례로 전염성 질환에 걸려 격리된 어린 계집아이들과 함께 있었던 겁니다.

프랑스 시편들을 베껴서 새어머니가 샤워하고 있던 욕실 문 앞에 놓아뒀던 일이 기억납니다. 그녀는 그 시편들에 결코 응답하지 않았습니다. 그런 시편들을 받았다는 사실조차 말하지 않았습니다. 저는 그 일을 통해 새어머니의 진면목을 분명하게 보았습니다.”

“그렇다면 새어머니와 관계를 맺으려고 무척 애를 썼다는 말씀이군요.”

“네. 그리고 그런 제 노력은 결코 효과를 못 봤고요…… 언니와 동생은 새어머니를 무서워했습니다. 새어머니는 자기 방에 꼼짝 않고 틀어박혀 있었고 우리는 가정부 손에 맡겨졌습니다. 필요한 것이 있으면 우리 세 자매가 몰래 그녀의 침실에 다가가 ‘엄……’이라고 말하려고 애를 쓰던—수도 없이 반복된 장면이지요—기억이 납니다. 우리는 20분 혹은 그보다 더 긴 시간을 계속 서 있기만 하다가 결국 ‘엄마’라고 말할 용기가 없어서—우리 중 누구도 용기가 없었습니다—몰래 그냥 돌아오곤 했습니다.

새어머니에게는 어떤 부탁도 할 수 없다는 생각이 들었던 거지요. 그게 바로 제가 배운 내용입니다. 저는 무엇을 필요로 하지 않는 법, 원하지 않는 법, 부탁하지 않는 법을 배웠습니다. 그런 것은 존재하지 않았기 때문입니다. 혹시 그런 일들을 하면 우리는 조롱만 당했습니다.

아주 어렸던 시절의 기억들 중에서 서너 살 무렵의 기억이 생각납니다—그때 저는 드레스를 입고 혼자 앉아 인형을 갖고 놀고 있었습니다. 놀고 있을 때는 좋았습니다. 그러나 제가 누구와도 연결되어 있지 않다는 느낌이 들었습니다. 주변에 아무도 없었습니다. 저는 철저히 외로웠습니다. 안전하긴 했지요. 하지만 행복감이 없었습니다. 그저 저 자신을 보호하는 방법을 생각해냈다는 느낌만 있었습니다."

"혼자 있는 방법 말이군요."

"혼자 있는 방법이라, 맞습니다…… 아무런 연결감도 느끼지 않으면서요.

조각조각 다른 기억들도 떠오릅니다. 저는 오랫동안 구름처럼 느껴지는 곳 위에 누워 있는 이미지를 간직해왔습니다. 제가 구름 침대 위에 누워 있고 위에는 회색 혹은 무채색 하늘이 있는 이미지입니다. 햇빛 한 줄기가 저를 내리비추고 있지만 차가웠습니다. 혹시 사랑일지 모르는 그 햇빛마저도 사실은 사랑이 아니라는 느낌, 그래서 정말이지 철저히 외롭다는 느낌이 들었습니다. 저는 감정을 느끼지 않는 법을 배워야 살아남을 수 있다는 사실을 깨달았습니다."

그런 경험들—또는 해리어트가 그런 경험들을 통해 끌어낸 결론들—이 그녀의 삶 속에서, 혹은 자신을 보살펴주는 것이 아니라 오히려 고갈시킨다고 느꼈던 대인 관계 속에서, 그녀를 소외된 존재로 만들었다. 그녀가 받았던 집중 심리 치료는 감정 처리 능력의 개발을 목표로 삼았다.

감정 처리 능력은 책임감 있게, 자신을 희생시키지 않으면서, 또한 자해적이지 않게 주변 환경과 관계를 맺을 수 있게 해주는 능력이다(제3장을 참고하길 바란다). 그런 능력은 불가피한 인생의 스트레스에 직면하고, 불필요한 스트레스를 만들어내는 일을 피하고, 치유 과정을 촉진시키는 데 꼭 필요한 내면의 터전이다. 우리들 중에서 완벽에 가까운 감정 처리 능력을 갖추고 성인 연령에 도달하는 사람은 거의 없다. 그런 능력이 부족하다는 것을 인정하는 것은 자기비판의 이유가 아니다. 그저 더 많은 발전과 변화에 대한 요구일 뿐이다.

치유를 위한 7가지 A의 추구가 제대로 된 감정 처리 능력을 갖춘 사람으로 성장하는 면에서 도움을 줄 것이다.

1. 인정 Acceptance

간단히 말한다면 인정은 현재의 상황을 기꺼이 받아들이는 태도다. 인정은 부정적인 사고가 미래의 삶의 방식을 제한하도록 용인하지는 않으면서 그 사고가 우리의 이해력을 채워도 좋다고 허락하는 용기다. 인정은 우리를 괴롭히는 상황이 무엇이든 그 상황이 지속되는 일에 대해 체념하는 태도를 요하지 않는다. 그러나 현재의 정확한 상황을 부인하는 태도는 거부할 것을 요구한다. 인정은, 우리가 온전한 존재가 될 만큼 충분히 가치 있는 사람도 못되고, 충분히 '훌륭한' 사람도 못된다는 뿌리 깊은 믿음에 도전을 가한다.

인정은 자기 자신과의 동정 어린 관계를 함축하기도 한다. 인정은, 우리가 지금까지 보아왔듯이 너무나 자주 세상과 우리의 관계를 특징짓고 있는 이중 잣대를 버리는 것을 의미한다.

　나는 의사로서 너무나 많은 사람들의 고통을 목격해왔다. 그런 나에게 다른 사람들이 겪은 어떤 방식보다 더 많은 방식들로 고통을 받은 환자를 딱 한 명만 꼽아보라고 한다면, 부질없는 짓일 것이다. 그러나 억지로 그런 선택을 강요받는다면 나는 그 환자가 누가 될지 알고 있다. 그녀의 이야기는 이 책의 어느 장에서도 나온 적이 없다. 그녀가 걸렸던 질병들은 아마 이 책의 거의 모든 장에 등장할 수 있을 것이다. 나는 그녀를 코린느라고 부르겠다. 그녀는 50대 초반의 나이로 다음과 같은 진단들을 받았다. 제2형 당뇨병, 병적 비만증, 과민성 대장 증후군, 우울증, 두 번의 심장마비와 관상동맥 질환, 고혈압, 루푸스, 섬유 근육통, 천식 그리고─가장 최근에는─대장암 등이다. "약을 질리도록 먹고 있습니다." 코린느의 말이다. "아침 식사를 하지 않아도 될 정도입니다. 그냥 모든 약을 먹어치울 뿐입니다. 아침에만 한 번에 13개의 알약들을 먹습니다."

　코린느는 20년 동안 내 환자였다. 내가 배운 많은 내용은 그녀를 통해서, 그리고 코린느처럼 인생의 사연을 함께 나눴던 다른 환자들을 통해서 배운 것이다. 코린느는 어린 시절 온갖 종류의 바운더리 박탈과 상상할 수 있는 온갖 폭력에 시달렸다. 어른이 된 그녀는 남편, 자녀, 형제자매, 친구들뿐만 아니라 집에 찾아오는 사람은 누구든 그 사람까지 보살피는 일에 습관적으로 매달렸다. 그녀는 최근까지도 "아니오"라고 말하는 일이 불가능했다. 끔찍한 건강 상태에도 불구하고, 그리고 모터스쿠터를 타야만 돌아다닐 수 있는 처지임에도 불구하고, "아니오"라는 말을 한다는 것은 그녀에게 여전히 고통스러운 일이다.

"저는 제가 꼭 큰 물방울 같다고 생각합니다. 아무 형상도 없는 물방울이요. 저는 다른 사람들의 아우라aura는 볼 수 있습니다. 그런데 제 아우라는 검거나 회색처럼 보이고 아무 윤곽도 없습니다. 그 모습은 꼭 안개 속에서 어떤 사람을 볼 때의 모습과 같습니다. 윤곽의 일부는 희미하게 보이지만 온전한 윤곽을 볼 수 없는 모습 말입니다."

"바운더리 설정에 어려움을 겪고 있는 다른 사람을 봐도 그 사람이 큰 물방울 같다고 경시하시겠습니까?"

"아니요. 과체중인 사람 몇몇을 알고 있는데, 저는 그들이 큰 물방울 같다고 분류하지 않습니다. 이 문제는 그것보다는 한 인간으로서의 정체성에 대한 자기 이미지 문제입니다. 저는 감정 문제에 대해 이야기할 때면 제가 꼭 젤로(디저트용 과일 젤리─옮긴이) 같다고 느껴집니다."

"그렇다면 지금 제 앞에서 누가 이야기하고 있는 거죠? 큰 물방울이 이야기하고 있는 건가요? 실체를 지닌 누군가가 있다는 생각이 안 든다는 건가요?"

"아마 약간의 실체는 있겠죠. 100퍼센트 없다고까지 말할 수는 없지만……."

"그럼 그 '약간의 실체'에 대해 생각해봅시다."

"그 '약간의 실체'는 지배력을 행사하고 싶어 하고, 다른 사람들이 허락도 없이 자신을 대신해서 결정을 내리거나 의사 결정을 하는 걸 허용하고 싶지 않아 합니다."

"당신 자신에 대해 무슨 말을 더 할 수 있습니까? 중요하게 생각하는 가치들은 무엇이죠?"

"여러 남자와 관계하지 않는 것, 누구를 속이지 않는 것, 거짓말하지 않는 것, 국가의 법을 준수하는 것, 그리고 가능한 한 다른 사람들에게 최선을 다하는 사람이 되자고 노력하는 것이죠."

"마지막 가치는 '아니오'라고 말하는 법을 모르기 때문에 생긴 것입니까, 아니면 진정한 배려심 때문에 생긴 것입니까?"

"둘 다입니다. 대다수의 경우 진정한 배려입니다."

"그런데 어떻게 당신이 큰 물방울에 불과하다고 말할 수 있나요?"

"어머니에게 '아니오'라고 말해야 하는 상황만 생기면 제가 젤로가 되기 때문입니다. 며칠 전만 해도 저는 어머니에게 '아니요, 지금은 안 되고 여름에 오시는 것이 낫겠어요'라고 말할 수 없었습니다. 저는 어머니에게 그런 말을 할 수 없었습니다. 저는 그런 결정을 하고 싶지 않았어요."

"누군가 다른 사람이 그런 결정을 내리기 힘들다고 말한다면 뭐라고 하겠습니까?"

"엄마에게 하고 싶은 말을 직접 말한다는 건 무척 힘든 일이라고 말하겠습니다…… 그리고 더 강해질 필요가 있다고도 말하고요."

"불가피하게 그런 사람들에게 어떻게 할지 말해주지 못하는 상황이 생긴다면, 그들을 어떻게 이해하겠습니까?"

"그들이 자기주장을 펴면 거부당할 것이라고 지레 겁먹고 있다고 이해하겠습니다."

"당신 자신에게 그런 말을 할 수 없다면, 그건 다른 사람에게는 자동적으로 베푸는 동정 어린 관심을 스스로에게는 베풀지 않기 때문입니다. 그러나 당신은 아니라고 말하는 일에 어려움을 겪는 다른 사람에게는 동정 어린 관심을 베풀 수 있습니다.

당신이 자신을 얽어매고 있는 속박에 대해 살펴봅시다." 나는 계속해서 말했다. "한편으로, 당신은 아니라고 말하는 법을 모릅니다. 그러나 다른 한편으로, 당신은 아니라고 말할 수 없다는 이유로 자신을 비난하고 비판합니다. 그러다 결국 당신은 자신을 큰 물방울이라고 부르고 맙니다. 동정 어린 관심을 갖는다면 당신은 다른 사람을 보듯이 자신의 모습—겁먹고 있는 사람의 모습—을 명확히 보게 될 것입니다. 그러면 당신은 비판이 아니라 동정 어린 말들로—그 사람이 정말 겁을 먹고 있다고—말하게 될 것입니다. 그 사람이 정말 상처를 받았다고 말하게 될 것입니다. 그 여자는—사실은 저도 그렇습니다—아니라고 말하는 걸 아주 힘들어합니다. 그게 당장 거부당할 위험을 초래하기 때문입니다.

다른 사람에게 아니라는 말을 강요할 수 없는 것처럼, 당신은 자신에게도 그런 일을 강요할 수 없습니다. 그러나 당신은 자신에 대해 동정을 베풀 수는 있습니다."

"저는 다른 사람이 아니라고 말할 수 있도록 돕기 위해 그 사람의 손을 잡아줄 겁니다—하지만 제가 아니라고 말할 수 있도록 돕기 위해 제 손을 잡아주진 않을 겁니다."

"그리고 그들이 아니라고 말하는 법을 모른다 해도 당신은 여전히 그들을 인정해주겠지요. 당신은 이렇게 말할 겁니다. '저런, 그 일이 당신에게 얼마나 힘든 일인지 이해합니다—당신은 준비가 안 되어 있군요.'"

"하지만 저는 저 자신에 대해서는 그런 말을 안 합니다—저 자신에게는

460

화를 냅니다."

"제가 믿기에는 당신에게 가장 큰 도움을 줄 수 있는 것은, 다른 사람에게 베푸는 동정 어린 관심을 당신 자신에게 베푸는 일입니다. 당신은 그런 일을 위해 노력할 수 있습니다."

"그렇게 하면 제가 사라졌다고 느끼는 것 같은 에너지가 돌아올까요?"

"당신의 에너지의 너무 많은 부분이 다른 사람들을 돌보는 데 쓰였습니다. 그리고 그나마 남은 에너지의 너무 많은 부분이 자기비판에 쓰였습니다. 그렇게 자신에게 가혹하게 굴면 많은 에너지를 뺏깁니다.

당신이 수많은 의학적 문제들에 직면해 있다는 것은 객관적인 사실입니다. 당신은 위험에 처해 있습니다—그 점에는 의문의 여지가 없습니다. 앞으로 무슨 일이 벌어질지 저는 모르겠습니다. 여하튼 당신이 해결해야 할 모든 문제들에도 불구하고, 자신에 대해 더 큰 동정심을 갖게 될수록 당신은 자신에게 최선의 가능성을 제공할 수 있을 것입니다."

자신에 대한 동정 어린 호기심은 우리가 자신에 대해 알게 된 모든 것들을 좋아한다는 것을 의미하지는 않는다. 그저 고통을 겪었거나 도움이 필요했던 다른 사람에게 우리가 베풀고 싶어 하는 것과 같은 무비판적인 태도로, 우리 자신을 바라보는 것을 의미할 뿐이다.

2. 인식 Awareness

치유—혹은 건강의 유지—를 추구하는 모든 사람들은 잃어버린 감정 인식 능력을 되찾을 필요가 있다. 신경학자 올리버 색스Oliver Sacks는 저서

《아내를 모자로 오해한 남자*The Man Who Mistook His Wife for a Hat*》에서 이런 사실을 놀라울 정도로 잘 설명한다. 색스는 텔레비전으로 방영된 대통령 로널드 레이건의 연설을 보고 실어증 환자들이 보인 반응에 관한 에피소드를 소개한다.

실어증Aphasia─그리스어 a('없다'는 의미)와 pah('말한다'는 의미)가 그 어원이다─은 말하는 능력이나 입으로 말한 언어를 이해하는 능력이 상실되는 병이다. 실어증은 뇌졸중 발작에 의한 경우처럼 국지적인 뇌 손상의 결과물이다. "숙련된 말솜씨와 연극적인 행동, 정서적인 호소력을 겸비한 매력남 출신의 전직 노老대배우, 그가 TV에 나왔다─그러자 모든 환자들이 깔깔 웃었다. 아니, 전부 다는 아니었다. 몇몇은 당황스러워하는 것 같았고 몇몇은 분노하는 것 같았다. 한두 명은 불안해하는 것 같기도 했다. 그러나 대부분의 환자들은 즐거워 보였다. 대통령은 늘 그렇듯 감동적이었다─그러나 그는 분명히 이 환자들에게는, 그들의 웃음보를 터뜨리는 식으로 감동을 주고 있었다. 그들은 무슨 생각을 할 수 있었던 것일까? 대통령의 말을 이해하지 못했던 것일까? 아니면 혹시 그의 말을 너무 잘 이해했던 것일까?"[201]

색스의 실어증 환자들은 레이건의 무의식적인 제2형 감정 표현─어조, 보디랭귀지, 상투적인 표정─에 반응을 보였던 것이었다. 그들은 레이건의 실제 감정이 입으로 말하는 메시지와 부조화를 이루고 있다는 것을 알아차렸다. 다시 말하면 그들은 의식적이든 무의식적이든, 그가 감정을 위장하고 있다는 것을 꿰뚫어보았다. 그들은 레이건이 마음속에서 꾸며내고 있었고, 자기처럼 감정적으로 폐쇄된 사람들에게 너무나 능숙하게 전달할 수 있었던 말의 실체를 읽은 것이 아니라, 그의 감정의 실체를 읽어낸 것이었다. 색스의 환자 한 명은 "대통령이 뇌 손상을 입었거나 아니면 뭔가 숨길 것이 있었거나 둘 중 하나"라고 말했다. 레이건의 전기 작가가 "그는 자신이 하는 말과 반대로 느끼는 사람"이라고 했던 말을 상기해보라.

동물과 어린아이는 진실한 감정 신호를 포착하는 데 매우 유능하다. 그런데 만약 우리가 언어 습득 과정에서 그런 능력을 상실한다면, 그것은 우리가 직접 대면하고 있는 세계에서 혼란스러운 메시지를 받아들이고 있기 때문이다. 우리가 듣는 말이 어느 한 가지 사항에 대해 말하면, 우리의 감정 데이터는 무언가 다른 사항에 대해 말해준다. 이 두 가지가 상충되면 둘 중 하나는 억압된다. 이와 비슷하게, 어린아이의 양 눈의 시선이 엇갈리면, 뇌는 복시 현상을 피하려고 한쪽 눈으로 들어오는 시각 이미지를 억압한다. 시각 이미지를 억압당한 눈은 교정이 되지 않으면 안 보이기 시작한다. 우리의 삶에서 매우 중요한 사람들과 지속적으로, 도저히 극복할 수 없는 충돌을 하게 되면, 우리는 그 충돌을 회피하려고 감정 지능을 억압해버린다. 그렇게 되면 우리는 언어 지능은 습득한다 해도 감정 처리 능력은 상실하고 만다. 실어증 환자들은 이와 정반대 과정을 겪는 것처럼 보인다. 눈이 안 보이는 사람들이 비범한 청각 능력을 발달시키는 것과 매우 비슷하게, 실어증 환자들은 감정적인 진실을 감지하는 강화된 능력을 발달시킨다.

한 정신건강의학 연구진은 2000년 5월 〈네이처Nature〉지에서 다음과 같이 보고했다. "사람들은 대개 거짓말쟁이의 태도에서 거짓말을 탐지해내는 일을, 우연히 그런 일을 할 때보다 잘하지 못한다. 거짓말이라는 신호가 표정이나 어조에서 분명히 드러날 때조차 그렇다. 오히려 말을 이해하지 못하는 사람들이 감정에 관한 거짓을 포착하는 일을 훨씬 잘한다."

완벽한 인식이란 우리가 잃어버린 감정 인식 능력을 되찾는 것, 우리가 우리의 삶에 관한 진실을 직면할 만큼 충분히 강하지 못하다는 마비적인 믿음을 기꺼이 놓아버리는 것을 의미할 것이다. 그런 인식에 마법 같은 것은 없다. 눈이 안 보이는 사람들은 눈이 보이는 사람들보다 소리에 더 많은 관심을 기울이는 법을 배운다. 실어증 환자는 뇌의 인지 기능 담당 부위들이 그가 듣는 말의 메시지가 무엇인지 더 이상 말해주지 않기 때문에, 그 말에 대한 내면의 반응에 주목하는 법을 배운다. 이런 내면의 반응, 즉 본능적인 육감이 바로 우리가 '성장하면서' 상실하는 반응이다.

명백히, 감정 인식 능력을 다시 배우기 위해 말하는 기술을 잃어버릴 필요는 없다. 그러나 진실 인식 능력을 발달시키려면 우리는 반드시 연습을 해야 하며, 우리의 내면 상태에 끊임없이 관심을 기울여야 하며, 말—자신의 말이든 다른 사람의 말이든—을 통해 전달되는 내용보다 내면에서 감지된 내용을 더 신뢰하는 법을 배워야 한다. 상대방의 목소리 어조는 어떤가? 높낮이는 어떤가? 눈은 가늘게 뜨고 있는가 아니면 크게 뜨고 있는가? 미소는 편안한 미소인가, 긴장된 미소인가? 우리의 느낌은 어떤가? 그런 느낌을 어디서 느끼고 있는가?

인식은 우리의 신체 내에 어떤 스트레스 신호들이 존재하고 있는지 배우는 것을 의미한다. 그리고 우리의 정신이 그 신호들을 놓치면 정신 대신 몸이 어떻게 그 사실을 타전해주는지 배우는 것도 의미한다. 인간에 대한 연구와 동물 연구 모두에서, 생체의 실제 경험을 측정할 때 의식적인 인식이나 행동 관찰보다 생리적 스트레스 반응이 더 정확한 기준이라는 사실이 관찰된 바 있다. 한스 셀리에는 "뇌하수체가 지적인 능력보다 더 훌륭한 스트레스 판정관"이라고 썼다. "무엇을 찾아야 하는지 똑바로 알고 있다면 위험 신호들을 인식하는 법을 제법 잘 배울 수 있다."

한스 셀리에는 《인생의 스트레스》에 생리적인 위험 신호들을 수집해놓았다. 그는 심장의 두근거림, 피로감, 발한, 잦은 배뇨, 두통, 요통, 설사, 입술 마름 같은 신체적 신호들, 정신적 긴장, 과잉 경계심, 불안감, 삶의 활력 상실 같은 감정 신호들, 그리고 비정상으로 충동적이거나 화내는 일, 과잉 반응 경향 같은 행동상의 표현 양상들을 나열했다. 우리는 우리의 각종 증상들을, 극복해야 할 문제가 아니라 경계해야 할 메시지로 읽는 법을 배울 수 있다.

3. 화 Anger

우디 앨런Woody Allen 감독의 영화에서 한 인물이 "나는 결코 화를 내지 않아"라고 말하는 장면이 있다. 그는 이어서 "나는 대신 종양을 키우고 있어"라고 말한다. 이 책의 시작부터 지금까지 우리는 암 환자들을 대상으로 했던 많은 연구들을 통해 이 인물의 익살스러운 대사가 진실이라는 사실을 목격해왔다. 우리는 화의 억압이 생리적인 스트레스를 증가시키기 때문에 질병의 주요 위험 요인이라는 사실도 목격해왔다.

화의 억압은 병에 잘 걸리게 만들지만, 화의 경험은 치유를 촉진하거나 적어도 생존을 연장시키는 것으로 밝혀졌다. 예를 들면 담당 의사에게 화를 낼 수 있는 암 환자들이 더 차분한 암 환자들보다 더 오래 산다. 동물실험에서는 화의 표출이 화의 억압보다 생리적으로 스트레스를 덜 주는 것으로 밝혀졌다. 우리에 갇힌 쥐들 중에서 다른 쥐들과 싸움을 벌이는 쥐들이 유순한 쥐들보다 종양의 성장이 더딘 것으로도 밝혀졌다.

이런 연구들은 차치하고라도 앞의 장들에 나온 모든 인터뷰 대상자들은, 그(녀)가 어떤 질병에 걸렸고 어떤 건강 상태에 있었던 간에, 화를 전달하는 일과 관련하여 어려움을 겪었다는 사실을 인정했다. 류머티즘 관절염 환자 시즈코는 "새어머니가 저를 키우신 방식대로 저는 화를 내는 사람이 되어서는 안 된다고 생각합니다"고 말했다. 극심한 복통에 시달리던 맥더는 "저는 본능적인 화의 표출을 단락短絡시키고 있었습니다"고 말했다.

여기서 화 문제는 혼란스러워지면서 많은 의문을 불러일으킨다. 부모들이 격분하는 모습을 보게 되면 아이들이 고통을 겪는다는 사실을 알고 있으면서, 우리가 어떻게 사람들에게 화를 내라고 권장할 수 있을까? 환자들의 많은 사연들 속에서 우리는 비슷한 패턴 하나를 목격했다. 부모가 격분하면 아이가 억압된다는 것이다. 맥더의 아버지는 마땅히 화를 억눌렀어야 했을까? 오빠가 악성 흑색종으로 사망한 도너는 "저는 아버지가 언성을 높였던 모든 시간들에 대해 계속해서 생각해봤습니다"고 말했다. "아버지의 목소리, 고함 소리, 호통 소리가 기억에 생생합니다. 그러면서 저는 생각했습니다. '그건 아버지가 살아야 했던 삶의 방식이 아니에요. 그건 우리가 경험해야 했던 삶의 방식이 아니에요.'"

얼핏 보면 이 문제는 역설처럼 보인다. 화의 표출이 '좋은' 일이라면, 맥더의 아버지나 지미와 도너의 아버지는 그저 건강에 유익한 방식으로 행동했던 것일 뿐이다. 그러나 그들이 표출했던 화의 영향이 자식들의 자아 개념과 건강을 좀먹었다. 화의 억압은 부정적인 영향을 미칠 수 있다. 그러나 그것을 표출하는 일이 다른 사람들에게 해가 된다 해도 우리는 화를 표출하라고 권장해야 할까?

궁금증은 깊어질 뿐이다. 무절제한 화의 폭발은 그것을 받아들이는 사람이나 보는 사람들에게 해가 될 뿐만 아니라, 격분한 당사자 자신에게도 치명적일 수 있다. 격분을 폭발시키면 심장마비가 뒤따를 수 있다. 대개 고혈압과 심장병은 적대감을 품은 사람들에게 더 자주 일어나는 경향이 있다. 2000년 볼티모어 존스홉킨스 의과대학에서 200여 명에 달하는 남녀를 대상으로 실시한 연구에서는 적대감과 지배욕이 "관상동맥 질환의 의미 있는 단일 위험 요인"이라고 밝혔다.[202] 수많은 연구들을 통해 적대감과 고혈압, 관상동맥 질환의 연관 관계가 밝혀졌다.

우리가 쉽게 추론할 수 있듯이, 분노와 심혈관계 질환 사이의 관계 역시 정신-신경-면역 기관의 기능이다. 교감신경은 분노 상태에서 활성화된다. 교감신경이 과도하게 도주-응전 반응을 하면 혈관이 좁아지며, 그 결과 혈압이 상승하고 심장에 공급되는 혈액량이 감소한다. 분노 상태로 스트레스 반응을 보이는 동안 분비되는 호르몬들은 혈청 콜레스테롤을 포함한 지질의 수치를 높인다. 이 호르몬들은 혈전 생성 메커니즘을 활성화시키기도 하고 동맥경화의 위험성을 고조시키기도 한다.

언론인 랜스 머로우Lance Morrow는 심장병 일지에 "나를 이 고질적인 심장병으로 내몬 것은 물불 안 가리는 맹목적인 분노였다고 확신한다"고 썼다. 결국 훗날 머로우의 심장마비를 유발한 맹목적인 분노는, 그가 아이였을 때 가족들 사이에서 억압하는 법을 배우며 눌러왔던 화가 화산처럼 분출한 분노였다.

그렇다면 화와 관련한 이 딜레마를 어떻게 해결할 것인가? 화의 표출도 해롭고 화의 억압도 해롭다면, 도대체 우리는 어떻게 건강과 치유를 희망할 수 있단 말인가?

화를 억압하는 일, 그리고 화를 무절제한 외부 행동으로 과잉 연출하는 일은, 둘 다 질병의 뿌리에 자리 잡고 있는 비정상적인 감정 방출이다. 억압의 경우 방출의 부재가 문제라고 한다면, 과잉 연출은 비정상적인 방출의 억제와 무절제하고 과장된 폭발적인 방출이 번갈아 등장한다는 것이 문제다. 겉으로 보기에는 상반되는 것처럼 보이는 두 대처 방식에 대해, 나는 토론토의 내과 의사이자 심리 치료사인 앨런 캘핀Allen Kalpin과 매우 흥미로운 대화를 나누었다. 그는 억압과 분노 모두가 진정한 의미의 화 경험에 대한 두려움을 나타낸다고 지적했다.

나는 진정한 의미의 화에 대한 캘핀의 설명이 놀랍다고 생각했다. 물론 그 내용은 내게 진실처럼 들렸다. 그의 설명은 화라는 감정에 대해 우리가 흔히 받아들이고 있는 내용에 혼선이 있다는 것을 깨닫게 했다. 그의 말에 의하면 건강한 화는 보강이면서 이완이다. 진정한 화 경험은 '과잉 연출과 무관한 생리적 경험'이라는 것이다. 이런 경험은 공격력을 동원하면서 몰아치는 힘이 전신을 통해 쇄도해가는 경험이다. 그와 동시에 모든 불안이 완벽히 사라지는 경험이다.

"건강한 화를 경험하기 시작하면 어떤 극적인 현상도 나타나지 않습니다. 분명히 볼 수 있는 건 근육의 모든 긴장이 감소되는 모습뿐입니다. 턱이 이완되기 때문에 입이 더 크게 벌어지고, 성대가 이완되기 때문에 목소리 크기도 더 낮아집니다. 어깨는 처지고 근육 긴장의 모든 징후가 사라지는 걸 보게 됩니다."

캘핀 박사의 치료 방식은 몬트리올 맥길대학교 하비브 더번루Habib Davanloo 박사가 처음 개발한 방식과 함께 효과를 발휘하고 있다. 더번루 박사는 환자들에게 면담 치료 시간 동안 그들의 감정이 신체적으로 어떻게 드러나는지를 직접 보여주기 위해, 그들이 치료받는 모습을 비디오로 촬영하는 습관이 있었다. 캘핀 역시 자신의 심리 치료 시간 일부를 테이프에 기록했다.

"내 환자 한 명은 강력한 전기가 쇄도하며 몸을 관통해 지나간다고 묘사합니다—그는 그 일이 일어나고 있다는 바로 그 순간 그 말을 합니다—그러나 외견상으로 보니 그는 그런 묘사를 하면서 그냥 의자에 앉아 있을 뿐입니다. 소리를 켜지 않고 비디오를 보면 그저 뭔가에 열심히 집중하며 아주 편안하게 이완된 사람의 모습만 보일 뿐입니다. 그러니 그가 지금 화가 났다는 사실은 짐작조차 못할 것입니다."

화가 편안한 이완이라면, 그렇다면 분노는 무엇일까? 나는 내가 만일 분노에 빠지면 내 얼굴이 팽팽해지고, 근육이 긴장되고, 그리고 내 모습이 전혀 이완되어 보이지 않을 것이라고 확신한다. 이 점에 대해 캘핀 박사는 지극히 중요한 구분을 했다. "문제는 '사람들이 분노를 경험할 때 실질적으로 경험하는 것이 무엇이냐?'는 것입니다. 사람들에게 그런 질문을 던지는 일은 참으로 흥미롭습니다. 실제로 그런 질문을 던지면 대다수 사람들이 불안이라고 설명할 것입니다. 분노를 느낄 때 신체적, 생리적인 관점에서 체내에서 어떤 일을 경험하느냐고 물어도 대개의 경우 사람들은 이런 저런 형태의 불안이라고 설명할 것입니다."

"맞습니다." 내가 말했다. "목소리가 긴장되고, 호흡이 얕아지고, 근육이 긴장되는 것은 화가 아니라 바로 불안의 징후들입니다."

"바로 그렇습니다. 그들의 화가 생리적으로 경험되는 것이 아니라 그저 외부로 과잉 연출되고 있는 것이지요."

분노의 폭발을 통한 과잉 행동 연출은, 어린아이가 화를 낼 때면 언제나 따라다니는 불안에 대한 방어 수단이다. 화는 불안을 유발한다. 그것이 긍정적인 감정들과 공존하고 사랑이나 접촉 욕구와 공존하기 때문이다. 그리고 화는 공격 에너지를 유도하기 때문에 애착을 위협한다. 따라서 화 경험은 기본적으로 불안을 자극하는 측면이 있다. 화 표현에 반대하는 외부의 명령이나 부모의 명령이 없다 해도 그렇다. "공격 충동은 죄의식 때문에 억제됩니다. 그리고 죄의식은 사랑이나 긍정적인 감정들과 공존하기 때문에 존재합니다"고 앨런 캘핀은 말한다. "그러니 화는 진공 상태에서 홀로 존재하지 않습니다. 어떤 사람이 사랑하는 사람에 대해 공격적인 감정을 경험하면, 믿을 수 없을 정도로 불안감이 자극되고 죄의식이 생겨납니다."

당연히 부모가 화 경험을 더 많이 제지시키고 금지시킬수록, 그 경험은 아이에게 더 많은 불안감을 만들어낼 것이다. 화가 완전히 억압된 사례나 만성적인 억압과 폭발적인 분출이 번갈아 일어나는 모든 사례들을 보면, 부모가 아이의 자연스러운 화를 받아들이지 못한 어린 시절의 사연이 도사리고 있다.

어떤 사람이 자신의 공격 충동의 위력을 무의식적으로 두려워한다면 그가 쓸 수 있는 다양한 형태의 방어 수단들이 존재하게 된다. 그중 한 가지 방어 수단 범주가 참을 수 없을 정도로 화가 쌓이면, 과잉 행동 연출을 통해 그것을 해결했던 어린 시절 상태로 되돌아가 배출하는 방식이다. "아시다시피 과잉 행동을 연출하거나, 고함을 지르거나, 비명을 지르거나, 심지어 때리거나, 그 밖에 할 수 있는 모든 일이 화 경험에 대한 방어 수단으로 쓰입니다. 그런 방식은 화가 깊숙이 느껴질 수 있는 내면에 화를 간직하는 것을 막아주는 방어 수단입니다. 배출은 화를 실제로 경험하는 걸 막아주는 방어 수단입니다."

화 경험을 피할 수 있는 또 다른 방식은 억압을 통한 방식이다. 따라서 억압과 배출은 같은 동전의 양면이다. 둘 다 두려움과 불안을 상징하며, 그 이유로 둘 다 우리가 의식적으로 무엇을 느끼고 무엇을 느끼지 않는지와 무관하게, 생리적인 스트레스 반응을 유발한다.

많은 사람들이 사랑하는 사람들을 향해 화가 날 때면 자신을 무기력하게 만드는 두려움을 갖는다. 이런 두려움은 우리가 살펴본 인터뷰들을 통해 반복적으로 증명되었다. 열한 살 때 성희롱을 당한 사실을 부모에게 털어놓지 못했던 진은, 자신의 화를 인정하는 대신 부모와 자신의 관계를 이상화시켰다. 그녀의 남편 에드는 지배 지향적이라고 생각하는 아내의 행동에 대해 자기를 좀먹는 분개심을 지니고 있지만, 그 분개심을 공개적으로나 직접적으로 경험할 수 없는 사람이다. 난소암 환자 질은 진단 실수를 한 담당 의사들 때문에 화가 났지만, 여러 달이 흘러도 자신의 통증과 체중 감소를 눈치채지 못했던 남편 크리스에게는 화를 내지 않았다. 궤양성 대장염 환자 레슬리는 첫 번째 아내에 대한 화를 "집어삼켰다." "제 그런 태도에는 의문이 있을 수 없습니다. 아내와 다툴 수 없기 때문입니다. 그랬다가는 아마 아내가 '당신도 알다시피 이건 끔찍한 결혼 생활이야'라고 말할 겁니다." 그는 지금 자신의 화 경험이 부부 관계를 위협하지 않는 결혼 생활을 하고 있다는 생각에 기뻐하고 있다.

화 감정과, 슬픔이나 거부당한다는 느낌 같은 다른 '부정적' 감정들로 인한 불안감이 신체에 깊숙이 들러붙을 수 있다. 결국 그런 불안감은 지극히 정교한 정신/신체 통합 합일체인 PNI 기관의 복합적인 교차-연결 관계를 통하여 생물학적인 변화들로 전환된다. 이것이 생체의 질환이 유발되는 경로이다. 화가 무장해제를 하면 면역계도 무장해제를 한다. 혹은 화의 공격 에너지가 신체 내부로 향하게 되면 면역계에 혼란이 일어나기 시작한다. 우리의 생리적인 방어 체계가 더 이상 우리를 보호해주지 못하고, 심지어 반란자로 변해 신체를 공격한다.

암 환자들을 집단 심리 치료하면서 사람들의 화를 작동시키는 일에 대해 연구해온 심리 치료사 루이스 올먼트Luis Ormont는 "암을 질병이 아니라 신체의 생화학적 신호들에 일어난 혼선으로 생각하는 것이 가치 있는 생각으로 입증될 수 있을 것"이라고 말한다. "이런 신호들에 변화가 일어나려면 신체의 면역 방어 체계에 어떤 충격이 가해져야 한다. 신체를 물리적으로 건강한 상태로 되돌리기 위한 의도로 개입이 행해진다면, 그 개입에는 어떤 형태든 반드시 물리적 수단 이상의 수단이 사용되어야 할 것이다. 감정은 우리 몸의 생화학 체계에 극적인 영향을 미치기 때문에 환자들에게 심리 치료를 제공하는 일이 면역 요법을 제공하는 한 가지 방식이다."[203]

암, 자가면역질환, 만성피로, 섬유 근육통, 혹은 전신 쇠약성 신경 질환 등을 진단받은 사람들은 종종 마음을 편히 먹고, 긍정적으로 생각하고, 스트레스 수치를 낮추라는 지시를 받는다. 모두 훌륭한 조언이다. 그러나 이 조언은 스트레스의 주요 원인이 분명히 확인되고 해결되지 않는다거나 화를 내면화시키는 일이 벌어진다면, 실행이 불가능한 조언이다.

화는 적대적인 과잉 행동을 필요로 하지 않는다. 무엇보다도 먼저, 화는 실제로 경험되어야 하는 생리적인 과정이다. 둘째로, 화는 인지적인 가치를 갖는다—화는 필수적인 정보를 제공한다. 화는 진공 상태에서 존재하지 않기 때문에, 만약 내가 화를 느낀다면 그것은 분명 나에 의해 감지된 어떤 일에 대한 반응으로 나온 것이다. 그 반응은 대인 관계에서 비롯된 결핍에 대한 반응일 수도 있고, 결핍의 위협에 대한 반응일 수도 있고, 혹은 바운더리에 대한 실질적인 침해나 침해 위협 신호에 대한 반응일 수도 있다. 나 자신에게 화 경험을 허락하고, 무엇이 그 화를 유발했는지 숙고해 보라고 허락한다면, 누구에게도 해를 끼치지 않으면서 내게 큰 힘이 생겨난다. 상황에 따라서 나는 어떤 식으로 화를 내보일 수도 있고 아니면 놓아버릴 수도 있다. 핵심은 내가 화 경험을 억압하지 않았다는 것이다. 나는 필요에 따라 말이든 행동이든 내 화를 내보이는 일을 선택할 수 있다. 그러나 무절제한 분노에 내몰리는 방식으로 화를 과잉 연출할 필요는 없다. 건강한 화는 고삐 풀린 듯이 무절제한 감정 상태가 아니라 통제된 상태 속에 내가 존재하게 해준다.

브리티시컬럼비아 주 가브리올라 섬에서 공동 연구를 진행하고 있는 심리 치료사 조앤 피터슨Joann Peterson은 "화는 우리가 어린아이였을 때 자신을 위해 당당히 나서서 '내가 중요하다'고 말하라고, 어머니인 자연이 우리에게 준 에너지"라고 말한다. "건강에 유익한 화 에너지와 건강에 해로운 정서적·신체적 폭력 에너지의 차이는, 이러한 화(분노)는 바운더리를 존중한다는 것이다. 자신을 위해 당당히 나서는 일은 다른 사람의 바운더리를 침해하지 않는다."

4. 자율 Autonomy

질병은 그 자체가 하나의 역사일 뿐만 아니라 또 다른 역사를 말해주기도 한다. 질병은 자신을 찾으려는 평생에 걸친 분투의 역사의 정점이다.

단순한 생물학적 관점에서는, 물리적인 생체의 생존이 자연의 궁극적인 목표처럼 보일 수 있다. 그러나 자율적이고 자기 조절적인 심리의 존재가 보다 높은 자연의 목적일 수도 있다. 정신과 영혼이 고통스러운 신체의 손상을 극복할 수 있다는 것이다. 우리는 종종 심리적인 건강과 자유가 위협을 받을 때, 물리적인 신체가 굴복하기 시작하는 일을 목격한다.

제이슨은 다섯 살 때부터 인슐린 의존성 당뇨병 환자였다. 진성 당뇨병 Diabetes mellitus이라는 병명은 '달콤한 소변'이라는 뜻의 그리스어가 어원이다. 이 병에 걸리면 신장에 의해 걸러진 혈류 속에서 과도한 양의 당이 소변으로 나온다. 당뇨병에 걸리면 췌장의 선腺 세포들이, 소화된 음식물에서 나온 당이 세포 속으로 들어가는 데 필요한 호르몬인 인슐린을 충분히 생산해내지 못한다. 당뇨병은 높은 포도당 수치로 인한 직접적인 신체적 위험 외에도 많은 신체 기관들의 잠재적인 피해를 유발하기도 한다.

현재 23세인 제이슨은 당뇨병으로 인한 혈관 손상으로 오른쪽 눈을 실명했다. 그는 약해진 심장 근육과 새는 심장판막, 신장 기능 부전으로도 고생하고 있다. 그는 가끔 당뇨성 신경 장애라고 부르는 가역성 신경 염증으로 걸음을 못 걷기도 한다. 제이슨과 그의 어머니 헤더는 10여 년간 내 환자였다. 최근 열두 달 동안 제이슨은 심장마비와 뇌막염을 포함한 위기 상황 때문에 여러 차례 응급실에 실려가야 했다. 앞으로 그가 몇 년을 더 살지는 모를 일이다. 담당 내과 전문의에 따르면 그의 예후는 "신중한 감시가 필요"하다고 한다.

헤더도 만성 불안증 및 탈진이 분노와 뒤섞인 상태에 놓여 있다. 그녀는 자신의 그런 상태가 아들 제이슨에게 올바르게 음식을 먹고, 필요한 인슐린 양에 세심히 관심을 쏟고, 의사와의 약속을 지키고, 건강한 생활 습관을 가지라고만 하면, 그가 고집스럽게 자기 관리를 거부하고 있는 탓이라고 믿고 있다. 물론 그녀가 어머니로서 치러야 할 대가는 크다. 그녀가 책임지지 않으면 제이슨에게 탈이 난다는 것이 그동안의 그녀의 경험이었다. 그녀는 단 하루라도 경계를 늦추면 제이슨이 혼수상태에 빠지거나 그보다 나쁜 상황에 빠지는 결과가 초래된다는 지극히 실질적인 가능성을 마주하며 오랜 세월을 살아왔다.

가장 최근의 입원은 몇 주 동안 이어지며 제이슨을 전신 쇠약과 탈수증, 경련에 빠뜨렸던 구토 발작 뒤에 있었다. 마침 헤더가 침상을 지키고 있던 어느 날 제이슨에게 다시 발작이 일어났다. "간호사들과 레지던트들, 전문의들이 달려왔습니다"고 그녀는 말한다. "제이슨의 두 눈알이 뒤로 돌아갔고 팔과 다리가 마구 떨렸습니다. 그들이 팔의 정맥주사를 통해 약물을 투여하고 나서야 제이슨은 눈을 제대로 떴습니다. 그가 일어나 앉으며 저를 똑바로 쳐다보더군요. 그리고 큰 목소리로 말했습니다. '그냥 놔둬!'라고요. 그러나 저는 그냥 놔둘 수 없었습니다. 저는 제 아들이 그냥 죽게 놔두지 않을 겁니다."

제이슨은 그때 일을 기억하지 못한다. "그 일이 정말 기억 안 나는 것이 확실해요"라고 그는 말한다.

"혹시 그런 말을 통해 전하려고 했던 의미가 무엇이었는지 기억이 안 나나요?" 내가 물었다.

"언뜻 마음속에 떠오르는 의미는 그냥 저를 좀 놔둬달라는 것입니다. 제가 '그냥 나둬'라고 했던 말은, 저를 그냥 죽게 내버려달라는 의미가 아니라, 제발 '내게 그렇게 고압적으로 굴지 말고 그냥 좀 놔두고, 내가 하고 싶은 일을 하게 해달라'는 의미였을 겁니다. 제 인생입니다. 실수를 해도 제가 해야 하는데 엄마는 저에게 일을 시켜야만 직성이 풀리는 사람이었습니다. 당뇨병에 걸려 누군가에게 통제를 받아야 했던 생활이 제 인생의 너무 많은 부분을 차지했습니다."

어머니의 동기가 무엇이었든 간에, 그리고 제이슨이 어머니를 어느 정도 조종해서 자신을 보살피게 만들었든 간에, 제이슨의 두드러진 경험은 자율의 부재였다. 그는 그동안 숨김없이 자기주장을 펼칠 능력을 가져본 적이 없었다. 자율적인 자아를 향한 제이슨의 갈망과 어머니를 향한 그의 화는 반항—신체적 건강에 대한 반항을 포함한다—이라는 형태를 취해왔다. 그는 헤더에게 "늘 질식할 것 같은 상태였다"고 말했다. "제가 무슨 일을 하든 그 일이 잘못처럼 보였습니다. 제가 '그냥 놔둬'라고 말했다면,

아마 '그냥 좀 물러나 있어. 제가 살고 싶은 방식대로 살게 좀 내버려둬'라는 의미였을 겁니다. 저는 제 식대로 살 겁니다. 물론 실수를 저지르겠죠―모든 사람들이 실수를 저지릅니다. 저는 단 한 번도 제 마음대로 자유롭게 실수를 저질러본 적이 없습니다."

모든 개인적인 사연들, 그리고 우리가 이 책을 통해 살펴본 모든 연구들에서 얻을 수 있는 교훈과 마찬가지로 제이슨과 헤더의 사연에서 한 가지 교훈을 얻을 수 있다면, 그것은 바운더리가 모호해질 때 사람들이 고통을 겪는다는 것이다. 헤더는 아들 제이슨을 평생 자기가 책임져야 할 어린아이처럼 대함으로써, 제이슨이 진정한 개성을 지닌 성인이 되지 못하도록 막는 데 일조하고 말았다. 제이슨도 아이처럼 반응함으로써 자신을 막았다.

결국 따지고 보면 질병 자체가 바운더리 문제다. 어떤 사람들이 장차 질병에 걸릴 가능성이 높은지에 관해 예측한 연구를 보면, 가장 큰 위험에 처한 사람들이 바로 자율적인 자아의식이 미처 형성되기도 전에 극심한 바운더리 침해 문제를 경험한 사람들이라는 사실을 발견하게 된다. 1998년 〈미국예방의학저널The American Journal of Preventive Medicine〉은 '불운했던 아동기 경험(ACE, Adverse Childhood Experiences)'에 관한 연구 결과를 발표했다. 이 연구 프로젝트에는 9,500명 이상의 성인들이 참가했다. 정서적인 학대나 성적인 학대, 폭력, 가족의 약물 남용과 정신 질환 같은 아동기의 스트레스 요인들이, 성인기의 위험 행동, 건강상의 문제, 사망 등과 상관관계가 있었다. 가족의 기능 장애와 성인기의 건강 상태 사이에도 "정도의 차이는 있지만 강력한 연관 관계"가 존재했다―즉, 아동기에 기능 장애 가정에 더 많이 노출된 사람일수록 성인기의 건강 상태가 더 안 좋았으며,

암, 심장병, 다른 질환으로 부적절한 시기에 죽음을 맞이할 가능성도 더 높았다.[204]

아동들의 삶에서는, 매우 빈번히 바운더리가 침해당하는 것이 아니라, 아예 처음부터 바운더리가 형성되지 않는다. 많은 부모들이 발달기 시절에 바운더리 형성을 결코 해본 적이 없기 때문에, 자기 아이의 바운더리 발달을 도울 능력이 없다. 우리는 오직 우리가 아는 것만 행할 수 있다.

자신과 부모 사이에 명확한 바운더리 설정이 안 되어 있으면 아이는 그물에 걸린 듯 양자 관계에 속박되어 거기서 헤어나지 못한다. 그 속박은 훗날 그가 세상과 유대 관계를 맺어나갈 때 형판 역할을 하게 된다. 속박—마이클 커 박사는 '심리적 분화의 부재'라고 불렀다—이 그의 친밀한 대인 관계를 지배하게 된다. 속박은 두 가지 형태로 나타날 수 있다. 위축이 되거나 제이슨의 경우처럼 퉁명스럽게 자멸적으로 권위에 반발하는 형태와, 헤더의 경우처럼 만성적이고 강박적으로 다른 사람들을 돌보는 형태다. 어떤 사람들이 어떤 사람들과 상호작용하고 있느냐에 따라 두 가지 형태가 공존하기도 한다. 질병을 초래하는 면역계의 혼란은 자기와 비非자기의 구분의 실패를 반영하기 때문에, 치유는 반드시 자율적인 자아의 바운더리 확립과 개선을 포함해야 한다.

심리 치료사 겸 게브리올러 섬 연구 책임자였던 조앤 피터슨은 연구에 관해 대화를 나누던 중에 "바운더리와 자율이 건강에 필수적"이라고 말했다. 그녀는 전체관적 치료와 심리적 성장에 관한 연구 센터 'PD 세미나'의 교육 책임자다. "우리는 신체를 통해 삶을 경험합니다. 만약 우리가 삶의 경험에 대해 분명히 말하지 못하면, 정신이나 입이 말하지 못하는 것을 신체가 대신 말합니다."

피터슨 박사에 의하면 "개인의 바운더리는 나 자신과 다른 사람을 활기차게 경험하는 것"이다. "저는 아우라라는 말은 신세대 단어라 사용하고 싶지 않습니다. 하지만 어쨌든 우리는 피부 끝 너머로 에너지를 표출합니다. 저는 우리가 언어를 통해서 바운더리를 전달하기도 하지만 비언어적인 에너지 표출도 한다고 생각합니다." 피터슨 박사는 저서 《화, 바운더리, 그리고 안전*Anger, Boundaries, and Safety*》에서 이 개념을 보다 자세히 설명한다. "바운더리는 눈에 보이지 않으며, 내가 누구인지를 정의하는 의식적이며 내면적인 인식이다. 자신에게 '내 인생과 대인 관계에서 나는 무엇을 욕망하고, 무엇을 더 원하고, 무엇을 덜 원하고, 무엇을 원하지 않고, 내게 정해진 한계는 무엇인가?'라고 묻는 것이 바운더리 형성 과정의 시작이다…… 이런 자아의 정의를 통해 우리는 가치 있게 여기는 것이 무엇이고, 내면의 기준점에서 봤을 때 특정 시점에서 원하는 것이 무엇이냐를 규정한다. 관제소가 우리의 내면에 있다는 것이다."

그렇다면 자율이란 그런 내면의 관제소를 발달시키는 것이다.

5. 애착 Attachment

애착은 세상과 우리의 연결이다. 우리는 아동기의 애착 관계를 통해 진솔한 자세를 유지하고, 자신을 보살피고, 건강을 유지할 수 있는 능력을 얻거나 잃는다. 우리는 그 같은 아동기의 애착적 유대 관계를 통해 화를 경험하고, 두려워하고, 억압하는 방법을 배웠다. 우리는 그 시기에 자율 의식을 발달시키기도 했고 위축을 경험하기도 했다. 연결은 치유에 극히 중요하다. 거듭된 연구들이 사회적 접촉이 없는 사람들—즉, 고독한 사람들—이 질병에 걸릴 위험성이 훨씬 더 높다는 결론을 내렸다. 진정한 정서적 지지를 경험하는 사람들은 어떤 질병에 걸리든 예후가 훨씬 더 양호하다.

71세의 데릭은 14년 전 전립선에서 조그만 혹이 발견된 이후 연례적으로 전립선 특이 항원 검사(PSA)를 받아왔다. 그는 2년 전에 조직 검사를 받았는데 거기서 암세포가 발견되었다. "종양 전문의가 제게 몹시 위험하다고 말했습니다. 그래서 저는 6개월의 호르몬 치료에 동의했고 그 치료가 종양 크기를 줄여주었습니다. 그런데 그 치료는 남성호르몬 테스토스테론을 죽이기도 합니다. 주사는 세 달마다 한 번씩 맞아야 합니다. 호르몬 치료가 끝나자 종양 전문의는 7주짜리 방사선 치료를 시작하고 싶어 했습니다. 저는 싫다고, 그 치료는 원하지 않는다고 말했습니다. 방사선 치료에 관해 많은 글을 읽어보았거든요. 방사선과 수술은 문제를 일시적으로 고쳐줄 뿐입니다. 3년에서 5년쯤 지나면 문제가 되살아납니다. 그리고 방사선은 너무나 많은 것들을 파괴합니다…… 체내의 불량 세포들 말고도 너무나 많은 우량 세포들을 파괴합니다."

"진단을 받고 정신적으로 무슨 일을 겪으셨나요?"

"글쎄요, 아시다시피 그건 제 문제였습니다. 저는 아무한테도 말하지 않았습니다. 저는 어느 친구에게도 말하지 않았습니다. 아내와 제 두 딸만 빼고, 저는 그저 혼자만 간직했습니다.

예전의 저는 은둔형 외톨이였습니다. 저는 혼자 있기를 좋아하는 사람이었습니다. 지금은 아주 개방적입니다. 주변에 사람들이 많은 것이 좋습니다. 예전에는 그렇지 않았지요. 저는 문에 자물쇠가 달린 창이 있는 동굴 같은 방을 발견하면 아주 행복해했습니다. 저는 그런 곳이라면 여생을 행복하게 살 수 있을 것 같았습니다. 그런데 제가 좋아하는 일들이 싹 바뀌었습니다. 예전에 저는 취미로 증기기관차를 조립했습니다. 그 일을 하며 작업실에서 꼬박 16시간을 보내곤 했는데 그러면 지극히 행복했습니다. 지금은 암에 걸린 후 2년 동안 작업실에 간 적이 한 번도 없습니다.

지금 저는 제 삶에 많은 사람들을 필요로 합니다. 암 환자들은 서로 돕습니다. 그게 우리에게 필요한 일입니다―암에 관해 서로 의견을 교환하는 일이요. 남은 인생 동안 우리는 그런 이야기를 하고 지낼 겁니다. 그런 일은 꼭 해야 하는 일처럼 보입니다."

"암에 걸렸든 걸리지 않았든 간에 사람들은 대체로 지지를 받으면서 감정을 공유하고 어려움에 대해 이야기할 기회가 필요하지 않나요? 왜 꼭 암이 그 사실을 가르쳐줘야 한다고 생각하십니까?"

"저도 그게 궁금했습니다. 처음 진단을 받고 저는 제 주변에 벽을 쌓았습니다. 그리고 누구도 그 안에 들이지 않았습니다. 그 벽 안에 있으면 안도감이 들었습니다. 그게 제가 저지른 잘못이었습니다. 마침내 암이 사라졌다는 생각이 들자 저는 벽을 허무는 일을 허용하기 시작했습니다. 저는 암에 걸렸다가 그것을 제거해버린 제 경험을 사람들에게 이야기하기 시작했습니다. 저는 그게 너무 자랑스러웠습니다."

"암을 물리친 후에는 그 경험을 공유할 수 있었지만 지지가 가장 필요했던, 암과 싸우던 시간에는 그럴 수 없었던 거군요. 아내 분은 왜 배척하셨습니까?"

"아내가 저를 지지한다는 느낌을 결코 받지 못해서…… 하지만…… 지금은 아내가 저를 지지하고 있었다는 걸 압니다…… 어쨌든 저는 아내를 제 삶 안으로 들이지 않았습니다. 주변에 벽을 쌓고 어느 누구도 안으로 들이지 않았습니다."

우리는 가끔 타인과의 접촉에 대한 애타는 욕망—원래는 사라지고 나면 화를 불러일으키는 욕망이다—을 경험하라고 자신에게 허락하느니, 차라리 쓰라린 고통과 분노를 느끼는 것이 더 낫다고 생각하곤 한다. 우리의 모든 화의 이면에는 친밀한 접촉에 대한 좌절된 욕구가 도사리고 있다. 치유는 감정적으로 우리를 폐쇄시켰던 우리의 취약성을 되찾는 일부터 하라고 요구하기도 하고, 넌지시 주장하기도 한다. 우리는 더 이상 무기력하게 의존하는 어린아이가 아니다. 우리는 더 이상 감정적 취약성을 두려워할 필요가 없다. 우리는 서로 연결되고 싶어 하는 보편적이며 상호적인 인간의 욕구를 존중하라고, 우리 자신에게 허락할 수 있다. 우리는 너무나 많은 사람들에게 질병이라는 짐을 지우고 있는 뿌리 깊은 믿음, 즉 우리가 사랑스러운 존재가 못된다는 잘못된 믿음에 도전하라고 우리 자신에게 허락할 수 있다. 연결을 추구하는 일은 치유의 필수 사항이다.

6. 주장 Assertion

인정과 인식을 넘어서고, 화를 경험하고 자율을 표명하는 일을 넘어서고, 우리의 애착 능력을 칭찬하며 의식적으로 타인들과의 접촉을 추구하는 일을 넘어서면, 그 다음에 주장이 등장한다. 주장은 우리 자신과 세상에 대해 우리가 존재한다고, 그리고 바로 지금의 모습이 우리의 존재라고 선언하는 것이다.

우리는 이 책을 통해서 여러 차례, 행동하지 않으면 그저 공허감과 섬뜩한 적막감만 느껴질 뿐이라는 믿음을 표현하던 사람들을 보았다. 두려움에 빠지면 우리는 현실과 소란을 잘못 동일시하고, 진정한 삶과 행동을 잘못 동일시하고, 의미와 성취를 잘못 동일시한다. 우리는 자율과 자유가 우리가 바라는 대로 행동하고 반응하는 자유를 의미한다고 생각한다. 자기 선언적인 의미에서의 주장이란, 행동이라는 제한된 자율보다 더 깊은 의미를 지닌다. 그것은 우리의 존재에 대한 선언이며, 우리의 개인 내력과 성격과 능력과 우리에 대한 세상 사람들의 생각과 관계없이, 자신의 가치를 평가하는 일이다. 주장은, 우리는 어떻게 해서든 존재를 증명해야 한다는 뿌리 깊은 믿음에 도전을 가한다.

주장은 행동도 반응도 요구하지 않는다. 주장은 행동과 무관한 존재 자체를 의미한다.

따라서 주장은, 하고 싶지 않은 일을 거부한다는 좁은 의미에서뿐만 아니라 행동 욕구 자체를 아예 놓아버린다는 의미에서, 행동의 정반대 명제일 수 있다.

7. 확인 Affirmation

확인을 하게 되면 우리는 적극적인 진술을 하고 뭔가 가치 있는 일을 지향하게 된다. 존중하기만 한다면 우리의 치유와 건강 유지에 도움이 될 수 있는 두 가지 가치들이 있다.

첫 번째 가치는 우리 자신의 창조적인 자아다. 나는 의사가 되고 나서 여러 해 동안 일중독에 빠져 있느라고 내 내면 가장 깊숙한 곳의 충동에 관심을 기울이지 못했다. 거의 감지하기 힘들 정도였긴 하지만, 약간의 평온이 허락되던 짬짬이 나는 명치끝에서 작은 두근거림을 느끼곤 했다. 내 머릿속에서는 희미한 속삭임처럼 '글쓰기'라는 단어가 들려오곤 했다. 맨 처음 나는 이게 가슴앓이인지 영감인지 말할 수 없었다. 귀를 기울일수록 메시지는 점점 더 커져갔다. '글을 쓸 필요가 있어. 내 생각을 문자로 표현할 필요가 있어. 다른 사람들이 내 말을 듣게 하기 위해서뿐만 아니라 나 자신의 말을 듣기 위해서도 그래.'

우리는 신들이 그들 자신의 모습을 따라 인간을 창조했다고 배웠다. 모든 사람은 창조 충동을 지닌다. 그 충동의 표현은 수많은 채널들을 통해 흘러나올 수 있다. 예를 들어 글쓰기나 미술이나 음악을 통해, 직업적인 창의력을 통해, 혹은 요리든 정원 가꾸기든 사회적인 강연 기술이든 간에 우리들 고유의 수많은 방식들을 통해 흘러나올 수 있다. 중요한 것은 그 충동을 존중하는 것이다. 그런 존중이 우리 자신에게도, 다른 사람들에게도 치유가 된다. 그런 충동을 존중하지 않으면 우리의 신체와 영혼의 활력이 손상된다. 글을 쓰지 않을 때면 나는 적막감에 빠져 숨이 막혔다.

한스 셀리에는 "우리의 내면에 있는 것은 반드시 밖으로 나와야 한다"고 썼다. "그렇지 않으면 우리는 잘못된 장소에서 폭발할지 모르고 절망감에 빠져 좌절에 에워싸일지도 모른다. 위대한 예술이란 자연이 우리에게 예견해준 특별한 채널들을 통해, 특별한 속도로, 우리의 생명력을 표현하는 일이다."

두 번째로 위대한 확인은 우주에 대한 확인이다—우주에 존재하는 모든 삼라만상과 우리가 연결되어 있다는 생각이다. 우리가 단절되어 있고, 고독하고, 접촉을 하지 않는 존재라는 생각은 유해하다. 그러나 우리의 삶이 아무리 잔혹하고 집요하게 어두운 마음의 그림자를 보여준다 해도, 그것은 고통스러운 착각에 불과하다. 이런 생각이 병리학적인 믿음의 생물학을 구성한다.

우리가 우주와 분리되어 있다는 생각이 잘못되었다는 것은 신체적으로도 쉽게 알 수 있다. 우리가 "흙에서 나와 흙으로" 돌아가지 않는다는 생각, 우리가 생명을 부여받은 흙이 아니라는 생각은 잘못된 것이다. 우리는 일시적으로 의식을 부여받은 우주의 일부지 결코 우주로부터 떨어진 존재가 아니다. 영적인 일과 관련하여 '찾는다seeking'라는 단어가 빈번히 사용되고 있는 것은 우연이 아니다.

질병과 직면하게 되면 많은 사람들이 거의 본능적으로, 그리고 종종 놀라운 방법으로 자신의 영적 자아를 찾아 나선다. 유방암 환자 애너는 유대인으로 태어나 조상들의 유대교를 믿으며 자랐다. 그녀는 현재 영적 양식을 위해 가톨릭 성당에 다닌다. "하나님은 제가 가장 사랑하는 분입니다. 그리고 그분 때문에 제가 지금 건강을 유지하고 있습니다. 저는 성당에 다니고 영성체도 받습니다. 저는 하나님께서 사랑하는 존재입니다. 저는 제단에 올라가 미사 집전도 돕습니다. 처음 그 일을 했을 때 저는 십자가와 촛불 2개를 들었습니다. 그랬더니 신부님께서 제게 '자매님이 제단입니다'라고 말씀하셨습니다. 저는 그 말을 되뇌며 삽니다. 특히 고통이 정말 극심할 때 그 말을 합니다. '내가 제단이야'라고요. 그리고 신부님께서는 이런 말씀도 하셨습니다. '자매님이 성당에서 하나님의 제단이면 자매님은 언제나 하나님의 제단입니다. 자매님은…… 사랑받는 사람입니다.'"

반면에 나와 인터뷰를 했던 관절염 환자 릴리언은 장로교에서 유대교로 개종했다. 그녀는 스코틀랜드의 지극히 통제적이고 억압적인 가정에서 자랐다. 유대교 신앙을 믿게 되면서 그녀는 자연스럽게 행동할 수 있는 자유와, 인정과, 오랫동안 그녀에게 거부되었던 삶의 기쁨을 누렸다. 그녀는 아직 완벽하게 자유롭지는 않다. 그녀는 오빠가 찾아오면 미로라(유대교의 장식 촛대-옮긴이)와 안식일용 양초들을 감춘다. 그러나 그녀는 예전 어느 때보다 마음이 평온하다. "몸이 치유되기 위해서는 영적인 속박을 벗어던져야 하는 것 같다는 느낌이 듭니다"고 그녀는 말한다.

나와 이야기를 나누었던 다른 사람들도 자신의 전통 신앙에 대한 믿음을 재확인하고 있었으며, 그중에는 명상을 하는 사람들도 있었고 자연과 교감을 나누는 사람들도 있었다. 그들 각자가 내면과 외면의 빛을 향해 나아가는 나름의 방식을 찾고 있었다. 많은 사람들에게 빛을 찾는 일은 쉬운 일이 아니다. 열쇠를 어디서 잃어버렸든 간에, 우리 모두는 앞에서 나온 12세기 이슬람 수피교 현자 바보 나스루딘처럼 일단 우리가 볼 수 있는 가로등 밑부터 열쇠를 찾는 일을 시작하기를 좋아한다.

"찾아라. 그러면 찾을 것이다"고 위대한 스승 한 분이 말씀하셨다. 찾는다는 것은 사실 발견이다. 사람들은 이미 존재한다고 알고 있는 것만 열성적으로 찾는다.

많은 사람들이 자신의 영적 욕구에 대해 개방적인 자세를 지니지 못한 채 심리적인 노력만 경주해오고 있다. 어떤 사람들은 자신의 개인적 자아를 발견하거나 발달시키지 않은 채—하느님을 찾거나 '우주적 자아'를 찾는다면서—오직 영적인 방식으로만 치유를 찾고 있다. 건강은 신체와, 심리와, 그리고 영적인 연결이라는 세 가지 기둥들에 의존한다. 이 세 가지 기둥들 중 어느 것 하나라도 소홀히 하면 불균형과 질병(불-편/dis-ease)이 유발된다.

만약 치유를 논하면서 손쉬운 장소들만 들여다본다면, 언제나 나스루딘과 이웃들이 가로등 밑에서 발견했던 것, 즉 아무것도 없다는 사실만 발견하게 될 뿐이다. 바보 역할을 맡았던 나스루딘은 그 사실을 몰랐다. 그러나 현자 역할을 맡았던 그는 그 사실을 알았다.

바보이자 현자였던 나스루딘이, 우리 모두의 내면에 존재한다.

도움 정보

다음 리스트는 치유와 질병 예방에 관심이 있는 사람들에게 도움이 되는 정보에 관한 리스트로, 스트레스를 이해하고 줄이는 일이나 깊게 뿌리 박힌 잘못된 '믿음의 생물학'의 통제력을 벗어나는 일을 다루는 프로그램들에 초점을 맞추고 있다. 이 리스트에는 다발성 경화증, 근위축성 측색 경화증(ALS), 관절염, 섬유 근육통, 만성 피로, 유방암, 난소암 등과 같은 특정 질환을 위한 지역적, 전국적 차원의 지원 단체들은 포함되어 있지 않다.

1. 치유 여행 시작하기 : 암 위기에 대처하는 능동적인 반응

본인 자신이 암을 극복한 생존자인 얼래스테어 커닝엄Alastair J. Cunningham 박사에 의해 개발된 프로그램이다. 그는 토론토대학교 의료생물물리학 및 정신건강의학 교수이며 세계적으로 유명한 심리종양학 연구자다. 그는 세포생물학과 심리학 박사 학위를 소지하고 있으며 치유에 관한 연구와 연구 결과들에 대해 미국, 캐나다, 유럽, 호주, 뉴질랜드 등 널리 여러 곳에서 강연을 해오고 있다. 치유 여행 프로그램은 20년 동안 온타리오 암 연구소의 암 환자들을 대상으로 실시했던 그의 연구를 토대로 한다. 그의 치유 방식은 스트레스의 정체 파악, 긴장 이완, 심리적 상상 유도, 생각의 관리 및 다른 요법들을 포함한다.

커닝엄 박사의 연구는 "수명 연장과 암 환자의 자기 정신요법…… 사이에 강력한 연관 관계가 있음"을 밝혀왔다. 그가 광범위하게, 주로 암과 관련이 있는 연구를 해오긴 했지만, 필자는 그의 요법들이 《몸이 아니라고 말할 때》에서 논의하고 있는 어느 질환의 환자에게도 도움이 될 것이라는 점을 의심하지 않는다. 치유 여행은 비디오테이프와 오디오테이프 시리즈, 책 등을 통해 세계의 모든 사람들이 이용할 수 있으며, 자료는 비영리단체 월드 헬스 서비스 카운슬에서 구입할 수 있다.

무료 전화: 1-866-999-9909. 웹사이트: www.healingjourney.ca

2. 캐나다 스트레스 연구소(CIS)

1979년 한스 셀리에 박사에 의해 설립된 CIS는 기관과 기업체를 위한 스트레스 관련 교육 프로그램을 운영하며, 강사를 공급하고, 스트레스 평가와 개인 상담을 제공한다. 전화로 실시하는 통신 교실도 이용할 수 있다. CIS의 소장은 셀리에 박사와 절친한 예전 맥길대학교의 동료 리처드 얼

박사다. 캐나다 스트레스 연구소, 메드캔 클리닉 오피스, 스위트 1500, 요크 스트리트, 토론토, 온타리오, M5H 3S5. 캐나다.

전화: (416) 236-4218. 웹사이트: www.stresscanada.org

3. 헬스 뉴스 네트워크

건강과 질환, 스트레스 관리, 질병 예방에 있어서의 정신과 신체에 관한 연구를 위한 온라인 정보 센터다. 이 사이트에서는 《몸이 아니라고 말할 때》에서 다루는 많은 이슈들에 관한 요약 식 논의와 특정 질환과 질병을 위한, 많은 항목이 달린 연계 사이트 리스트를 이용할 수 있다.

웹사이트: www.healthnewsnet.com

4. 랜드마크 포럼

랜드마크 포럼은 많은 나라들에서 이용이 가능한 프로그램으로 랜드마크 에듀케이션 사에 의해 운영된다. 필자도 개인적으로 이 프로그램에 참여하고 있다. 필자가 아는 한 랜드마크 포럼은 굳게 뿌리박힌 잘못된 '믿음의 생물학'을 제거하는 데 있어서 가장 강력한 단일 프로그램이다. 그들의 요법은 사람들로 하여금 과거를 깨끗이 '완료'시켜버리게 함으로써, 즉 어린 시절 아동기의 경험 해석에서 비롯된 잘못된 명령과 인식과 동기를 벗어던지게 함으로써, 현재 속으로 들어가도록 돕는 데 효과를 발휘한다. 이 책에서 시종 밝힌 바와 같이, 굳게 뿌리박히고 고정된 무의식적 해석들이 우리의 많은 만성 스트레스의 근저에 깔려 있으면서 스트레스를 유발하는 것이다. 랜드마크의 첫 프로그램은 3일짜리 워크숍이며, 이어서 일주일짜리 저녁 세미나가 이어진다. 필자는 어떤 인생의 단계에 처한 사람들이든 간에, 이 프로그램이 이 책에서 이야기했던 자기 강요적인 스트레스를 줄이거나 제거하는 면에서 꼭 필요한 교육적, 전환적 경험이 될 것이라고 진심으로 권하는 바이다.

웹사이트: www.landmarkeducation.com

5. 헤이븐 연구소(구, PD 세미나)

브리티시컬럼비아 주 가브리올라 섬에 있는 헤이븐 연구소Haven Institute는 주로 개인의 성장과 치유를 다루는 조직으로, 전통적인 서구식 모델을 뛰어넘어 자신들의 건강에 대한 이해를 확장시킬 필요성을 느낀 두 내과의사 베넷 웡Bennet Wong과 조크 맥킨Jock McKeen에 의해 설립되었다. 개인의 성장이나 직업적인 발전을 위해 헤이븐 연구소에서 운영하는 숙식 프로그램들은 그 기간이 며칠짜리부터 여러 주에 이르는 것까지 다양하며, 다수의 광범위한 요법들, 즉 명상, TFT(사고장思考場 요법), 글쓰기, 음악 치료, 동작 치료는 물론, 분노 표현, 심리적 바운더리 학습, 에너지론, 호흡 훈련 등을 제공한다. 만성질환이나 만성 스트레스가 있는 많은 사람이 이 프로그램 중 한 가지 혹은 그 이상으로부터 큰 효과를 보았다.

웹사이트: haven.ca

6. 브루스 립턴 박사

분자생물학자 브루스 립턴 박사의 연구는 기초과학과 발달심리학 사이의 단절을 연결시키는 데 일조해왔다. 전직 위스콘신대학교 의과대학 해부학 부교수였던 립턴 박사는 잘못된 '믿음의 생물학'이 세포 자체의 차원에까지 깊게 뿌리박혀 있다는 사실을 밝혔다. 또한 그는 사람들이 스스로의 힘으로 어린 시절의 심리생물학적 프로그래밍에서 벗어나게 하는 데 도움을 주는 요법들을 개발하고 있기도 하다. 에너지 넘치는 그의 비디오 강의에 관한 정보는 웹사이트에서 확인할 수 있다. brucelipton.com

감사의 말

필자는 많은 사람들에게, 감사를 드려야 할 큰 은혜를 입었다. 그들 중 일부는 내 예전 환자들이고 일부는 새로 만난 환자들이다. 그들은 고통스러운 경험을 통해 몸소 배워야 했던 내용을 다른 사람들이 읽게 함으로써 무언가를 배울 수 있도록 삶의 사연과 고통, 깊은 속마음을, 가슴을 열고 나와 함께 나눴다.

크노프 캐나다 사의 다이앤 마틴Diane Martin은 이 책이 4년 전 식사 자리에서 나눈 몇 마디 말에 불과했을 때 이후로 쭉 집필을 도와주었다. 그녀는 고통스러울 정도로 길었던 이 책의 원고를, 관심을 갖고, 저자와 독자 모두에게 공감을 느끼며, 꾸준히 정독해주었다. 우리는 모두 그녀에게서 큰 도움을 받았다. 필자는 뉴욕의 존 와일리 & 산즈 사의 톰 밀러Tom Miller에게도 감사를 드린다. 다른 미국 출판사들이 그저 '스트레스에 관한 또 한 권의 다른 책'이라는 생각만 할 수 있었을 뿐이었을 때, 그는 출판 제안을 했던 내 책의 가능성을 알아봐주었다.

버지니아의 시어러 오마라 설리번Ceara O'Mara Sullivan은 멀리 떨어져 사는 친구지만 하늘이 보내준, 내 비공식 비평가/편집자/공동 집필자다. 그녀는 뜻밖의 횡재처럼, 아무런 통보도 없이 인터넷을 통해 불쑥 나타나서 전문가다운 식견으로 이 책의 집필을 보다 쉬운 일로 만들어주었다. 그녀의 도움이 없었다면 이 책은 지금과 같은 형태로 독자 앞에 존재하지 못했을 것이다.

내 에이전트인 데니스 부코우스키Denise Bukowski는 《몸이 아니라고 말할 때》가 여러 언어로, 적어도 다섯 나라에서 출판될 수 있도록 일을 확실히 해주었다. 그 밖에도 그는 거의 최종 단계에서 내게 편집과 관련된 조언을 하며 이 책이 애초에 내가 의도했던 모습과 더 가까운 모습이 되도록 원고를 고쳐주었다.

헤더 던대스Heather Dundass와 엘서 델루카Elsa Deluca는 200시간 이상 분량의 인터뷰들을 성실하게 녹취해줘 불가결한 기술적 도움을 주었다.

내 아내이자 영혼의 동반자인 레이Rae Maté는 엄정한 비평가이자 헌신적이고 통찰력 넘치는 지원자였다. 그녀의 감성적인 용기와 사랑과 지혜 덕분에, 이 책에 들어가서는 안 될 많은 내용이 빠졌다. 마찬가지로 내가 소중히 여기는 많은 것들이 그녀의 이런 품성들 덕분에 내 삶에 존재하고 있다.

이미 출간된 자료를 전재하도록 허락해주신 아래 출판사들과 단체에 대해서도 감사를 드린다. 저작권 보유자와 접촉하기 위해 모든 합당한 노력을 경주하긴 했지만, 혹시 부주의에서 비롯된 누락이나 오류가 있다면 부디 출판사에 알려주시기 바란다.

주석

1 한스 셀리에Hans Selye, 《인생의 스트레스*The Stress of Life*》(개정판, 뉴욕: 맥 그로힐 출판사, 1978), 4p.

2 M. 엔젤M. Angell, "정신의 반영물로서의 질병Disease as a Reflection of the Psyche", 〈뉴잉글랜드 저널 오브 메디슨New England Journal of Medicine〉, 1985년 6월 13일.

3 로버트 몬더Robert Maunder 박사와의 인터뷰.

4 플라톤Plato, 《카르미데스*Charmides*》, A. A. 브릴A. A. Brill, 《프로이트가 정신의학에 한 기여 *Freud's Contribution to Psychiatry*》(뉴욕: W. W. 노튼 출판사, 1944). 233p에서 재인용.

5 I. 그랜트I. Grant, "다발성 경화증의 정신신체의학적, 신체심리학적 양상Psychosomatic-Somatopsychic Aspects of Multiple Sclerosis", U. 홀브리치U. Halbriech(편집), 《다발성 경화증: 신경 정신 질환*Multiple Sclerosis: A Neuropsychiatric Disorder*》, 〈정신의학의 발전Progress in Psychiatry〉 시리즈, no. 37(워싱턴/런던: 미국 정신의학 출판사).

6 V. 메이-탈V. Mei-Tal, "신체 질환에 있어 심리 작용 과정의 영향The Etiologic Significance of Emotional Factors in Onset and Exacerbations of Multiple Sclerosis", 〈정신신체의학Psychosomatic Medicine〉 32, no. 1 (1970), 68p.

7 G. S. 필립포푸러스G. S. Philippopoulous, "다발성 경화증의 발생 및 악화에 있어 정서적 요인의 병인학적 중요성The Etiologic Significance of Emotional Factors in Onset and Exacerbations of Multiple Sclerosis", 〈정신신체의학〉 20(1958): 458~474p.

8 메이-탈, 앞의 논문, 73p.

9 I. 그랜트, "다발성 경화증의 발생 및 악화에 선행하는 심각할 정도로 위협적인 사건들과 눈에 띄는 삶의 역경들Severely Threatening Events and Marked Life Difficulties Preceding Onset or Exacerbation of Multiple Sclerosis", 〈신경학, 신경외과학, 정신건강의학 저널Journal of Neurology, Nerosurgery and Psychiatry〉 52(1989): 8~13p. "다발성 경화증 환자 집단의 경우 77퍼센트가, 대조군의 경우는 35퍼센트가, 발병 전 해에 눈에 띄는 삶의 역경을 경험했다. 과도할 정도로 눈에 띄는 삶의 스트레스는 발병 6개월 전에 가장 두드러졌다…… 39명의 다발성 경화증 환자들 중 24명(62퍼센트)이 심각할 정도로 위협적인 사건들을 경험했으며, 이에 비해 대조군은 40명 중 6명(15퍼센트)만 경험했다…… 대조군보다 유의미하게 더 많은 다발성 경화증 환자들이(49퍼센트 대 10퍼센트)이 결혼 생활에 어려움을 겪었으며…… 최초로 발병한 23건의 사례들 중 18건의 사례와, 재발 사례 16건 중 12건의 사례의 환자들이 눈에 띄는 삶의 역경을 이야기했다".

10 L. J. 로스너L. J. Rosner, 《다발성 경화증: MS 환자와 그 가족을 위한 새로운 희망과 실질적 조언 *Multiple Sclerosis: New Hope and Practical Advice for People with MS and Their Families*》(뉴욕: 파이어사이드 출판사, 1992), 15p.

11 E. 쳄미카-숄E. Chelmicka-Schorr과 B. G. 애너슨B. G. Arnason, "신경계-면역계의 상호작용들과 그 작용들이 다발성 경화증에 미치는 영향Nervous System – Immune System Interactions and Their Role in Multiple Sclerosis", 〈신경학연보Annals of Neurology〉 vol. 36, 보충호(1994), S29~S32p.

12 엘리자베스 윌슨Elizabeth Wilson, 《재클린 뒤 프레*Jacqueline du Pré*》(런던: 페이버 앤 페이버 출판사, 1999), 160p.

13 힐러리 뒤 프레Hilary du Pré와 피얼스 뒤 프레Piers du Pré, 《가족 속의 천재: 재클린 뒤 프레의 친근한 전기*A Genius in the Family: An Intimate Memoir of Jacqueline du Pré*》(뉴욕: 빈티지 출판사, 1998).

14 윌슨, 《재클린 뒤 프레》.

15 셀리에, 《인생의 스트레스》, xv.

16 앞의 책, 414p.

17 앞의 책, 62p.

18 앞의 책, 150p.

19 E. M. 스턴버그E. M. Sternberg(토론 사회자), "스트레스 반응과 염증성 질환의 제어The Stress Response and the Regulation of Inflammatory Disease", 〈내과학연보Annals of Internal Medicine〉 17, no. 10(1992년 11월 15일), 855p.

20 A. 쿠스네코프A. Kusnecov와 B. S. 래빈B. S. Rabin, "스트레스가 유발하는 면역 기능의 변화: 메커니즘과 문제점들Stressor-Induced Alterations of Immune Function: Mechanisms and Issues", 〈국제알레르기면역아카이브International Archives of Allergy and Immunology〉 105(1994), 108p.

21 셀리에, 《인생의 스트레스》, 370p.

22 S. 리바인S. Levine과 H. 얼신H. Ursin, "스트레스란 무엇인가?What Is Stress?", S. 리바인 & H. 얼신(편집), 《스트레스 정신생물학*Psychobiology of Stress*》(뉴욕: 아카데믹 프레스 출판사), 17p.

23 W. R. 마랄키W. R. Malarkey, "행동: 내분비-면역의 접점과 건강에 미치는 결과Behavior: The Endocrine-Immune Interface and Health Outcomes", T. 시오렐T. Theorell(편집), 《일상적인 생물학적 스트레스 메커니즘*Everyday Biological Stress Mechanisms*》, 22권(바젤: 카거 출판사, 2001), 104~115p에서 재인용.

24 M. A. 호퍼M. A. Hofer, "조절자로서의 인간관계: 사별에 대한 정신생물학적 관점Relationships as Regulators: A Psychobiologic Perspective on Bereavement", 〈정신신체의학〉 46, no. 3(1984년 5~6월), 194p.

25 로스 벅Ross Buck, "감정 소통, 감정 처리 능력, 신체의 질병: 발달주의-정신신체상호영향주의 관점Emotional Communication, Emotional Competence, and Physical Illness: A Developmental-Interactionist View", J. 페니베이커J. Pennebaker와 H. 트리브H. Treve(편집), 《감정 표현, 방해와 건강 *Emotional Expressiveness, Inhibition and Health*》(시애틀: 호그리프 앤 후버 출판사, 1993), 38p에서 재인용.

26 앞의 책.

27 수재너 호건Suzannah Horgan, "의사소통 문제와 ALS: 협동 연구Communication Issues and ALS: A Collaborative Exploration"(캘거리, 앨버타대학교 응용심리학부에 제출된 논문, 2001).

28 울프강 J. 스트레이트Wolfgang J. Streit와 캐롤 A. 킨케이드-콜튼Carol A. Kincaid-Colton, "뇌의 면역계The Brain's Immune System", 〈사이언티픽 아메리칸Scientific American〉 273, no. 5(1995년 11월).

29 W. A. 브라운W. A. Brown과 P. S. 뮬러P. S. Mueller, "근위축성 측색 경화증 환자들의 심리적 기능Psychological Function in Individuals with Amyotrophic Lateral Sclerosis", 〈정신신체의학〉 32, no. 2(1970년 3~4월), 141~152p. 이를 반박하는 연구는 J. L. 하우트J. L. Houpt와 다른 저자들의 "근위축성 측색 경화증 환자들의 심리적 특징Psychological Characteristics of Patients with Amyotrophic Lateral Sclerosis", 〈정신신체의학〉 39, no. 5, 299~303p이다.

30 A. J. 윌본A. J. Wilbourn과 H. 미츠모토H. Mitsumoto, "ALS 환자들은 왜 그렇게 친절한가? Why Are Patients with ALS So Nice?", 제9차 국제 ALS/MND 심포지엄 발표 논문, 뮌헨, 1998.

31 레이 로빈슨Ray Robinson, 《기관차: 시대를 주름잡은 루 게릭*Iron Horse: Lou Gehrig in His Time*》(뉴욕: W. W. 노튼 앤 컴퍼니 출판사, 1990).

32 마이클 화이트Michael White와 존 그리빈 John Gribbin, 《스티븐 호킹: 과학 속의 삶*Stephen Hawking: A Life in Science*》(런던: 바이킹 출판사, 1992).

33 데니스 케이Dennis Kaye, 《웃어라, 내가 죽을 것 같으니*Laugh, I Thought I'd Die*》(토론토: 펭귄 푸트넘 출판사, 1994).

34 이블린 벨Evelyn Bell, 《침묵의 외침*Cries of the Silent*》(캘거리: 앨버타 ALS 협회, 1999), 12p.

35 리사 홉스-버니Lisa Hobbs-Birnie, 《비범한 의지: 수 로드리게스의 죽음과 삶*Uncommon Will: The Death and Life of Sue Rodriguez*》(토론토: 맥밀런 캐나다 출판사, 1994).

36 제인 호킹Jane Hawking, 《별들을 움직이는 음악*Music to Move the Stars*》(런던: 맥밀런 출판사,

1993).

37 크리스티앤 노스럽Christiane Northrup, 《여성의 신체, 여성의 지혜: 신체적, 정신적 건강과 치유 만들기 *Women's Bodies, Women's Wisdom: Creating Physical and motional Health and Healing*》(뉴욕: 밴텀 북스 출판사, 1998), 61p.

38 질 그레이엄 Jill Graham과 다른 저자들, "스트레스를 주는 삶의 경험들과 유방암 재발의 위험성: 동일 집단 관찰 연구Stressful Life Experiences and Risk of Relapse of Breast Cancer: Observational Cohort Study", 〈영국의학저널British Medical Journal〉 324(2002년 6월 15일).

39 D. E. 스튜어트D. E. Stewart와 다른 저자들, "유방암 장기 생존자들의 생존 이유와 재발 속성 Attributions of Cause and Recurrence in Long-Term Breast Cancer Survivors", 〈정신종양학Psycho-Oncology〉(2001년 3~4월).

40 M. 월싱M. Wirsching, "조직 검사 이전 유방암 환자들의 심리적인 판별Psychological Identification of Breast Cancer Patients Before Biopsy", 〈정신신체의학리서치저널Journal of Psychosomatic Research〉 26(1982), 캐리 L. 쿠퍼Cary L. Cooper(편집), 《스트레스와 유방암*Stress and Breast Cancer*》(뉴욕: 존 와일리 & 산즈 출판사, 1993), 13p에서 재인용.

41 C. B. 밴슨C. B. Bahnson, "스트레스와 암: 치료법 현황Stress and Cancer: The State of the Art", 〈정신신체의학〉 22, no. 3(1981년 3월), 213p.

42 크루Melvin Crew 씨는 유방암 뉴스 보도로 이미 유명 인사가 된 사람이다. 따라서 다른 인터뷰 대상 여성들과 달리 그의 신분을 보호할 필요가 없다.

43 S. 그리어S. Greer와 T. 모리스T. Morris, "여성 유방암 환자들의 심리적 특성: 대조 표준 연구 Psychological Attributes of Women Who Develop Breast Cancer: A Controlled Study", 〈정신신체연구 저널Journal of Psychosomatic Research〉 19(1975), 147~153p.

44 C. L. 베이컨C. L. Bacon과 다른 저자들, "유방암에 대한 정신신체학적 연구A Psychosomatic Survey of Cancer of the Breast", 〈정신신체의학〉 14(1952): 453~460p, 밴슨Bahnson, "스트레스와 암Stress and Cancer"에 설명되어 있는 내용.

45 샌드라 M. 레비Sandra M. Levy, 《행동과 암*Behavior and Cancer*》(샌프란시스코: 조시-메이스 출판 사, 2002).

46 베티 포드Betty Ford, 《베티: 즐거운 자각*Betty: A Glad Awakening*》(뉴욕: 더블데이 출판사, 1987), 36p.

47 베티 크라우칙Betty Krawczyk, 《저를 감금하든지 아니면 풀어주세요*Lock Me Up or Let Me Go*》(밴 쿠버: 레인코스트 출판사, 2002).

48 베티 쉬버 크라우칙Betty Shiver Krawczyk, 《클레이요쿼트: 내 가슴의 소리*Clayoquot: The Sound of My Heart*》(빅토리아: 오르카 북 출판사, 1996).

49 D. M. 키슨D. M. Kissen과 H. G. 아이젠크H. G. Eysenck, "남성 폐암 환자들의 성격Personality in Male Lung Cancer Patients", 〈정신신체연구저널〉 6(1962), 123p.

50 T. 콕스T. Cox와 C. 맥케이C. MacKay, "암의 병인과 발병에 있어 심리사회적 요인과 심리생리학적

메커니즘Psychosocial Factors and Psychophysiological Mechanisms in the Aetiology and Development of Cancers", 〈사회과학과 의학Social Science and Medicine〉 16(1982), 385p.

51 R. 그로싸스-마티체크R. Grossarth-Maticek와 다른 저자들, "암, 허혈성 심장병, 뇌졸중으로 인한 사망률의 강력한 예측 지표로서 심리사회적 요인들: 유고슬라비아 예측 연구Psychosocial Factors as Strong Predictors of Mortality from Cancer, Ischaemic Heart Disease and Stroke: The Yugoslav Prospective Study", 〈정신신체연구저널〉 29, no. 2(1985), 167~176p.

52 C. B. 퍼트C. B. Pert와 다른 저자들, "뉴로펩타이드와 수용체: 정신 신체 네트워크Neuropeptides and Their Receptors: A Psychosomatic Network", 〈면역학저널The Journal of Immunology〉 135, no. 2(1985년 8월).

53 캔디스 퍼트Candace Pert, 《감정의 분자들: 감정을 당신이 느끼는 방식으로 느끼는 이유Molecules of Emotion: Why You Feel the Way You Feel》(뉴욕: 터치스톤 출판사, 1999), 358p.

54 E. R. 드 클로에E. R. De Kloet, "코르티코스테로이드 호르몬, 스트레스, 그리고 노화 Corticosteroids, Stress, and Aging", 〈뉴욕과학회연보Annals of New York Academy of Sciences〉, 663(1929), 358p.

55 라예쉬 K. 나즈Rajesh K. Naz, 《전립선: 기본 양상과 임상적 양상Prostate: Basic and Clinical Aspects》(보카 레이튼: CRC 출판사, 1997), 75p.

56 J. K. 키콜트-그레이저J. K. Kiecolt-Glaser와 R. 그레이저R. Glaser, "정신신경면역학과 면역독성학: 발암 현상의 의미Psychoneuroimmunology and Immunotoxicology: Implications for Carcinogenesis", 〈정신신체의학Psychosomatic Medicine〉 61(1999), 271~272p.

57 C. 투르니에C. Tournier와 다른 저자들, "스트레스 유발 색소 단백질 c-조절 사망 경로 활동에서 JNK의 필요성Requirement of JNK for Stress-Induced Activation of the Cytochrome c-Mediated Death Pathway", 〈사이언스Science〉 288(2000년 5월 5일), 870~874p.

58 H. 애니스먼H. Anisman과 다른 저자들, "건강과 질병의 신경면역학적 메커니즘: 2. 질병 Neuroimmune Mechanisms in Health and Disease: 2. Disease", 〈캐나다의학협회저널Canadian Medical Association Journal〉, no. 8(1996년 10월 15일).

59 레비, 《행동과 암》, 146~147p.

60 C. 쉬블리C. Shively와 다른 저자들, "암컷 시노몰구스 원숭이들의 사회적 스트레스와 우울증의 행동과 생리 현상Behavior and Physiology of Social Stress and Depression in Female Cynomolgus Monkeys", 〈생물학적 정신의학Biological Psychiatry〉 41(1997), 871~882p.

61 M. D. 마커스M. D. Marcus와 다른 저자들, "기능성 시상하부성 생리 불순의 심리적 상관물 Psychological correlates of functional hypothalamic amenorrhea", 〈가임과 불임Fertility and Sterility〉 76, no. 2(2001년 8월), 315p.

62 J. C. 프라이어J. C. Prior, "난소 장애: 지극히 중요한 장애Ovulatory Disturbances: They Do Matter", 〈캐나다진단저널Canadian Journal of Diagnosis〉, 1997년 2월.

63 J. G. 골드버그J. G. Goldberg, 《암의 심리요법 치료Psychotherapeutic Treatment of Cancer》(뉴

욕: 프리 프레스 출판사, 1981), 46p.

64 B. A. 스톨B. A. Stoll(편집), 《질질 끌며 체포되는 암*Prolonged Arrest of Cancer*》(치체스터: 존 와일리 & 산즈 출판사, 1982), 1p.

65 레비, 《행동과 암》, 146p.

66 캐리 L. 쿠퍼(편집), 《스트레스와 유방암》(치체스터: 존 와일리 & 산즈 출판사, 1988), 32p.

67 앞의 책, 같은 쪽.

68 앞의 책, 31~32p.

69 앞의 책, 123p.

70 J. G. 골드버그, 《암 환자의 심리요법 치료》, 45p.

71 L. 엘리트L. Elit, "가족성 난소암Familial Ovarian Cancer", 〈캐나다가정의학의사Canadian Family Physician〉 47(2001년 4월).

72 질다 래드너Gilda Radner, 《그건 늘 뭔가 중요한 일이야*It's Always Something*》(뉴욕: 사이먼 앤드 슈스터 출판사, 1989).

73 G. L. 루-야오G. L. Lu-Yao와 다른 저자들, "근본적인 전립선 절제술 이후의 합병증과 단기 사망률에 미치는 연령과 수술법의 영향—인구 기반 연구Effect of Age and Surgical Approach on Complications and Short-Term Mortality after Radical Prostatectomy—A Population-Based Study", 〈비뇨기학Urology〉 54, no. 2(1999년 8월), 301~307p.

74 래리 카첸스타인Larry Katzenstein, "전립선 검사가 당신의 건강에 위험할까? Can the Prostate Test Be Hazardous to Your Health?"〈뉴욕타임스The New York Times〉, 1999년 2월 17일자.

75 1997년 〈암Cancer〉지에 논의가 나오며, 인용은 같은 글에서 나온 것이다.

76 C. J. 뉴셰퍼C. J. Newschaffer와 다른 저자들, "노인 암 환자들과 비전립선암 집단의 사망 원인들 Causes of Death in Elderly Cancer Patients and in a Comparison Nonprostate Cancer Cohort", 〈국립암연구소저널Journal of the National Cancer Institute〉 92, no. 8(2000년 4월 19일), 613~622p.

77 〈미국의학협회저널The Journal of the American Medical Association〉, 1999년 5월 5일.

78 S. M. 레비S. M. Levy(편집), 《행동과 질병의 생물학적 매개 물질: 종양 형성*Biological Mediators of Behavior and Disease: Neoplasia*》(뉴욕: 엘스비어 바이오메디컬 출판사, 1981), 76p.

79 T. E. 시먼T. E. Seeman과 B. S. 맥이웬B. S. McEwen, "신경 내분비 조절에 미치는 사회 환경 특징의 영향Impact of Social Environment Characteristics on Neuroendocrine Regulation", 〈정신신체의학〉 58(1996년 9~10월), 462p.

80 D. 프랜스D. France, "악당 호르몬 테스토스테론이 변신 중이다Testosterone, the Rogue Hormone, Is Getting a Makeover", 〈뉴욕타임스〉 1999년 2월 17일자.

81 U. 슈와이거U. Schweiger와 다른 저자들, "중증 우울증 남성 환자들에게 있어서 테스토스테론, 고나도트로핀, 코르티솔의 분비Testosterone, Gonadotropin, and Cortisol Secretion in Male Patients with Major Depression", 〈정신신체의학〉 61(1999), 292~296p.

82 나즈, 《전립선》, 14p.

83 로저 S. 커비와 다른 저자들, 《전립선암》(세인트루이스: 로스비 출판사, 2001), 29p.

84 앞의 책, 15p.

85 레비, 《행동과 질병의 생물학적 매개 물질》, 74p.

86 나즈, 《전립선》, 17p.

87 앞의 책, 87p.

88 R. P. 로젠버그R. P. Greenberg와 P. J. 데토어P. J. Dattore, "의존성과 암 발병의 관계The Relationship between Dependency and the Development of Cancer", 〈정신신체의학〉 43, no. 1(1981년 2월).

89 〈뉴잉글랜드 저널 오브 메디슨〉 340: 884~887p, 〈미국의학협회저널〉(1999년 5월 5일), 1575p에서 재인용.

90 앤드루 커츠먼Andrew Kirtzman, 《루디 줄리아니: 도시의 황제Rudy Giuliani: Emperor of the City》(뉴욕: 하퍼-퍼레니얼 출판사, 2001).

91 랜스 암스트롱Lance Armstrong, 《자전거만은 아니었네: 나의 인생 회고 여행It's Not about the Bike: My Journey Back to Life》(뉴욕: 버클리 북스 출판사, 2001).

92 A. 호르위치A. Horwich(편집), 《고환암: 연구와 관리Testicular Cancer: Investigation and Management》(필라델피아: 윌리엄스 & 윌킨스 출판사, 1991), 6p.

93 레비, 《행동과 암》, 19p.

94 W. 나이어W. Kneier와 L. 테모쇼크L. Temoshok, "심혈관계 질환 환자들과 비교해본 악성 흑색종 환자들의 억압적 대처 반응Repressive Coping Reactions in Patients with Malignant Melanoma as Compared to Cardiovascular Patients", 〈정신신체연구저널〉 28, no. 2(1984), 145~155p.

95 L. 테모쇼크와 B. 폭스B. Fox, "피부 악성 흑색종 환자들의 의학적 위상과 예후와 관련한 감정 대처 방식과 다른 심리사회적 요인들Coping Styles and Other Psychosocial Factors Related to Medical Status and to Prognosis in Patients with Cutaneous Malignant Melanoma", B. 폭스와 B. 뉴베리B. Newberry(편집), 《암과 면역에 있어 심리내분비계의 영향Impact of Psychoendocrine Systems in Cancer and Immunity》(뉴욕: C. J. 호그리프 출판사, 1984), 263p.

96 레비, 《행동과 암》, 17p.

97 G. A. 쿤G. A. Kune과 다른 저자들, "대장암 위험 요인으로서의 성격: 멜버른 결(직)장암 연구 자료Personality as a Risk Factor in Large Bowel Cancer: Data from the Melbourne Colorectal Cancer Study", 〈심리의학Psychological Medicine〉 21(1991): 29~41p.

98 C. B. 토머스C. B. Thomas와 R. L. 그린스트리트R. L. Greenstreet, "다섯 가지 질병(자살, 정신 질환, 고혈압, 관상동맥 질환, 종양) 위험 예측 지표로서 청년들의 심리생물학적 특성Psychobiological Characteristics in Youth as Predictors of Five Disease States: Suicide, Mental Illness, Hypertension, Coronary Heart Disease and Tumor", 〈홉킨스의학저널Hopkins Medical Journal〉 132(1973년 1월), 38p.

99 맬컴 챔피언Malcolm Champion과 다른 편집자들(편집), 《최적의 IBD 관리: 1차 진료 의사의 역할

Optimal Management of IBD: Role of the Primary Care Physician》(토론토: 더 메디슨 그룹, 2001).

100 G. 모저G. Moser와 다른 저자들, "염증성 장 질환: 자신의 질병 원인에 대한 환자들의 믿음— 대조군 비교 연구Inflammatory Bowel Disease: Patients' Beliefs about the Etiology of Their Disease— A Controlled Study", 〈정신신체의학〉 55(1993), 131, R. 몬더, "염증성 장 질환에 있어서 스트레스 영향 조정 요인들: 흔히 의심되는 요인들이 아니다Mediators of Stress Effects in Inflammatory Bowel Disease: Not the Usual Suspects", 〈정신신체연구저널〉 48(2000), 567~577p에서 재인용.

101 G. L. 엥겔G. L. Engel의 연구, G. F. 솔로몬G. F. Solomon과 다른 저자들, "면역, 감정, 그리고 스트레스Immunity, Emotions, and Stress", 〈임상연구연회지Annals of Clinical Research〉 6(1974), 313~322p에 축약 소개되어 있음.

102 G. L. 엥겔, "궤양성 대장염 III: 심리적 과정의 본질Studies of Ulcerative Colitis III: The Nature of the Psychological Process", 〈미국의학저널American Journal of Medicine〉 19(1955), 31p, A. 왓 킨스A. Watkins(편집), 《정신신체의학: 한 임상의의 정신신경면역학 안내Mind-Body Medicine: A Clinician's Guide to Psychoneuroimmunology》(뉴욕: 처칠 리빙스턴 출판사, 1997), 140p에서 재인용.

103 D. A. 드로스먼D. A. Drossman, "회장 연설: 소화기내과학 질환과 생물심리사회학 모델 Presidential Address: Gastrointestinal Illness and the Biopsychosocial Model", 〈정신신체의학〉 60(1998), 258~267p.

104 S. R. 타건S. R. Targan, "크론병 염증의 생물학적 과정: 항-TNF-파 치료법 작용 메커니즘Biology of Inflammation in Crohn's Disease: Mechanisms of Action of Anti-TNF-Alpha Therapy", 〈캐나다소화 기내과학회지: 간과 염증성 장 질환에 대한 최신 정보Canadian Journal of Gastroenterology: Update on Liver and Inflammatory Bowel Disease〉 14권, 부록 C(2000년 9월).

105 H. 애니스먼H. Anisman과 다른 저자들, "건강과 질병의 신경 면역 메커니즘 1: 건강 Neuroimmune Mechanisms in Health and Disease 1: Health", 〈캐나다의학협회저널〉 155, no. 7(1996년 10월 1일), 872p.

106 드로스먼, "회장 연설", 265p.

107 S. 레븐스타인S. Levenstein과 다른 저자들, "스트레스와 궤양성 대장염 증상의 악화: 일시 적 증상 완화를 기록하는 환자들에 대한 예측 연구Stress and Exacerbation in Ulcerative Colitis: A Prospective Study of Patients Enrolled in Remission", 〈미국소화기내과학저널American Journal of Gastroenterology〉 95, no. 5, 1213~1220p.

108 노엘 허쉬필드Noel Hershfield, "한스 셀리에, 염증성 장 질환과 플라시보 반응Hans Selye, Inflammatory Bowel Disease and the Placebo Response", 〈캐나다소화기내과저널Canadian Journal of Gastroenterology〉 11, no. 7(1997년 10월): 623~624p.

109 Y. 링겔Y. Ringel과 D. A. 드로스먼, "적극적이고 종합적인 과민성 대장 증후군 진단을 위하여 Toward a Positive and Comprehensive Diagnosis of Irritable Bowel Syndrome", 〈메드스케이프/개스트 로/저널Medscape/gastro/journal〉 2, no. 6(2000년 12월 26일).

110 드로스먼, "회장 연설", 259p.

111 앞의 연설.

112 E. A. 메이어E. A. Mayer와 H. E. 레이볼드H. E. Raybould, "기능성 장 질환에서 내장 구심성 메커니즘의 역할Role of Visceral Afferent Mechanisms in Functional Bowel Disorders", 〈소화기내과학 Gastroenterology〉 99(1990년 12월): 1688~1704p.

113 드로스먼, "회장 연설", 263p.

114 린 창Lin Chang, "과민성 대장 증후군의 진단과 관리에 있어서의 감정 담당 뇌The Emotional Brain, in Diagnosis and Management of Irritable Bowel Syndrome"(오크빌: 펄서스 그룹, 2001), 2. 2001년 2월 26일 앨버타 주 밴프에서 열린 캐나다 소화기내과학 주간 심포지엄의 요약본.

115 J. 레서먼J. Lesserman과 다른 저자들, "소화기내과학 진료에 있어 성적 학대와 신체적 학대 내력: 학대 유형이 건강 상태에 미치는 영향 방식Sexual and Physical Abuse History in Gastroenterology Practice: How Types of Abuse Impact Health Status", 〈정신신체의학〉 58(1996), 4~15p.

116 앞의 논문.

117 M. D. 거션M. D. Gershon, 《제2의 뇌: 장 본능의 과학적 기본 원리*The Second Brain: The Scientific Basis of Gut Instinct*》(뉴욕: 하퍼콜린스 출판사, 1998), xiii.

118 메이어와 레이볼드, "기능성 장 질환에서 내장 구심성 메커니즘의 역할".

119 린 창, "과민성 대장 증후군의 진단과 관리에 있어서의 감정 담당 뇌".

120 드로스먼, "회장 연설", 262p.

121 L. A. 브래들리L. A. Bradley와 다른 저자들, "스트레스와 위식도 역류 질환 증상의 관계: 심리적 요인의 영향The Relationship between Stress and Symptoms of Gastroesophageal Reflux: The Influence of Psychological Factors", 〈미국소화기내과학저널〉 88, no. 1(1993년 1월), 11~18p.

122 W. J. 다즈W. J. Dodds와 다른 저자들, "위식도 역류 질환 환자들의 위식도 역류 메커니즘 Mechanisms of Gastroesophageal Reflux in Patients with Reflux Esophagitis", 〈뉴잉글랜드 저널 오브 메디슨〉 307, no. 25(1982년 12월 16일), 1547~1552p.

123 D. A. 드로스먼과 다른 저자들, "위장 질환을 지닌 여성들에게서 심리적 대처 방식이 건강의 결과에 미치는 영향Effects of Coping on Health Outcome among Women with Gastrointestinal Disorders", 〈정신신체의학〉 62(2000), 309~317p.

124 M. J. 미니M. J. Meaney와 다른 저자들, "신생아를 다루는 방법이 해마와 연관된 연령 관련 건강 악화에 미치는 영향Effect of Neonatal Handling on Age-Related Impairments Associated with the Hippocampus", 〈사이언스〉 239(1988년 2월 12일), 766~768p.

125 D. A. 스노든D. A. Snowdon과 다른 저자들, "아동기의 언어 능력과 알츠하이머병 병리학과 뇌혈관 질환: '수녀 연구'에서 나온 결과Linguistic Ability in Early Life and the Neuropathology of Alzheimer's Disease and Cerebrovascular Disease: Findings from the Nun Study", 〈뉴욕 아카데미 오브 사이언스 애널스Annals of the New York Academy of Sciences〉 903(2000년 4월), 34~38p.

126 빅토리아 글렌디닝Victoria Glendinning, 《조너선 스위프트: 초상화*Jonathan Swift: A Portrait*》(토론토: 더블데이 캐나다 출판사, 1998).

127 데이비스 셴크David Shenk, 《망각: 알츠하이머병: 어느 유행병의 초상*The Forgetting: Alzheimer's: The Portrait of an Epidemic*》(뉴욕: 더블데이 출판사, 2001).

128 D. A. 스노든, "노화와 알츠하이머병: '수녀 연구'를 통한 교훈Aging and Alzheimer's Disease: Lessons from the Nun Study", 〈제론톨로지스트Gerontologist〉 38, no. 1(1998년 2월), 5~6p.

129 V. A. 예브세브V. A. Evseev와 다른 저자들, "신경면역병리학 제어 장애와 면역 치료의 전망 Dysregulation in Neuroimmunopathology and Perspectives of Immunotherapy", 〈실험생물의학공보 Bulletin of Experimental Biological Medicine〉 131, no. 4(2001년 4월), 305~308p.

130 M. F. 프레커M. F. Frecker와 다른 저자들, "가족성과 비가족성 알츠하이머병 환자들과 가족들 의 면역학적 상관관계Immunological Associations in Familial and Non-familial Alzheimer's Patients and Their Families", 〈캐나다신경과학저널Canadian Journal of Neurological Science〉 21, no. 2(1994년 5 월), 112~119p.

131 M. 프로빅M. Popovic과 다른 저자들, "알츠하이머병의 발병 원인과 치료에 있어 면역학적, 염증 성 진행 과정의 중요성Importance of Immunological and Inflammatory Processes in the Pathogenesis and Therapy of Alzheimer's Disease", 〈국제신경과학저널International Journal of Neuroscience〉 9, no. 3~4(1995년 9월), 203~236p.

132 F. 마르크스F. Marx와 다른 저자들, "알츠하이머병의 면역 조절 메커니즘: 하나의 관점 Mechanisms of Immune Regulation in Alzheimer's Disease: A Viewpoint", 〈아치 이뮤놀 세러 Exp(Arch Immunol Ther Exp)〔바르츠Warsz〕〉 47, no. 4(1999), 204~209p.

133 J. K. 키콜트-그레이저J. K. Kiecolt-Glaser와 다른 저자들, "감정, 질병률, 사망율: 정신 신경면역학을 통한 새로운 관점들Emotions, Morbidity, and Mortality: New Perspectives from Psychoneuroimmunology", 〈심리학연간리뷰Annual Review of Psychology〉 53(2002), 83~107p.

134 에드먼드 모리스Edmund Morris, 《더치: 로널드 레이건 전기*Dutch: A Memoir of Ronald Reagan*》(뉴욕: 모던 라이브러리 출판사, 1999).

135 마이클 코더Michael Korda, 《또 다른 인생*Another Life*》(뉴욕: 랜덤하우스 출판사, 1999).

136 C. E. G. 로빈슨C. E. G. Robinson, "정서적 요인과 류머티즘 관절염Emotional Factors and Rheumatoid Arthritis", 〈캐나다의학협회저널〉 77(1957년 8월 15일), 344~345p.

137 B. R. 쇼셰트B. R. Shochet와 다른 저자들, "류머티즘 관절염 환자들에 대한 의학적-정신건강의 학과적 연구A Medical-Psychiatric Study of Patients with Rheumatoid Arthritis", 〈정신신체의학〉 10, no. 5(1969년 9~10월), 274p.

138 존 보울비, 《애착》, 2판(뉴욕: 베이직 북스 출판사, 1982), 377p.

139 R. 오토R. Otto와 I. R. 맥케이I. R. Mackay, "전신 홍반성 루프스에 있어서 심리-사회적, 정서 적 장애Psycho-Social and Emotional Disturbance in Systemic Lupus Erythematosus", 〈호주의학저널 Medical Journal of Australia〉 (1967년 9월 9일), 488~493p.

140 보울비, 《부재*Loss*》(뉴욕: 베이직 북스 출판사, 1980), 69p.

141 보울비, 《애착》, 68p.

142 마이클 핵먼Michael Hagmann, "새로운 면역 세포 제어 방식A New Way to Keep Immune Cells in Check", 〈사이언스〉, 1945년.

143 P. 매러크P. Marrack와 J. W. 캐플러J. W. Kappler, "면역계의 신체 인식 방법How the Immune System Recognizes the Body", 〈사이언티픽 아메리칸〉, 1993년 9월.

144 G. F. 솔로몬G. F. Solomon과 R. H. 무스R. H. Moos, "류머티즘 환자들의 무증상 친척들에게 있어 류머티즘 인자의 존재와 성격의 관련성The Relationship of Personality to the Presence of Rheumatoid Factor in Asymptomatic Relatives of Patients with Rheumatoid Arthritis", 〈정신신체의학〉 27, no. 4(1965), 350~360p.

145 M. W. 스튜어트M. W. Stewart와 다른 연구자들, "류머티즘 관절염 환자들 중 면역학적으로 특이한 하위 집단에서 보이는 스트레스와 질병 활동의 차별적 관계Differential Relationships between Stress and Disease Activity for Immunologically Distinct Subgroups of People with Rheumatoid Arthritis", 〈이상심리학저널Journal of Abnormal Psychology〉 103, no. 2(1994년 5월), 251~258p.

146 D. J. 월러스D. J. Wallace, "류머티즘 관절염과 전신 홍반성 루프스에서 스트레스와 트라우마의 역할The Role of Stress and Trauma in Rheumatoid Arthritis and Systemic Lupus Erythematosus", 〈관절염 및 류머티즘 세미나〉 16, no. 3(1987년 2월), 153~157p.

147 S. L. 페이겐바움S. L. Feigenbaum과 다른 저자들, "류머티즘 관절염의 예후: 새롭게 진단받은 성인 환자들에 대한 장기 연구Prognosis in Rheumatoid Arthritis: A Longitudinal Study of Newly Diagnosed Adult Patients", 〈미국의학저널〉 66(1979년 3월).

148 J. M. 호프먼J. M. Hoffman과 다른 저자들, "대인 관계 스트레스와 여성 류머티즘 관절염 환자의 질병 활동의 관계에 있어 개인 차이에 관한 연구An Examination of Individual Differences in the Relationship between Interpersonal Stress and Disease Activity Among Women with Rheumatoid Arthritis", 〈관절염치료저널Arthritis Care Research〉 11, no. 4(1998년 8월), 271~279p.

149 J. M. 호프먼과 다른 저자들, "여성 류머티즘 관절염 환자의 증상 악화 요인으로서 대인 관계 스트레스의 변화에 관한 연구Examination of Changes in Interpersonal Stress as a Factor in Disease Exacerbations among Women with Rheumatoid Arthritis", 〈행동의학연보Annals of Behavioral Medicine〉 19, no. 3a(1997년 여름), 279~286p.

150 L. R. 채프먼L. R. Chapman과 다른 저자들, "중추신경계 활동에 의한 염증 반응의 증가Augmentation of the Inflammatory Reaction by Activity of the Central Nervous System", 〈미국의학협회신경학아카이브American Medical Association Archives of Neurology〉 1(1959년 11월).

151 호프먼, "대인 관계 스트레스와 여성 류머티즘 관절염 환자의 질병 활동의 관계에 있어 개인 차이에 관한 연구".

152 호퍼, "조절 요인으로서의 대인 관계".

153 버크, "정서적 의사소통, 감정 표현 능력, 그리고 신체의 질병", 42p.

154 시먼과 맥이웬, "신경 내분비 조절에 미치는 사회 환경 특징의 영향".

155 E. 페니시E. Pennisi, "신경면역학: 뇌-신체 연결 분자 추적Neuroimmunology: Tracing Molecules

That Make the Brain-Body Connection", 〈사이언스〉 275(1997년 2월 14일), 930~931p.

156 G. 애플렉G. Affleck과 다른 저자들, "천식 증상과 절정기 호흡 흐름의 일시적 변화와 관련성 있는 기분 상태Mood States Associated with Transitory Changes in Asthma Symptoms and Peak Expiratory Flow", 〈정신신체의학〉 62, 62~68p.

157 D. A. 므라제크D. A. Mrazek, "아동기의 천식: 정신건강의학적 요인과 심리적 요인의 상호 관계Childhood Asthma: The Interplay of Psychiatric and Physiological Factors", 〈정신신체의학의 발전Advances in Psychosomatic Medicine〉 14(1985), 16~32p.

158 위의 논문, 21p.

159 I. 플로린I. Florin과 다른 저자들, "천식 아동들에 있어 감정 표현, 심리생리학적 반응과 모자 간의 상호 관계Emotional Expressiveness, Psychophysiological Reactivity and Mother-Child Interaction with Asthmatic Children", 펜베이커와 트레브, 〈감정 표현, 억제와 건강Emotional Expressiveness, Inhibition and Health,〉, 188~189p에서 재인용.

160 S. 미누친S. Minuchin과 다른 저자들, "아동 정신 신체 질환, 가족 조직과 가족 치료의 개념 모델A Conceptual Model of Psychosomatic Illness in Children, Family Organization and Family Therapy", 〈일반정신의학아카이브Archives of General Psychiatry〉 32(1975년 8월), 1031~1038p.

161 M. A. 프라이스M. A. Price와 다른 저자들, "유방암 발병에 있어 사회심리적 요인의 역할, 제2부: 생활 사건 스트레스 요인, 사회적 지지, 방어 스타일, 감정 조절과 대인 관계The Role of Psychosocial Factors in the Development of Breast Carcinoma. Part II: Life Event Stressors, Social Support, Defense Style, and Emotional Control and Their Interactions", 〈암〉 91, no. 4(2001년 2월 15일), 686~697p.

162 P. 레이놀즈P. Reynolds와 G. A. 캐플런G. A. Kaplan, "사회적 유대 관계와 암의 위험: 앨러미더 연구를 통한 예측 증거Social Connections and Risk for Cancer: Prospective Evidence from the Alameda County Study", 〈행동의학Behavioral Medicine〉 (1990년, 가을), 101~110p.

163 분화에 대한 충분한 설명은 마이클 E. 커Michael E. Kerr와 머리 보웬Murray Bowen의 《가족의 평가: 보웬의 이론에 근거한 접근 방식*Family Evaluation: An Approach Based on Bowen Theory*》(뉴욕: W. W. 노튼 & 컴퍼니 출판사, 1988), 89~111p를 보라.

164 S. E. 로크S. E. Locke, "스트레스, 적응력, 면역력: 인간 대상 연구Stress, Adaptation, and Immunity: Studies in Humans", 〈종합병원정신의학General Hospital Psychiatry〉 4(1982), 49~58p.

165 J. K. 키콜트-그레이저와 다른 저자들, "결혼의 질, 결혼의 붕괴와 면역 기능Marital Quality, Marital Disruption, and Immune Function", 〈정신신체의학〉 49, no. 1(1987년 1~2월).

166 커와 보웬, 《가족의 평가》, 182p.

167 시먼과 맥이웬, "신경 내분비 조절에 미치는 사회 환경 특징의 영향", 459p.

168 L. 그라시L. Grassi와 S. 몰리나리S. Molinari, "아동기의 가족의 태도와 종양성 질병Early Family Attitudes and Neoplastic Disease", 1984년 키예프에서 열린 제5차 스트레스와 암 심포지엄 발표 논문 초록, 스테이시 B. 데이Stacey B. Day(편집), 《암, 스트레스, 그리고 죽음*Cancer, Stress and Death*》(뉴욕: 플레넘 의학서적사, 1986), 275p에 나와 있는 H. J. 발트러쉬H. J. Baltrusch와 M. E. 윌츠M. E.

Waltz, "아동기의 가족의 태도와 스트레스 과정: 수명과 숙주/종양 관계의 관상학적 모델: 중부 유럽 지역의 암과 스트레스에 관한 생물심리학적 연구Early Family Attitudes and the Stress Process: A Life-Span and Personological Model of Host-Tumor Relationships: Biopsychosocial Research on Cancer and Stress in Central Europe"에서 재인용.

169 앞의 논문, 277p.

170 L. G. 러섹L. G. Russek과 다른 저자들, "부모의 보살핌에 대한 인식이 중년기의 건강 상태를 예측한다: 하버드 지배력 스트레스 연구의 35년 추적 연구Perceptions of Parental Caring Predict Health Status in Midlife: A 35Year Follow-up of the Harvard Mastery Stress Study", 〈정신신체의학〉 59(1997), 144~149p.

171 M. A. 호퍼, "유아기의 결핍의 성격과 영향에 관하여On the Nature and Consequences of Early Loss", 〈정신신체의학〉 58(1996), 570~580p.

172 "쥐와 연관이 있는 키스와 화학작용Kisses and Chemistry Linked in Rats", 〈글로브 앤 메일The Globe and Mail〉(토론토) 1997년 9월 17일자.

173 호퍼, "유아기의 결핍의 성격과 영향에 관하여".

174 S. 리바인과 H. 얼신, "스트레스란 무엇인가?", S. 리바인과 H. 얼신(공동 편집), 《스트레스의 정신생물학》(뉴욕: 아카데믹 프레스 출판사, 1972), 17p.

175 앨런 쇼어Allan Schore, 《감정 조절과 자아의 기원: 정서 발달 신경생물학*Affect Regulation and the Origin of the Self: The Neurobiology of Emotional Development*》(마휘: 로렌스 얼바움 어소시에츠 출판사, 1994), 378p.

176 M. 마멋M. Marmot과 E. 브러너E. Brunner, "일상생활 속 장기간 스트레스의 유행병학적 적용Epidemiological Applications of Long-Term Stress in Daily Life", T. 시오렐(편집), 〈일상생물학적 스트레스 메커니즘Everyday Biological Stress Mechanisms〉 vol. 22(바젤: 카거 출판사, 2001), 89~90p에서 재인용.

177 C. 캘지C. Caldji와 다른 저자들, "유아기의 어미의 양육 방식이 쥐의 두려움 표현 조정 신경체계 발달을 조절한다Maternal Care During Infancy Regulates the Development of Neural Systems Mediating the Expression of Fearfulness in the Rat", 〈신경생물학Neurobiology〉 95, no. 9(1998년 4월 28일), 5335~5340p.

178 C. 캘지와 다른 저자들, "유아기의 어미의 양육 방식 변화가 스트레스 반응성 발달을 조절한다Variations in Maternal Care in Infancy Regulate the Development of Stress Reactivity", 〈생물학 정신의학Biological Psychiatry〉 48, no. 12, 1164~1174p.

179 L. 밀러L. Miller와 다른 저자들, "여성들에게 있어 부모와의 유대 관계의 세대 간 전승Intergenerational Transmission of Parental Bonding among Women", 〈미국 아동 및 청소년 정신의학 아카데미 저널Journal of the American Academy of Child and Adolescent Psychiatry〉 36(1997), 1134~1139p.

180 R. 예후더R. Yehuda와 다른 저자들, "유대인 대학살 생존자들의 성인 자녀들의 코르티솔 수

치: 부모와 자녀의 PTDS 증상 위중도와의 관련성Cortisol Levels in Adult Offspring of Holocaust Survivors: Relation to PTSD Symptom Severity in the Parent and Child", 〈정신신경내분비학 Psychoneuroendocrinology〉 27, no. 1~2(2001), 171~180p.

181 D. J. 시겔D. J. Siegel, 《발달하는 정신: 대인 경험 신경생물학을 향하여*The Developing Mind: Toward a Neurobiology of Interpersonal Experience*》(뉴욕: 길퍼드 프레스 출판사, 1999), 73p.

182 셀리에, 《인생의 스트레스》, 81p.

183 커와 보웬, 《가족의 평가》, 259p.

184 캘지, "유아기의 어미의 양육 방식이 쥐의 두려움 표현 조정 신경 체계 발달을 조절한다".

185 M. 커M. Kerr, "암과 가족의 정서 체계Cancer and the Family Emotional System", J. G. 골드버그 (편집), 《암 환자의 심리 치료식 치료*Psychotherapeutic Treatment of Cancer Patients*》(뉴욕: 프리 프레스 출판사, 1981), 297p.

186 한스 셀리에, 《인생의 스트레스》, 391p.

187 D. 라파엘D. Raphael, 〈사회 정의는 우리의 심장에 유익하다: 캐나다와 다른 나라들에서의 사회적 요인이 — 생활 방식이 아니다 — 심장 질환의 주요 원인인 이유Social Justice Is Good for Our Hearts: Why Societal Factors—Not Lifestyles—Are Major Causes of Heart Disease in Canada and Elsewhere〉(토론토: CSJ 연구 교육 재단, 2002), xi; http: /www. socialjustice. org에서 이 보고서를 구할 수 있다.

188 M. G. 마멋과 다른 저자들, "죽음의 불평등—일반적 패턴의 특별한 설명Inequalities in Death — Specific Explanations of a General Pattern", 〈랜싯Lancet〉 3(1984), 1003~1006p. T. 시오 렐(편집), 《일상생물학적 스트레스 메커니즘》, 83p의 "일상생활 속 장기 스트레스의 유행병학적 적용" (M. 마멋과 E. 브러너)에서 재인용.

189 B. H. 립턴B. H. Lipton, "본성, 양육, 인간의 발달Nature, Nurture and Human Development", 〈태아기와 주산기周産期의 심리와 건강 저널 Journal of Prenatal and Perinatal Psychology and Health〉 16, no. 2(2001), 167~180p.

190 커와 보웬, 《가족의 평가》, 279p.

191 모겐스 R. 젠슨Mogens R. Jensen, "유방암 진행 과정을 예측케 하는 심리생물학적 요인들 Psychobiological Factors Predicting the Course of Breast Cancer", 〈저널 오브 퍼스낼리티 Journal of Personality〉 55, no. 2(1987년 6월), 337p.

192 레비, 《행동과 암》, 165p.

193 S. 워렌S. Warren과 다른 저자들, "정서적 스트레스와 다발성 경화증 발병: 대인 관계 사례- 대조군 증거Emotional Stress and the Development of Multiple Sclerosis: Case-Control Evidence of a Relationship", 〈만성질환저널Journal of Chronic Disease〉 35(1982), 821~831p.

194 포드, 《베티: 즐거운 자각》.

195 캔디스 B. 퍼트, 《감정의 분자들》, 193p.

196 A. J. 브덜서A. J. Bdurtha와 다른 저자들, "자연 치유 중인 전이성 악성 흑색종 사례에 관한 임

상적, 조직학적, 면역학적 연구A Clinical, Histologic, and Immunologic Study of a Case of Metastatic Malignant Melanoma Undergoing Spontaneous Remission", 〈암〉 37(1976), 735~742p.

197 로젠타인Rogentine과 다른 저자들, B. 폭스와 B. 뉴베리(공동 편집), 《암과 면역에 있어 정신 내분비계가 미치는 영향Impact of Psychoendocrine Systems in Cancer and Immunity》(뉴욕: C. J. 호그리프 출판사, 1984), 259p에서 재인용.

198 앞의 책, 267p.

199 F. I. 포지F. I. Fawzy와 다른 저자들, "악성 흑색종: 초기 단계의 조직적인 정신건강의학적 개입과, 6년 후 재발과 생존에 미친 정서 상태의 영향Malignant Melanoma: Effects of an Early Structured Psychiatric Intervention, Coping, and Affective State on Recurrence and Survival 6 Years Later", 〈일반정신의학아카이브〉 50(1993), 681~689p. 마이클 러너Michael Lerner, 《치유를 위한 선택들Choices in Healing》(케임브리지, 매사추세츠: MIT 출판부, 1994), 159p에서 재인용.

200 F. I. 포지와 다른 저자들, "암 환자들에 대한 조직적인 정신건강의학적 개입: 면역학적 측정치를 통해서 본 장기 변화A Structured Psychiatric Intervention for Cancer Patients: Changes over Time in Immunologic Measures", 〈일반정신의학아카이브〉 47(1990), 729~735p.

201 올리버 색스Oliver Sacks, 《아내를 모자로 오해한 남자와 다른 임상 이야기들The Man Who Mistook His Wife for a Hat and Other Clinical Tales》(뉴욕: 하퍼-퍼레니얼 출판사, 1990).

202 A. F. 시그먼A. F. Siegman과 다른 저자들, "적대 행동, 지배력, 적대감과 관상동맥 심장 질환Antagonistic Behavior, Dominance, Hostility, and Coronary Heart Disease", 〈정신신체의학〉 62(2000), 248~257p.

203 L. R. 올먼트L. R. Ormont, "집단 심리 치료에서의 공격성과 암Aggression and Cancer in Group Treatment", J. G. 골드버그(편집), 《암 환자 심리 치료The Psychotherapy of Cancer Patients》(뉴욕: 프리 프레스 출판사, 1981), 226p에서 재인용.

204 V. J. 펠리티V. J. Felitti와 다른 저자들, "아동기의 학대 및 가정의 기능 장애가 성인기 사망의 많은 주요 요인들에 미치는 영향: 불운한 아동기 경험(ACE)에 관한 연구Relationship of Childhood Abuse and Household Dysfunction to Many of the Leading Causes of Death in Adults: The Adverse Childhood Experiences(ACE) Study", 〈미국예방의학저널American Journal of Preventative Medicine〉 14, no. 4(1998), 245~258p.

찾아보기